· 全国高等医药院校医学检验技术（医学检验）专业规划教材 ·

临床免疫学检验

（第 3 版）

主　编　吕世静　李会强

副主编　徐　霞　秦　雪　杨红英　任碧琼

编　者　（以姓氏笔画为序）

王亚飞（长治医学院）

王晓娟（佛山科学技术学院）

吕世静（广东医学院）

朱一蓓（苏州大学医学部）

伊正君（潍坊医学院）

孙　奕（武警后勤学院）

任碧琼（湖南中医药大学）

李　丽（东南大学医学院）

李　妍（吉林医药学院）

李会强（天津医科大学）

李擎天（上海交通大学医学院）

杨红英（昆明医科大学）

沈富兵（成都医学院）

张　冉（湖南师范大学医学院）

秦　雪（广西医科大学）

秦东春（郑州大学第一附属医院）

徐　霞（广州医科大学）

郭晓兰（川北医学院）

蒋红梅（贵州医科大学）

曾常茜（大连大学医学院）

裘宇容（南方医科大学）

制　图　李会强（天津医科大学）

中国医药科技出版社

内 容 提 要

临床免疫学检验是全国高等医药院校医学检验专业规划教材之一。全书内容共24章，包括上、下两篇。上篇为免疫学技术，共有17章，在保留经典常用的免疫学技术基础上，侧重介绍当今免疫学发展的新技术和新方法，如流式细胞术、化学发光免疫技术等。下篇为临床免疫性疾病及检验，共7章，除了阐述临床免疫性疾病的发病机制外，着重介绍了免疫学检验的临床应用，各章增设了"学习目标"和"本章小结"。全书155幅彩图，形象逼真地阐释复杂抽象的免疫学技术原理和临床免疫性疾病的发病机制，便于师生的教与学。

本书供高等医药院校医学检验及相关专业本科、专科和成人教育（专升本）各层次师生使用，也可作为临床检验工作者日常工作、继续教育和职称考试的用书，同时也是临床医学本科生、研究生和医学专业研究人员很好的参考书。

图书在版编目（CIP）数据

临床免疫学检验/吕世静，李会强主编．—3 版．—北京：中国医药科技出版社，2015.8
全国高等医药院校医学检验技术（医学检验）专业规划教材
ISBN 978 – 7 – 5067 – 7592 – 2

Ⅰ．①临…　Ⅱ．①吕…　②李…　Ⅲ．①免疫学 – 医学检验 – 医学院校 – 教材　Ⅳ．①R446.6

中国版本图书馆 CIP 数据核字（2015）第 188772 号

美术编辑　陈君杞
版式设计　郭小平

出版　中国医药科技出版社
地址　北京市海淀区文慧园北路甲 22 号
邮编　100082
电话　发行：010 – 62227427　邮购：010 – 62236938
网址　www.cmstp.com
规格　889 × 1194mm $^1/_{16}$
印张　19 $^3/_4$
字数　477 千字
初版　2004 年 8 月第 1 版
版次　2015 年 8 月第 3 版
印次　2019 年 4 月第 4 次印刷
印刷　三河市万龙印装有限公司
经销　全国各地新华书店
书号　ISBN 978 – 7 – 5067 – 7592 – 2
定价　68.00 元
本社图书如存在印装质量问题请与本社联系调换

全国高等医药院校医学检验技术（医学检验）专业规划教材

出版说明

　　全国高等医药院校医学检验专业规划教材，于 20 世纪 90 年代开始启动建设。是在教育部、原国家食品药品监督管理局的领导和指导下，在广泛调研和充分论证基础上，由中国医药科技出版社组织牵头江苏大学、温州医科大学、中山大学、华中科技大学同济医学院、中南大学湘雅医学院、广东医学院、上海交通大学医学院、青岛大学医学院、广西医科大学、南方医科大学、301 医院等全国 20 多所医药院校和部分医疗单位的领导和专家成立教材建设委员会共同规划下，编写出版的一套供全国医学检验专业教学使用的本科规划教材。

　　本套教材坚持"紧扣医学检验专业本科教育培养目标，以临床实际需求为指导，强调培养目标与用人需求相结合"的原则，10 余年来历经二轮编写修订，逐渐形成了一套行业特色鲜明、课程门类齐全、学科系统优化、内容衔接合理的高质量精品教材，深受广大师生的欢迎，为医学检验专业本科教育做出了积极贡献。

　　本套教材的第三轮修订，是在我国高等教育教学改革的新形势和医学检验专业更名为医学检验技术、学制由 5 年缩短至 4 年、学位授予由医学学士变为理学学士的新背景下，为更好地适应新要求，服务于各院校教学改革和新时期培养医学检验专门人才需求，在2010 年出版的第二轮规划教材的基础上，由中国医药科技出版社于 2014 年组织全国 40 余所本科院校 300 余名教学经验丰富的专家教师不辞辛劳、精心编撰而成。

　　本轮教材含理论课程教材 10 门、实验课教材 8 门，供全国高等医药院校医学检验技术（医学检验）专业教学使用。具有以下特点：

　　1. 适应学制的转变　　第三轮教材修订符合四年制医学检验技术专业教学的学制要求，为目前的教学提供更好的支撑。

　　2. 坚持"培养目标"与"用人需求"相结合　　紧扣医学检验技术专业本科教育培养目标，以医学检验技术专业教育纲要为基础，以国家医学检验技术专业资格准入为指导，将先进的理论与行业实践结合起来，实现教育培养和临床实际需求相结合，做到教师好"教"、学生好"学"、学了好"用"，使学生能够成为临床工作需要的人才。

　　3. 充实完善内容，打造教材精品　　专家们在上一轮教材基础上进一步优化、精炼和充实内容。坚持"三基、五性、三特定"，注重整套教材的系统科学性、学科的衔接性。进一步精简教材字数，突出重点，强调理论与实际需求相结合，进一步提高教材质量。

编写出版本套高质量的全国高等医药院校医学检验技术（医学检验）专业规划教材，得到了相关专家的精心指导，以及全国各有关院校领导和编者的大力支持，在此一并表示衷心感谢。希望本套教材的出版，能受到全国本科医学检验技术（医学检验）专业广大师生的欢迎，对促进我国医学检验技术（医学检验）专业教育教学改革和人才培养做出积极贡献。希望广大师生在教学中积极使用本套教材，并提出宝贵意见，以便修订完善，共同打造精品教材。

全国高等医药院校医学检验技术（医学检验）专业规划教材建设委员会

中国医药科技出版社

2015 年 7 月

前言

《临床免疫学检验》作为医学检验的一门支柱性的专业课程，具有理论体系完整，技术应用广、实用性强，与基础医学、临床医学以及预防医学等多个学科交叉渗透广泛的特点。由于临床免疫学检验具有免疫学独特理论和技术，在未来的医学发展中必将成为医学和生命科学发展的关键性技术平台。基于临床免疫学检验在临床医学领域中重要性及其学科本身迅猛发展的现状，同时考虑近年我国高等医学院校的全面发展与进步，为适应医学检验专业本科学制由五年制改四年制的培养目标要求，与时俱进，我们力求编写一本简明扼要、内容新颖的《临床免疫学检验》教材。

第3版《临床免疫学检验》教材分上、下两篇，上篇为免疫学技术，共有17章。这一部分在保留经典常用的免疫学技术基础上，侧重介绍当今免疫学发展的新技术和新方法，如流式细胞术、化学发光免疫技术等。下篇为临床免疫性疾病及检验，共有7章。根据临床免疫理论的发展，下篇的各章紧紧围绕临床免疫性疾病的发病机制，将上篇的免疫学技术，有机地应用于临床免疫性疾病的实验室诊断。本版教材力求图文并茂，全书155幅彩图，形象逼真地阐释复杂抽象的免疫学技术原理和临床免疫性疾病的发病机制，便于教师的教学和学生对主要知识的归纳、理解和掌握。本教材最大的突破点是：始终贯彻临床免疫学理论知识和免疫学技术相互联系及在临床应用的编写理念。对临床免疫性疾病，除了阐述免疫病理的各种发生机制外，还着重介绍了免疫学检验的临床应用。为有助于拓宽学生临床免疫学检验知识的视野，培养学生独立思考、获取知识及分析解决问题的能力，各章增设了"学习目标"和"本章小结"。

国内在临床从事免疫学检验第一线、具有很深造诣并具有丰富教学经验的临床免疫学检验专家为作者，使本版教材的编写具有更广泛的权威性和代表性。教材内容阐述深入浅出，适于教师讲授，更便于学生和临床工作者自学，具有很强的实用性。该教材是高等医药院校医学检验及相关专业的学生和临床检验工作者不可多得的教材，同时也是临床医学本科生、研究生和医学专业研究人员很好的参考书。

第3版教材是在前两版教材的基础上修订而来，因此仍包含了前两版作者的辛勤劳动，是全体编委共同努力合作的结晶，在此向所有的作者和单位表示衷心的感谢。临床免疫学检验进展迅速，在编写过程中虽经多方的努力，但书中对一些知识难免有遗漏或不足，我们衷心希望广大师生、临床工作者和同行提出宝贵的意见，便于今后教材的修订，使其更趋完善。

编者
2015 年 6 月

目录

上篇　免疫学技术

下篇 临床免疫性疾病及检测

第一章 临床免疫学检验概论

学习目标

1. 掌握：标记免疫技术的类型及其原理，临床免疫学检验的临床应用。
2. 熟悉：现代临床免疫学技术的类型及其原理，临床免疫学检验技术的类型及特点，临床免疫性疾病的种类。
3. 了解：临床免疫学检验的发展简史，临床免疫学检验的重要地位。

临床免疫学检验（clinical laboratory immunology）是研究和应用免疫学理论和技术对临床疾病进行诊断的一门临床检验医学学科。现代免疫学理论和技术的发展与生命科学、生物学技术发展的交叉融合，迅速推动了临床免疫学检验技术的发展，使之在临床检测中得到了愈来愈广泛的应用。

第一节 临床免疫学检验的发展简史

临床免疫学检验的发展是人类在与疾病对抗的过程中，通过对抗原、抗体及其反应特性的认识逐步建立的一门学科。其发展历经了临床免疫学检验的诞生、标记免疫技术的建立及现代临床免疫学检验的发展三个阶段。

一、临床免疫学检验的诞生

临床免疫学检验的诞生至今已有一百多年的历史。19世纪80年代后期，许多学者从免疫动物或传染病患者血清中发现能特异性结合病原体或其产物的物质，统称为抗体（antibody，Ab）。并将能引起抗体产生的物质称为抗原（antigen，Ag）。抗原、抗体及其反应特异性的发现，促使人们开始对体外抗原抗体反应进行系统研究。1896年Widal利用伤寒病人的血清与伤寒杆菌发生特异性凝集的现象，有效地诊断伤寒（图1-1），从此，免疫学与医学检验结下不解之缘。1897年Kraus发现细菌培养物滤液与相应抗血清混合时可出现沉淀现象。同年Ehrlich在实验中发现毒素和免疫血清（抗毒素）结合后，毒素即失去毒性作用，从而建立了中和反应。1898年Bordet在研究补体溶血机制的基础上建立了补体结合试验，1906年wassermann等将该技术用于诊断梅毒。1900年Landsteiner发现人ABO血型，此后血型鉴定成为临床检验中的重要项目。1945年Coombs等建立的抗球蛋白试验应用于溶血性贫血时红细胞不完全抗体的检测。1946年Oudin报道了试管免疫扩散技术，随后经过改进发展成凝胶中沉淀反应技术，用于临床上体液中蛋白的定性、定量检测或免疫化学分析。

由于当时制备的特异性抗体都来源于免疫动物血清，检测标本也多采用血清，因此将这种体外的抗原抗体反应称之为血清学反应，主要包括凝集反应、沉淀反应、补体参与的反应、中和反应等类型。这些经典的血清学方法为鉴定病原菌和检查血清抗体提供了可靠方法，并被广泛应用于感染性疾病的诊断和流行病学调查，以及输血的血型鉴定和某些免疫溶血性疾病的检测。

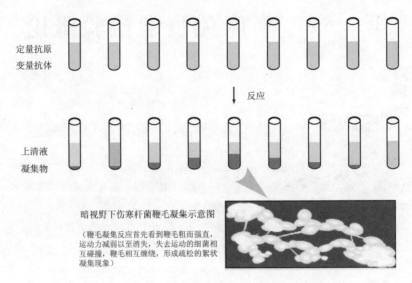

定量抗原
变量抗体

↓ 反应

上清液
凝集物

暗视野下伤寒杆菌鞭毛凝集示意图

（鞭毛凝集反应首先看到鞭毛粗而强直，运动力减弱以至消失，失去运动的细菌相互碰撞，鞭毛相互缠绕，形成疏松的絮状凝集现象）

图 1-1　伤寒杆菌与抗体反应凝集示意图

二、标记免疫技术的建立与发展

标记免疫技术是以标记物示踪抗原与抗体结合反应的检测技术。自 20 世纪中叶标记荧光免疫技术建立以来，短短的几十年间，各种标记免疫技术陆续建立，使检验技术发生了重大的变化，开拓了新的医学检验领域。标记免疫分析以其高灵敏度、特异性特点，加上现代自动化检测仪器的应用，使其成为当今免疫检验的主流技术。标记免疫分析技术是目前临床实验室普遍采用的检测手段，是内分泌疾病、免疫性疾病、病原体感染（包括：细菌、支原体、衣原体、病毒及寄生虫）、肿瘤标志物、心血管疾病标志物及代谢性疾病标志物定量分析的检测手段。标记免疫分析检测的实验数据，不仅为临床提供诊断依据，对疾病的发病机制、鉴别诊断和监测病情也有重要意义。

荧光抗体技术（fluorescent antibody technique）是综合免疫学、生物化学和显微镜技术，将抗原抗体反应的特异性与荧光物质检测的敏感性和显微形态学的直观性结合起来的一种免疫分析技术。早就有学者试图将抗体分子与一些示踪物质结合，利用抗原抗体反应进行组织或细胞内抗原物质的定位。Coons 等于 1941 年在检测小鼠组织切片中的可溶性肺炎球菌多糖抗原中，首次采用异氰酸荧光素标记抗体检测获得成功，为标记免疫技术开了先河。目前荧光抗体技术常用的荧光素有异硫氰酸荧光素、四乙基罗丹明、四甲基异硫氰酸罗丹明等。

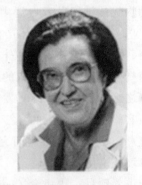

放射免疫技术（radioimmunoassay technique）是以放射性核素作为示踪物的一种免疫标记测定技术。1959 年由美国学者 Yalow 和 Berson 所建立，并首先用于糖尿病人血浆中胰岛素含量的测定。RIA 将放射性核素示踪的高灵敏性与抗原 - 抗体反应的高特异性相结合

图 1-2　放射免疫分析
创立者-R. Yalow

用于超微量物质测定的技术模式，为 20 世纪临床免疫学检验的超微量物质分析开辟了一个崭新的领域，从而使免疫分析从定性分析和半定量分析走向了定量分析，医学检测技术也从常量分析走向微量与超微量分析。随后这一崭新的技术迅速渗透到医学科学的其他领域，放射免疫分析的物质也由激素扩展到几乎一切免疫活性物质的检测，充分证

明了该技术的巨大推动力。1977 年，这项技术的发明者之一 Yalow 荣获诺贝尔生理医学奖（图 1 - 2）。20 世纪 60 年代后期建立于固相吸附分离方法和非竞争结合分析原理的免疫放射分析（immunoradiometric assay，IRMA），在测定灵敏度、特异性、可测范围等方面均显示了较经典液相竞争放射免疫技术更好的优越性。

放射免疫技术常应用于大多数激素的测定、药理学和临床药学方面的研究、临床用于病原微生物的抗原或抗体的检测。

然而，应该指出的是放射免疫技术总是伴有不同程度的放射性污染，已逐渐被其他免疫学标记技术所取代。

酶免疫技术（enzyme immunoassay）是将抗原抗体反应的特异性和酶催化底物反应的高效性相结合的一种免疫检测技术。酶标技术分为酶免疫组化技术和酶免疫分析技术，前者用于组织切片或细胞表面抗原的测定，后者用于液体标本中抗原或抗体含量的测定。常用的标记酶有辣根过氧化物酶和碱性磷酸酶。

酶联免疫吸附试验（enzyme linked immunosorbent assay，ELISA）是最常用的酶免疫技术，属于异相免疫分析。酶联免疫吸附试验有四种基本反应模式：双抗体夹心法，用于测定大分子蛋白质抗原；间接法，用于测定自身抗体或病原体抗体；竞争法，用于测定小分子物质（半抗原）；捕获法，用于测定 IgM 类病原体抗体。

酶免疫印迹技术采用膜为固相载体，反应原理与 ELISA 类似。酶免疫印迹技术常见的技术类型有斑点酶免疫试验和酶免疫印迹试验，常用于单一蛋白检测和复杂蛋白成分分析。

生物素 - 亲和素系统（ABC）广泛用于酶免疫技术，可提高检测敏感度，用于超微量物质检测，ABC - ELISA 是常用模式之一。酶放大免疫测定技术和克隆酶供体免疫测定法是均相酶免疫测定的基本模式。

酶免疫技术是继荧光免疫技术和放射免疫技术之后建立的一种非放射性免疫标记技术，属于三大经典标记技术之一。酶免疫技术具有无放射性污染，操作简便，技术类型多，应用灵活等优点，已广泛应用于临床检验医学、基础医学和生物学科的各个领域。

发光免疫分析技术（luminescence immunoassay techniques）是将化学发光物质与免疫学反应结合起来的用光反应表示被测微量抗原或抗体浓度的标记免疫分析技术。

荧光免疫技术的应用分为荧光免疫抗体（显微）技术和荧光免疫测定技术。荧光免疫抗体技术在临床检验中常用于病原体检测、自身抗体检测、细胞表面抗原和受体检测、各种微生物的快速检查和鉴定、寄生虫感染的诊断、白细胞分化抗原等检测。荧光免疫测定技术应用十分广泛，包括时间分辨荧光免疫分析、荧光偏振免疫分析、荧光酶免疫分析，用于病原体抗原或抗体、蛋白质、激素、药物、维生素、肿瘤标志物、凝血因子等检测。

发光根据形成激发态分子的能量来源不同，可将发光分为光照发光（荧光素）、生物发光（萤火虫的发光）和化学发光等三种类型。发光免疫分析技术类型包括时间分辨荧光、荧光偏振、酶促化学发光、直接化学发光、电化学发光、鲁米诺氧途径化学发光等免疫分析。

免疫学技术的迅速发展对精度的要求越来越高，酶免检测技术已逐渐无法适应，而应运而生的发光免疫分析技术顺应了这种发展趋势。该技术具有无辐射、标记物有效期长、线性范围宽、操作简便及可实现全自动化等优点，开创了免疫诊断的新纪元。

发光免疫分析技术在临床应用范围扱广，可检测不同分子大小的抗原、半抗原和抗体，如临床用于蛋白质、激素（肽类激素、类固醇激素、甲状腺激素）、维生素、肿瘤标志物、药物、病原微生物、毒物等成分的检测。该技术的广泛应用已为临床医学、兽医学及食品分析作出了不可估量的贡献。

胶体金免疫技术（colloidal gold immunoassay）是以胶体金作为示踪标记物或显色剂，应用于抗原抗体反应的一种标记免疫测定技术。胶体金免疫技术由 Faulk 与 Taylor 首先应用于免疫电镜技术。胶体金免疫技术主要包括胶体金免疫组织化学技术和胶体金免疫测定技术两种类型。该技术不仅应用于光镜和免疫电镜定位检测，而且在抗原或抗体检测、免疫转印技术、流式细胞术及芯片技术等检测中也有广泛应用。尤其是斑点免疫金渗滤试验和斑点免疫金层析试验，具有简便、快速、准确、无污染、安全等特点。

胶体金免疫技术不仅应用在组织学、病理学和细胞、病原体感染的诊断、临床急诊医学、输血医学、现场诊断及个体自我体检方面，已成为临床医学检验快速诊断领域中的主要检测方法，而且，在生物医学各领域的研究中也被作为重要的实验技术手段。

三、现代临床免疫学检验

20 世纪 70 年代中期单克隆抗体技术问世（图 1-3），分子生物学技术和高端仪器设备及技术的广泛应用，使免疫检测技术的研究、发展和应用发生了空前的变革。现在标记免疫技术（荧光标记免疫、化学发光标记免疫、酶标免疫、核素标记免疫、生物素-亲和素系统相关的酶标免疫、金标记与稀土元素标记免疫）、速率散射免疫技术、免疫印迹等免疫检验技术更趋成熟。发光免疫分析技术的飞速发展和广泛普及与近年又涌现的流式细胞术和免疫芯片等许多现代化的全新技术，标志临床免疫学检验已进入自动化、精确、快速、高通量、信息量大、操作简便的现代临床免疫学检验的新时代，同时在其他生命科学中也有更加广泛应用。

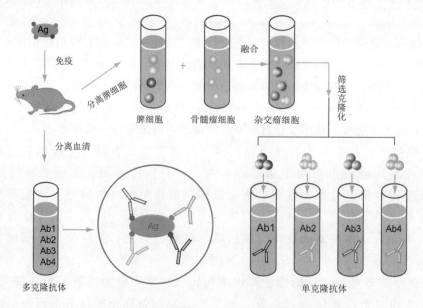

图 1-3 多克隆抗体和单克隆抗体制备示意图

免疫检验自动化（automation of immunoassays）是将免疫检验过程中的取样、加试剂、混合、温育、固相载体分离、信号检测、数据处理、打印报告和仪器清洗步骤由计算机控制，均由仪器自动化进行。自动化免疫分析仪的出现，对免疫学诊断具有划时代的意义，它不但减轻了传统免疫测定工作人员的劳动强度，极大地提了工作效率，而且缩短了分析流程，提高了实验结果的精确度和准确性。如：发光技术是一种基于检测光学信号的标记免疫分析技术，将光信号检测的高敏感性与免疫分析的高特异性融为一体。特别是自 20 世纪 90 年代以来，纳米微粒固相载体的应用，发光免疫分析仪自动化水平的提高，使发光免疫分析技术得到飞速发展和广泛普及。发光免疫分析已成为检验医学的核心技术之一，广泛应用于血清肿瘤标志物定量分析、激素水平定量分析等诸多临床实验室项目的检测。

流式细胞术（flow cytometry，FCM）是一种能精确、快速、高通量对液相的单个细胞或悬浮颗粒的理化及生物学特征进行多参数定量分析的现代技术。流式细胞仪的工作原理是以激光作为激发光源，根据待测细胞的生物学特性或细胞生化成分，选择特定荧光染料或与荧光染料耦联的单克隆抗体标记细胞，利用显微荧光光度测定技术、光电技术、以及计算机技术测定流动相中单个细胞受激后的光信号来分析细胞的 DNA 含量、细胞体积、蛋白质含量、酶活性、细胞膜受体和表面抗原等许多重要参数。根据这些参数将不同性质的细胞迅速分开（鉴别），以获得供生物学和医学研究用的纯细胞群体，FCM 最高分选速度已达到每秒钟 3 万个细胞。

目前 FCM 已广泛应用于细胞生物学、临床医学、基础医学、药学、海洋科学等各学科领域的检测分析。

免疫芯片（immunochip）亦称抗体芯片（antibody - chip），是将抗原 - 抗体结合反应的特异性与电子芯片高密度集成原理相结合而产生的一种全新概念的生物芯片（biochip）检测技术（图 1 - 4）。免疫芯片是研究得最多的一种蛋白芯片（protein microarray），其突出的优点是仅需少量患者标本或生物样品，通过一次检测便可获得几种甚至几万种有关的生物信息或疾病的检测结果。该技术具有高通量、快速、操作简便、生产成本低、用途广泛以及自动化程度高等优点。

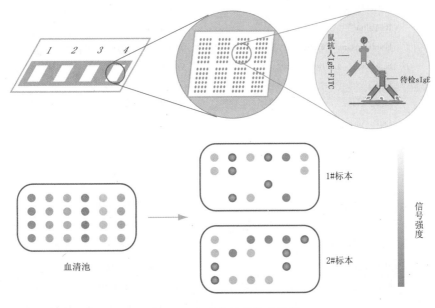

图 1 - 4　免疫芯片的技术原理

免疫芯片技术除了在蛋白质组计划（后基因组计划）和生物医学领域中对于重要的蛋白质功能鉴定和疾病诊断研究应用外，还广泛应用于高通量药物筛选、环境、食品卫生、生物武器侦检等方面。

临床免疫学检验在长期发展的历程中，许多经典技术又被加以创新改进，从而不断派生出新的技术方法。这些技术方法为人类在医学研究与战胜疾病的历史中谱写了光辉的篇章。临床免疫学检验在医学和生命科学中的地位有目共睹，其研究和发展的业绩已载入史册（表1 - 1）。

笔记

表1-1 临床免疫学技术发展史简表

年 代	学 者	贡 献
1883	E. Metchnikoff	吞噬试验
1890	E. von Behring, S. Kitasato	抗毒素制备
1894	R. Pfeiffer, V. Isaeff	溶菌素，免疫溶解
1894	J. Bordet	补体与抗体活性
1896	H. Durham, M. Von Gruber	特异凝集反应
1896	G. Widal, A. Sicad	肥达试验
1898	R. Kraus	沉淀试验
1899	J. Bordet	免疫溶血反应
1900	J. Bordet, O. Gengou	补体结合反应
1906	Wassermann AP	梅毒补体结合反应
1921	C. Prausitz, H. ustner	皮肤反应
1935	M. Heidelberger, F. Kendall	纯化抗体，定量沉淀反应
1941	A. Coons	免疫荧光标记
1946	J. Oudin	凝胶内沉淀反应
1948	O. Ouchterlony, S. Elek	双扩散沉淀反应
1950	Pressman, Eison	放射性碘标记抗原
1953	P. Grabar, C. Williams	免疫电泳分析
1959	R. Yallow※, S. Berson	放射免疫标记※
1963	Hunter, Green Wood	氯氨T碘标记法
1966	S. Avames, J. Uriel, et al	酶标免疫技术
1967	Catt	固相放射免疫分析
1968	Mile, Hale	免疫放射分析
1970	Lefkowitz	放射受体分析法
1973	Rubenstein	均相酶免疫分析
1975	G. . Kohler, C. Milstein	杂交瘤技术与单克隆抗体※
1976	Schroeder	生物发光免疫分析法；
1977	Greenwood	RIA全自动分析方法
1978	Hal man M, et al	化学发光免疫分析法
1981	Ngot	均相底物标记荧光免疫分析法
1982	Meurman	时间分辨荧光免疫分析法
1986	Octell	（ABS）引入IRMA技术中
1991	Ekins	抗体微点免疫分析（微阵列免疫分析）

注：※为诺贝尔生理学与医学奖

第二节　临床免疫学检验技术

　　临床免疫学检验技术是提供相应免疫检验项目、结果及数据的实验应用技术。实验技术的准确性、先进性、灵敏性和便捷性直接关系到被检测对象的检测数据是否能客观、科学地得到反映，进而直接影响到临床对疾病的诊断、治疗、预防和疾病预后的观察分析。

一、临床免疫学检验技术的类型

临床免疫学检验技术包括两大类，即抗原抗体反应技术和生物学检测技术。通常将抗原抗体反应技术也称为免疫学检测法，其实验的理论基础是因为抗原抗体反应具有高度的特异性，从而用已知的抗体或抗原通过检测方法去寻找样本中的相应抗原或抗体，对疾病进行诊断、辅助诊断或有据分析。因而抗原抗体反应技术的研究和应用一直受到重视，临床上常用的免疫学检测技术也主要是抗原抗体反应技术。它包括经典的抗原抗体反应、免疫比浊分析技术、标记免疫技术、免疫芯片技术、流式细胞技术等。抗原抗体反应技术可采用不同方法对样本进行定位、定性或定量检测，技术稳定、敏感、迅速，可自动化，故应用广泛。生物学检测技术需根据检测对象的生物学活性的特点来设计实验方法，检测对象不同，所用技术方法的原理、操作方法也各不相同，且影响因素较多，通常操作费事、费时，结果稳定性较差，限制了它的临床应用。但是血液细胞分类计数却是临床常规检测项目，它可以为临床许多疾病，包括免疫性相关疾病提供有用的信息，但是它不属于本教材专门讨论的内容（表1－2）。

表1－2 临床免疫学检验技术的类型

技术类型	临床应用举例
抗原抗体反应	
经典的抗原抗体反应	
凝集反应	菌种鉴定、诊断伤寒、血型鉴定、Rh（D）检测
沉淀反应	纯化后抗体分析、补体C3检测
补体结合实验	补体固有成分缺陷检测、血清补体活性检测
中和实验	病毒或微生物毒素保护性抗体的测定
免疫比浊度分析技术	慢性活动型肝炎血清IgG含量检测
标记免疫技术	
荧光免疫技术	SLE抗体检测
放射免疫技术	原发性肝癌AFP检测
酶免疫技术	HBsAg检测、HBeAg检测
化学发光免疫技术	胰岛素检测、促甲状腺激素检测
胶体金免疫技术	人绒毛膜促性腺激素检测（床边检验）
生物素－链霉亲和素标记免疫技术	LAB-ELISA检测IL-2、ABC间接法检测T细胞
免疫芯片技术	肿瘤标志物的检测（如：卵巢癌CA125、CEA、CA153）
流式细胞术	白血病免疫分型、淋巴细胞及其亚群的分型
细胞生物学（非抗原抗体）	
E花环试验、间接荧光免疫法、免疫组织化学法	检测T细胞及其亚群的数量
T细胞增殖试验（^{3}H－TdR掺入法、形态学检查法）	了解T细胞生物活性功能测定
mIg的检测、Fc受体检测	检测B细胞数量
溶血空斑试验、B细胞增生试验、酶联免疫斑点法	了解B细胞产生抗体能力
^{51}Cr释放法、乳酸脱氢酶释放法、化学发光法	检测CTL、NK细胞杀伤靶细胞活性
NBT还原试验、化学发光测定法、溶菌法	检测中性性粒细胞杀伤功能
血液细胞分类计数	检测中性粒细胞、嗜碱粒细胞和嗜酸粒细胞数量

二、临床免疫学检验技术的特点

临床免疫学检验技术的核心基础是抗原抗体反应，抗原抗体反应的本质是抗原表位与抗体超变区结合形成复合物的结果。不断发展的各种抗原抗体反应免疫学技术只不过是为了放大抗

笔记

原与抗体反应的体积或其显性，从而进一步提高检测抗原或抗体的灵敏度。

临床免疫学检验技术的特点主要以抗原抗体反应检测技术为主，其次是非抗原抗体反应（生物学检测法）的检测技术。

（一）抗原抗体反应技术的特点

临床免疫学检验技术的特点是基于抗原抗体反应建立起来的，因此具有抗原抗体反应的特点，是技术应用的理论基础。免疫学检验技术的应用基础是以已知抗原或抗体检测相应未知抗体或抗原，从而诊断、鉴别和分析相关的某些疾病。结果分析基于两种判断：其一，依据抗原抗体反应的直接结果判断抗原和其特异性抗体是否存在进行分析；其二，依据抗原抗体反应示踪物有无或反应强度进行分析，如标记物或标记物反应现象等进行分析。

抗原抗体反应检测技术还具有如下特点：①高度特异性（只有抗原与抗体相对应才会出现反应）；②快速（如：FCM 分选速度已达到每秒钟 3 万个细胞，速率散射比浊法技术检测一项目仅 1~2 分钟即可完成）；③敏感（如：抗体芯片能够检测到样品中低至 pg/ml 浓度的抗原）；④自动化（如：时间分辨荧光免疫测定技术在免疫检验过程中从取样到结果打印实验全过程均由仪器自动化进行）；⑤仅检测抗原与抗体的含量。

抗原抗体反应仅检测抗原或抗体含量与疾病的关系，某种情况下与疾病的严重情况并不成正比关系。

（二）细胞生物学技术的特点

细胞生物学技术是通过检测各类免疫细胞（T 细胞、B 细胞、NK 细胞、CTL、吞噬细胞、粒细胞分类计数）的数量、比例和免疫分子含量及活性等生物学活性功能的变化，即可为临床在诊断疾病时提供免疫细胞功能的参考指标。

细胞生物学技术的特点侧重于：①测定免疫细胞的数量及比例（如：E 花环试验、mIg 的检测、T 细胞亚群的检测、）；②检测免疫细胞的免疫活性功能（如：T 细胞的增殖试验、B 细胞体外分泌抗体功能试验、结核菌抗原诱导 T 细胞 IFN-γ、生物学活性检测法和分子生物学技术检测法等）均采用细胞生物学方法，而非免疫化学方法（非抗原抗体反应）。直接测定细胞生物学活性功能，更接近于反映机体真实的免疫功能状态。

临床上通过抗原抗体反应技术和细胞生物学技术检测，了解机体的体液免疫和细胞免疫的功能，它们既可同时应用于检测机体的免疫功能状态，又可用同一类型技术用于检测不同种类的疾病。

第三节 临床免疫学检验的临床应用

临床免疫学检验是研究免疫学技术在临床医学领域中应用的一门学科。临床免疫学检验发展的早期阶段，免疫学技术应用主要侧重于感染性疾病的诊断、免疫预防及免疫治疗等。随着现代免疫学检验技术和理论的不断发展，以及人类对疾病发生发展过程认识的不断深入，免疫学检验技术已经不仅仅局限于感染性疾病的诊断、预防及治疗，而且也扩展到其他非感染性疾病，如免疫性相关疾病（超敏反应性疾病、自身免疫性疾病、免疫增殖病、免疫缺陷病、肿瘤、器官移植等）及其他领域的检测。目前，免疫学技术正为临床疾病的诊断、预后和疗效的评估提供越来越多的不可或缺的重要指标。

一、感染性疾病的免疫学检测

人类的发展史也是人类与传染病作斗争的历史，随着抗感染防御和治疗措施的不断发展和完善，卫生条件持续改善，经济和生活水平不断提高，现在大规模的烈性传染病的发生已基本控制，甚至消灭，但是抗感染的形势依然严峻，新的烈性感染性疾病不断发生（如：埃博拉病、艾滋病、SARS、禽流感等），旧的感染性疾病又卷土重来（如结核病、白喉、登革热、霍乱、鼠疫、疟疾、狂犬病等），给人类和社会造成了严重的灾难，故对感染性疾病的预防、诊断和治疗是预防医学和临床医学面临的永恒主题之一。

各种感染性疾病由侵入易感者机体中的病原体引起，病原体在宿主体内生长、繁殖、扩散或释放毒素导致炎症等病理反应。不同的病原体都是激发机体免疫应答的抗原物质，病原体感染机体后，这些抗原能诱导宿主产生体液免疫/细胞免疫应答。感染性疾病在不同个体及各种条件下，病原体与机体免疫系统相互作用，取决于病原体致病力和免疫力的抗衡，从而产生各种疾病的不同转归。

免疫学检验作为发现感染性疾病最快捷的检测技术，从建立之初就用于感染性疾病的诊断，在感染性疾病的防治中起着极重要的作用。感染性疾病的诊断除了病原学检测外，临床常对患者体内病原体抗原或特异性抗体进行定性或定量检测，检测抗原和特异性 IgM 抗体有早期诊断价值。现在已经对大多数感染性疾病的诊断和治疗建立了一系列的方法，尤其是在预防感染性疾病方面取得了辉煌的成就。感染性疾病的免疫学检测详细内容请参阅临床微生物学检验的相关章节。

二、免疫相关性疾病的检测

（一）超敏反应性疾病的免疫学检测

超敏反应（hypersensitivity）是机体受到抗原持续刺激或再次受到相同抗原刺激后产生的以组织损伤或功能紊乱为特征的免疫应答。其本质是一种特异性再次免疫应答，根据超敏反应发生的机制和临床特点，将其分为 I、II、III 和 IV 型。I 型超敏反应由 IgE 类抗体介导，肥大细胞和嗜碱粒细胞释放的活性介质引起生理功能紊乱或组织损伤，其代表性疾病是过敏性休克、支气管哮喘、过敏性鼻炎、特应性皮炎等，免疫学检测诊断主要是皮肤试验和特异性 IgE 测定；II 型超敏反应由抗细胞表面抗原的 IgG 或 IgM 类抗体介导，补体活化、抗体和补体的调理作用及 ADCC 造成细胞损伤，其代表性疾病是输血反应、新生儿溶血症、免疫性血细胞减少症等，免疫学检测诊断主要检测血细胞抗体；III 型超敏反应由免疫复合物介导，补体活化、中性粒细胞释放溶酶体酶和血小板活化导致血管性炎症和组织损伤，其代表性疾病是链球菌感染后肾小球肾炎、系统性红斑狼疮、类风湿关节炎，免疫学检测诊断主要检测免疫复合物；IV 型超敏反应由 T_{DTH} 细胞介导，T 细胞和巨噬细胞浸润、活化及产生的细胞因子引起炎症反应和组织损伤，其代表性疾病是感染性迟发型超敏反应性疾病和接触性皮炎等，免疫学检测诊断主要是皮肤试验。

（二）自身免疫性疾病检测

自身免疫性疾病（autoimmune diseases，AID）是指机体对自身抗原发生免疫反应而导致自身细胞或组织器官损害所引起的疾病；其发病机制是在某些内因和外因诱发下，自身免疫耐受被打破，持续的自身免疫对自身抗原产生异常的免疫应答，引起自身细胞或组织器官产生病理损伤和功能障碍，并出现临床病症。患者在发病过程中可致机体产生自身抗体，产生细胞毒作用/迟发性细胞免疫反应等病理改变。自身免疫性疾病患者体内可存在多种自身抗体，并有交叉重叠现象。临床常用间接免疫荧光法检测患者的各种自身抗体、作为诊断与鉴别诊断的重要筛查实验。

（三）免疫增殖病检测

免疫增殖病（immunoproliferative disease，IPD）是指免疫器官、免疫组织或免疫细胞异常增生引起机体病理损伤的一组疾病。这类疾病表现为免疫功能异常及免疫球蛋白质和量的变化，临床分为免疫球蛋白的多克隆增殖和单克隆增殖，前者多为良性、而后者多呈恶性。由于单克隆细胞异常增生、产生大量无正常功能及完整结构的异常免疫球蛋白，可导致相应器官的功能障碍。这些单克隆蛋白的轻链由于分子小，可通过肾小球从尿中排出，在尿中可检出的免疫球蛋白轻链称本－周蛋白，异常增高的免疫球蛋白具有重要免疫病理意义。免疫增殖病的免疫学检测有：血清免疫球蛋白和轻链定量、血清蛋白电泳、免疫固定电泳等方法。

（四）免疫缺陷病检测

免疫缺陷病（immunodeficiency disease，IDD）是由于遗传因素或其他因素造成免疫系统先天发育障碍或后天损伤引起的各种临床综合征。免疫缺陷病按其发病原因可分为原发性免疫缺陷病和继发性免疫缺陷病两大类。原发性免疫缺陷病是免疫系统的遗传缺陷或先天发育不全所致的临床综合征。可分为原发性 B 细胞/ T 细胞免疫缺陷病、原发性联合 T 细胞和 B 细胞缺陷、补体缺陷、吞噬细胞缺陷。继发性免疫缺陷病是免疫系统受到后天因素作用引起免疫功能低下所致的临床综合病症。免疫缺陷病的临床均具有易感染、易伴发恶性肿瘤、易伴发自身免疫病等共同临床特征。

免疫缺陷病的免疫学检测主要包括：B 细胞数量和功能的检测、体内 Ig 水平的检测、T 细胞数量和功能的检测、吞噬细胞数量及功能的检测、总补体活性和补体单个成分的测定等。

（五）肿瘤的免疫学检测

肿瘤免疫学检验是通过免疫学方法进行对肿瘤的诊断、疗效观察、复发监测及患者免疫功能的评估。肿瘤发生的机制十分复杂，肿瘤细胞在发生和增殖过程中、可产生或表达肿瘤标志物。肿瘤标志物包括肿瘤特异性抗原（tumor specific antigen，TSA）和肿瘤相关抗原（tumor - associated antigen，TAA）。TSA 具有肿瘤患者个体特异性，故临床免疫学诊断主要限于 TAA 检测（肿瘤胚胎性抗原、致癌病毒性抗原、癌基因产物、激素、同工酶及多肽分子等）。检测肿瘤抗原是目前最常用的肿瘤免疫学诊断方法，例如，检测甲胎蛋白（AFP）有助于诊断原发性肝癌，癌胚抗原（CEA）的检测有助于诊断直肠癌，检测 CA19-9 有助于诊断胰腺癌，检测前列腺癌特异性抗原（prostate-specific antigen，PSA）有助于诊断前列腺癌，检测 CA125 有助于诊断卵巢癌。除了血清或其他体液中的肿瘤标志物外，目前对于细胞表面肿瘤标志物的检测愈来愈重视。

临床检测肿瘤标志物常用的技术包括：放射免疫标记技术、ELSA 检测血清及其他体液中肿瘤标志，流式细胞术、免疫组化检测肿瘤细胞表面标志物，单克隆抗体－放射性核素（^{131}I）结合物或单克隆抗体－荧光探针用于体内示踪（肿瘤早期诊断、体内定位或光敏治疗），原位杂交和 PCR 等用于检测基因（癌基因、抑癌基因、端粒酶和细胞因子）、从基因水平诊断肿瘤。

肿瘤患者免疫功能的检测可了解病情，评价疗效，判断肿瘤的发生发展及预后有重要价值。判断机体免疫功能的常用指标包括：T 细胞及其亚群测定、T 细胞增殖试验、NK 细胞活性测定、巨噬细胞功能测定以及血清抗体、补体和某些相关细胞因子等，详见二十二章。

（六）移植的免疫学检测

移植免疫学（transplantation immunology）是研究移植物与宿主相互关系从而选择移植物和延长移植物存活的学科。

目前，由于 HLA 配型和高效免疫抑制药物的应用，移植成功率显著提高，移植已成为治疗多种器官和造血系统衰竭不可替代的治疗手段。移植成败主要取决于移植排斥反应的防治，主要措施是严格选择供者、抑制受者免疫应答、诱导免疫耐受、加强移植后免疫监测等。因此，移植前进行 HLA 配型、受者体内预存 HLA 抗体交叉配型，移植后加强排斥反应的免疫学监测是移植免疫学检验的重要内容。移植后免疫监测极为重要，对于排斥反应的早期发现，及时采取防治措施具有极重要的指导意义。监测排斥反应的指标包括群体反应性抗体、细胞免疫、细胞因子、可溶性 HLA、细胞表面黏附分子及细胞因子受体水平等检测项目。临床为提高移植物的存活时间或移植成功率，需应用免疫抑制剂，鉴于免疫抑制剂的毒性副作用，应用酶免疫分析法、RIA 等技术进行血药浓度监测，以随时调整给药剂量。

此外，衰老免疫学、生殖免疫学、神经内分泌免疫学等临床免疫学分支学科的研究也取得了长足的进步，临床免疫学检验技术也用于这方面的检测。所有这些分支学科都从不同角度促进了临床免疫学的整体发展，已经并仍将为人类健康事业做出积极的贡献。

三、其他领域的检测应用

临床免疫学检验方法的应用范围不仅遍及临床医学和基础医学的各个学科，而且还涉及药物、毒品、农业及食品安全等领域。

（一）血药浓度及药物毒性的检测

临床医学中常应用免疫学技术进行血药浓度及药物毒性的监测，从而指导临床医生做到准确用药剂量。临床中经常使用药物进行治疗，但是部分药物会引发不良反应，因此全面掌握患者体内药物情况是非常有必要的。药物血浓度数值比较小且化学反应不明显，使用化学分析检测方式效果不理想，而这两个特征又非常契合免疫学检验技术的特异性及微量要求。临床用于治疗心力衰竭的洋地黄类首选药——地高辛，由于其安全范围窄、有效治疗量难予掌握、药物动力学和耐受剂量个体差异大，因此，通过酶免疫技术（均相酶标放大免疫分析法）作药物监测，以达到合理用药。免疫学技术也常用于抗心律不齐药物（奎尼丁、利多卡因、普鲁卡因胺）、庆大霉素和氨茶碱等药物的体内含量检测等。

临床应用免疫学技术检测药物不仅已经成为医生监控观察患者体内药物含量的重要措施，而且还可以通过检测来证实患者是否服用过毒品。

（二）农业产品及食品卫生安全检测

免疫分析法是应用于农药残留分析领域的一门新技术，是基于抗原和抗体之间的特异性识别和结合反应为基础的一种微量分析方法。采用非同位素免疫分析法（cMIA）、以傅里叶变换红外光谱（FTIR）作为检测器、测定氯麦隆杀虫剂，极大地提高了对农药检出的灵敏度。目前，食品安全部门应用免疫学技术监测食品安全的应用范围非常之广，农产品中农药的残留、食品中重金属的含量超标等，检测范围包括：豆类、谷物、蔬菜、水果、饮料、啤酒、葡萄酒、乳及乳制品、肉、动植物油、蜂蜜等。近来免疫分析法作为农药残留快速筛选检测方法受到重视，一些商品化的试剂盒也相继开发应用。另外，国外还推出了多种酶标试剂盒应用于常规分析及田间农作物检测的快速筛选，作为仪器分析的辅助方法发挥了一定的作用。

第四节　临床免疫学检验的重要地位

由于临床免疫学检验所具有的免疫学独特理论和技术，在未来的医学发展中必将成为医学和生命科学发展的关键性技术平台，将更有力地推动生命科学和医学的发展，为人类的健康做出更大的贡献。

一、临床免疫学检验与医学检验

临床免疫学检验发展至今，已发展成为医学检验的重要组成部分和核心技术，其与医学检验各分支学科如临床微生物学检验、临床生物化学检验、临床血液学检验、临床寄生虫学检验等学科既广泛联系，又相互交叉。目前，临床免疫学检验不但已被列为是医学检验专业本科生必修的主干课程，而且，也是临床检验学专业研究生最重要的课程之一。

二、临床免疫学检验与临床医学

临床免疫学检验在基础免疫学和临床医学中的研究已得到了广泛的应用。在临床医学中免疫学检验是临床医生对免疫相关疾病进行分析和诊断的重要依据之一，它不仅对与免疫相关疾病的防治有重要的指导和应用价值，还可协助临床对治疗效果和病情发展作出预测。近年来临床免疫学检验迅速发展，其所涉及的领域已突破了医学的范围，同时在生命科学研究领域的应用也越来越广。

迄今，应用实验免疫学技术研究现代免疫学理论直接指导和促进了临床医学的基础和应用研究，并日益显示出它在医学领域中的重要地位，如利用分子免疫学技术促进了免疫遗传学的研究进展，阐明了排斥反应发生机制；细胞免疫学与分子免疫学的发展，为肿瘤的生物治疗开拓了新的前景。随着临床免疫学检验的理论与免疫学技术的发展，免疫学技术必将在恶性肿瘤的防治与诊断、器官移植、感染病的防治、免疫性疾病的防治、生殖的控制、以及延缓衰老等方面发挥更为突出和重要的作用。

（一）免疫学诊断

抗原抗体反应的最大特点是具有高度特异性。人体感染病原体后，体内可以产生特异性的体液免疫或细胞免疫反应。这些免疫反应可以通过一定的免疫学测定方法进行体内或体外的检测，称为免疫学诊断。临床免疫检验一方面检测抗原、抗体、补体、细胞因子、细胞黏附分子、免疫细胞等免疫活性相关物质；另一方面检测许多非免疫活性物质如激素、酶、心血管标志物、血浆蛋白、维生素和药物等。为临床确定诊断、分析病情、调整治疗方案和判断预后等提供了有效的实验依据。临床免疫学检验的免疫学技术具有高度特异、灵敏度高、简便、快速等优点。尤其单克隆抗体标记技术、免疫转印技术、流式细胞术、免疫 PCR 等新技术的发展，已广泛应用于各种疾病的病因、疗效评价及发病机制的研究，对临床疾病的诊断、治疗均具有重大的作用。免疫学诊断技术的应用范围已遍及医学检测诊断的各个领域。

（二）免疫治疗监测

免疫治疗是指采用生物制剂或药物调节免疫功能，通过增强或抑制机体的免疫应答，从而达到治疗疾病的目的，已成为临床治疗的新型手段。在机体免疫应答过程中，机体免疫功能的亢进或不足（或缺陷），都会破坏机体内环境的平衡与稳定，从而引起疾病，如超敏反应、自身免疫性疾病、肿瘤、感染性疾病等。通过抗体、细胞因子、体外扩增的免疫细胞及治疗性抗原疫苗等免疫手段，来治疗或控制疾病的发生与发展。临床免疫学检验的理论与免疫学技术的发展，应用基因工程技术及生物工程技术研发的生物制剂在临床治疗相关疾病已初显曙光。DNA 疫苗、重组细胞因子、人源化抗体、小分子功能性抗体片段、双特异性抗体、免疫细胞治疗等现代免疫类生物技术制剂的发展和应用，给临床上对疾病的研究、治疗或控制提供了更广阔、更理想的可行方法。免疫类生物技术制剂的研发必将对各种疾病的防治发挥其更重要的作用。显然在免疫治疗适应证的确定、治疗效果评价、治疗过程监控及预后等方面，免疫学检验的作用越来越突显，愈来愈重要。

三、临床免疫学检验与生物技术

现代免疫学技术的广泛应用,极大的推动了现代免疫学研究的飞速前进,其结果又在更深层次和更广范围内促进了高新生物技术及产业的发展,使细胞工程技术、基因工程技术等得到更广泛应用。近年来以疫苗、基因工程抗体、重组细胞因子研制为主的生物制品产业已成为生物技术产业中的支柱产业,推动了免疫学防治的广泛开展,有力地控制了许多传染性疾病的传播,有效地用于许多疾病的治疗,挽救了无数生命。单克隆抗体及其相应试剂盒的研发和应用在临床检测中发挥了重要作用。以免疫学技术为基础的高新生物技术的发展及其相关产品的开发和应用,必将会随着免疫学研究的深入,创造出更大的社会效益和为人类健康带来更大的福音。

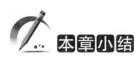 本章小结

临床免疫学检验是研究免疫学检测理论及技术在临床医学领域中应用的一门学科。临床免疫学检验的发展历经了:临床免疫技术诞生、标记免疫技术的建立与发展和现代临床免疫学检验的发展历程。

临床免疫学检验技术是研究其免疫学检验技术的各种类型、临床应用和临床免疫学检验技术特点的应用技术理论。

临床免疫学检验发展的早期阶段,免疫学技术应用主要侧重于感染性疾病的诊断、免疫预防及免疫治疗等。随着现代免疫学检验技术和理论的不断发展,免疫学检验技术已经应用于:超敏反应性疾病、自身免疫性疾病、肿瘤、器官移植及其他领域的检测。目前免疫学检验项目在临床中已成为实验室不可缺少的重要诊断指标。

临床免疫学检验不但是医学检验专业本科生必修的主干课程,而且,其检验指标也是临床医生对免疫相关疾病进行分析和诊断的重要依据之一,以免疫学技术为基础的高新生物技术的发展及其产品的开发和应用,必将会促进免疫学研究的进一步深入。

(吕世静)

第二章 抗原抗体反应

学习目标

1. 掌握：抗原抗体反应的基本特点。
2. 熟悉：抗原抗体反应的相互作用力。
3. 了解：抗原抗体反应的定义、抗原表位及抗体可变区、抗原抗体反应的空间互补关系、抗原抗体的亲和力与亲合力。

抗原抗体反应（antigen-antibody reaction）是指抗原与相应抗体在体内或体外发生的特异性结合反应。在生物体内发生的抗原抗体反应即是体液免疫应答的效应作用，通常可介导吞噬、溶解与杀伤病原体，中和毒素与病毒等，有时也可引起免疫病理损伤。在体外一定条件下，抗原与相应抗体结合可出现肉眼可见或仪器可检测到的反应。据此，在体外可用已知的抗原（或抗体）来检测相应未知的抗体（或抗原）。发生在生物体外的抗原抗体反应，因抗原的物理性状（颗粒性抗原或可溶性抗原）、抗体类型和参加反应的成分（如电解质、补体、固相载体和标记物）的不同，可出现凝集反应、沉淀反应、溶菌与溶血反应、中和反应以及各种标记技术等。本章仅介绍体外的抗原抗体反应。

第一节 抗原抗体反应的物质基础

抗原和抗体是抗原抗体反应的主体，抗原的理化性状、抗原表位的种类和数目均可影响抗原抗体反应的结果。抗体是抗原抗体反应中的关键因素，来自不同动物的免疫血清，其反应性有差异。抗原和抗体的性质、活性及滴度（或效价）等直接影响两者的结合。

一、抗原表位

抗原表位（antigen epitope，AE）又称抗原决定簇（antigenic determinant，AD），是指抗原分子中决定其特异性的化学基团。抗原通过表位与相应抗原受体结合，激活淋巴细胞，引起免疫应答。抗原亦借其表位与相应抗体或致敏淋巴细胞特异性结合而发挥免疫效应。抗原表位的性质、数目和空间构型决定抗原的特异性。

二、抗体可变区

抗体分子的基本结构是由四肽链组成，即由二条相同的分子量较小的轻链（light chain）（L链）和二条相同的分子量较大的重链（heavy chain）（H链）组成。L链与H链由二硫键连接形成一个四肽链分子，称为抗体分子的单体，是构成免疫球蛋白分子的基本结构。抗体可变区（variable region，V）是指在靠近抗体N端H链约107～130个氨基酸和L链约107氨基酸的种类、排列顺序及构型变化大、可特异性结合抗原的区域。在H链和L链的可变区中，各有3

个区域的氨基酸组成和排列顺序高度可变的区域，称超变区（HVR）或互补决定区（CDR），3个互补决定区共同组成抗体的抗原结合部位。抗体可变区的非超变区变化较小，为骨架区域，其结构稳定，不与抗原结合，用于维持互补决定区的空间构型。抗体可变区与相应抗原特异性结合，尤其 CDR 与抗原表位必须吻合，两者的结合具有互补性、高度特异性。抗原抗体特异性结合后，在体内可介导多种生理和病理效应；在体外可引起抗原抗体可逆性反应，但受非共价键结合力、电解质、pH、温度以及抗体结构完整性等影响。

第二节 抗原抗体反应的基本原理

抗原与抗体特异性结合反应主要是由于抗原表位与抗体可变区的空间结构互补与亲和性。两者的结合除分子构型高度互补外，抗原表位与抗体分子超变区必须紧密接触，才能有足够的结合力。

一、空间互补关系

抗原与抗体的空间互补关系是指抗原与抗体的特异性结合、其抗原表位和抗体超变区分子间的结构互补性与亲和性。这种特异性结合是由抗原与抗体分子空间构型所决定，不仅需要抗原表位与抗体超变区密切接触，而且抗原与抗体的分子构型必须高度互补才有足够的结合力，需经过由亲水胶体转化为疏水胶体的一系列物理和化学变化过程。

二、相互作用力

（一）抗原抗体结合力

抗原抗体结合力是抗原与抗体之间的非共价键结合，通常情况下，抗原抗体通过静电引力、范德华引力、氢键和疏水作用力等结合在一起（图 2 - 1）。

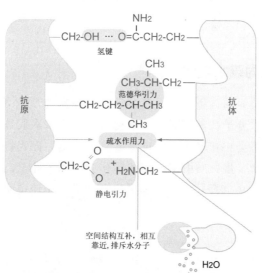

图 2 - 1 抗原抗体结合力示意图

1. 静电引力 静电引力（electrostatic forces）又称库伦引力（Coulombic forces），是指抗原与抗体分子带有相反电荷的氨基基团之间相互吸引的作用力。抗原与抗体一方分子上所带氨基酸的游离氨基（—NH_3^+）或游离羧基（—COO^-）可与另一方带相反电荷的对应基团相互吸引，促进抗原与抗体的结合。这种引力的大小与两个电荷间距离的平方成反比。两个电荷距离越近，静电引力就越大。

2. 范德华引力 范德华引力（vander Waals forces）是原子与原子、分子与分子相互接近时分子极化作用发生的一种吸引力，引力大小与两个相互作用基团的极化程度的乘积成正比，与它们之间距离的七次方成反比。范德华引力的能量小于静电引力。

3. 氢键 氢键（hydrogen bonding forces）是供氢体上的氢原子与受氢体上的原子间的作用力。如抗原抗体分子中的氢原子与电负性大的氮、氧等原子相互作用所形成的力。当具有亲水基团（如—OH、—NH$_2$、—COOH）的抗体与相对应的抗原彼此接近时，相互间即可形成氢键而使抗原与抗体结合。氢键结合力强于范德华引力。

4. 疏水作用力 疏水作用力（hydrophobic forces）是在水溶液中抗原抗体分子的两个疏水基团相互接触，由于对水分子的排斥而趋向聚集所产生的力。当抗原表位与抗体超变区靠近时，相互间正、负极性消失，周围亲水层也立即失去，从而排斥两者间的水分子，促进抗原与抗体进一步相互吸引和结合。疏水作用力是这些结合力中最强的，因而对维持抗原与抗体结合的作用最大。

（二）抗原抗体的亲和力与亲合力

1. 亲和力 亲和力（affinity）是指抗体分子单一抗原结合部位与抗原分子表面一个相应抗原表位之间的结合强度，其取决于两者空间构型互补的程度，是抗原抗体之间固有的结合力。亲和力可用平衡常数 K（K = K1/K2）来表示，K 值越大，亲和性越高，抗体与抗原结合越牢固。

2. 亲合力 亲合力（avidity）是指一个完整抗体分子的抗原结合部位与抗原分子表面数个相应抗原表位之间的结合强度。亲合力与抗体结合价相关，所谓多价优势，如 IgG 抗体为二价，其亲合力为单价的一千倍，IgM 抗体为五至十价，其亲合力为单价的 10^7 倍。亲合力还与亲和力、抗原的有效表位数目密切相关。

由于抗原抗体的结合反应是非共价可逆的结合，它们空间构象的互补程度不同，其结合力也不同。若抗体超变区分子间与抗原表位的互补程度越高，亲和力越高，与抗原结合的就越牢固而不易解离；反之就容易解离。

三、亲水胶体转化为疏水胶体

所有的抗体和大多数抗原同为蛋白质，在通常的抗原抗体反应条件（pH 6~8）下，它们均带有负电荷，使极化的水分子在其周围形成水化层，成为亲水胶体。因此，抗原与抗体各自溶解在水中为胶体溶液，不会相互聚集发生自然凝集或沉淀。而当抗原与抗体结合，使表面电荷减少或消失，水化层变薄，蛋白质由亲水胶体转化为疏水胶体。此时，如再加入适量的电解质（如 NaCl 溶液），则可以中和胶体粒子表面的电荷，进一步使疏水胶体物相互靠拢，形成可见的抗原抗体复合物。

第三节 抗原 – 抗体反应的基本特点

抗原抗体反应的特点包括特异性、可逆性、比例性和阶段性。

一、特异性

特异性（specificity）是指一种抗原通常只能与其刺激机体产生的相应抗体结合，即抗原与抗体结合反应的专一特性。抗原抗体的结合实质上是抗原分子表面的抗原表位与抗体分子的抗原结合部位之间，在化学结构和空间构型上的互补结合，二者之间的互补程度越高，抗原与抗体之间的结合力就越强。抗体的抗原结合部位由抗体分子的 VH 和 VL 上各自具有的三个超变区组成，该部位形成一个与抗原表位互补的沟槽，决定了抗体的特异性。不同抗体的抗原结合部位其沟槽形状不同，只有与其结构互补的抗原表位才能如楔状嵌入，所以抗原与抗体的结合具有高度的特异性。这种特异性如同钥匙和锁的关系。例如白喉抗毒素只能与相应的外毒素结合，而不能与破伤风外毒素结合。由于抗原抗体反应具有高度特异性，故可用已知的抗原（或抗体）来检测相应未知的抗体（或抗原）。

天然抗原分子通常具有多种抗原表位，可刺激机体产生多种特异性抗体。抗原 Q 与抗原 X 具有相同抗原表位，此时抗原 Q 抗体（多克隆抗体）与抗原 X 可发生交叉反应（cross reaction）（图 2 - 2）。此时，如采用抗原 X 制备亲和层析柱吸附导致交叉反应的抗体，即可去除与抗原 X 的交叉反应。交叉反应仍是抗原抗体特异性结合，对临床诊断可能产生干扰，目前采用单克隆抗体进行检测可有效克服交叉反应的出现。但在临床上有时也将这种交叉反应用于鉴别诊断，如外 - 斐（Weil-Felix）试验。

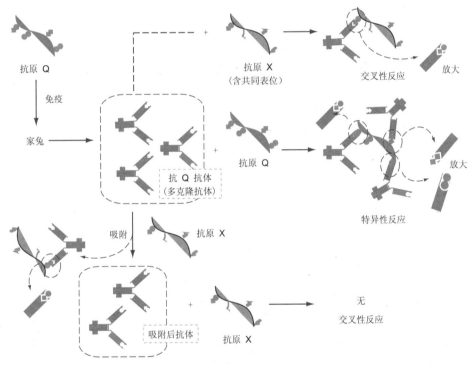

图 2 - 2　特异性反应与交叉反应示意图

二、比例性

比例性（proportionality）是抗原与抗体特异性结合，形成复合物出现可见反应时二者间的定量比关系。以沉淀反应为例，若在加入固定量抗体的各试管中依次向各管中分别加入递增量的相应可溶性抗原，发现随着抗原量的增加，其沉淀物很快大量出现，当抗原量增加到一定程度后，其沉淀物出现的速度和量则随抗原量的增加反而逐渐降低。这说明在一定浓度范围内，抗原抗体二者比例合适时，可出现肉眼可见的明显反应物；若比例不合适，所形成的抗原抗体复合物为小分子复合物，不能为肉眼所见。根据所形成的沉淀物及抗原抗体的比例关系可绘制出反应曲线（图 2 - 3）。图中曲线的高峰部分是抗原抗体分子比例合适的范围，称为抗原抗体反应的等价带（equivalence zone）。在此范围内，抗原抗体结合充分，沉淀物形成快而多。其中

笔记

某一管反应最快，沉淀物形成最多，上清液中几乎无游离的抗原与抗体存在，此时称为抗原与抗体浓度的最适比（optimal ratio）。在等价带前后分别由于抗体或抗原过剩，形成的沉淀物少，上清液中可测出游离的抗体或抗原，这种现象称为带现象（zone phenomenon）。当抗体过量时称为前带（prezone phenomenon），抗原过剩时称为后带（postzone phenomenon）。

Marrack（1934）用网格学说（latticetheory）解释了抗原抗体反应比例性的形成机制，电子显微镜观察抗原抗体反应为该学说提供了有力的依据。因为天然抗原大多数是多价的，而抗体大多为 2 价，当抗原与抗体在等价带结合时，抗体分子的 2 个 Fab 段可分别与 2 个抗原分子表面的抗原表位结合，相互交叉连接成立体的巨大网格状聚集体，形成肉眼可见的沉淀物。当抗原或抗体过量时，由于过量方的结合价不能得到饱和，只能形成较小的沉淀物或可溶性抗原抗体复合物。因此，在检测抗原或抗体时，应注意调整反应体系中抗原与抗体的比例，以避免带现象的干扰而导致假阴性结果。

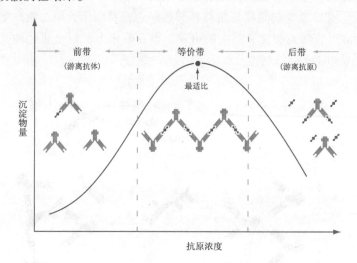

图 2 - 3 沉淀反应中沉淀量与抗原、抗体的比例关系示意图

三、可逆性

可逆性（reversibility）是抗原与相应抗体结合成复合物后，在一定条件下又可解离为游离的抗原与抗体的特性。抗原抗体的结合是分子表面的非共价键结合，所以形成的抗原抗体复合物不牢固，在一定条件下，又可解离为游离的抗原与抗体。因此抗原抗体结合形成复合物的过程是一个动态平衡过程。根据质量作用定律，复合物形成的速度与反应物的浓度成正比；平衡时，结合与解离的速度相等。

抗原抗体复合物解离取决于两方面的因素，一是抗体对相应抗原的亲合力；二是环境因素对复合物的影响。高亲合力抗体与抗原在化学结构和空间构型上非常契合，两者结合牢固，不容易解离。反之，低亲合力抗体与抗原形成的复合物较易解离。在进行抗原抗体反应的环境因素中，凡是减弱或消除抗原抗体亲和力的因素都会使逆向反应加快，复合物解离增加。如 pH 过高或过低、增加离子强度等均可导致抗原与抗体间的静电引力降低或消失，降低抗原抗体的结合力，促使其解离。免疫学技术中常用于纯化抗原或抗体的亲和层析法，就是通过改变反应液的 pH 和离子强度促使抗原抗体复合物的解离，从而使抗原或抗体得到纯化。经上述解离后的抗原和抗体仍能保持原有的理化特性和生物学活性。

四、阶段性

抗原抗体反应分为两个阶段，第一阶段是抗原与抗体特异性结合阶段，其特点是反应快，可在数秒至数分钟内完成，一般不能为肉眼所见；第二阶段为反应阶段，根据参加反应的物理性状的不同，可出现凝集、细胞溶解和沉淀等现象。反应可见阶段所需时间较长，数分钟、数小时到数日不等，且常受电解质、pH 和温度的影响。

第四节　影响抗原抗体反应的因素

影响抗原抗体反应的因素较多，一方面是参与反应的抗原、抗体的自身因素，另一方面是进行反应的环境因素。

一、反应物自身因素

抗原和抗体是抗原抗体反应的主体，它们的理化性质、生物学活性及浓度等均直接影响二者的结合反应。

1. 抗原　抗原的理化性状、分子量、抗原表位的种类及数目均可影响抗原抗体反应的结果。例如，颗粒性抗原与相应的抗体发生结合反应后可出现凝集现象；而可溶性抗原与相应的抗体发生结合反应后出现沉淀反应，单价抗原与相应的抗体发生结合反应后不出现沉淀现象；单价抗原与相应抗体结合后不出现沉淀现象；粗糙型细菌在生理盐水中易发生自凝现象。

2. 抗体　抗体的来源、浓度和亲和性等均会影响抗原抗体反应。如来源于家兔、羊等大多数动物的 R 型免疫血清，由于具有较宽的等价带，有较大的抗原抗体合适比例范围，与相应抗原结合易出现可见的抗原抗体复合物，仅在抗原过量时，才会出现小分子的可溶性抗原抗体复合物。而来源于马、人等免疫血清属 H 型，等价带较窄，其抗体与抗原的合适比例范围较窄，抗原或抗体过量，均可形成可溶性免疫复合物。单克隆抗体一般不用于沉淀或凝集反应。

抗体的浓度是相对于抗原而言的，只有抗体的浓度与抗原的浓度合适时，二者才易结合出现可见的反应结果。因此，在进行抗原抗体反应前应先进行预试验，滴定出抗原抗体最佳反应浓度。

抗体的特异性和亲和力是影响抗原抗体反应的关键因素，特异性高和亲和力强的抗体与相应抗原发生结合时，反应结果出现得就迅速、准确。因此，在制备各种免疫检测试剂时应尽可能选择高特异性、高亲和力的抗体，以保证试验的可靠性。

二、反应的环境因素

体外的抗原抗体反在适宜的环境条件，如电解质、酸碱度、温度等能促进抗原抗体分子的紧密接触，增强分子间的引力，促进抗原抗体的结合与聚合。

1. 电解质　电解质是抗原与抗体结合出现可见反应不可缺少的成分。抗原与抗体发生特异性结合后，由亲水胶体转变为疏水胶体的过程中，需要有适量的电解质参与才能中和抗原抗体复合物表面的电荷，降低电势，破坏水化层，使抗原抗体复合物相互靠拢聚集，形成大块的凝集或沉淀。若无电解质的参与，则不出现可见反应。为促成沉淀物或凝集物的形成，常用 0.85% NaCl 或缓冲液作为抗原及抗体的稀释液及反应液，以提供适当浓度的电解质。如 NaCl 可在水溶液中解离成 Na^+ 和 Cl^-，分别中和抗原抗体复合物表面的负或正电荷，有利于抗原抗体复合物的聚集。但参与反应的电解质浓度不宜过高，否则会使蛋白质（抗原或抗体）发生非特异性沉淀，出现盐析现象（salting-out）。

2. 酸碱度　抗原抗体反应必须在合适的 pH 环境中进行。抗原抗体反应一般在 pH 6~8 之间为宜。由于蛋白质具有两性电离性质，每种蛋白质都有固定的等电点，pH 过高或过低，即过碱或过酸，均可影响抗原或抗体的理化性状。例如，当反应液中的 pH 接近抗原的等电点时，可因抗原自沉而出现非特异性酸凝集（自凝），出现假阳性反应。

3. 温度　抗原抗体反应必须在合适的温度中进行。一般为 15℃~40℃，常用的抗原抗体反应温度为 37℃，在一定范围内，温度升高可加速分子运动，抗原与抗体碰撞机会增多，使反应加速。温度如高于 56℃，可导致已结合的抗原抗体再解离，甚至变性或破坏。温度越低，结合的速度越慢，但结合牢固，更易于观察。某些特殊的抗原抗体反应，对温度有一些特殊的要求，如冷凝集素在 4℃ 左右与红细胞结合最好，20℃ 以上时反而解离。

此外，适当的振荡或搅拌也可促进抗原抗体分子的接触，加速反应。

 本章小结

抗原抗体反应是抗原与相应抗体之间所发生的特异性结合反应，这种特异性结合取决于抗原表位与抗体超变区结构的互补性与亲和性。抗原抗体之间的结合力参与并促进抗原与相应抗体结合形成复合物，由亲水胶体转化为疏水胶体。抗原抗体之间的结合力涉及静电引力、范德华力、氢键和疏水作用力。

抗原抗体反应具有特异性、比例性、可逆性和阶段性等特点。特异性是指抗原分子与抗体结合的专一性；比例性是指抗原抗体发生可见反应需遵循一定的量比关系，抗原抗体浓度比例适当时才出现可见反应，称为抗原抗体的等价带，抗体过量时称为前带，抗原过量时称为后带，可逆性是指抗原抗体结合形成的复合物并不牢固，在一定条件下解离为游离的抗原和抗体的特性。抗原抗体反应分为两个阶段，两个阶段难以严格划分，往往第一阶段还未完成就开始了第二阶段的反应。影响抗原抗体反应的因素分为：参与反应的抗原、抗体的自身因素和进行反应的环境因素两个方面。

（秦雪）

第三章 抗原制备技术

学习目标

1. 掌握：天然抗原制备的常用方法、佐剂的作用机制及制备。
2. 熟悉：重组蛋白质抗原、合成肽抗原的制备方法。
3. 了解：常用的细胞破碎方法。

临床免疫检验技术主要基于抗原抗体反应，抗原和抗体是免疫技术中重要的原料。抗原可作为免疫原用于制备抗体，也可作为已知抗原用于检测未知抗体，同时，也可配置成标准品或校准品作为定量分析的基础。本章重点介绍天然抗原、重组蛋白质抗原和合成肽抗原的制备技术。

第一节 天然抗原的制备

自然条件下，绝大多数抗原都是以混合物的形式存在，极少以单一形式存在，因此必须从复杂的混合物中提取出某种单一成分，纯化后的抗原才可用来制备相应的抗体。抗原的性质和来源不同，制备方法也不尽相同。下面介绍几种常见的抗原制备方法。

一、颗粒性抗原的制备

天然的颗粒性抗原包括人和各种动物的细胞抗原以及各种细菌抗原和寄生虫虫体抗原等，制备方法相对比较简单。

（一）绵羊红细胞抗原的制备

绵羊红细胞是用于制备抗绵羊红细胞抗体（溶血素）的抗原。制备方法是将新鲜采集的健康绵羊静脉血，立即注入带有玻璃珠的无菌三角烧瓶内，充分摇动 15 ~ 20 分钟，以去除纤维蛋白，即得抗凝绵羊全血。取适量抗凝血于离心管中，用无菌生理盐水洗涤细胞三次，然后将压积红细胞配成 10^6/ml 浓度的细胞悬液，即可用于免疫动物。

（二）细菌抗原的制备

将经鉴定合格的纯培养细菌，先接种于固体或液体培养基中，置 37℃、24 小时增菌培养。若制备菌体抗原，则将增菌后的菌液置 100℃水浴 1.0 ~ 2.0 小时（杀菌并破坏某些细菌存在的表面抗原）；若制备鞭毛抗原，则需选用有动力的菌株，菌液用 0.3% ~ 0.5% 的甲醛处理。

二、可溶性抗原的制备

蛋白质（包括糖蛋白、脂蛋白、酶、补体、细菌毒素）、多糖和核酸等均为可溶性抗原，它们主要来源于组织和细胞，成分复杂。制备这类抗原时，首先需将组织和细胞破碎，再选用适当的方法从组织和细胞匀浆中提取目的蛋白并进一步纯化，经鉴定合格后方可用于免疫动物。

（一）组织和细胞可溶性抗原的粗提

1. 组织匀浆的制备 新鲜或低温保存的组织先去除包膜、结缔组织及大血管，脏器用含 $0.5g/L$ NaN_3 的生理盐水进行灌洗，以去除血管内残留的血液，然后在冰浴条件下将洗净的组织剪成小块，加入适量生理盐水，装入匀浆机内以 1000r/min 的速度间断粉碎，制成组织匀浆。组织匀浆经 2000～3000r/min 离心 10 分钟后分成两部分：沉淀物内含大量的组织细胞及碎片；上清液含所需的目的蛋白。将上清液再经高速离心，去除微小的细胞碎片及组织后即可作为提取可溶性抗原的原料。

2. 细胞的破碎 细胞抗原一般分为细胞膜抗原、细胞质抗原、细胞核抗原及核膜抗原。这些抗原的制备均需将细胞破碎。常用的细胞破碎方法如下。

（1）超声破碎法 超声波的机械振动使流体形成局部减压，引发内部发生液体流动、旋涡形成和消失，由此产生强大的压力使细胞破碎。该法简单、省时，对一般组织细胞破碎效果好，但对细菌特别是真菌厚膜孢子效果欠佳。进行超声破碎细胞时，使用频率为 1～20kHz 不等，需间歇进行，以免超声产热导致抗原破坏。

（2）反复冻融法 冷冻可使细胞内由于水分形成冰晶以及胞内外溶剂浓度突然改变而导致细胞膜和细胞内颗粒破坏。其方法是将细胞置于 −20℃ 冰箱内完全冻结，再取出让其在 30℃～37℃中缓慢融化，如此反复两次，大部分组织细胞及细胞内的颗粒均可被破坏。该法适用于组织细胞的破碎，对微生物细胞的作用较差。

（3）酶处理法 溶菌酶、蜗牛酶、纤维素酶、胰蛋白酶、胶原酶等在一定条件下能消化细菌和组织细胞。如溶菌酶在碱性条件下对革兰阳性菌的细胞壁有溶菌作用。该法温和、不易破坏内含物成分、细胞壁损坏程度可以控制，适用于多种微生物细胞的溶解。

（4）表面活性剂处理法 在适当的 pH、温度及低离子强度的条件下，表面活性剂能与脂蛋白形成微泡，使细胞膜通透性改变而导致细胞溶解。常用的表面活性剂有十二烷基磺酸钠、去氧胆酸钠、吐温 −20、Triton X −100 等。该法作用温和，多用于破碎细菌。在提取核酸时，也常用此法破碎细胞。

（二）可溶性抗原的提纯

组织细胞的粗提液中除了含有目标抗原外，还含有其他蛋白质、多糖、脂类和核酸等成分，需进一步提取和纯化。

1. 超速离心法 超速离心法分为差速离心法和密度梯度离心法。差速离心法是指低速和高速离心交替进行，用于分离分子大小差别较大的抗原；密度梯度离心法是一种区带离心法，利用样品中各颗粒在一定的密度梯度介质（如蔗糖、甘油、CsCl 等）中沉降速度不同的特性，使具有不同沉降速度的颗粒处于不同密度梯度层内，从而达到彼此分离的目的。此法分离和纯化抗原时，除个别成分外，很难将某一抗原成分分离，故仅适用于少数大分子抗原（IgM、C1q、甲状腺球蛋白等）以及某些比重较轻的抗原（载脂蛋白 A、B 等）的分离，不适用于大多数蛋白质抗原。

2. 选择性沉淀法 利用各种蛋白质理化特性的差异，采用不同的沉淀剂或改变某些条件，促使某一蛋白质抗原成分沉淀，从而达到纯化的目的。最常用的方法是盐析沉淀法。

（1）盐析法 蛋白质在水溶液中的溶解度主要取决于蛋白质分子表面离子及其周围水分子的数目。在蛋白质溶液中加入高浓度中性盐后，由于中性盐与水分子的亲和力大于蛋白质，致使蛋白质分子周围的水化层减弱乃至消失。同时中性盐加入后使离子强度发生改变，造成蛋白质表面的电荷被大量中和，更加导致蛋白质溶解度降低，从而使蛋白质分子相互聚集、沉淀而

笔记

析出，这种现象称为"盐析"。各种蛋白质在不同盐浓度中的溶解度不同，其出现盐析的先后顺序也不同。最常用的盐溶液是 33% ~50% 饱和度的硫酸铵。盐析法简单方便，可用于蛋白质抗原的粗提、γ-球蛋白的提取、蛋白质的浓缩等，但盐析法提取的抗原纯度不高，只适用于抗原的初步纯化。

（2）聚合物沉淀法 聚乙二醇（polyethyleneglycol，PEG）等水溶性聚合物在溶液的 pH、离子强度和温度等条件固定时，可选择性沉淀不同分子量的蛋白质。一般情况下，蛋白质分子量越大，被沉淀时所需 PEG 浓度越低。例如，浓度为 3% ~4% 的 PEG 可沉淀免疫复合物，6% ~7% 可沉淀 IgM，12% ~15% 可沉淀其他球蛋白，25% 可沉淀白蛋白。

（3）有机溶剂沉淀法 有机溶剂可降低溶液的介电常数，增加蛋白质分子间的静电引力，使蛋白分子易于聚集而沉淀。另外，有机溶剂可导致蛋白质的水化层减弱，从而破坏蛋白质分子的稳定性，所以蛋白质在一定浓度的有机溶剂中可沉淀析出。常用的有机溶剂有乙醇和丙酮。由于有机溶剂的加入易引起蛋白变性失活，使用该法必须在低于 0℃ 的温度下进行，且在加入有机溶剂时注意搅拌均匀以免局部浓度过大，防止蛋白变性。

（4）核酸沉淀剂法 当提取的蛋白质抗原液中含有大量核酸成分时，需用核酸沉淀剂去除核酸。常用的方法是在提取液中加入硫酸鱼精蛋白、氯化锰或链霉素等，使核酸沉淀而除去。用核糖核酸酶降解法也可有效去除核酸成分。

3. 凝胶过滤法 也叫分子筛层析。凝胶是具有三维空间多孔网状结构的物质，当含有不同分子量的蛋白质溶液缓慢流经凝胶柱时，大分子蛋白质因直径较大不易进入凝胶颗粒的网孔内，只能留在颗粒的间隙，随洗脱液快速地由上而下移动，最先被洗脱下来；小分子蛋白质则可进入凝胶颗粒的网孔内，洗脱时向下移动的速度较慢，较迟被洗脱下来。这样通过凝胶的分子筛作用，样品中的蛋白质分子由大到小依次分离，通过分段收集，达到纯化目的。

4. 离子交换层析法 是利用带有离子基团的纤维素或凝胶作为交换剂，吸附交换带有相反电荷的蛋白质抗原。由于各种蛋白质等电点不同，所带电荷量不同，故与纤维素或凝胶结合的能力也有差别。当洗脱时，逐步增加流动相的离子强度，使溶液中的离子与蛋白质竞争纤维素或凝胶上的电荷位点，从而将溶液中不同等电点的蛋白质分别洗脱分离。常用于蛋白质分离的离子交换剂有离子交换纤维素、离子交换凝胶和离子交换树脂。

5. 亲和层析法 是利用生物大分子的生物学特异性，即生物分子间所具有的专一性亲和力而设计的层析技术，例如抗原和抗体、酶和酶抑制剂、DNA 和 RNA、激素和受体等之间有特殊的亲和力，在一定条件下，将对应的两个分子中的一方偶联于不溶性支持物上，就可从溶液中专一性地分离和提纯另一方。与上述其他纯化方法相比，亲和层析法纯化效率更高，速度更快，有时仅一步即可达到纯化目的。

（三）纯化抗原的鉴定

纯化抗原的鉴定主要包括含量鉴定、分子量鉴定、纯度鉴定和免疫活性鉴定等。其鉴定方法较多，实际应用时可根据实验目的和条件选用几种方法联合进行鉴定。

1. 蛋白含量测定 可采用紫外光吸收法、双缩脲法、酚试剂法等。常用的是紫外光吸收法，测定溶液 280nm 和 260nm 的吸光度（A）值，直接根据公式计算蛋白含量。

蛋白含量（mg/ml）$= A_{280nm} \times 1.45 - A_{260nm} \times 0.74$

2. 分子量测定 常用 SDS 聚丙烯酰胺凝胶电泳（SDS-PAGE）法。

3. 纯度鉴定 常用 SDS-PAGE、毛细管电泳、等电聚焦、高效液相色谱法等。

4. 免疫活性鉴定 采用双向免疫扩散法、免疫电泳法或 ELISA 等。

第二节 重组蛋白质抗原的制备

从组织或细胞中获取天然抗原遇到的最大问题是：难以获取足量和高纯度的天然目的抗原。现代基因工程技术的发展为很好的解决这一瓶颈问题提供了有效方案。制备重组蛋白质抗原是将蛋白质抗原在合适的外源表达系统中大量表达，再通过一定的纯化处理就可以相对容易地大量获得高纯度的目的蛋白质抗原。

一、氨基酸序列的确定

天然蛋白质抗原的一级结构，即其氨基酸序列的确定是利用现代基因工程方法制备重组蛋白质抗原的第一步。

对于已知的蛋白质抗原，可以直接从相关的生物信息数据库如 NCBI 中检索获得其氨基酸序列；对于部分氨基酸序列已知的蛋白质抗原，可以先根据三联密码子原则设计简并引物，再从相对应的 cDNA 文库中钓取其基因片段，经 DNA 测序后翻译出蛋白质抗原的完整序列；对于序列信息完全不知的新发现蛋白质抗原，要获取其完整氨基酸序列可以从两方面入手：①如果能够获得足够数量并且纯度达 95% 以上的天然蛋白质抗原，对于氨基酸序列较短的蛋白质抗原可以通过蛋白质测序的方法直接获得其完整序列，对于氨基酸序列过长的蛋白质抗原，可以先对其进行末端氨基酸测序，再按照"部分氨基酸序列已知的蛋白质抗原"进行处理；②在无法获得足量天然蛋白质抗原的情况下，可以考虑从 cDNA 文库入手，先获取其 DNA 编码序列，再翻译出其氨基酸序列。

二、重组蛋白质抗原的制备

在明确了蛋白质抗原的氨基酸序列后，可以通过 DNA 序列合成的方法直接获得其编码序列，也可以通过设计对应的上下游引物，从来自表达该蛋白质抗原的组织或细胞制备的 cDNA 文库中钓取其编码序列。随后利用基因克隆技术将目的蛋白质抗原的编码序列或部分编码序列连接到合适的表达质粒上构建重组质粒，再将该重组质粒导入对应的表达宿主中，在合适的生长环境或诱导剂存在的条件下，表达宿主的基因转录和翻译系统能够有效启动该外源基因的表达，从而实现蛋白质抗原的高效重组表达，最后选用合适的蛋白质纯化技术得到大量重组蛋白质抗原（图 3-1）。值得一提的是在构建重组质粒时，为方便后续的抗原纯化或者抗原分子的正确折叠和增加其可溶性，可以将抗原分子加上一些分子标签，如组氨酸标签，分泌信号肽标签，硫氧还蛋白标签等。

目前外源基因表达系统分为原核表达系统和真核表达系统，前者如大肠杆菌表达系统，具有能够在较短时间内获得大量基因表达产物、操作简单、并且所需成本

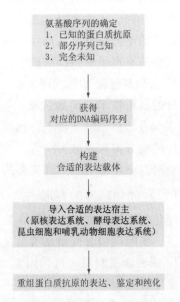

氨基酸序列的确定
1. 已知的蛋白质抗原
2. 部分序列已知
3. 完全未知

↓

获得
对应的DNA编码序列

↓

构建
合适的表达载体

↓

导入合适的表达宿主
（原核表达系统、酵母表达系统、昆虫细胞和哺乳动物细胞表达系统）

↓

重组蛋白质抗原的表达、鉴定和纯化

图 3-1 重组蛋白质抗原制备技术路线图

相对较低的优点，后者包括酵母表达系统、昆虫细胞和哺乳动物细胞表达系统，该系统的最大特点是具有蛋白质翻译后的加工修饰体系，这对于表达那些翻译后修饰如糖基化和磷酸化等对其抗原表位的形成有重要影响的蛋白质抗原来说具有重要意义，因为该系统表达出的目的蛋白质在结构和免疫原性上更接近其天然成分，从而有着原核表达系统无法替代的作用。

笔记

第三节　合成肽抗原的制备

　　基于共同表位和交叉反应原则，合成肽抗原可以代替天然蛋白质作为免疫原用以制备针对相应天然蛋白质抗原的特异性抗体。由于合成肽抗原的序列较短、免疫原性不强，一般情况下合成肽抗原在免疫动物制备抗体时需要与载体蛋白如钥孔血蓝蛋白（keyhole limpet hemocyanin，KLH）偶联形成复合抗原，或者采用由不同序列的合成肽抗原混合组成复合抗原肽，从而有效刺激机体应答。

一、氨基酸序列的确定

　　合成肽抗原的氨基酸序列一般来自于其对应的天然蛋白质分子上的某一段序列。在选择天然蛋白质抗原中的某一段序列作为肽抗原用于制备针对天然蛋白质的抗体时一般需考虑如下因素：

　　1. 所选肽抗原的长度　一般为 10～20 个氨基酸残基，平均 15 个为宜；序列过短（＜7 个残基）难以形成有效的抗原表位，序列过长有可能自身形成与其对应天然蛋白质抗原不同的构象，因此所选肽抗原过短或过长将导致不能引起有效免疫应答或形成不具备交叉反应能力的特异性抗体。

　　2. 所选肽抗原的理化特征　多数情况下肽抗原是以形成线性抗原表位的方式激活 B 细胞，从而产生特异性抗体。因此在选择天然蛋白质分子上的某段序列作为独立的肽抗原时应充分考虑该候选序列在其对应的天然蛋白质分子上是否也是以线性抗原表位的方式激活 B 细胞并产生免疫应答。如果候选序列在天然蛋白质分子上是以与其他序列共同组成构象表位的方式激活 B 细胞，这样的序列作为单独的肽抗原免疫产生的抗体有可能不能有效识别其对应的天然蛋白质分子。一般情况下抗原表位序列位于天然蛋白质分子的表面，序列中多含带电氨基酸残基，具有很高的亲水性或具有特定的二级结构如 α - 螺旋和 β - 转角。

　　3. 肽抗原人工合成的难易程度和纯度　不同氨基酸残基序列的化学合成难易程度存在差异，一般来讲亲水性序列的水溶性好，相对容易合成。因此为保证利用合成肽抗原制备针对天然蛋白质分子的特异性抗体的成功率，一般的做法是从相应的天然蛋白质分子中按上述原则选取数条不同的短肽序列作为合成肽抗原并分别免疫不同的动物，或者将这些不同的合成肽混合在一起组成复合抗原肽后再去免疫动物。另外，在人工合成的过程中往往会发生副反应，为避免由此产生的其他合成肽对免疫效果的影响，可在合成完成后进一步进行纯化处理。

二、多肽的合成

　　固相多肽合成技术（solid phase peptide systhesis，SPPS）是目前合成肽抗原的常用方法。该方法按照从羧基端向氨基端的方向在固相载体表面依次加入氨基酸残基，每延长一个氨基酸残基需经过去保护、激活和交联反应步骤，往返循环直到合成完成，最后合成的多肽链从固相表面洗脱下来再经脱保护处理和一定的纯化处理后即可得到目的肽抗原，其纯度可进一步通过高效液相色谱分析或质谱分析方法进行鉴定。

笔记

第四节　佐剂的制备

佐剂（adjuvant）是指预先或与抗原一起注射于机体，能够增强机体免疫应答或改变免疫应答类型的物质。应用佐剂的目的是为了增强抗原的免疫原性，从而提高免疫效果。颗粒性抗原（如细菌、细胞）因具有较强的免疫原性，一般情况下不使用佐剂即可取得较好的免疫效果。可溶性抗原、人工抗原（包括重组蛋白质抗原和合成肽抗原），初次免疫时必须使用佐剂才能取得较好的免疫效果。

一、佐剂的种类

佐剂物质的种类繁多，通常按有无免疫原性分为两类：一类是具有免疫原性的佐剂，包括细胞因子（IL-1、IL-2等）、微生物（百日咳杆菌、卡介苗等）及其产物（细菌脂多糖等）；另一类是本身无免疫原性的佐剂，如液体石蜡、羊毛脂、氢氧化铝、明矾、表面活性剂以及人工合成的多聚肌苷酸:胞苷酸（poly I:C）、脂质体等。

二、佐剂的作用机制

佐剂的作用机制主要为：①改变抗原的物理性状，延缓抗原降解和排除，从而延长抗原在体内滞留时间，避免频繁注射从而更有效地刺激免疫系统，有利于高亲和力抗体的产生；②刺激单核-吞噬细胞系统，增强其处理和提呈抗原的能力；③刺激淋巴细胞增殖和分化，可提高机体初次和再次免疫应答的抗体滴度；④改变抗体的产生类型以及产生迟发型变态反应。

三、福氏佐剂的制备

目前最常用于免疫动物的佐剂是福氏佐剂（Frennd adjuvant），是由液体石蜡、羊毛脂和卡介苗混合而成。福氏佐剂分为两种：①福氏不完全佐剂：由液体石蜡与羊毛脂按（1~5）：1比例混合而成；②福氏完全佐剂：由福氏不完全佐剂加卡介苗组成。免疫动物时，通常将福氏佐剂与抗原按1:1体积比混匀，制成"油包水"乳化液。

佐剂与抗原混合乳化的方法有研磨法和搅拌混合法两种。①研磨法：用一乳钵，先将佐剂加热倾入，待冷却后加入卡介苗（终浓度为2~20mg/ml），再逐滴加入抗原，边滴边加速研磨，直至完全变为乳剂为止。②搅拌混合法：用两个5ml注射器，在接针头处用尼龙管相连通，一个注射器内是佐剂，另一个注射器内为抗原，装好后来回推注，经多次混合逐渐变为乳剂。本法优点是容易做到无菌操作，适用于制备少量的抗原乳剂。乳化完全与否的鉴定方法是将一滴乳剂滴入冷水中，若保持完整不散，成滴状浮于水面即乳化完全，为合格的油包水剂。

福氏完全佐剂在注射后易造成动物局部溃疡和形成肉芽肿，故一般只在首次免疫时使用，第二次以后的免疫通常用不完全佐剂或不用佐剂。

本章小结

获得高质量抗体的前提是制备良好的抗原。绝大多数天然抗原都以混合物的形式存在，其获取主要以新鲜的组织、细胞为原材料，通过组织匀浆或细胞破碎技术处理后，再用超速离心、选择性沉淀、凝胶过滤、离子交换和亲和层析等方法进行提取、纯化，但这种传统的方法难以获得足量和高纯度的抗原。利用基因工程技术将蛋白质抗原的编码序列或部分编码序列连接到合适的表达质粒，再导入外源性表达宿主中，通过表达宿主的基因转录和翻译系统可实现蛋白质抗原的高效重组表达，从而很好的解决了从天然组分中制备蛋白质抗原的瓶颈问题。基于共同表位和交叉反应原则人工合成的肽抗原可以代替天然蛋白质作为免疫原用以制备针对相应天然蛋白质抗原的特异性抗体。根据天然蛋白质抗原分子的氨基酸残基序列设计数条可能的肽抗原序列，通过固相多肽合成技术可以在短时间内制备大量的多肽抗原，这为高效制备蛋白质抗原提供了另一个有效途径。另外除颗粒性抗原外，可溶性抗原、重组蛋白质抗原和合成肽抗原在免疫动物时均需与佐剂联用方能获得良好的免疫效果。

（徐　霞）

第四章　抗体制备技术

学习目标

1. 掌握：多克隆抗体和单克隆抗体制备的原理、基本流程及各自特点；掌握 HAT 培养基的选择原理和杂交瘤细胞克隆化的方法。
2. 熟悉：多克隆抗体和单克隆抗体的纯化、鉴定和保存的常用方法。
3. 了解：基因工程抗体的种类及制备技术、核酸适配体的基本概念。

基于抗原抗体特异性结合反应的免疫学技术无论在基础研究，还是临床检验诊断和生物治疗方面都显示了越来越重要的作用。抗体作为免疫学技术中的重要原料，其质量好坏直接关系到后续应用的成败与效果。目前使用的特异性抗体主要有三种类型，多克隆抗体（polyclonal antibody，PcAb）、单克隆抗体（monoclonal antibody，McAb）和基因工程抗体（genetic engineering antibody）。这些抗体的制备方法、特点和适用范围各不相同，本章将予以一一介绍。

第一节　多克隆抗体的制备

多克隆抗体主要通过以特异性抗原免疫动物，经过一定时间后，采集动物血液，再分离含有抗体的血清并加以提纯的方法获得，也可以通过采集恢复期感染病人或免疫接种人群的血清而获得。

一、制备原理

抗体主要由活化的 B 淋巴细胞即浆细胞合成。每个 B 细胞表面均表达一种特异性的抗原识别受体（B cell receptor，BCR），又称为膜型免疫球蛋白，当抗原初次进入动物机体后，抗原分子上不同的表位（epitope）可选择性地激活带有相应 BCR 的 B 细胞克隆，其中，一部分 B 细胞直接转化为产生不同类型抗体的浆细胞，另一部分 B 细胞经历抗体亲和力成熟及类别转换后，最终分化为记忆 B 细胞。当同一抗原再次进入机体后，由记忆 B 细胞迅速启动次级应答，产生高亲和力的 IgG 型抗体。因此，将抗原按一定的程序免疫动物后，所获得的抗体实际上是不同的 B 细胞克隆被激活后产生的针对同一抗原多个表位的混合抗体，故称为多克隆抗体。由于这些多克隆抗体存在于免疫动物血清中，故又称为免疫血清（immunoserum）或抗血清（antiserum）。

二、技术要点

多克隆抗体的质量除了与抗原的纯度有关外，还与免疫动物的种类与免疫方案有关，故制备时需综合考虑。

笔记

（一）免疫动物的选择

用于多克隆抗体制备的动物主要有哺乳类和禽类。常用的有家兔、绵羊、大/小鼠、鸡等。选择动物时应考虑如下因素。

1. 抗原与免疫动物的种属关系 一般认为，抗原的来源与免疫动物种属差异越远，免疫原性越强，免疫效果也越好。反之，亲缘关系越近，免疫效果越差，甚至不产生抗体（如鸡与鸭、小鼠与大鼠）。

2. 动物的个体状况 用于制备多克隆抗体的动物必须适龄、健康、体重合适，年龄太小容易产生免疫耐受，年龄太大免疫应答能力低下，不易产生高效价的抗体。

3. 抗原的性质 不同性质的抗原，适用的免疫动物也有所不同。蛋白质抗原通常适用于大部分动物，但某些动物体内因为有类似的物质或其他原因，对某些蛋白质反应极差，如绵羊对IgE、家兔对胰岛素、山羊对多种酶类（如胃蛋白酶原等）等均不易产生抗体，因此，要根据免疫原的性质选择合适的动物，酶类宜选用豚鼠，甾体激素宜选用家兔作为免疫动物。

4. 多克隆抗体的用途 多克隆抗体可分为 R 型和 H 型。R 型是以家兔为代表的动物免疫后产生的抗体，具有较宽的抗原抗体反应等价带，适用于作为诊断试剂；H 型是以马为代表的动物免疫后产生的抗体，抗原抗体反应等价带较窄，一般用于免疫治疗，如制备大量的抗毒素血清。此外，还应结合免疫血清的需求量，需求量大，可选用马、驴和绵羊等大动物；需求量少则选用家兔、豚鼠和鸡等小动物。

（二）免疫方法

应根据抗原的性质综合考虑抗原的接种剂量、免疫途径、免疫次数及免疫间隔时间等因素。

1. 抗原的剂量 抗原的接种剂量应根据抗原本身免疫原性的强弱、动物的种类和个体状态及免疫周期来确定。剂量过低或过高都有可能引起免疫耐受。在一定的范围内，抗体的效价随抗原注射剂量和免疫次数的增加而增高。

2. 免疫途径 抗原进入机体的途径与抗原的吸收、代谢速度有很大关系。免疫途径的选择取决于抗原特性和免疫动物的种类，主要途径有皮内、皮下、肌肉、静脉、腹腔、淋巴结等，颗粒性抗原通常采用不加佐剂直接静脉注射的途径；可溶性抗原通常采用与佐剂混合后皮下、皮内注射的途径（最后一次加强免疫常采用静脉注射途径）。免疫家兔较常用的注射途径是背部皮下或皮内多点注射，多点注射可减轻佐剂的副作用。免疫小鼠常使用腹腔注射途径。当抗原难以获得或免疫原性较弱时，可考虑先注射佐剂引起淋巴结肿大，然后将抗原注射至肿大的淋巴结内。一般没有一个适用于所有抗原和动物的通用免疫途径，在一种免疫方案中不同途径可穿插使用。

3. 免疫间隔时间 免疫间隔时间是影响抗体产生的重要因素，尤其是首次与第二次免疫接种的间隔时间更应注意。初次免疫后，因动物机体正处于识别抗原和 B 细胞活化增殖阶段，若很快进行第二次免疫，易造成免疫耐受，故应间隔 2 周再进行第二次免疫。两次以后每次免疫的间隔一般为 7 ~ 10 天，不能太长，以防刺激变弱，影响抗体效价。整个免疫过程一般接种 5 ~ 8 次。

（三）动物采血方式

动物免疫 3 ~ 5 次后，应采血测试抗血清的效价。若效价未达要求，可追加免疫 1 ~ 2 次直到效价合格。效价合格后，应在末次免疫后一周内及时采血，以防抗体效价下降。常用的动物采血方法有以下几种。

1. 动脉采血法 包括颈动脉放血和耳动脉放血两种。①颈动脉放血：适用于家兔、绵羊、山羊等动物。通常在动物颈部外侧做皮肤切口，分离颈总动脉，插入动脉插管，将血液导入无菌的玻璃器皿。操作时应注意控制放血速度，以免动物中途死亡影响放血量。该法放血量较多，体重2.5kg的家兔一般可取血约80ml；②耳动脉放血：适用于家兔。操作时剪去兔耳缘的毛，用二甲苯涂抹耳郭，使耳缘血管充分扩张、充血，用肝素浸泡的16号无菌针头插入扩张的耳动脉，每次可收集30～40ml，此法可反复多次采血。

2. 静脉采血法　静脉采血可隔日进行一次，可采集较多血液。绵羊从颈静脉采血，一次可采血200～300ml，而后立即回输10%葡萄糖盐水，三天后可再次采血。动物休息一周后，再加强免疫一次，又可采血2次。小鼠通常用断尾或摘眼球法采血，每只小鼠可获全血1～1.5ml。

3. 心脏采血法　适用于家兔、豚鼠、大鼠和鸡等小动物。但操作不当时，容易引起动物中途死亡。通常将动物仰卧固定，于胸壁心脏搏动最明显处进针，针头刺中心脏时有明显的搏动感。待针筒回血后，固定注射器位置取血。2.5kg的家兔心脏可采血约50ml。

采集血液后，应尽快分离出血清。通常采用室温自然凝血，再置于37℃温箱1小时，然后放4℃冰箱待血块收缩后，收集血清。

三、多克隆抗体的纯化

收集的免疫血清是成分复杂的混合物，除含有针对目标抗原的特异性抗体外，还含有非特异性抗体和其他血清成分。因此，免疫血清应用前需进行纯化，尽量去除与目标抗体不相关的成分。

（一）特异性抗体的纯化

当免疫原不纯，含有微量杂抗原时，会导致制备的免疫血清中混有杂抗体。为了得到特异性抗体，可采用亲和层析法和吸附法除去无关的抗体。

1. 亲和层析法　将与目标抗体无关的杂抗原交联到Sepharose－4B中，装柱，当欲纯化的免疫血清通过亲和层析柱时，杂抗体即与柱上的杂抗原结合，经洗脱液洗脱后即可得到特异性抗体。

2. 吸附法　首先用戊二醛等双功能试剂将不含特异性抗原的杂抗原混合液（如血清、组织液或已知的某种杂抗原）交联制备成固相吸附剂。将此吸附剂加入到免疫血清中，使杂抗体与相应的杂抗原吸附而去除。当杂抗体较多时，必须处理两次才能达到目的。

（二）IgG类抗体的纯化

免疫血清中含有大量的非抗体类血清蛋白，如白蛋白及其他球蛋白等，它们可能干扰特异性抗原抗体反应，而且在标记免疫分析等免疫技术中，多采用IgG类抗体。因此免疫血清经特异性纯化后，还须提纯IgG类抗体。

1. 盐析法　多采用硫酸铵盐析法，通常先用50%饱和度的硫酸铵沉淀去除白蛋白，再经过两次33%饱和度的硫酸铵沉淀即可获取大部分γ－球蛋白。该法因盐析能力强，溶解度高且受温度影响小，不易引起蛋白质变性、简便快捷而最常用于免疫血清的第一步处理，但该法仅是一种粗提技术，产物仍需进一步纯化。

2. 凝胶过滤法　凝胶过滤法是应用分子筛作用来分离纯化不同分子量的物质。免疫血清中各种蛋白质成分的分子量不同，因此在通过凝胶介质时，洗脱速度也不同，从而达到分离的目的。凝胶过滤法条件温和，不影响IgG活性。

3. 离子交换层析法　提取IgG常用的离子交换剂为DEAE纤维素或QAE-葡聚糖凝胶（Sephadex），以QAE-葡聚糖凝胶更为适用。在pH 7.2～7.4的环境中，QAE-sephadex带正电荷，能吸附血清中的多种蛋白质（均属酸性蛋白，带负电荷），而IgG此时带正电荷，不被吸附，可直接通过层析柱得以纯化。该法可获得纯度较高的IgG，且不影响抗体活性，方法简便，既适合少量提取，也可大量制备。

4. 亲和层析法　采用亲和层析提取 IgG 时，可将葡萄球菌 A 蛋白（staphylococcal protein A，SPA）或纯化抗原交联于琼脂糖（sepharose）4B 制成亲和层析柱。免疫血清或粗提物通过层析柱时，IgG 可通过 Fc 段与柱上的 SPA 结合或通过 Fab 段与柱上的纯化抗原结合，而血清中其他蛋白不能与之结合而被洗脱除去。然后改变洗脱液的离子强度或 pH，使已结合到层析柱上的 IgG 解离，即可达到纯化的目的。

四、多克隆抗体的特点

多克隆抗体是免疫动物体内多个 B 淋巴细胞克隆被激活，产生针对同一抗原不同表位的抗体，故抗体质地混杂、不均一，特异性不高，易引起交叉反应；同时免疫动物个体间由于存在遗传性差异，同一批次或不同批次制备的抗体，其特异性和亲和力都有一定差异，且来源有限。但多克隆抗体的结合位点多，能与抗原多个表位结合，故亲合力高，而且制备方法相对简单，周期较短，因此在临床和科研中仍具有一定的应用价值。

第二节　单克隆抗体的制备

单克隆抗体（monoclonal antibody，McAb）是采用杂交瘤技术，将抗原致敏的 B 淋巴细胞和骨髓瘤细胞融合而成杂交瘤细胞，经克隆化培养、增殖，形成单个细胞克隆后所获得的只识别单一抗原表位、理化性高度均一、具有高度特异性的同源抗体。

1975 年 Kohler 和 Milstein 首先报道运用杂交瘤技术，将经绵羊红细胞（sheep red cell，SRBC）免疫的小鼠脾细胞与小鼠骨髓瘤细胞融合，建立了第一个 B 细胞杂交瘤细胞株，并成功制备了抗 SRBC 的单克隆抗体。为此，两位学者于 1984 年荣获诺贝尔医学奖。迄今为止，全世界已研制出数以万计的 McAb，广泛应用于生命科学的各个领域，特别是在疾病的诊断和治疗方面显示出极大的应用价值。

一、制备原理

杂交瘤技术是在细胞融合技术的基础上，将能够产生抗体，但在体外不能进行无限繁殖的 B 淋巴细胞与能在体外进行无限繁殖，但不能产生抗体的骨髓瘤细胞融合成杂交瘤细胞。这种杂交瘤细胞具有两种亲本细胞的特性：既能够分泌特异性的抗体，又能够在体外长期繁殖。杂交瘤细胞经过筛选、克隆化培养后成为单个细胞克隆，分泌的抗体即为针对抗原分子上单一表位的单克隆抗体。具体过程包括两种亲本细胞的选择与制备、细胞融合、杂交瘤细胞的筛选与克隆化（图 4-1）。

二、技术要点

（一）亲本细胞的选择与制备

1. 致敏 B 细胞　致敏 B 细胞是经过抗原诱导活化的免疫细胞，具有分泌抗体的能力，通常来源于免疫小鼠的脾细胞。脾是 B 细胞聚集和进行免疫应答的主要场所，免疫后小鼠脾中含大量被激活的具有分泌抗体能力的 B 细胞。

免疫时选用鼠龄 6~8 周，体重约 20g 的 BALB/c 小鼠。免疫用抗原尽量选用高纯度、高活性的抗原，免疫过程和方法与多克隆抗血清制备原则基本相同。小鼠经目标抗原免疫后，诱导 B 细胞活化、增殖并产生抗体，试采血确定有抗体产生并达到合适的效价时，即可分离脾细胞

笔记

用于融合。一般来说，被免疫动物的血清抗体效价越高，融合后获得高效价、高亲和力特异性抗体的可能性越大。

2. 骨髓瘤细胞 骨髓瘤细胞为 B 细胞系恶性肿瘤，具有在体外长期增殖的特性。用于杂交瘤技术的骨髓瘤细胞应该具备：①细胞株稳定，易于传代培养；②本身不分泌免疫球蛋白或细胞因子；③属次黄嘌呤鸟嘌呤磷酸核糖转换酶（hypoxanthine guanine phospheribosyl transferase，HGPRT）缺陷的细胞株，此种骨髓瘤细胞不能在 HAT（hypoxanthine-aminopterin-thymidine）选择培养基中生长；④与 B 细胞融合率高。目前最常用的骨髓瘤细胞株为：BALB/c 小鼠骨髓瘤 NS-1、SP2/0 和 Ag8 株。

为防止骨髓瘤细胞在传代培养过程中出现恢复 HGPRT 活性的返祖现象，融合前，应将骨髓瘤细胞用含 8-氮鸟嘌呤（8-azaguanine，8-AG）的培养基处理，以确保其对 HAT 选择培养基敏感。

（二）细胞融合

细胞融合是杂交瘤技术中的关键环节。融合的方法包括物理方法（如电场诱导）、化学方法（如 PEG）或生物学方法（如仙台病毒）等。

最常用的融合方法为化学方法。通常采用相对分子量为 1~2kD、浓度为 30%~50% 的 PEG 作为融合剂。PEG 可能导致细胞膜上脂类物质的物理结构重排，使细胞膜容易打开而有助于细胞融合。基本方法是取适量的脾细胞和骨髓瘤细胞按一定比例混合，加入 PEG 诱导细胞融合，随即将细胞混合液分配在含 HAT 培养液的 96 孔细胞培养板中培养。

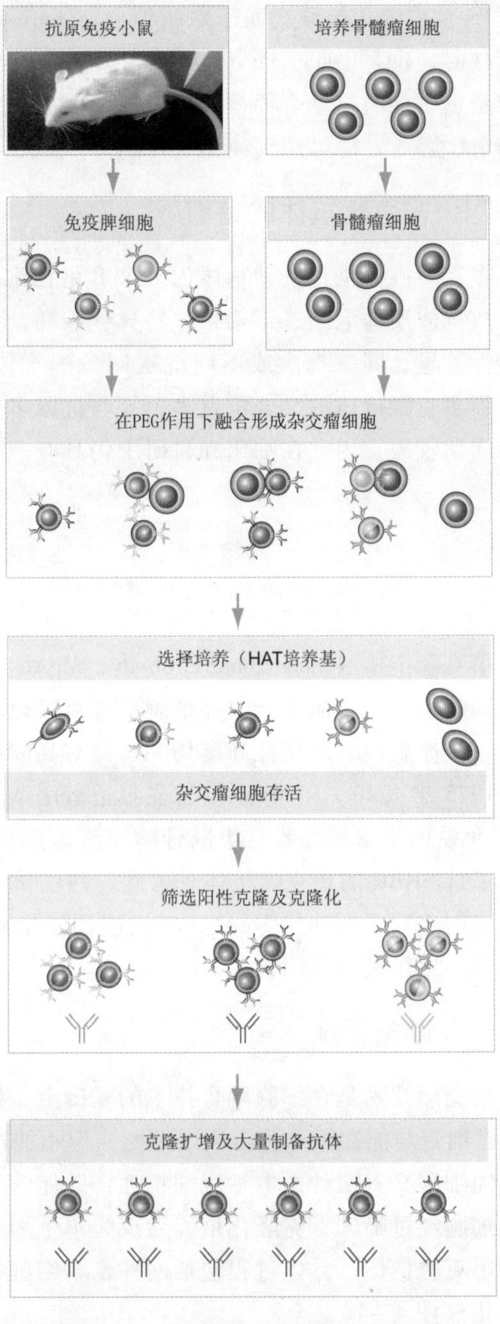

（三）杂交瘤细胞的选择性培养

图中流程：

抗原免疫小鼠 → 免疫脾细胞

培养骨髓瘤细胞 → 骨髓瘤细胞

在PEG作用下融合形成杂交瘤细胞

选择培养（HAT培养基）

杂交瘤细胞存活

筛选阳性克隆及克隆化

克隆扩增及大量制备抗体

图 4-1 单克隆抗体制备流程示意图

致敏 B 细胞与骨髓瘤细胞的融合过程是随机的，除了有我们需要的致敏 B 细胞与骨髓瘤细胞融合而成的杂交瘤细胞外，还可能出现以下几种形式的细胞：B 细胞与 B 细胞的融合体、骨髓瘤细胞与骨髓瘤细胞的融合体、未融合的 B 细胞、未融合的骨髓瘤细胞以及 2 个以上多细胞的融合体。在这些细胞中，多细胞融合体因染色体不稳定容易死亡，B 细胞与 B 细胞的融合体及未融合的 B 细胞在体外仅能存活 5~7 天，无需特别筛选。而骨髓瘤细胞与骨髓瘤细胞的融合体及未融合的骨髓瘤细胞在体外能够无限繁殖，会影响杂交瘤细胞的生长，需要筛选去除。

1. HAT 选择培养基 是根据细胞内嘌呤核苷酸和嘧啶核苷酸的生物合成途径设计的用于杂交瘤细胞筛选的特殊培养基。HAT 培养基中含有三种关键成分：次黄嘌呤（hypoxanthine，H）、氨基蝶呤（aminopterin，A）、胸腺嘧啶（thymidine，T）。

2. HAT 培养基的选择原理　细胞的 DNA 合成通常有两条途径（图 4 - 2）：一条是主要途径，由糖、氨基酸及其小分子化合物合成核苷酸，进而合成 DNA。叶酸作为重要的辅酶参与这一合成过程，氨基蝶呤是叶酸的拮抗剂，能阻断该合成途径。另一条为替代途径，当叶酸代谢被阻断时，细胞可以次黄嘌呤和胸腺嘧啶为原料，在 HGPRT 或胸腺嘧啶激酶（thymidine - kinase，TK）的催化下合成 DNA。由于 HAT 培养基中含有叶酸拮抗剂 - 氨基蝶呤，故所有细胞 DNA 合成的主要途径均被阻断，只能通过替

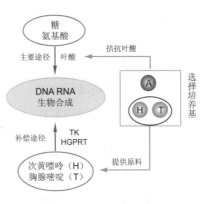

代途径合成 DNA。而用来融合的骨髓瘤细胞是经含 8 - AG　图 4 - 2　HAT 培养基的选择原理示意图
的培养基选择得到的 HGPRT 缺陷株，故不能利用次黄嘌呤，虽有 TK 存在可利用胸腺嘧啶核苷，但终因缺乏嘌呤而不能合成完整的 DNA 导致未融合的骨髓瘤细胞及骨髓瘤细胞与骨髓瘤细胞的融合体在 HAT 培养基中不能增殖而死亡。而杂交瘤细胞由于从脾细胞中获得 HGPRT，可以通过替代途径合成 DNA，同时又继承了骨髓瘤细胞在体外无限生长繁殖的特性。因此，只有杂交瘤细胞能够在 HAT 培养基中得以生存而被筛选出来。

（四）阳性杂交瘤细胞的筛选和克隆化

杂交瘤细胞在 HAT 培养基中生长和形成集落后，其中仅少数是分泌特异性抗体的细胞，而且有的培养孔中生长有多个细胞群落，分泌的抗体也可能不同，必须及时采用 ELISA 等方法筛选培养孔上清液是否含有目标抗体，从而确定哪些孔中含阳性杂交瘤细胞，以便有针对性地进行单个杂交瘤细胞的培养即克隆化。阳性杂交瘤细胞的克隆化需反复多次（至少 3 ~ 5 次），才可以从细胞群体中淘汰遗传性不稳定的杂交瘤细胞，最终获得稳定分泌目标单克隆抗体的杂交瘤细胞株。细胞克隆化培养之初，可加入饲养细胞（如小鼠腹腔巨噬细胞等）以辅助杂交瘤细胞生长，一段时间后饲养细胞会自然死亡。克隆化方法有以下几种：

1. 有限稀释法　有限稀释法（limiting dilution）将对数生长期的杂交瘤细胞用培养液做一定稀释，最终使 96 孔培养板每个孔内平均含 1 个细胞，培养 3 ~ 4 天后，选择仅有单个细胞群落生长并且目标抗体呈阳性的孔，再反复多次克隆，即可获得由单个细胞增殖而形成同源性的杂交瘤细胞克隆。本法不需特殊设备，克隆出现率高，是实验室最常用的方法。

2. 显微操作法　显微操作法（micromanipulation）在倒置显微镜下，用特制的弯头毛细滴管将单个细胞吸出，放入 96 孔板培养孔中，置 37℃，5% CO$_2$ 培养箱中培养。该法直观可靠，但操作时间过长，容易增加污染机会。

3. 软琼脂培养法　软琼脂培养法（soft agar method）将杂交瘤细胞培养在软琼脂平板上，待单个细胞形成群落后，再加以分离培养。本法操作较复杂，琼脂融化温度较难掌握，过高会导致细胞死亡，过低使细胞分布不均匀，克隆出现率也不够稳定。

4. 荧光激活细胞分选仪　荧光激活细胞分选仪（fluorescence activated cell sorter，FACS）这是目前分离细胞最先进的方法。本法筛选效率高，纯度高达 90%，但仪器价格昂贵。

（五）杂交瘤细胞的冻存与复苏

1. 杂交瘤细胞的冻存　杂交瘤细胞应及时冻存，因为细胞在培养过程中随时可能发生污染或细胞在传代过程中丢失染色体而丧失抗体分泌能力，此时若没有冻存原始细胞，则可能因上述意外而前功尽弃。目前均采用液氮保存细胞，原则上每支冻存管的细胞应在 1×10^6 以上，将杂交瘤细胞悬液加入含小牛血清和二甲基亚砜的冻存液中，采取逐步降温的方法，先放置于 -70℃，次日转入液氮中，可保存数年。冻存细胞要定期复苏，以检查细胞的活性和分泌抗体

的稳定性。

2. 杂交瘤细胞的复苏　复苏细胞时，从液氮罐中取出冻存管，立即浸入 37℃ 水浴，轻轻摇动，使之迅速融化，将细胞用完全培养液洗涤两次，然后移入培养瓶内培养，当细胞形成集落时，检测抗体活性。

（六）单克隆抗体的生产

获得稳定的杂交瘤细胞株后，应立即扩大培养并大量制备单克隆抗体。制备方法主要有两种，一种是动物体内诱生法，另一种是体外培养法。

1. 动物体内诱生法　杂交瘤细胞具有从亲代骨髓瘤细胞中获得的肿瘤细胞遗传特性，故将其接种到具有组织相容性的同系小鼠或不能排斥杂交瘤的小鼠（无胸腺的裸鼠）体内，杂交瘤细胞就会大量增殖，同时分泌单克隆抗体。通常先给 BALB/c 小鼠腹腔注射降植烷或医用石蜡造成无菌性腹膜炎，7 ~ 10 天后将 0.5ml 含 1×10^6 个杂交瘤细胞的悬液注射入小鼠腹腔，待诱生出小鼠腹腔肿瘤并产生含单克隆抗体的腹水时，即可分次采集腹水。腹水中含有大量的杂交瘤细胞分泌的单克隆抗体，抗体效价往往高于培养细胞上清液的 100 ~ 1000 倍。

2. 体外培养法　使用旋转培养瓶和无血清培养液大量培养杂交瘤细胞，透析去除培养液中的酚红和小分子氨基酸等，浓缩上清液即可获取单克隆抗体。此方法产量低，生产成本较高，但获得的单克隆抗体纯度很高，无杂蛋白。

三、单克隆抗体的纯化

从培养液或腹水中获得的单克隆抗体，不需纯化即可应用于日常诊断或定性研究。但由于其中含有大量来自培养基、宿主或克隆细胞本身的一些无关蛋白，如果用于免疫标记测定，则必须进一步分离和纯化。可先通过离心和微孔滤膜过滤等方法去除细胞碎片、脂质和纤维蛋白凝块等大颗粒物质，而后根据实际需要采用盐析和亲和层析等方法进一步纯化（同多克隆抗体）。

四、单克隆抗体的特点

1. 高度特异性　单克隆抗体只针对一个表位（一般只有 4 ~ 7 个氨基酸），发生交叉反应的机会很少，即具有高度特异性。

2. 高度均一性　单克隆抗体是由单个细胞株产生的同源抗体，只要长期保持杂交瘤细胞的稳定性，不发生突变，就可以长期获得质地均一、生物活性单一的单克隆抗体。

3. 弱凝集反应和不呈现沉淀反应　单克隆抗体与抗原反应不呈现沉淀反应，除非抗原上有较多的同一表位。这是因为抗单一抗原表位的单克隆抗体不易形成三维晶格结构。

4. 对环境敏感　单克隆抗体易受环境 pH、温度和盐类浓度的影响，使其活性降低甚至丧失。

第三节　抗体的鉴定和保存

抗血清在纯化抗体的过程中往往会造成抗体绝对含量和活性的损失。为保证抗体的质量，每批纯化的多克隆抗体或单克隆抗体在应用或贮存前还必须进行效价、特异性、纯度和亲和力等鉴定。抗体的保存要根据其需存放时间的长短决定其存放的环境温度，通常要保存时长的抗体、要在低温下保存才能保证抗体的质量。

一、抗体的鉴定

（一）多克隆抗体的鉴定

免疫血清经纯化后、在保存或使用前应进行抗体效价、特异性和亲和力等鉴定。

1. 效价测定 根据不同的免疫原性质，选用不同的抗体效价测定方法。颗粒性免疫原选用凝集试验，可溶性免疫原选用琼脂扩散试验或 ELISA。测定抗体的效价有两种稀释方法：一种是将经过系列稀释的多克隆抗体分别与一个浓度的抗原反应，另一种是同时稀释抗原和多克隆抗体，采用棋盘滴定法来测定。

2. 特异性鉴定 抗体的特异性是指抗体对相应抗原及结构相似抗原的识别能力。通常用特异性抗原和结构相似的抗原与待鉴定的多克隆抗体进行双向免疫扩散试验或免疫印迹试验（western blot），以排除是否有交叉反应性抗体存在。

3. 纯度鉴定 常用 SDS 聚丙烯酰胺凝胶电泳（SDS-PAGE）、双向免疫扩散、免疫电泳等来鉴定抗体的纯度。以 SDS-PAGE 为例，分子量不同的蛋白质其迁移率不同。在非还原的 SDS-PAGE 中，纯化的 IgG 电泳条带约出现在分子质量为 150kDa 位置；在还原的 SDS-PAGE 中，纯化的 IgG 应该有两条不同的电泳条带：重链约在分子质量为 50kDa 处，轻链约在 25kDa 处。若出现多条电泳条带则表明制备的抗体混有杂蛋白，需进一步纯化。

4. 亲和力鉴定 抗体亲和力是指抗体与抗原结合的强度，常用亲和常数 K 来表示，亲和常数越大，抗体与抗原的结合强度越高。一般采用平衡透析法、ELISA 或 RIA 竞争结合试验等鉴定抗体的亲和力。

（二）单克隆抗体的鉴定

1. 特异性鉴定 把免疫原和与免疫原相关的其他物质与单克隆抗体进行多种免疫学检测，可采用 ELISA、免疫荧光法和免疫印迹技术等。

2. 效价测定 效价以腹水或培养液的稀释度表示，稀释度越高，则抗体效价越高。一般采用 ELISA 测定，某些细胞膜抗原的抗体也可以采用流式细胞术。在 ELISA 测定时，腹水效价可达 100 万以上，若低于 10 万，则用于诊断测定时会影响灵敏度，应重新制备。

3. Ig 类型鉴定 通常以兔抗小鼠 Ig 类、亚类和型的标准抗血清，采用琼脂扩散法或 ELISA 夹心法鉴定单克隆抗体 Ig 重链的类、亚类和轻链的型别。

4. 识别抗原表位能力的测定 可采用双向琼脂扩散法，把两种单克隆抗体混合，加入到同一孔中，对侧孔中加抗原，若出现两条沉淀线可证明两者为抗不同表位的单克隆抗体；也可以用 ELISA 双抗体夹心法，将一种单克隆抗体作包被抗体，另一抗体用酶标记，加入抗原，若显色，表明两者针对不同的抗原表位。

5. 亲和力测定 只有当抗原与抗体结合部位结构完全吻合时，抗体的亲和力最大。如亲和力太低，会严重影响测定的敏感性。可用 ELISA 竞争结合试验来确定单克隆抗体与相应抗原结合的亲和力。

6. 染色体分析 采用秋水仙素裂解法进行。可以从染色体的数目和结构变化上对杂交瘤细胞加以鉴定和分析。正常鼠脾细胞染色体数为 40，全部为端着丝粒；小鼠骨髓瘤细胞 SP2/0 染色体数为 62 ~ 68，NS-1 细胞染色体数为 54 ~ 64，大多数为非整倍性，有中部和亚中部着丝点。杂交瘤细胞的染色体数目接近两亲本细胞染色体数目的总和，在结构上除多数为端着丝粒，还应出现少数标志染色体。

二、抗体的保存

保存抗体的方法主要有三种：①4℃保存：4℃保存的期限为三个月至半年；②冷冻保存：

是常用的抗体保存方法，将抗体分为小包装保存于 -20℃ ~ -70℃，可保存 2 ~ 3 年，但要避免反复冻融；③真空干燥保存：抗体分装后，用真空干燥机进行干燥，制成干粉（水分 ≤ 0.2%），密封后在普通冰箱冰室内可保存 4 ~ 5 年。

第四节　基因工程抗体的制备

目前单克隆抗体已从原来主要作为诊断和研究用试剂，发展为可用于临床治疗的药物，并越来越广泛地应用于肿瘤、自身免疫性疾病和移植排斥反应的治疗中。但在应用过程中也存在一些缺陷，如完整抗体分子较大，大部分抗体是鼠源性抗体，若应用于人体会产生人抗鼠抗体（human antimouse antibody，HAMA），从而减弱或者失去疗效，并增加了超敏反应发生的可能等，这些缺点大大限制了其在临床上的应用。20 世纪 80 年代初，基因工程抗体应运而生，抗体的研究进入了新的发展阶段。

一、基因工程抗体的种类

基因工程抗体是应用基因工程技术对编码抗体基因按不同需要进行改造和装配，并克隆到表达载体中，在适当的宿主中表达并折叠成有功能的新一代抗体。

抗体是"Y"字型的四肽链结构，由 2 条相同的重链（H 链）和 2 条相同的轻链（L 链）借助二硫键链接而成（图 4 - 3）。通过对抗体的不同区域进行设计、改造，现已出现了多种不同类型的基因工程抗体。

目前基因工程抗体主要有两大类，一是应用 DNA 重组和蛋白质工程技术对已有的鼠单克隆抗体进行改造后获得的重组抗体，如人源化抗体、小分子抗体、抗体融合蛋白、双价特异性抗体；二是通过抗体库技术筛选获得的新抗体。另外通过构建人 Ig 基因小鼠也是未来制备基因工程抗体的新方向。

基因工程抗体具有如下优点：①通过基因工程改造，可以大大降低抗体的鼠源性，从而降低甚至消除人体对鼠单抗的排斥反应；②基因工程抗体的分子量较小，更有利于穿透血管壁，进入病灶的核心部位；③可根据治疗的需要，制备新型抗体；④可以采用原核细胞、真核细胞和植物等多种表达形式，大量表达抗体分子，大大降低了生产成本。

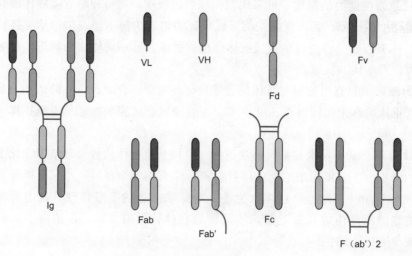

图 4 - 3　抗体分子片段示意图

二、基因工程抗体的制备技术

（一）鼠单克隆抗体的改造技术

制备这一类抗体的基本程序首先是利用分子生物学技术在已有的单克隆抗体编码序列的基础上构建重组抗体的编码序列，并将其克隆到合适的载体上，然后将构建好的重组载体转入对应的宿主细胞内，经过阳性筛选后实现重组抗体在宿主细胞内的成功表达与组装，最后通过一定的纯化处理即可得到重组抗体。

1. 人源化抗体 人源化抗体（humanized antibody）是既降低了对人体的免疫原性又同时保留了对抗原的特异识别和抗体的完整结构的单克隆抗体。主要包括①嵌合抗体（chimeric antibody）：又称人-鼠嵌合抗体。制备过程是从杂交瘤细胞中分离出鼠源单抗功能性 V 区基因，经基因重组与人抗体的 C 区基因连接成嵌合基因后，插入质粒中，构建人－鼠嵌合的重链和轻链基因质粒表达载体，共同转染宿主细胞，表达出人-鼠嵌合抗体分子。这样整个抗体分子中轻重链的 V 区是鼠源的，C 区是人源的，抗体分子的近 2/3 部分都是人源的（图 4－4）。嵌合抗体保留了亲本抗体的特异性和亲和力，降低了鼠源单抗的免疫原性，同时因含有人抗体 C 区片段而改变了抗体的效应功能。②改形抗体（reshaped antibody，RAb）：也称 CDR 植入抗体（CDR grafting antibody），是应用基因工程技术在嵌合抗体基础上用人抗体可变区的骨架区（framework region，FR）序列取代鼠源单抗中互补决定区（complementarity determining region，CDR）以外的 FR 序列，重新组成既保持鼠源单抗的特异性和亲和力又几乎对人体无免疫原性的人源化抗体，但这种鼠源 CDR 和人源 FR 相嵌的 V 区，可能改变了单抗原有的 CDR 空间构型，结合抗原的能力可能会下降甚至丢失。因此在改造时必须重视骨架区对抗原结合部位的影响。

2. 小分子抗体 小分子抗体指相对分子质量较小但具有抗原结合功能的小分子片段。主要由单克隆抗体上的可变区组成，根据组合形式的不同可以分为①抗原结合片段（fragment of antigen binding，Fab）：由一条完整的 L 链以及 H 链的 V 区和 CH1 区（重链 Fd 段）组成，具有与完整抗体相同的抗原结合特性，但只有一个抗原结合位点。将单克隆抗体的 VH 和 CH1 区 cDNA 与 L 链 cDNA 序列连接，在启动子的控制下可在大肠杆菌中直接表达有功能的 Fab 片段（图 4－5）。此基因工程菌表达的 Fab 段与木瓜酶水解获得的 Fab 段功能相同。②可变区片段（fragment of variable region，Fv）：Fv 是抗体分子中保留抗原结合部位的最小功能性片段，由 VL 链和 VH 链 V 区组成的单价小分子，二者以非共价键结合，大小为完整抗体的 1/6（图 4－6）。一般用蛋白酶水解的方法难以大量获得 Fv，可以根据鼠源单抗可变区中骨架区的碱基顺序首先设计并合成可扩增 VL 和 VH 序列的 PCR 引物，然后从由杂交瘤细胞的总 RNA 逆转录得到的 cDNA 中分别扩增出 VL 和 VH 编码序列，再将这些序列克隆到合适的表达载体上并转入对应的表达宿主中，最后在宿主细胞内分别表达出两条肽链（VH 和 VL），二者在宿主细胞内再组装成 Fv。③单链可变区（single-chain Fv，ScFv）：ScFv 是将抗体 VL 和 VH 通过连接肽（linker）连接而成的一条完整肽链。ScFv 的制备方法和 Fv 类似，主要的不同之处在于构建表达载体的时候，VH 和 VL 的编码序列用一段人工合成的寡核苷酸（linker）连接在了一起，这样表达出来的 VH 和 VL 片段就自然形成了一条完整的肽链，更利于二者的组装（图 4－7）。ScFv 可在细菌、植物、酵母、昆虫和哺乳动物细胞等各种表达系统中得以表达，目前最常用的是大肠杆菌。

笔记

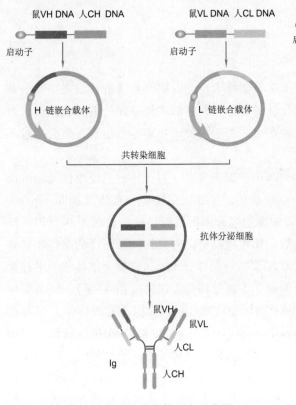

图 4-4 人-鼠嵌合抗体制备示意图

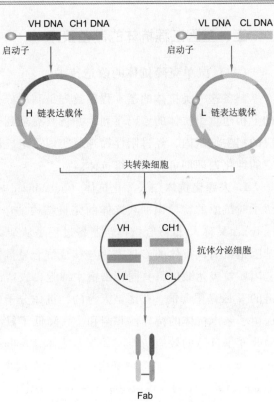

图 4-5 Fab 小分子抗体制备示意图

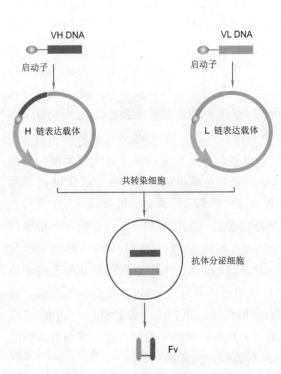

图 4-6 Fv 小分子抗体制备示意图

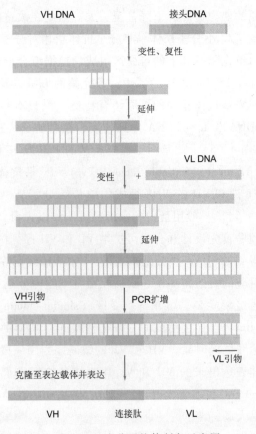

图 4-7 ScFv 小分子抗体制备示意图

小分子抗体优点主要表现在以下几个方面：①免疫原性低且分子量小，易于穿透血管或组织到达靶细胞部位；②可在大肠杆菌等原核细胞中表达，降低生产成本；③因不含 Fc 段，故不会与带有 Fc 受体的细胞结合，故细胞毒性大大降低；④半衰期短，有利于中和并及时清除靶抗原。

3. 抗体融合蛋白　抗体融合蛋白（antibody fusion protein）是指利用基因工程技术将抗体的不同片段与其他生物活性蛋白融合后得到的重组蛋白。由于融合的抗体片段不同，抗体融合蛋白可具有不同的生物学功能。如将抗体的 Fv 或 Fab 段与具有某些生物学活性的蛋白融合就可以利用 Fv 或 Fab 的特异性将这种特定的生物学活性导向靶部位；将抗体的 Fc 段与某些药用蛋白融合就可以不但改善其药代动力学特点，还可将其生物学活性与 Fc 段特有的生物学效应功能联系起来。

4. 双特异性抗体　双特异性抗体（bispecific antibody，BsAb）又称双功能抗体。它不同于天然抗体，其两个抗原结合部位具有不同的特异性，可以同时与两种不同的抗原发生结合。基因工程技术制备 BsAb 多采用抗体分子片段，如 Fab、Fv 或 ScFv，经基因操作修饰后，或体外组装为 BsAb，或直接导入受体细胞表达分泌型的 BsAb。

（1）体外组装的 BsAb 分子　在抗体分子片段的羧基端引入半胱氨酸残基，如带有铰链区的 Fab 或带有半胱氨酸残基尾巴的 ScFv，在体外通过化学交联使其成为双特异性抗体分子。亮氨酸拉链亦可用来构建 BsAb，即两个不同抗体分子可通过肽链序列中亮氨酸残基间疏水作用形成的拉链样结构构成 BsAb。

（2）重组表达的 BsAb　通过对抗体分子基因片段的改造修饰，使细胞直接分泌表达双抗体分子。目前有以下几种方法：①设计促进双聚体形成的结构域，即在小分子抗体上设计半胱氨酸以及能促进双聚体形成的结构域，使其在大肠杆菌的分泌型表达过程中形成双体；②在基因构建上直接将两个抗体分子片段融合，表达由柔性较强的肽段将两个 ScFv 首尾相连的双特异性抗体；③将两个 ScFv 的 VL 和 VH 基因片段相互配对，分泌表达产生双特异性的抗体分子。

（二）抗体库技术

抗体库技术的主要步骤如下：①从经免疫或未经免疫的 B 细胞中提取 mRNA 并反转录为 cDNA；②用 PCR 方法克隆全套抗体的 VL 和 VH 基因，并将其随机克隆入相应的表达载体形成组合文库；③转化细菌，再从表达产物中通过与抗原特异性结合的方式筛选出所需抗体并大量生产。构建抗体库所用的载体包括噬菌体、逆转录病毒、酵母及多核糖体等，其中最成功的是用丝状噬菌体建立的表面表达抗体库。它是将抗体 V 区基因插入丝状噬菌体外壳蛋白基因组中，使得噬菌体表面可表达该抗体。此技术把结合抗原的特异性与噬菌体的可扩增性统一起来构成一种高效的筛选体系，从而将有高亲和力的特异性抗体从噬菌体库中筛选出来，而且使该特异性的噬菌体得到 10^7 以上的富集。同时由于抗体库构建时，重链可变区和轻链可变区是随机组合的，因此还有可能获得那些在体内环境下难以形成的新抗体。

抗体库技术为制备人源抗体开辟了新途径，其主要特点为①方法简单快速，与单抗相比，既避免了动物免疫之局限，又省去细胞融合之繁琐；②选择范围广泛，抗体基因库的抗原特异性可高达 $10^8 \sim 10^{10}$；③可模拟体内免疫系统亲和力成熟过程制备高亲和力抗体；④无需人体免疫接种过程即可获得特异性人抗体；⑤大规模生产方便。

近二十年来，一种被称为"化学抗体"的核酸适体（aptamer）的问世和发展，开辟了生物诊断技术的新领域。核酸适体是通过模拟自然进化过程的指数富集配体系统进化技术（systematic evolution of ligands by exponential enrichment，SELEX）筛选得到的具有识别功能的新型核酸分子，其本质为 RNA 或单链 DNA（single stranded DNA，ssDNA）片段，这些片段在遇到靶标分子时，可形成口袋、发卡、G - 四聚体等各自独特的三维结构与靶分子结合，类似于抗体特异性识别相应抗原表位的过程。与抗体相比，核酸适体与靶分子的亲和力更高，并且能够分辨出靶分子结构上细微的差别，甚至可以区分 1 个甲基或 1 个羟基的差别，形成了识别的高度特异性，而且核酸适体筛选周期更短，一般一个 SELEX 需要 8～15 个循环，约 2 个月时间，而制备抗体，即使很顺利也需要 3～6 个月；更为重要的是核酸适体便于修饰，可以在合成时精确、定点、随意连接其他功能基团和分子，如巯基、氨基和荧光素、生物素、酶等。由于核酸适体为单核苷酸序列，一旦筛选出，就可以快速源源不断的人工合成相同的适配子，几乎不存在批间误差。基于核酸适体的诸多优点，使其成为当今生物诊断领域一个非常活跃的研究方向。

本章小结

　　将抗原按一定的程序免疫动物后，所获得的抗体实际上是不同的 B 细胞克隆被激活后产生的针对同一抗原多个表位的混合抗体，故称为多克隆抗体。多克隆抗体主要存在于免疫动物血清中，故又称为抗血清。将可产生特异性抗体但在体外不能长期繁殖的 B 淋巴细胞和能在体外无限繁殖的骨髓瘤细胞融合后获得的杂交瘤细胞，经克隆化培养、增生，形成单个杂交瘤细胞克隆后，所产生的只识别单一抗原表位、理化性状高度均一、具有高度特异性的抗体称为单克隆抗体。单克隆抗体多为鼠源性免疫球蛋白，应用于人体时易产生人抗鼠免疫球蛋白反应，使其在人体内的应用受到限制，故主要用于疾病的体外诊断。经基因工程技术改造后重新表达的抗体包括对鼠单抗的人源化改造和通过特异性抗原筛选庞大的抗体库获得的新抗体称为基因工程抗体，可同时满足疾病的体外诊断和体内治疗需要。

（徐　霞）

第五章　凝集试验

学习目标

1. 掌握：凝集试验的定义、常用凝集试验的类型及临床应用。
2. 熟悉：直接凝集试验和间接凝集试验的原理。
3. 了解：直接凝集试验和间接凝集试验的特点。

凝集试验（agglutination test）是指细菌和红细胞等颗粒性抗原，或覆盖了可溶性抗原（或抗体）的颗粒性载体，在适当条件下与相应抗体（或可溶性抗原）特异性结合，形成肉眼可见的凝集现象。1896 年，Widal 最先利用患者血清与伤寒沙门菌发生特异性凝集，有效地诊断了伤寒。1900 年，Landsteriner 在特异性血凝现象的基础上发现了人类 ABO 血型系统，并于 1930 年获诺贝尔奖。

根据抗原性质、试验方法、检测对象等不同，将凝集试验可分为直接凝集试验、间接凝集试验和抗人球蛋白试验等类型。由于凝集试验操作方法简单，结果易观察，无需特殊仪器，尤其适合基层实验室，故目前仍在应用。

第一节　直接凝集试验

颗粒性抗原在适当电解质参与下，直接与相应抗体结合而出现肉眼可见的凝集现象，称为直接凝集试验（direct agglutination test）。常用的天然颗粒性抗原有细菌和红细胞，有时也用白细胞、血小板、螺旋体等。直接凝集试验中的抗原称为凝集原（agglutingen），相应的抗体称为凝集素（agglutinin）。

一、检测原理

凝集现象的出现分为两个阶段。①抗原和抗体的特异性结合：抗原与抗体相遇后相互识别发生特异性结合，此过程很快，常常只需几秒至几分钟。②肉眼可见凝集现象的形成：抗原抗体特异性结合后是否出现肉眼可见的凝集，受电解质、离子强度、酸碱度等因素影响。一般而言，细菌或红细胞等颗粒性抗原在电解质溶液中带负电荷，周围吸引一层正离子，外周再吸引一层松散的负离子，形成稳定的双层电子云，使各颗粒间相互排斥。当抗体与相应抗原表位（决定簇）特异性结合后，抗体的桥联作用克服了排斥力，使得各颗粒相互聚集、交联。IgM 类抗体的桥联作用比 IgG 类抗体大数百倍，因此，IgG 类抗体与抗原结合后常不出现可见的凝集现象，为不完全抗体。而适量电解质可破坏颗粒性抗原外的双电子层，促使凝集现象出现，此阶段需要数分钟到数小时。实际上这两个阶段往往并无严格界限，所需反应时间亦受多种因素影响。

颗粒在液相中经一定时间会发生自然沉降，但与抗原抗体特异性结合形成的网格状凝集物有肉眼可辨的显著区别，且反应体系中的颗粒浓度一定要适当，过大过小对凝集现象的形成都不利。

二、临床应用

（一）抗原或抗体的定性检测

根据凝集现象出现与否判断抗原和抗体是否特异性对应，从而鉴定抗原或抗体，如血型鉴定、细菌鉴定和分型等。以玻片凝集试验为例，将红细胞悬液、细菌等颗粒性抗原直接滴加在玻片上，再滴加相应抗体与之混匀，室温下反应数分钟，用肉眼或低倍镜观察，出现颗粒凝集的为阳性反应，若抗原抗体不对应则无凝集块出现，即为阴性。临床有时用该法进行定量检测前筛选（如布鲁菌、土拉弗菌等），先用玻片凝集试验初步观察患者血清中有无相应抗体，如为阳性再用试管凝集试验测定其效价。

（二）抗体效价的半定量检测

常以试管凝集试验为半定量试验方法，以标准定量的已知颗粒性抗原与一系列倍比稀释的免疫血清或患者待检血清混合，静置37℃孵育，根据凝集现象的出现判断血清中有无相应的抗体，并以产生明显凝集现象（＋＋）的血清最高稀释度作为抗体效价（或滴度）。因电解质浓度和酸碱度不适当可能引起诊断抗原的非特异性凝集，出现假阳性，故必须设不加抗体的稀释液作为对照。

临床上可用该法测定病人血清中有无针对某种病原体的特异性抗体及其效价，辅助诊断疾病或进行流行病学调查。如：用肥达试验（Widal test）辅助诊断伤寒和副伤寒；用外斐试验（Weil‐Felix test）辅助诊断斑疹伤寒、恙虫病等立克次体病；用瑞特试验（Wright test）辅助诊断布鲁菌病等。也常用于输血前供受者红细胞和血浆的交叉配血。生殖医学中用精子凝集试验检测血清抗精子抗体。

第二节　间接凝集试验

适当大小的非免疫相关颗粒表面吸附或偶联了可溶性抗原或抗体，然后与相应抗体（或可溶性抗原）作用，在适当条件下可出现特异的凝集现象，称为间接凝集试验（indirect agglutination test），也称被动凝集试验（passive agglutination test）。

将可溶性抗原（或抗体）吸附或偶联于非免疫相关颗粒载体表面的过程称为致敏（sensitization）。吸附有可溶性抗原或抗体的颗粒称为致敏颗粒（sensitized particle）。由于载体颗粒增大了可溶性抗原（或抗体）的反应面积，其敏感性要高于沉淀试验。常用作载体的颗粒有动物或人的红细胞、细菌和多种惰性颗粒（如聚苯乙烯胶乳、明胶颗粒、活性炭、火棉胶、离子交换树脂）等。临床最常用的是以红细胞为载体的间接血凝试验和以聚苯乙烯胶乳为载体的胶乳凝集试验。

一、基本类型

根据致敏用的是抗原或抗体以及凝集反应的方式不同，将间接凝集试验分为以下四类。

（一）正向间接凝集试验

用可溶性抗原致敏载体颗粒，检测标本中有无相应抗体。先将可溶性抗原结合于载体颗粒表面，然后将之与标本中待测抗体反应，出现肉眼可见凝集者为阳性（图5-1）。

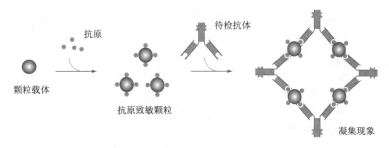

图 5-1 正向间接凝集试验原理示意图

（二）反向间接凝集试验

用抗体致敏载体颗粒，检测标本中有无相应可溶性抗原。先将特异性抗体结合于载体颗粒表面，然后将之与标本中待测抗原反应，出现肉眼可见凝集者为阳性（图 5-2）。

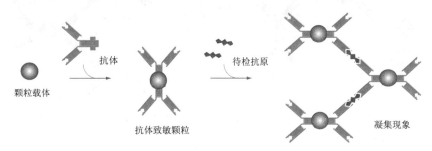

图 5-2 反向间接凝集试验原理示意图

（三）间接凝集抑制试验

用可溶性抗原致敏颗粒联合相应抗体，检测标本中是否存在与致敏抗原相同的抗原成分。先将待测标本与抗体试剂作用，再加入抗原致敏颗粒，如出现凝集，表明待测标本中不存在相同抗原，抗体试剂未被结合，仍能与致敏颗粒上的抗原起作用，结果判为阴性；如标本中存在相同抗原，则凝集反应被抑制，结果判为阳性（图 5-3）。

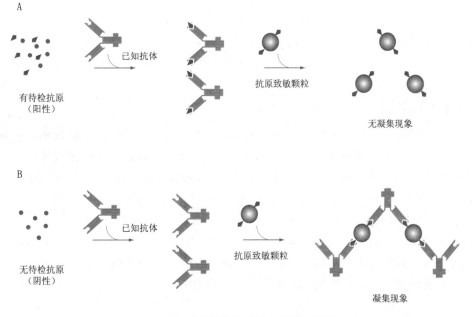

图 5-3 间接凝集抑制试验原理示意图

同理，可用抗体致敏的颗粒及相应的可溶性抗原作为诊断试剂，检测待测标本中的抗体，此时称为反向间接凝集抑制试验。

（四）协同凝集试验

协同凝集试验（co-agglutination test）与间接凝集试验的原理类似，但所用载体是一种细胞壁中含有 A 蛋白（staphylococcal protein A，SPA）的金黄色葡萄球菌。一个 SPA 分子有 4 个活性部位，可与人及多种哺乳动物（猪、兔、豚鼠等）IgG 的 Fc 段非特异性结合，利用该特性将金黄色葡萄球菌与 IgG 类抗体连接在一起，成为抗体致敏的载体颗粒。抗体的 Fab 段暴露于金黄色葡萄球菌菌体表面，仍保持与相应抗原决定簇特异结合的活性，当遇到相应抗原时，则出现凝集现象（图 5-4）。

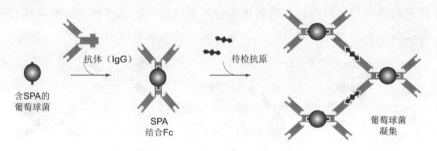

含SPA的葡萄球菌　　抗体（IgG）　　SPA结合Fc　　待检抗原　　葡萄球菌凝集

图 5-4　协同凝集试验原理示意图

二、临床应用

（一）抗原的检测

应用反向间接凝集试验可检测病原体的可溶性抗原和各种蛋白质成分。用特异性抗体致敏胶乳颗粒，与病人标本中分离出的病原体的可溶性抗原作用，鉴定相应抗原，从而对病原体进行鉴定和分型，如链球菌特异性血清群抗原、隐球菌的荚膜多糖抗原等。

也可将经典的间接凝集试验与现代化比浊技术相结合（即凝集比浊法），使检测灵敏度大大提高，并可进行定量测定。如血清中的脂蛋白（a）抗原与相应抗体致敏颗粒，发生凝集反应，引起浊度改变，该浊度的高低与抗原的含量成正比，可求得血清中的脂蛋白（a）含量。

间接凝集试验敏感性虽高于传统的沉淀试验，但随着各种新型免疫标记技术的发展，检测各类微量抗原的敏感度不断提高，因此，在微量可溶性抗原的测定中反向间接凝集试验的应用取决于临床的实际需要。

（二）抗体的检测

间接凝集试验可用于检测细菌、病毒、螺旋体、寄生虫等感染后产生的抗体，例如抗溶血素 O 抗体、抗人类免疫缺陷病毒（HIV）抗体（快速筛查）、梅毒密螺旋体抗体、血吸虫抗体等。梅毒筛查常用的快速血浆反应环状卡片试验（rapid plasma reagin card test，RPR）和甲苯胺红不加热血清试验（toluidine red untreated serum test，TRUST），以及用于梅毒确证的螺旋体明胶凝集试验（treponema allidum particle assay，TPPA）均属于间接凝集试验。

间接凝集试验还可用于自身免疫病患者血清自身抗体检测，如胶乳凝集试验检测类风湿因子，间接血凝试验检测抗 DNA 抗体、抗甲状腺球蛋白抗体、抗核抗体等。也可用于变态反应性疾病相关抗体测定，如青霉素抗体、某些花粉抗体等。

第三节　抗人球蛋白试验

抗人球蛋白试验（antiglobulin test）又称 Coombs 试验，由 Coombs 于 1945 年在间接凝集试验的基础上建立，是检测抗红细胞不完全抗体的一种经典方法，属于特殊的间接凝集试验。所谓不完全抗体，多为分子量较小的 IgG 类单价抗体，体积小、长度短，能与相应抗原牢固结合，但不能起到桥联作用，故一般条件下不能出现可见凝集现象。机体受到某些抗原刺激可产生特异的不完全抗体，Coombs 用抗人球蛋白抗体作为第二抗体，连接与红细胞表面抗原结合的特异性抗体，发挥桥联作用而使红细胞凝集。

该试验分为直接抗球蛋白试验（direct antiglobulin test，DAT）和间接抗球蛋白试验（indirect antiglobulin test，IAT）两种。

一、基本类型

（一）直接抗人球蛋白试验

用于检测结合在红细胞上的不完全抗体。取待检红细胞悬液，直接加入抗人球蛋白抗体试剂，如红细胞结合有不完全抗体，即可出现细胞凝集现象（图 5-5）。此试验可用玻片法作定性测定，也可用试管法作半定量分析。

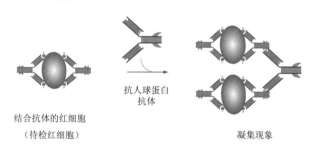

结合抗体的红细胞　　　　抗人球蛋白抗体　　　　凝集现象
（待检红细胞）

图 5-5　直接抗人球蛋白试验原理示意图

（二）间接抗人球蛋白试验

用于检测血清中游离的不完全抗体。已知红细胞表面具有与某种不完全抗体特异性对应的抗原成分，将此红细胞与待检血清混合，如果待检血清中有相应不完全抗体，则可结合于红细胞上，然后加入抗人球蛋白试剂，即可使红细胞凝集（图 5-6）。

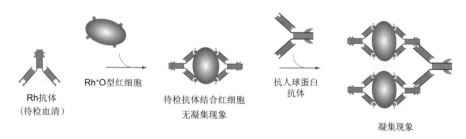

Rh抗体　　Rh⁺O型红细胞　　待检抗体结合红细胞　　抗人球蛋白抗体　　凝集现象
（待检血清）　　　　　　　无凝集现象

图 5-6　间接抗人球蛋白试验原理示意图

微柱凝胶技术已逐渐被用于临床免疫学检测中，该技术用特制的微柱代替普通试管，在微柱内注入葡聚糖凝胶（亦可用蛋白 G 或玻璃微珠等物质），制成上为反应腔、下为凝胶柱的反应容器。微柱凝胶技术与抗人球蛋白试验结合，称为凝胶抗人球蛋白试验。将抗人球蛋白抗体预先结合于凝胶上，待检血清（有或无不完全抗体）与红细胞在反应腔中完成抗原抗体反应后离心，由于凝胶颗粒具有分子筛效应，在离心力作用下，无 IgG 类不完全抗体结合的红细胞穿过凝胶到达底部，而红细胞上若有 IgG 类不完全抗体结合则会被凝胶中的抗人 IgG 抗体拉住，红细胞被阻止在凝胶柱上层或中间。该法简便快速、灵敏度高，结果稳定，容易判断，标本用量少，易标准化。

二、临床应用

（一）输血前不规则抗体筛查

不规则抗体是指 ABO 血型系统外的其他血型抗体，多为 IgG 类不完全抗体。正常人血清中无不规则抗体存在。对献血员的血清或血浆进行不规则抗体筛查，可避免因输入不规则抗体引起病人红细胞破坏而发生溶血性输血反应。对需要输血的患者进行不规则抗体筛查，有助于选择不含有针对某抗体的相应抗原的血液，从而防止溶血性输血反应的发生。

（二）新生儿溶血症辅助诊断

检测患儿红细胞上结合的不完全抗体，如直接抗人球蛋白试验为阳性说明红细胞已被致敏，可辅助诊断新生儿溶血症。另外，对有输血史、妊娠史或短期内需要接受多次输血的孕妇进行血清不规则抗体的筛查，可尽早发现不规则抗体，积极预防和治疗，减少新生儿溶血症的发生。

（三）获得性溶血性贫血辅助诊断

检查获得性溶血性贫血患者红细胞是否被抗体致敏，或血清中有无针对自身红细胞的抗体存在。

 本章小结

凝集试验是指颗粒性抗原或表面覆盖可溶性抗原（或抗体）的颗粒状载体与相应抗体（或可溶性抗原）结合，适当条件下形成肉眼可见的凝集现象。该过程分为抗原抗体特异性结合阶段和肉眼可见凝集形成阶段。颗粒性抗原直接与相应抗体结合出现凝集现象为直接凝集试验。可溶性抗原（或抗体）致敏颗粒与相应抗体（或可溶性抗原）作用出现特异性凝集为间接凝集。正向间接凝集试验用可溶性抗原致敏颗粒检测相应抗体。反向间接凝集试验用特异性抗体致敏颗粒检测相应抗原。间接凝集抑制试验以可溶性抗原致敏颗粒及相应抗体作为诊断试剂，检测可溶性抗原；如用已知抗体致敏颗粒及相应可溶性抗原作为诊断试剂，可检测抗体，称为反相间接凝集抑制试验。协同凝集试验所用载体颗粒是细胞壁中含有 A 蛋白的金黄色葡萄球菌。

根据凝集现象的出现与否可定性判断抗原抗体是否对应，从而鉴定抗原或抗体。将血清标本作系列倍比稀释后再进行反应，以出现明显凝集反应的最高稀释度判定抗体效价。抗人球蛋白试验是属于特殊的间接凝集试验，直接法检测红细胞上结合的不完全抗体，间接法检测血清中不完全抗体，可用于新生儿溶血症辅助诊断、输血前不规则抗体的筛查等。

（蒋红梅）

第六章　沉淀反应

学习目标

1. 掌握：沉淀反应的概念，免疫扩散试验的基本类型和原理，免疫固定电泳技术的检测原理。
2. 熟悉：免疫固定电泳的临床应用和双向免疫扩散的实际应用。
3. 了解：单向免疫扩散、对流电泳和免疫电泳的应用。

沉淀反应是指可溶性抗原与相应的抗体在适当条件下特异性结合并出现可见沉淀物的现象。根据试验中使用介质、试验原理和方法的不同，可将沉淀反应分为液相沉淀反应、凝胶中沉淀反应和免疫浊度检测三种技术类型。本章主要介绍单向免疫扩散试验、双向免疫扩散试验以及与电泳技术结合的对流免疫电泳、免疫电泳和免疫固定电泳。

第一节　免疫扩散试验

1946 年 Oudin 在试管中将抗原溶液加在含有抗体的琼脂凝胶柱上进行扩散，用于免疫化学分析，最早建立了凝胶中沉淀试验。随后又出现了更实用的凝胶中沉淀试验方法，如用于定性测定的双向免疫扩散试验（Ouchterlony，1948）和用于定量测定的单向免疫扩散试验（Mancini，1965）。常用的凝胶介质主要有琼脂、琼脂糖、聚丙烯酰胺凝胶等，其中琼脂和琼脂糖最为常用。

一、基本类型

根据有无电场作用及其方法特点，凝胶中沉淀试验可分为自由免疫扩散（dispersive immunodiffusion）和定向免疫扩散（directional immunodiffusion）。自由免疫扩散是由抗原或抗原抗体二者在凝胶中向四周弥散发生的可见沉淀反应，主要包括单向免疫扩散试验和双向免疫扩散试验。定向免疫扩散是在电场作用下，抗原或抗体、或者抗原抗体二者在凝胶介质中定向移动发生的沉淀反应，常用技术方法主要有对流免疫电泳。

（一）单向免疫扩散试验

1. 基本原理　单向免疫扩散试验（single immunodiffusion）又称单向辐射状免疫扩散试验（single radial immunodiffusion，SRID），常用于抗原的定量检测。先将一定量的抗体混于琼脂凝胶中，然后使待测抗原从凝胶孔中向含有相应定量抗体的凝胶四周自由扩散，在抗原抗体浓度比例合适处可形成白色沉淀环。形成的沉淀环的直径或面积大小与抗原的浓度呈正相关。

2. 技术要点　将抗体和热融化琼脂在 45℃ ~56℃平衡一定时间（15 ~30 分钟），等体积混匀后，倾注成平板。待其凝固后在琼脂平板上打孔，孔中加入已稀释的抗原液和不同浓度的抗原标准品，置于 37℃扩散 24 ~48 小时后观察凝胶孔周围形成的沉淀环（图 6 - 1）。

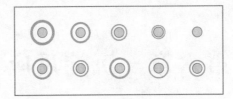

图 6－1　单向免疫扩散试验示意图

注：上排为 5 个不同浓度的参考血清，下排为待测血清

3. 数据处理　沉淀环直径或面积的大小与抗原含量相关，但不是直线相关，而是函数关系。并且与抗原分子量和扩散时间有关。沉淀环直径与待测标本内抗原含量的关系有两种计算方法：

（1）Mancini 曲线　适用于处理大分子抗原（如 IgM）和长时间扩散（＞48 小时）的结果。使用普通坐标纸作图，沉淀环直径的平方（d^2）与抗原浓度（C）呈线性关系（图 6－2），常数 $K=C/d^2$。

（2）Fahey 曲线　适用于处理小分子抗原和扩散时间较短（24 小时）的结果。使用半对数坐标纸作图，抗原浓度的对数（$\log C$）与沉淀环直径（d）呈线性关系（图 6－3），常数 $K=\log C/d$。

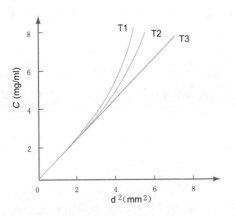

图 6－2　Mancini 曲线

T_1 为 16～24 小时（反抛物线）；T_2 为 24～48 小时；T_3 为 48 小时以上（直线）

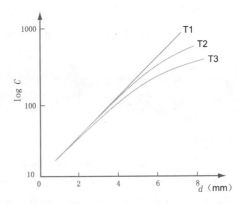

图 6－3　Fahey 曲线

T_1 为 16～24 小时（直线）；T_2 为 24～48 小时；T_3 为 48 小时以上（抛物线）

4. 方法评价　单向免疫扩散试验为经典的抗原定量技术，特异性强、重复性好、线性佳，但敏感度稍差（不能测定 μg/ml 以下含量）。在检测标本的同时，用 5～7 个不同浓度的抗原标准品测定绘制标准曲线图，根据待检标本沉淀环的大小即可通过标准曲线查待检标本中抗原的实际含量。值得注意的是，所使用的抗体要求亲和力强、特异性好、效价高，且每次测定必须制作相应的标准曲线。

（二）双向免疫扩散试验

1. 基本原理　双向免疫扩散试验（double immunodiffusion）是将抗原和抗体溶液分别放在同一凝胶的对应孔中，让抗原抗体两者在凝胶中各自向对方自由扩散，在浓度比例适当处，抗原与抗体相遇即可形成可见的白色沉淀线（图 6－4）。根据沉淀线的位置、形状及对比关系，可对抗原或抗体进行定性分析。

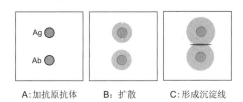

A:加抗原抗体　　B:扩散　　C:形成沉淀线

图 6-4　双向免疫扩散试验示意图

2. 技术要点　将加热融化的琼脂倾注成一均匀的凝胶薄层，待琼脂凝固后，在琼脂胶板上打孔，孔径一般为 3 mm，孔间距通常为 3~5mm，于对应的孔中分别加入抗原或抗体，置于室温或 37℃反应 18~24 小时后观察沉淀线判定实验结果。

双向免疫扩散试验的模式颇多（图 6-5），根据不同的实验用途选择不同的模式：在测定未知抗原或抗体、检查其纯度时，可选用两个孔的模式；在分析抗原性质，比较两种待检抗原异同时，应选用三个孔的模式；而在半定量滴定抗血清效价时，通常选梅花样多孔模式，抗原加在中心孔，不同稀释度的抗体加在周边孔。

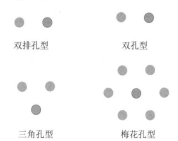

双排孔型　　双孔型

三角孔型　　梅花孔型

图 6-5　双向免疫扩散试验常用模式图

3. 方法评价　双向免疫扩散试验重复性好、操作简便，不需特别仪器设备，但灵敏度较低，反应时间较长，不能定量，这些缺点在一定程度上限制了它的临床应用。

（三）对流免疫电泳

1. 基本原理　对流免疫电泳（counter immunoelectrophoresis，CIEP）是在电场作用下，抗原和抗体在凝胶中定向、加速的双向免疫扩散技术。

在 pH 8.6 的琼脂凝胶中，大部分蛋白质抗原等电点低，带较强的负电荷，且分子量较小，电泳力大于电渗力，在电场中泳向正极；而抗体因其等电点高，带微弱的负电荷，且分子量较大，移动速度慢，因此在电场中的电泳力小于电渗力，在电场中泳向负极。当抗原抗体泳动到两者浓度比例合适时即可形成肉眼可见的沉淀线（图 6-6）。若抗原浓度高于抗体，沉淀线靠近抗体孔，抗原浓度越高，沉淀线越接近抗体孔。

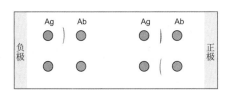

图 6-6　对流免疫电泳示意图

2. 技术要点　实验时用 pH 8.6 的巴比妥缓冲液制备琼脂板并在两端打孔，标上正负极，将抗原孔置于靠近负极一侧，抗体孔置于靠近正极一侧。按一定次序加样后置于电泳槽内电泳，电泳后观察结果。

3. 方法评价　对流免疫电泳简便、快速，其敏感性比双向免疫扩散试验高 8~16 倍，可检测的蛋白质浓度可达 2.5~5mg/L，但分辨率低于双向免疫扩散试验，且对抗原抗体比例要求较高，抗原过量时，往往不出现可见的沉淀线，因此实验时需要采用高效价抗血清，并对抗原样品做不同浓度的稀释。另外此法不适合用于抗原为免疫球蛋白或抗原抗体迁移率接近的检测，因为会导致抗原抗体往同一个方向泳动。

二、实际应用

1. 单向免疫扩散试验 该实验所需设备简单、操作方便，因而曾得到广泛应用，如临床上用于定量测定 IgG、IgA、IgM、补体 C3、C4、转铁蛋白、抗胰蛋白酶、糖蛋白和前白蛋白等血浆蛋白，但目前已被灵敏度高、易自动化的免疫浊度等技术所取代。

2. 双向免疫扩散试验 双向免疫扩散试验常用于抗抗体的鉴定。

（1）抗血清或抗体效价滴定 固定抗原的浓度，稀释抗体；或同时稀释抗原和抗体，经过自由扩散，形成沉淀线，以出现沉淀线的最高抗体稀释度为该抗体的效价。

（2）抗原和抗体相对浓度和分子量的初步分析 沉淀线位置主要与抗原抗体两者浓度比例有关，浓度大，扩散快，扩散距离远，所以沉淀线靠近浓度低的一方。沉淀线靠近抗原孔，提示抗体含量高；沉淀线靠近抗体孔，提示抗原浓度较高。不出现沉淀线，可能为无相对应的抗体（或抗原）存在或者抗原过量。

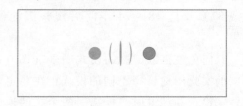

图 6-7 抗原、抗体相对
分子量示意图

抗原或抗体在琼脂内自由扩散的速度还受分子量大小的影响。分子量大扩散慢，扩散圈小，形成的沉淀线弯向分子量大的一方。如二者分子量大致相等，则沉淀线呈直线（图 6-7）。抗体多为 IgG，分子量约 150kD，据此可粗略估计未知抗原的分子量大小。

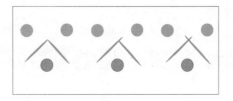

图 6-8 抗原性质分析示意图

（3）抗原纯度和性质的分析 用混合抗原或抗体鉴定相应抗体或抗原的纯度，如果仅出现一条沉淀线，提示待测抗原或抗体纯；若出现多条沉淀线，则说明抗原或抗体不是单一成分。

两种待检抗原的性质有完全相同、部分相同或完全不同三种情况。根据临近孔沉淀线之间出现的方式如吻合、相切或交叉等现象可对抗原抗体的反应性进行初步分析和判断（图 6-8）。

3. 对流免疫电泳常用于抗原或抗体的定性分析、效价测定和纯度鉴定等，比双向免疫扩散试验更快速、敏感。

第二节 免疫固定电泳技术

免疫固定电泳技术将区带电泳与自由免疫扩散结合起来，是将抗原抗体反应的高度特异性与电泳技术的高分辨率及快速、微量等特性相结合的一项免疫化学分析技术，主要包括免疫电泳和免疫固定电泳。

一、检测原理

（一）免疫电泳

免疫电泳（immunoelectrophoresis，IEP）是将区带电泳与双向免疫扩散相结合的一种免疫化学分析技术。根据沉淀线的数量、形状和位置，可分析、鉴定样品中所含抗原的成分及性质。

制备琼脂凝胶板，凝固后打孔，加入待检抗原标本或正常血清对照，样品孔置阴极端进行

笔记

区带电泳，根据其所带电荷、分子量和构型不同分成不可见的若干区带。停止电泳后，沿电泳方向挖一与之平行的条形槽（抗体槽），加入相应抗血清，置室温或37℃进行双向免疫扩散，24小时后观察结果。抗原与抗体双向自由扩散，各种抗原与相应抗体在琼脂中相遇，在二者比例合适处形成肉眼可见的弧形沉淀线（图6-9）。根据沉淀线的数量、形状和位置，与已知抗原或正常血清抗原对比，分析样品中所含的抗原成分及性质。

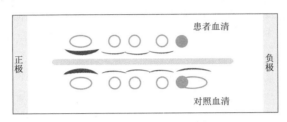

图6-9　免疫电泳沉淀线示意图

（二）免疫固定电泳

免疫固定电泳（immunofixation electrophoresis，IFE）由 Alper 和 Johnson 于1969年建立。其原理与免疫电泳类似，不同之处是在区带电泳后，将抗血清或浸透抗血清的乙酸纤维素或滤纸条放在区带表面而不是旁侧槽中，使抗体与对应抗原直接发生沉淀反应，使抗原被固定在电泳位置上，对样品中所含成分及其性质进行分析、鉴定。

先将患者血清或血浆在琼脂糖凝胶上或乙酸纤维素薄膜作区带电泳，将蛋白质分离成不同区带。电泳后将抗血清加于蛋白质区带表面，也可将浸泡过相应抗体的乙酸纤维素薄膜或滤纸条贴附于区带上，抗原与相应抗体发生沉淀反应，形成的免疫复合物嵌于固相支持物中。洗去游离的抗原和抗体，染色观测结果。免疫固定后的区带为单一免疫复合物沉淀带，与同时电泳而未经免疫固定的标本比较，可判明该蛋白为何种成分，以对样品中所含成分及其性质进行分析、鉴定（图6-10）。

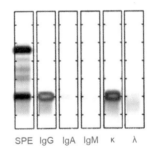

图6-10　血清 M 蛋白（IgG κ 型）的免疫固定电泳结果

免疫固定电泳的优势为：分辨率强，敏感度高，操作周期短，结果易分析。其缺点是对抗原抗体反应的浓度比例要求更严，对于浓度较高的抗原如骨髓瘤蛋白分析时应适当稀释。

二、临床应用

免疫电泳主要用于纯化后抗原或抗体成分的分析，粗略分析其纯度；用于正常及异常体液蛋白的分析、检测和鉴定，如无丙种球蛋白血症、冷球蛋白血症、多发性骨髓瘤、白血病、系统性红斑狼疮、肝病等病人的血清蛋白成分的分析；多发性骨髓瘤患者血清 M 蛋白的检测和鉴定；免疫后不同抗体组分的动态变化研究等。

与免疫电泳相比，免疫固定电泳扩散快速（仅需1小时而不是过夜）、分辨率更高。检测单种蛋白的敏感性优于免疫电泳，能鉴别具有近似迁移率的多种蛋白，如各种 M 蛋白、游离轻链、单克隆免疫球蛋白的轻链型别、补体裂解产物及触珠蛋白的遗传型、冷球蛋白以及脑脊液、尿液或其他体液中微量蛋白的检测与鉴定等。临床上最常用于 M 蛋白的鉴定和分型，已成为临床实验室的常规检测技术。

笔记

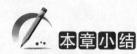

本章小结

    沉淀反应是指可溶性抗原与相应抗体在适当条件下发生特异性结合而出现可见的沉淀现象。根据抗原抗体反应的方式和特性，自由免疫扩散可分为单向免疫扩散试验和双向免疫扩散试验，而对流免疫电泳是双向免疫扩散和电泳相结合的免疫扩散技术。免疫固定电泳技术是电泳分析与沉淀反应的结合产物。免疫电泳将区带电泳与双向免疫扩散相结合，免疫固定电泳是区带电泳结合沉淀反应技术。经典的沉淀反应均可用于抗原或抗体的性质、效价、纯度及相对分子量和浓度等的分析，但目前在临床检测中的实际应用已逐渐减少。随着现代科学技术和各种自动化分析仪的发展，基于沉淀反应的免疫电泳技术在临床与科研检测中正得到广泛应用，尤其是免疫固定电泳技术因其分辨率强，敏感度高和结果易于分析的特点，临床最常用于 M 蛋白的鉴定和分型，已成为临床实验室的常规检测技术。

（朱一蓓）

第七章 免疫比浊技术

免疫比浊技术（immunoturbidimetric assay，IA）是将液相中沉淀反应与现代光学仪器和自动化分析技术相结合的一项免疫分析技术。当可溶性抗原与相应抗体特异性结合，且二者比例合适时，在特殊的缓冲液中它们快速形成一定大小的抗原抗体复合物，使反应液出现浊度，利用现代光学仪器对浊度进行测定从而获得待测抗原含量。根据检测光信号性质的不同，免疫比浊技术分为透射免疫比浊法（turbidimetric immunoassay 或 turbidimetry）和散射免疫比浊法（nephelometric immunoassay 或 nephelometry）两种，散射免疫比浊法又分为终点散射比浊法和速率散射比浊法。与经典沉淀法相比，免疫比浊技术具有操作简便、灵敏度高、重复性好且能自动化等优点，目前主要用于免疫球蛋白、补体、急性时相反应蛋白及药物浓度等的测定。

免疫比浊技术的基础是抗原抗体反应产生免疫沉淀，在体外主要分为两个阶段，第一阶段为快速反应阶段，仅需几秒或几分钟就发生了单价的抗原与双价的抗体特异性结合，肉眼不可见，在此阶段测定免疫复合物形成的动态速率，称为速率法；第二阶段为可见反应阶段，在电解质、pH、温度和适当震荡等条件下，抗原抗体形成可见的复合物，在此阶段终末测定结果，称为终点法。

第一节 免疫比浊的类型

根据光学仪器检测器的位置及其所检测的光信号性质不同，免疫比浊技术分为透射免疫比浊法和散射免疫比浊法两种类型。当形成的免疫复合物分子较小很难形成浊度或待测抗原分子大小极度不一影响检测结果准确性时，又建立了一种方法——胶乳颗粒增强免疫比浊法（particle-enhanced turbidimetric immunoassay，PETIA）。

一、透射免疫比浊和散射免疫比浊

透射免疫比浊法是通过测定溶液中抗原抗体复合物对透射光衰减的光量，一般在180°角即直射角度上测定透射光强度；而散射免疫比浊法则是通过测量抗原抗体复合物对入射光呈适宜角度散射的光量，通常在光路的5°～96°角的方向上测量（图7-1）。

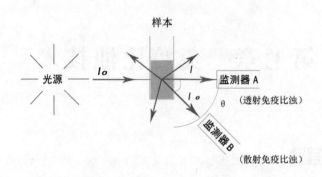

图 7-1 透射免疫比浊法和散射免疫比浊法光路示意图

（一）透射免疫比浊法

1959 年 Schultze 和 Schwick 等利用血浆蛋白与其特异抗体结合后形成的复合物能引起液体浊度改变，可以用透射光减少的量进行测定的原理，建立了透射比浊法。

1. 基本原理 根据 Lambert-Beer 定律，当一定波长的光线通过抗原抗体反应的溶液时，由于抗原抗体复合物的形成使入射光被反射、吸收，透射光减少，光吸收量增多。入射光被吸收的量与抗原抗体复合物形成的量呈正相关。测量通过反应体系后的透射光强度，或者测定反应体系的吸光度，即可推导出溶液中待测物质的浓度，基本方法是：①抗原标准品及待测样品作适当稀释；②将 5 个浓度的标准抗原液和待测样品与适当过量的抗血清混合，在一定的反应条件下，待抗原抗体反应完成后，在 340nm 处检测各管吸光度；③按 log-logit 转换或 $y = ax^3 + bx^2 + cx + d$ 方程进行曲线拟合，以标准抗原浓度及所测得吸光度值制备剂量-反应曲线；④依照测定标本管的吸光度值，按剂量-反应曲线求得标本中抗原的浓度。

2. 技术要点 ①由于抗原抗体复合物颗粒大小多在 35~100nm 之间，被近紫外光线照射可获得最大吸收峰，故选择 290~410nm 范围波长的光线测定效果最好，目前多选用 340nm 的光波；②如果待测反应液中形成的抗原抗体复合物颗粒太小或数量太少时，阻挡不了光线的通过，影响结果准确性，因此选择检测抗体的分子需足够大或抗体的数量需足够多；③在待测反应液中加入非离子型聚合物增浊剂，如聚乙二醇（PEG），可降低抗原抗体复合物的溶解度，加快复合物的形成速度并增加反应液的浊度，从而提高检测的灵敏度。

3. 方法评价 透射免疫比浊法操作简便，结果较准确，重复性好，能用全自动化或半自动化仪器进行检测，灵敏度比单向免疫扩散法高 5~10 倍，检测成本低。但由于透射比浊法是检测抗原-抗体反应的第二阶段，需在抗原抗体反应达到平衡后才能进行，因此耗时较长。此外，检测抗体的分子较小或数量较少，形成的抗原抗体复合物较少时，对光通量影响不大，因此灵敏度较散射比浊法低。

（二）散射免疫比浊法

1938 年，R. L. Libby 将光比浊测定方法应用于抗原抗体反应的检测中，但由于当时蛋白质纯化技术有限，未能制备出特异性抗血清，阻碍了技术的进一步发展。1967 年，Ritchie 等提出用激光散射来测定补体 C3 和触珠蛋白形成的抗原抗体复合物，并称为散射比浊法。该方法尽管不完善，但将过去经典的需数十小时的凝胶内免疫沉淀法缩短为几小时，大大加快了检测速度。根据该原理，自动化的比浊检测分析仪问世了，并应用于蛋白质的定量检测，使免疫比浊技术迈出了历史的一大步。但是，这些技术均采用终点比浊法，测定的仍是抗原-抗体反应的第二反应阶段，需时 2~3 小时。因此，1977 年 Sternberg 进一步发展建立了速率散射比浊法（rate nephelometry），它检测抗原抗体反应的第一阶段，使检测时间大大缩减，并实现了微量抗原的定量测定。

1. 基本原理　溶液中的抗原抗体复合物受到一定波长的光线照射后对光线产生折射、偏转，从而产生散射光，通过测定散射光的强度进而推算得到待测抗原的含量。形成散射光的强度与免疫复合物的含量、大小、形状等有关，与加入抗原后的时间、光源的强弱、波长（单色性）以及测量角度也密切相关。以标准抗原浓度及所测得吸光度值制备剂量–反应曲线（方法同透射免疫比浊法），依据所测散射光强度可以计算出待测抗原的量。

根据免疫复合物颗粒直径与入射光波长的关系，散射光可分为三种：

Rayleigh 散射：当免疫复合物颗粒直径小于入射光波长的 1/20 时，散射光被对称平衡地散射到各个方向。当入射光轴为任一角度 θ 时，测定的散射光强度等于 $180° - \theta$ 的散射光强度。与入射光轴呈 0° 和 180° 时散射光强度最大，呈 90° 时散射光强度最小。

Rayleigh-Debye 散射：当免疫复合物颗粒直径大于入射光波长的 1/20 至接近入射光波长时，散射光强度呈不对称分布，随着颗粒直径增大，前向散射光强于后向散射光。当入射光轴为任一角度 θ 时，测定的散射光强度不等于 $180° - \theta$ 的散射光强度，并随着颗粒的增大，测定角度 θ 越小于 90°，则散射光强度越大。

Mie 散射：当免疫复合物颗粒直径接近或大于入射光波长时，则散射光强度呈显著不均匀分布，前向散射光远远大于后向散射光（图 7 – 2）。

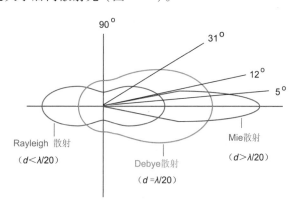

图 7 – 2　免疫复合物颗粒与散射光的关系

散射比浊法测定的免疫复合物大小一般为 35 ~ 100nm，多属于 Rayleigh 散射，光强度计算的方程式为：

$$I_\theta = I_0 \left(\frac{24\pi^2}{\lambda^4 \gamma^2} \right) NV^2 \left(\frac{n^2 - n_0^2}{n^2 + 2n_0^2} \right)^2 (1 + \cos^2\theta)$$

式中 I_θ 为与入射光成 θ 角度时的散射光的强度；λ 和 I_0 分别为入射光的波长和强度；r 为焦点至检测器的距离；N 为散射粒子数（抗原抗体复合物的数量）；V 为粒子的体积；n 为粒子的折射率；n_0 为溶剂的折射率；θ 为入射光与散射光的夹角。入射光波长越小，散射光越强；散射光强度与粒子的浓度和体积呈正比；散射光强度与焦点至检测器距离的平方呈反比；测定的 θ 角越小，散射光越强。因此，在散射比浊中，适当增加抗原–抗体复合物的体积，减少入射光的波长，减小检测角度，以及使用激光、较短波长等高强度光源作为入射光，都可提高检测灵敏度。

在散射比浊测定中，抗原与抗体结合形成的复合物颗粒，体积由小变大，同时该颗粒的大小随抗原抗体的比例、浓度和分子大小而变化，相应地出现了散射光强度随 θ 而变化的情况，因此，很难用固定的公式来计算散射光的强度。在实际应用中，一般采取不同光源和适当的角度测量散射光强度（表 7 – 1），避免了透射光中所含有的透射、散射甚至折射等杂信号成分的影响。碘钨灯发射的碘钨光波长相对较短，散射夹角相对较大，适用于大多数中、小颗粒分子，是较理想的光源。而激光功率大，但散射夹角小，检测范围窄；荧光光源散射夹角大，但是功率弱，波长范围窄，均不是理想光源。

表7-1　适用于散射比浊的光源及其最适角度

光源种类	波长（nm）	光源	散射夹角
碘钨光	400~620	碘钨灯	70°
激光	442	氩镉灯	15°~30°
	633	氦氖灯	
荧光	355	汞灯	90°

2. 技术类型　散射免疫比浊法分为终点散射比浊法（end-point nephelometry）和速率散射比浊法（rate nephelometry）。

（1）终点散射比浊法　当抗原、抗体相遇后作用一定时间，免疫沉淀反应达到平衡后，测定溶液中产生的散射光信号，即为终点散射比浊法。因为它是免疫反应进行到一定时间进行溶液浊度测量，故亦称定时散射比浊（fixed time nephelometry）。终点散射比浊法反应分两个阶段，预反应阶段和反应阶段。预反应阶段，加入少量样本与抗体反应，几秒钟后测定第一次散射光信号值；反应阶段加全量待检样本，2分钟后测定第二次散射光信号。用第二次测得的信号值减去第一次信号值获得信号峰值，减去本底值（空白对照），经计算机处理后转换为待测抗原浓度（图7-3）。

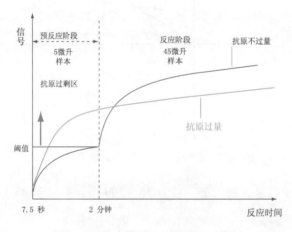

图7-3　终点散射比浊法原理示意图

技术要点：必须保证检测时所获取的信号峰值由被检抗原产生。具体措施有①保持抗体过量：一般检测中抗体结合抗原的能力可达到相应待测样本正常血清浓度的50倍以上，从而保证在异常状态下的高浓度待测抗原均能与抗体形成复合物而产生特异性散射光信号；②对抗原过量进行阈值限定：在预反应时间段中先加入患者1/10的样本与抗体反应，当抗原抗体复合物产生的散射光信号值在预设阈值内，提示标本中待测抗原浓度合适，可继续进行测定。若超过预设阈值，说明抗原过剩，应将标本适当稀释后再测定，保证在检测中不出现因抗原过量导致的不准确检测。

方法评价：本法可用自动化仪器测定，检测灵敏度在微克（μg）水平，高于透射比浊法。但终点散射比浊法是免疫反应达到平衡、直到反应终末时检测，仍是检测抗原-抗体反应的第二阶段，测定时间长，不适合快速检测；因存在反应本底，微量测定时结果干扰较大。

（2）速率散射比浊法　在单位时间内测定抗原抗体复合物形成的最快时间段的散射光信号

值。此时因抗体量大于抗原量，形成的免疫复合物为小分子不溶性颗粒，产生的散射光信号最强，形成的速率散射信号值最大。抗原与抗体结合形成免疫复合物的速度，是非匀速的，在每个单位时间内并不相同。在抗体过量的情况下，抗原与抗体结合的速度随着抗原量的增加而加快，免疫复合物形成量也迅速增加，出现峰值所需的时间随之缩短。当抗原浓度越接近等价带时，反应速率越快，达到峰值的时间越短（图7-4）。反应最快的速率峰通常出现在25秒（表7-2）。

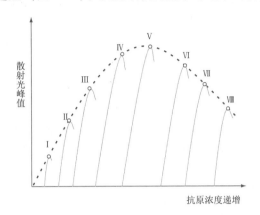

图7-4 抗原抗体反应与散射光峰值信号的动态变化示意图

表7-2 抗原抗体复合物形成的时间与速率关系

累计时间（s）	形成复合物的量	形成速率
5	8	-
10	15	5
15	25	12
20	60	35
25	150	90
30	230	80
35	300	70
40	360	60
45	415	55
50	450	45
55	480	30
60	500	20

技术要点：峰值出现的时间与抗体的浓度及其亲和力直接相关，因此，选用高纯度、高亲和力的抗体可以缩短反应时间。

方法评价：速率散射比浊法测定的是抗原-抗体反应的第一阶段，检测不必等到抗原抗体反应达到平衡，因此检测时间短，速度快（30~60秒完成测试）。测定的速率散射信号理论上不受本底散射信号的干扰，灵敏度高，特异性强，检测范围宽，可自动化，但存在钩状效应。

二、胶乳颗粒增强免疫比浊

在透射比浊法中，若抗原抗体形成的免疫复合物分子较小则难形成浊度，含量极少的抗原无法检测出来；此外，如果待测定的抗原分子大小极度不一致［如载脂蛋白（a）是目前所发现最具多态性的人类蛋白质，其分子量在250000~800000之间］，导致形成的抗原抗体复合物产生不一致的光散射和光吸收，影响测定结果的准确性。为解决上述问题，建立了一种改良的免疫比浊检测方法——

胶乳颗粒增强免疫比浊法（PETIA）。PETIA又称为免疫胶乳比浊测定法（immunolatex turbidimety），目前主要用于人体血清、血浆、尿液及脑脊液中的特殊蛋白抗原或抗体的测定。

（一）基本原理

胶乳颗粒增强比浊法（PETIA）是在高分子胶乳颗粒的表面交联单克隆抗体或抗原，当交联有抗体或抗原的颗粒与待测抗原或抗体相遇后，短时间内会迅速凝聚，从而改变了反应液的散光性能或透光性能（即吸光度），这样的改变与待测抗原或抗体的浓度有较强的相关性，在一定范围内可以反映待测物质的浓度。胶乳颗粒增强比浊法（PETIA）分为透射免疫增强比浊和散射免疫增强比浊两种。

胶乳（latex）是聚合物微粒分散于水中形成的胶体乳液的总称。1955年，Vanderhoff等在失重条件下使用乳液聚合法首次合成粒径（diameter）为2～30μm的聚苯乙烯（Polystyrene，PS）胶乳微球（microsphere）。随着材料技术的进步，后续可以采用无皂乳液聚合、种子乳液聚合、微乳液聚合、细乳液聚合、分散聚合、辐射乳液聚合、"活性"或可控自由基乳液聚合等方法合成不同分子量、粒径、形态、结构以及带有不同功能基团的各类微球。制备微球载体材料主要是聚苯乙烯。常用胶乳颗粒直径为20nm～4μm，胶乳颗粒的应用，使检测的灵敏度得到了极大的改善，最高可达到1.0ng/ml。目前已经用于多种蛋白的定量分析，如甲胎蛋白（AFP）、脂蛋白Lp（a）［lipoprotein（a）］、高敏C反应蛋白（hs-CRP）以及半胱氨酸蛋白酶抑制剂（Cystatin C）等。

（二）技术要点

PETIA对胶乳颗粒的要求严格：①胶乳颗粒直径，一般原则是胶乳颗粒直径（大小）要稍小于入射光的波长。目前多用200nm的胶乳颗粒和340nm的入射光波长。如图7-5：（a）所示为单个胶乳颗粒不阻碍光线透过；（b）所示为抗原抗体结合形成的凝聚胶乳大颗粒使透射光减弱或散射光增强；②胶乳颗粒的均一性，直接影响光散射结果，实验中需要选择均匀一致的胶乳颗粒；③常用的胶乳颗粒是聚苯乙烯胶乳，其带有负电荷能物理性吸附蛋白质，保存时要使用洁净器皿并加保护剂，以避免杂质颗粒的干扰，提高稳定性。

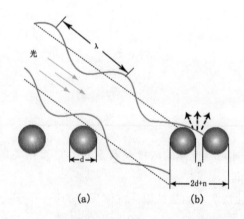

图7-5 免疫增强比浊法分析原理示意图

（a）带抗体的胶乳在波长之内可透过光线；（b）结合抗体的胶乳通过抗原结合后，则形成光线衰减

（三）方法评价

PETIA在均相反应体系中进行，个体免疫复合物对结果的影响小；抗原抗体反应后直接测定反应液的吸光度值，数分钟即能获得结果，因此PETIA具有操作简便，检测速度快，易自动化，灵敏度高于普通比浊法的优点，检测灵敏度可达ng/L或pg/L水平。由于胶乳与抗体的结

合是化学交联反应，容易使抗体失活出现免疫胶乳轻度自凝或抗体活性降低直接影响测定结果。

第二节　免疫比浊的技术要点

免疫比浊分析技术的基础就是抗原抗体反应形成免疫复合物，使液相介质的浊度发生改变，通过现代光学测量仪器对浊度进行测定从而获得待测抗原的含量。因此检测抗体的选择、纳米微球的致敏及抗原抗体反应条件的优化对方法学的灵敏度和特异性的提高极为重要。

一、抗体的选择

1. 抗体质量　需选择特异性强，效价高，亲和力强的抗体。特异性差的抗血清，由于含有大量杂抗体，反应后可形成非特异性浊度（"伪浊度"），出现假性升高；低效价（＜1:20）抗体会使试剂消耗增多，同时也可增加"伪浊度"的产生。

2. 抗体类型　根据抗血清来源的动物种类不同，抗体可分为 R 型和 H 型。R 型抗体（rabbit type）特异性和亲和力较强，具有较宽的抗原抗体合适比例范围，与抗原结合后不易解离，在抗体过剩时易形成大而稳定的复合物；H 型抗体（horse type）亲和力弱，抗原与抗体的合适比例范围较窄，抗原、抗体结合后极易解离，抗原或抗体过剩均可形成可溶性复合物。因此，R 型抗体是较为理想的选择。

二、纳米微球的致敏

纳米微球（nanospheres）是指直径在纳米量级（一般为 1～500nm）用作载体的高分子材料的小颗粒。具有与宏观颗粒不同的纳米效应，包括表面效应、体积效应、量子尺寸效应和宏观量子隧道效应。按材料的类型可以分为金属纳米微球（贵金属金、银）、半导体纳米微球、复合型纳米微球（聚苯乙烯胶乳、二氧化硅等）和磁性纳米微球（金属合金、铁的氧化物）等。在纳米微球上键合功能性基团（如羟基、羧基、氨基等），使其具有催化、吸附和光学性质等特定功能，成为功能性纳米微球（functional nanospheres），可以作为药物载体、酶载体、导电球、磁珠等广泛应用于生物制药、食品安全检测和医疗诊断等行业。

纳米微球的致敏就是利用各种功能性微球作为载体，与免疫活性物质（抗原或抗体）进行连接或耦合形成免疫微球复合物。免疫微球技术（immunomicrosphere technique）则是以免疫微球进行免疫、靶向或用于其他生物学检测的一项技术。在各类免疫微球中，聚苯乙烯胶乳（PS）微球具有比表面积大，单分散性良好，生物相容性优异，易于分离纯化等优点，宜用于抗原抗体分子的负载，在生物医药领域得到广泛应用。

在免疫比浊技术中，连接在胶乳纳米微球表面的抗原或抗体与相应的抗体或抗原特异性结合，由于胶乳的凝聚作用，在反应过程中起到增强信号的作用，可以将检测的灵敏度提高几个数量级，达到准确的定量效果（图 7－6）。选择粒径小的胶乳微球，所需抗体量较多，精密度和线性相对较好；选择粒径大的胶乳微球，所需抗体量较少，精密度和线性相对较差，但灵敏度较好。目前制备免疫胶乳微球的主要方法有物理吸附法，共价偶联法、亲和素－生物素桥联法、直接组合法、多肽桥连接法等，其中以物理吸附法和共价偶联法为最常用方法。

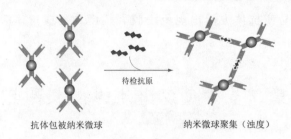

抗体包被纳米微球　　　　　　纳米微球聚集（浊度）

图 7 - 6　纳米微球增强比浊的原理示意图

（一）物理吸附法

表面修饰有磺酸基、羧基、醛基的微球都属于疏水微球，可用物理吸附抗体（蛋白质），主要是依靠有疏水基团的抗体和微球上相应基团的配位结合而吸附，只需将微球溶液和含目标抗体的溶液混合，反应后除去未结合的游离抗体即可获得胶乳-抗体复合物。物理吸附法制备的胶乳－抗体复合物特异性较低，有些抗体吸附到微球表面后活性降低、甚至失活，且稳定性易受到 pH、离子强度及去污剂的影响，限制了其实际应用。

（二）共价偶联法

具有不同表面基团的微球，可以通过一定的活化剂与抗体/抗原表面的相应基团偶联（表7 - 3），比物理吸附法稳定，是目前制备胶乳－抗体/抗原复合物的重要方法。在免疫比浊技术中，1 - 乙基 - 碳酰二亚胺盐酸盐（EDC）、N - 羟基硫代琥珀酰亚胺（NHS）是制备免疫微球的常用活化剂，活化带羧基的微球后连接抗体；硼氢化氰常用来连接活化带氨基的微球和抗原。

胶乳颗粒增强免疫比浊法适用的胶乳颗粒一般是表面修饰有氨基、羧基的微球，通过与抗体/抗原共价偶联（疏水作用力和氢键结合）的方式结合，使微球与抗体/抗原之间形成一化学桥联臂，有效降低空间位阻效应，最大程度保持抗体、抗原的三维空间结构并有效保护抗原抗体结合的活性位点。抗体与微球偶联反应的部位绝大多数发生在抗体的 Fc 端，对抗体与抗原的特异性结合影响不大。

胶乳纳米微球的保存受到多种因素的影响，如高电解质浓度、表面价电荷的中和或冷冻都可造成胶乳微球的自凝集。因此，保存胶乳纳米微球时缓冲溶液的浓度不要超过 50mM；负电荷胶乳微球不能使用阳电荷的缓冲溶液如：Tris 缓冲溶液保存；冷冻可造成胶乳微球的自凝集，因此只能冷藏保存。

表 7 - 3　微球表面基团之类及其反应

微球表面基团	活化剂	反应基团	化学键类型
羧基	EDC；EDC/（sulfo）NHS；CDI；CMPI	伯氨；仲氨	酰胺；仲胺
氨基	硼氢化氰	羟基琥珀酰亚胺酯；醛基；卤乙酰基；氯甲基酯	酰胺；仲胺或叔胺
酰肼	硼氢化氰	羟基琥珀酰亚胺酯；醛基	二酰基肼；还原型腙
醛基	硼氢化氰；苯胺	酰肼；肼；氨氧基	腙；肟
环氧基		氨基；巯基；羟基	仲胺；硫醚；醚
巯基	交联剂；四硫磺酸钠；4,4'－联吡啶二硫醚	马来酰亚胺；卤乙酰基；二硫吡啶；环氧基；羟基琥珀酰亚胺酯；乙烯砜	硫醚；二硫化物硫醚
羟基	CDI；对甲苯磺酰氯 羟基溴化氢 DSC；双环氧基化合物	氨基；巯基；羟基	胺；仲胺；硫醚；醚
金属基	硫醇或二硫醇		

三、分析条件优化

1. 抗原、抗体的比例　抗原和抗体的比例是浊度形成的关键因素，抗原和抗体必须保持在适当比例时才会出现最高结合率。根据 Heidelberger – Kendall 曲线（图 7 – 7），在抗体水平恒定条件下，抗原量和比浊检测信号之间的关系分为三个区：①抗体过剩区——在抗体过剩时，部分抗体因未能与抗原结合而存在较多的空白结合位点，此时加入抗原即可与抗体结合并形成进一步的交联，使溶液的溶解度逐渐降低，测定的光信号则逐渐增强。此区内抗原量与光强度信号之间呈正比；②抗原抗体平衡区——当抗原浓度不断增加，达到抗原抗体浓度大致相等时，抗原 – 抗体之间结合交联最强，此时抗原抗体复合物的溶解度最低，测定的光信号最强；③抗原过剩区——在抗原过剩时，由于抗体数量有限，无法与全部的抗原结合，此时抗原抗体复合物的溶解度逐渐增加，测定的光信号则逐渐下降。此种现象也称为"钩状效应（hook effect）"；因此在免疫比浊技术中，通常选择抗体过量，以利于抗原抗体复合物的快速形成，并保持相对不溶性，从而保证所有待测抗原能完全与抗体结合使检测反应的比浊信号与抗原量的增加呈正比关系。

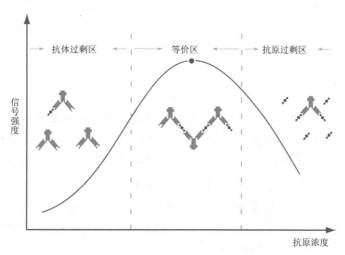

图 7 – 7　Heidelberger – Kendall 免疫沉淀曲线

　　然而抗体过剩必须适量，实验中掌握抗体的浓度是关键。一般原则是先确定某一被测物的正常值，以高于或低于此正常值的 50% 作为测定范围，抗体在此范围内均应保持过剩。为了减少"伪浊度"的出现，还应对抗原（待测样品）进行适当地稀释。目前全自动免疫比浊测定仪均具有抗原过量的自动监测功能，并能对含过量抗原的待测样品进行自动稀释、重新检测。其设计原理是：在抗体过量的前提下，待测抗原在反应液中与抗体快速反应形成稳定的小复合物颗粒，产生散射光信号，该信号随复合物的增加和时间的延长（在抗体过量阶段）而动态性增强，形成速率峰值信号。在规定时间内反应介质中的抗体应将待测抗原全部结合，无游离抗原存在，此时再次加入已知的相应抗原，该抗原与剩余游离抗体结合形成复合物，可出现第二个速率峰值信号（图 7 – 8），表明第一次速率峰值信号是由全部的待测抗原产生，以此速率峰值计算待测抗原的量。如再次加入已知相应抗原后不出现第二速率峰值信号，说明反应介质中已无游离抗体存在，第一速率峰值信号是由部分待测抗原产生，其测定结果有不准确因素，提示应将待测样本

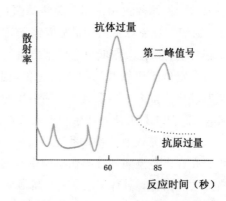

图 7 – 8　抗原过量检测速率峰值信号产生示意图

笔记

进一步稀释，重新进行检测，以获取全部抗原的真实浓度，保证检测的准确性。

2. 抗原抗体反应的溶液 抗原抗体反应液的最适 pH 为 6.5 ~ 8.5，超过此限度则不易形成复合物，甚至可引起复合物解离。在一定范围内，离子强度大，复合物形成快；离子强度过低或无电解质存在，则不易出现可见的沉淀反应。离子的种类也可影响免疫复合物的形成，一般常使用磷酸盐缓冲液作为免疫比浊的反应液。

3. 增浊剂的作用 为了提高抗原抗体复合物形成的速度，会在反应体系中加入增浊剂（亦称促聚剂）。常用的增浊剂为聚乙二醇（PEG），它是一种非离子型亲水剂，主要的作用是消除蛋白质（抗原，抗体）分子周围的电子云和水化层，促进特异性的抗原、抗体分子靠近并结合形成大分子复合物，在终点法可缩短反应时间，速率法可增加反应峰值。增浊剂浓度过高易引起血清中其他蛋白质如血清中 IgM、α_2 巨球蛋白、脂蛋白等非特异性沉淀，形成"伪浊度"，影响检测结果的准确性。常用 PEG 的浓度为 3% ~ 4%。

4. 脂血 高血脂（尤其含有乳糜微粒和其他大分子脂蛋白）标本会引起非特异性光散射，使测定值假性升高。将脂浊血清加盖密封，经高速离心，血清可以分成两层，吸取下层的血清进行实验即可避免高血脂的影响。

第三节 临床应用

免疫比浊分析技术早期主要用于血清、尿和脑脊液中某些特种蛋白质的含量进行测定，用于一些慢性疾病如慢性肾病，糖尿病，风湿类疾病等的诊断。近年来由于技术的不断发展、完善，兼顾透射比浊和散射比浊两种方法、结合胶乳增强技术和速率散射比浊等多种技术的专业化设备——特种蛋白分析仪应运而生，它具有检测灵敏度高、重复性好、检测速度快、线性范围宽、操作简易等优点，可进行多种蛋白质的检测，可用于感染、心血管、类风湿、神经系统、血液系统和肝脏系统等多种疾病的诊断以及免疫功能、肾脏功能、营养功能、过敏状态和药物浓度的监测（表 7 - 4）。主要应用如下。

一、血清免疫球蛋白及补体测定

人免疫球蛋白（immunoglobulin）大多数存在于丙种球蛋白（γ-球蛋白）中，是人体体液免疫系统受各种抗原（如病原体）刺激后产生的糖蛋白，其主要作用是通过特异性结合相应抗原、活化补体以及结合 Fc 受体产生抗体依赖的细胞介导细胞毒作用和调理吞噬作用，阻断或消除病原体对人体的致病作用。免疫球蛋白可以分为 IgG、IgA、IgM、IgD、IgE 五类。在某些疾病中，血清中免疫球蛋白含量显著高于正常值，如多发性骨髓瘤、慢性活动性肝炎等，或显著低于正常值，如先天性低免疫球蛋白血症、获得性低免疫球蛋白血症和某些肠道病等。目前免疫球蛋白定量测定较常用的方法有单向扩散法与免疫比浊法，前者敏操作简便，但感度不高，需时较长，批内变异系数大；后者敏感度高（0.1mg/L），快速，可自动化。

补体 C3、C4 是人体补体系统的重要组成成分，参与机体的免疫调节，抵御外来病原体的入侵。近年来研究认为，补体系统不仅是机体自身稳定和保护性反应的非特异性免疫的重要体液因素，在许多免疫病理性损伤机制中也起着一定作用，是临床病情评估、指导治疗、愈后转归的有效监测指标。补体 C3、C4 增高常见于某些急性炎症或者传染病早期，如风湿热急性期、心肌炎、心肌梗死、关节炎等；降低常见于：①补体合成减少，如慢性活动性肝炎；②补体消耗过多或丢失过多，如活动性红斑狼疮、大面积烧伤等；③补体合成原料不足，如儿童营养不良；④先天性补体缺乏。已建立检测补体的方法包括：单向免疫扩散法、荧光测定法、免疫电泳法、免疫透射比浊法和免疫散射比浊法，其中免疫比浊法以其简单、快速、易自动化及检测样本量大等优点更适用于临床。

二、急性时相反应蛋白测定

急性时相反应蛋白（acute phase reaction protein，APRP）是在机体发生炎症、感染、心肌梗死及肿瘤等情况下，血浆浓度发生显著变化的一类蛋白质，这一现象可称为急性时相反应（acute phase reaction，APR），属于机体防御机制的一部分。APRP 的增加或减少主要源于肝细胞蛋白合成的改变，血浆蛋白浓度增加超过 25% 者称为正性 APRP，血浆蛋白降低 25% 以上者称为负性 APRP。正性 APRP 包括补体系统蛋白（C3、C4、C9、B 因子、C1 抑制因子、C4 结合蛋白等），凝血纤溶系统蛋白（纤维蛋白原、纤溶酶原、组织纤溶酶激活剂、尿激酶、S 蛋白、纤溶酶原激活剂抑制因子 1 等），抗蛋白酶（α_1 - 蛋白酶抑制剂、α_1 抗糜蛋白酶、胰蛋白酶分泌抑制剂等）、转运蛋白（铜蓝蛋白、结合珠蛋白、血红素结合蛋白等）、炎症因子（分泌型磷脂酶 A2、脂多糖结合蛋白、IL - 1 受体拮抗剂、粒细胞集落刺激因子等）以及其他蛋白（C 反应蛋白、血清淀粉样蛋白 A、α_1 酸性糖蛋白、纤维连接蛋白、铁蛋白、血管紧张素原等）。负性 APRP 包括前白蛋白、白蛋白及转铁蛋白、甲状腺结合球蛋白、胰岛素样生长因子 1、XII 因子等。在炎症、创伤、心肌梗死、感染、肿瘤等情况下正性 APRP 显著上升，负性 APRP 则相应减少。在 APR 过程中 APRP 的变化幅度相差很大，如血浆铜蓝蛋白和一些补体成分可增加 50%，CRP 及血浆淀粉样 A 物质的增幅可以达 1000 倍以上。以超敏 C 反应蛋白（hs-CRP）为例，使用免疫比浊分析方法检测，灵敏度可达 0.1 ~ 0.5mg/L，检测范围上限达 300 ~ 500mg/L，前带（prezone）安全区带浓度可达 1000mg/L。

三、药物浓度测定

对于一些药物疗效指数小，安全度较低，易发生中毒，其不良反应个体差异大的药物，如地高辛、卡马西平、巴比妥、茶碱、妥布霉素、苯妥因、丙戊酸、庆大霉素等，需对其血药浓度进行监测及临床疗效分析、评价，以达到安全、有效、合理用药。药物浓度的检测主要有光谱法、高效液相色谱（high performance liquid chromatography，HPLC）法和免疫法（包括散射免疫比浊法、放射免疫测定法、酶免疫测定法、荧光免疫测定法、化学发光免疫测定法、干化学测定法等）。光谱法灵敏度较低；HPLC 法虽然检测灵敏度和精密度高，但操作费时，费用相对较高；使用散射免疫比浊法进行药物浓度监测，方法快捷，无需处理样品，灵敏度高，重复性好，临床应用广泛。

表 7 - 4　免疫比浊技术检测项目分类组合表

疾病检测分类	常见检测项目
感染性疾病	α_1 - 酸性糖蛋白，抗胰蛋白酶，纤维蛋白原，触珠蛋白，血清淀粉样蛋白 A，C - 反应蛋白，铜蓝蛋白
心血管疾病	载脂蛋白 A1，载脂蛋白 B，载脂蛋白 AII，载脂蛋白 E，脂蛋白 a，超敏 C 反应蛋白，肌红蛋白，同型半胱氨酸
类风湿疾病	类风湿因子，C - 反应蛋白，抗链球菌溶血素 O，抗链球菌 DNA 酶 B
神经系统疾病	白蛋白，α_2 - 巨球蛋白，IgA、IgG、IgM
血液系统疾病	贫血疾病：触珠蛋白，铁蛋白，转铁蛋白，血红素结合蛋白，可溶性转铁蛋白受体凝血疾病：抗凝血酶 III，C1 抑制物，纤溶酶原抗原
肝脏疾病	α_1 - 抗胰蛋白酶，抗凝血酶 III，铜蓝蛋白，补体 C3、C4，IgA、IgM，糖缺失性转铁蛋白

续表

疾病检测分类	常见检测项目
过敏状态	IgE
免疫功能	IgA，IgG，IgM，IgE，lgG 亚型（G1、G2、G3、G4），κ 轻链/游离 κ 轻链，λ 轻链/游离 λ 轻链，补体 C3，补体 C4，C - 反应蛋白（CRP）
肾脏功能	尿微量白蛋白，转铁蛋白，α1 - 微球蛋白，α2 巨球蛋白，β₂ - 微球蛋白，血清胱抑素 C，IgG，IgA
营养功能	白蛋白，前白蛋白，转铁蛋白，铁蛋白，铜蓝蛋白，血红素结合蛋白，视黄醇结合蛋白，纤维粘连蛋白
药物浓度	地高辛，卡马西平，巴比妥，茶碱，妥布霉素，苯妥因，丙戊酸，庆大霉素

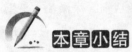

本章小结

免疫比浊技术是将现代光学仪器和自动分析技术相结合，应用于沉淀反应中，以确定待测物质的浓度。在临床检验中，免疫比浊技术已广泛应用于不同体液中蛋白的检测。免疫球蛋白、补体、急性时相反应蛋白及药物浓度的检测等均可采用免疫比浊技术快速定量。自动化免疫比浊分析系统，具有操作简便、准确性高、重复性好和灵敏度高的特点，为疾病的诊断及疗效观察提供了更直接客观的数据。

（裘宇容）

第八章　补体参与的溶血试验

学习目标

1. 掌握：血清总补体溶血活性测定的原理和补体结合测定原理。
2. 熟悉：血清总补体溶血活性测定和补体结合试验的技术要点。
3. 了解：血清总补体溶血活性测定和结合试验技术评价。

补体（complement，C）是存在于人或动物血清中的一组具有酶样活性的不耐热的蛋白质，是抗体发挥溶细胞作用的必要补充条件，故称补体。补体包括 30 多种可溶性蛋白和膜结合蛋白，所以又称补体系统。补体系统各组分按其性质和功能可以分为三大类：①在体液中参与补体活化级联反应的各种固有成分，共 9 种，依照被发现的先后顺序分别命名为 C1～C9；②参与调控补体活化过程的抑制因子或灭活因子，如 C1 抑制物（C1 inhibitor，C1 INH）、膜协同因子蛋白（membrane cofactor protein，MCP）、C4 结合蛋白（C4 binding protein，C4bP）和衰变加速因子（decay – accelerating factor，DAF）等；③结合补体片段或调节补体生物效应的各种受体，以其结合对象命名，如 C1qR、C5aR 等。补体可通过 3 条既独立又交叉的途径被激活，即经典途径、旁路途径和凝集素途径，旁路途径和凝集素途径均无需抗体参与即可激活补体，可在感染早期或初次感染发挥作用。补体活化过程及其活化的产物可介导细胞溶解、调理吞噬、炎症反应、清除免疫复合物等一系列重要的生物学效应。补体不仅是机体固有免疫防御的重要组成部分，也是固有免疫和适应性免疫之间的重要桥梁。正常人血清中的补体活性及含量相对稳定，在疾病情况下，补体水平可出现波动，因此对补体活性及含量的检测有助于协助临床对某些疾病的诊断、疗效观察和发病机制的研究。另外，根据补体激活后出现的某些特定生物学效应（如溶细胞和免疫黏附等），可以通过补体活性测定和补体结合试验的方法检测补体活性或功能。。

第一节　补体活性测定

生理情况下，血清中大多数补体成分均以无活性的酶前体形式存在，只有在某些活化物的作用下，补体蛋白才依次活化，发生连锁的酶促反应，表现出各种生物学活性，如溶菌杀菌、细胞毒、调理吞噬、免疫黏附、中和溶解病毒和炎性介质等作用。补体的活性测定以血清总补体溶血活性测定为代表阐述。

一、测定原理

血清总补体溶血活性测定（total complement activity assay）检测的是血清中补体经典活化途径的溶血活性，其结果与补体 C1～C9 各组分的量及活性均有关，绵羊红细胞与相应抗体（溶血素）结合后，形成免疫复合物，即可通过经典途径激活血清中的补体。补体系统被激活后，可在红细胞膜表面形成膜攻击复合物，导致细胞出现众多跨膜小孔，细胞外液的水分通过小孔进入高渗的细胞内，引起细胞肿胀而发生溶血。当红细胞与溶血素的量一定时，在规定的反应时间内，补体的量及活性与溶血程度正相关，但并不是一个直线关系。以溶血百分率为纵坐标，补体含量为横坐标作图可得到的是一个典型的"S"形曲线（图8-1）。

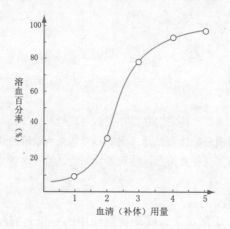

图8-1　溶血程度与补体含量的关系

由图8-1可见，在50%溶血附近，"S"形曲线最陡，接近一条直线，此时，补体活性稍有变动，溶血程度就有明显变化，所以，以50%溶血作为判断终点比以100%溶血作为终点更为敏感，故该试验被称作补体50%溶血试验（complement hemolysis 50%，CH_{50}），即CH_{50}试验。以引起50%溶血的最小补体量为一个CH_{50}单位，以此计算待测血清中总的补体溶血活性，以CH_{50} U/ml表示。

二、技术要点

（一）试剂

1. 补体　实验多采用新鲜混合豚鼠血清作为补体来源。补体性质不稳定，易受各种理化因素影响，在体外极易失活，例如加热56℃30分钟即被灭活，紫外线照射、机械振荡或某些添加剂等理化因素均可能破坏补体。采血后应及时分离血清，使用或检测最好在当天完成，必须保存时，可小量分装置-20℃，且避免反复冻融，如为冻干制品可较长时间（数年）保持活性。使用前需滴定其效价。

补体结合试验中补体的量过多或过少是导致假阴性或假阳性的重要原因，故试验前需滴定补体效价。滴定方法：取6支试管，依次加入1∶30稀释的补体、缓冲盐溶液和2U的抗原，混匀后37℃水浴30分钟，再加入致敏羊红细胞，混匀，37℃水浴30分钟温育后观察结果，以引起完全溶血的补体最少用量为单位（Unit，U）。

2. 绵羊红细胞（SRBC）　绵羊颈静脉采血，注入放有玻璃珠的无菌干燥三角烧瓶中，充分旋摇15~20分钟，以除去纤维蛋白。也可将羊血与等量或2倍量的Alsever血液保存液混合，分装后置4℃，可使用3周。实验前，用生理盐水洗涤3次，用缓冲液调制SRBC悬液，使其浓度为2%~5%。配制好后应在542nm波长比浊，读取吸光度，以控制每次试验的红细胞浓度一致。

3. 溶血素（抗绵羊红细胞抗体）　免疫溶血试验所用溶血素一般采用兔抗绵羊红细胞血清，试验前需经56℃30分钟灭活补体。溶血素有商品销售，自制的溶血素需用免疫溶血试验滴定溶血素效价。方法为：将不同稀释度的溶血素和等量的补体与SRBC混合于试管中，37℃水浴30分钟后观察。完全溶血的试管中液体红色透明，离心后无细胞沉降。完全不溶血的试管中液体浑浊，离心后红细胞完全沉降，上清液无色透明。不完全溶血则介于二者之间。以产生完全溶血的溶血素的最高稀释度作为其效价，确定为一个单位。补体活性测定多采用 2U 溶血素。

4. 缓冲液　多采用 pH 7.2～7.4 的 PBS 缓冲液或巴比妥缓冲液，加适量 Ca^{2+} 和 Mg^{2+} 以增强补体的活化。

5. 50% 溶血标准管　取 2% SRBC 悬液 0.5ml，加 2.0ml 蒸馏水，使 SRBC 全部溶解，再加入 2.0ml 1.8% NaCl 溶液校正为等渗溶液，最后加入 2% SRBC 悬液 0.5ml，即为 50% 溶血标准管。

（二）正式试验

正式试验的成分包括血清、缓冲液、溶血素和绵羊红细胞，具体实验按程序的要求进行（表 8-1），实验在各管中加入反应物，置 37℃ 水浴 30 分钟。温育后将所有试管 2500r/min 离心 5 分钟，通过观察比较，选择溶血程度与 50% 溶血标准管相近的两管在分光光度计上 542nm 分别读取吸光度，以最接近 50% 溶血标准管的那一管定为终点管。以该管的血清用量按以下公式计算 CH_{50} 值。

表 8-1　血清总补体溶血活性测定

管号	1:20 稀释的待测血清（ml）	缓冲液（ml）	2U 溶血素	2% SRBC（ml）
1	0.15	1.35	0.5	0.5
2	0.20	1.30	0.5	0.5
3	0.25	1.25	0.5	0.5
4	0.30	1.20	0.5	0.5
5	0.35	1.15	0.5	0.5
6	-	1.50	0.5	0.5

血清总补体活性（CH_{50} U/ml）= 1/血清用量 × 稀释倍数

三、方法评价

用 CH_{50} 法测定总补体溶血活性时，所测得的值与反应体积有关，反应体积大，测得的值略小。在表 8-1 的方法中，反应总体积为 2.5ml，测得的血清总补体活性的参考范围为 50～100 U/ml。

血清总补体活性 CH_{50} 检测方便、快速，但灵敏度和精密度均较差，影响因素较多，补体的活性除与反应体积成反比外，还与反应所用的缓冲液、SRBC 的数量以及反应温度有关，特别是尚不能直接获取 50% 溶血活性值。该法主要检测的是经典途径总补体溶血活性，所得结果反映补体 C1～C9 等 9 种成分的综合水平。血清总补体活性的改变与疾病有一定的相关性。CH50 增高见于急性炎症、组织损伤、恶性肿瘤等，而 CH50 降低则见于系统性红斑狼疮、类风湿性关节炎、强直性脊柱炎、急性肾小球肾炎等。

补体的活性测定还可通过补体旁路途径溶血活性测定、C4 溶血活性的测定和 B 因子溶血活性的检测等方法进行测定。

第二节　补体结合试验

补体可与大多数抗原抗体复合物结合而被激活，从而产生某些特定的生物学效应，如溶细胞和免疫黏附等。补体结合试验利用补体激活后可溶解红细胞的特性建立，可用于测定血清中的未知抗原（或抗体）。

一、测定原理

补体结合试验（complement fixation test，CFT）的原理利用抗原抗体免疫复合物可结合补体，而游离的抗原或抗体不能结合补体的特点，以溶血素致敏的绵羊红细胞为指示系统，指示补体是否被结合，从而判断抗原抗体是否发生反应的试验。它可用已知抗原检测未知抗体，也可用已知抗体检测未知抗原。

该试验有 5 种成分参与反应，分属于 3 个系统：①反应系统，即已知的抗原（或抗体）与待测的抗体（或抗原）；②补体；③指示系统，即绵羊红细胞与相应溶血素，试验时常将其预先结合，形成致敏绵羊红细胞。反应系统与指示系统争夺补体，试验中应先加入反应系统和补体，以利其优先结合。

在反应系统中，如只有已知的抗体（或抗原），待测标本中没有相应的抗原（或抗体）存在，补体不能被结合，仍处于游离状态，可与后加入的致敏绵羊红细胞发生结合，引起溶血，为补体结合试验阴性。如在反应系统中存在待测的抗原（或抗体），能与已知的相应抗体（或抗原）形成抗原抗体免疫复合物而结合补体，再加入指示系统时，因反应液中已无游离补体存在，不能溶血，为补体结合试验阳性（图 8 - 2）。

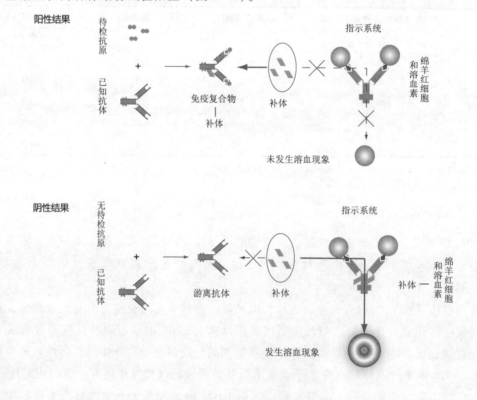

图 8 - 2　补体结合试验原理示意图

二、技术要点

1. 补体系统　各种属动物血清补体含量各有不同，豚鼠血清中含有丰富的补体，故实验室多采用新鲜混合豚鼠血清作为补体来源。补体性质不稳定，易受各种理化因素影响，在体外极易失活，例如加热 56℃ 30 分钟即被灭活，紫外线照射、机械振荡或某些添加剂等理化因素均可能破坏补体。采血后应及时分离血清，使用或检测最好在当天完成，必须保存时，可小量分装置 -20℃，且避免反复冻融，如为冻干制品可较长时间（数年）保持活性。使用前需滴定其效价。滴定方法：取 6 支试管，依次加入 1:30 稀释的补体、缓冲盐溶液和 2U 的抗原，混匀后 37℃水浴 30 分钟，再加入致敏羊红细胞，混匀，37℃水浴 30 分钟温育后观察结果，以引起完全溶血的补体最少用量为 1U（表 8 - 2）。

笔记

表 8 - 2　补体滴定结果示例

管号	1:30 补体（ml）	缓冲盐溶液（ml）	2U 抗原（ml）	1％致敏 SRBC（ml）		结果
1	0.06	0.24	0.10		0.20	−
2	0.08	0.22	0.10	7℃	0.20	+
3	0.10	0.20	0.10	水浴	0.20	+ +
4	0.12	0.18	0.10	30 分钟	0.20	+ + + +
5	0.14	0.16	0.10		0.20	+ + + +
6	−	0.30	0.10		0.20	

注：－＝完全不溶血，＋、＋＋＝部分溶血，＋＋＋＋＝完全溶血。

（"37℃水浴 30 分钟" 位于 1％致敏 SRBC 列）

如表 8 - 2 所示结果，1:30 的补体 0.12ml 为 1U，2U 则为 1:30 补体 0.24ml。在补体结合试验中，补体用 2U 的补体 0.2ml，所需补体的稀释倍数为 30:X = 0.24:0.2，X = 25，即将补体原液作 1:25 稀释后，每 0.2ml 含 2U 补体。

2. 指示系统　绵羊红细胞与溶血素结合，成为致敏绵羊红细胞。试验中使用的绵羊红细胞悬液浓度一般为 1％ ~ 2％，配制后应在 542nm 波长比浊，读取吸光度，以保证每次实验的红细胞浓度一致。溶血素多采用兔抗绵羊红细胞抗血清，需先经 56℃30 分钟灭活补体，再用免疫溶血试验滴定溶血素效价。

3. 反应系统　已知抗原（或抗体），待测抗体（或抗原）。

4. 正式试验　待检血清应预先加热 56℃30 分钟，以破坏补体和除去一些非特异因素。将已滴定好的补体、已知抗原（或抗体），按试验要求配制成一定浓度，按表 8 - 3 依次加入试剂，同时设一系列对照组，37℃水浴 60 分钟，或 4℃16 ~ 18 小时，再加入致敏羊红细胞，混匀，37℃水浴 30 分钟温育后观察结果。待检样品管完全不溶血为补体结合试验阳性，说明待检样品中含有与已知抗原（或抗体）对应的抗体或抗原，还可以对待测样品进行稀释，以出现完全不溶血的最高稀释度为抗体（或抗原）的效价。

表 8 - 3　补体结合试验

管号	待检样品（ml）	抗原（或抗体）（ml）	补体（ml）	缓冲盐溶液（ml）		致敏红细胞（ml）
待测血清管	0.1	0.1	0.2	−		0.2
待测血清对照	0.1	−	0.2	0.1		0.2
抗原（或抗体）对照	−	0.1	0.2	0.1	37℃	0.2
补体对照（2U）	−	0.1	0.2	0.1	水浴 60 分钟 或 4℃	0.2
补体对照（1U）	−	0.1	0.1	0.2	16 ~ 18 小时	0.2
补体对照（0.5U）	−	0.1	0.05	0.25		0.2
致敏 SRBC 对照	−	−	−	0.4		0.2

（"37℃水浴 30 分钟" 位于致敏红细胞列）

三、方法评价

补体结合试验对实验室条件要求低，不需要特殊仪器。由于补体活化过程的放大作用，使得补体结合试验灵敏度较高，能测定 0.05μg/ml 的抗体。该试验可用于定性或半定量检测多种类型的抗原或抗体。早在 1906 年 Wassermann 就将其原理应用于梅毒的诊断，即著名的华氏反应。这一传统的试验经不断改进，除了用于传染病诊断和流行病学调查以外，在一些自身抗体、肿瘤相关抗原的检测和分析中也有应用。但是因为补体结合试验参与反应的成分较多，影响因素复杂，操作步骤繁琐且要求严格，稍有疏忽便会得出不正确的结果，而且补体不稳定，故在实际应用中多已被其他更简便、敏感的方法所取代。

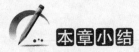

补体是存在于人或动物血清中的一组具有酶样活性的不耐热的蛋白质，它包括 30 多种可溶性蛋白和膜结合蛋白。正常个体补体水平相对恒定，补体活化过程及其活化的产物可介导细胞溶解、调理吞噬、炎症反应、清除免疫复合物等一系列重要的生物学效应。在疾病情况下，补体水平可出现波动，因此对补体活性及含量的检测有助于协助临床对某些疾病的诊断、疗效观察和发病机制的研究。用 CH_{50} 试验可测定血清总补体溶血活性，以测定补体经典激活途径的溶血功能。补体结合试验可用于定性或定量测定血清和体液中的抗原或抗体。利用补体激活后的溶细胞效应，可以建立一系列试验用于检测未知的抗原、抗体或补体及其各组分的活性。补体的活性测定和体结合试验参与反应的成分较多，影响因素复杂，操作步骤繁琐且要求严格，稍有疏忽便会得出不正确的结果，而且补体不稳定，在实际应用中多已被其他更简便、敏感的方法所取代。

（沈高兵）

第九章　荧光抗体技术

学习目标

1. 掌握：荧光抗体技术的概念、类型及原理、临床应用，常用荧光素、荧光抗体的特点及临床应用。
2. 熟悉：荧光素应具备的条件，荧光抗体技术的要点。
3. 了解：常用荧光素标记抗体的制备。

荧光抗体技术（fluorescent antibody technique）是将抗原抗体反应的特异性与荧光物质检测的敏感性和形态学直观性相结合的标记免疫技术。追溯到 1941 年，Coons 等首次采用荧光素标记抗体检测小鼠组织切片中的可溶性肺炎球菌多糖抗原获得成功，1961 年 Moller 采用荧光抗体对培养的细胞悬液进行活体染色观察，直至 20 世纪 70 年代 Raff 更进一步发展了时间分辨荧光使得荧光免疫技术的应用又有了重大突破。荧光抗体技术自 20 世纪 40 年代建立以来已广泛应用于临床各种病原体检测、自身免疫性疾病的诊断及流式细胞术中细胞分析与分选的标记。随着免疫学技术的发展，除了经典的荧光抗体技术以外，荧光芯片技术已逐步应用于临床，并显示出其广阔的前景。

第一节　荧光素和荧光标记抗体

荧光抗体技术的实验成功与否必须具备如下条件：选择合适的荧光素、高特异性和高亲和力的抗体及制备优质的荧光标记抗体。荧光抗体技术通过荧光素标记的抗体对组织中抗原或细胞表面抗原进行分析，荧光素标记抗体是荧光素与抗体偶联后所形成的复合物，是此项技术的关键试剂。

一、荧光素

荧光素（fluorescein）是能产生明显的荧光并能作为染料使用的有机化合物。自然界中许多物质都可产生荧光，但并非都可用作荧光素。

作为标记的荧光素应符合以下条件：①应具有与蛋白质分子形成稳定共价键的化学基团，与蛋白质结合后不易解离，而未结合的荧光素及其降解产物易于去除；②荧光效率高，与蛋白质结合后仍能保持较高的荧光效率；③荧光色泽与背景组织的色泽对比鲜明；④与蛋白质结合后，不影响蛋白质原有的生化和免疫性质；⑤标记方法简单、安全无毒；⑥与蛋白质的结合物稳定，易于保存。目前常用的荧光素有异硫氰酸荧光素和藻红蛋白等。

（一）常用荧光色素

1. 异硫氰酸荧光素（fluorescein isothiocyanate，FITC）　　纯品为黄色或橙黄色结晶粉末，易溶于水和酒精等溶剂。分子量为 389.4，最大吸收光波长为 490～495nm，最大发射光波长为

520～530nm，呈明亮的黄绿色荧光。其主要优点是：①人眼对黄绿色较为敏感；②通常切片标本中的绿色荧光少于红色，有利于降低背景干扰。有两种同分异构体，其中Ⅰ型异构体的效率、稳定性、与蛋白质结合力等方面都更良好，在冷暗干燥处可保存多年，是应用最广泛的荧光素。分子结构（图9-1）。

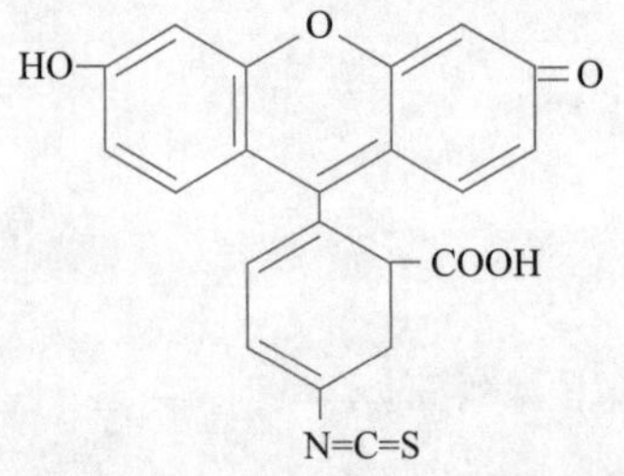

图9-1　异硫氢酸荧光素分子结构

2. 四乙基罗丹明（rhodamine，RB200）　为橘红色粉末，不溶于水，易溶于酒精和丙酮，性质稳定，可长期保存。最大吸收光波长为570nm，最大发射光波长为595～600nm，呈橘红色荧光。分子结构如图（图9-2）。

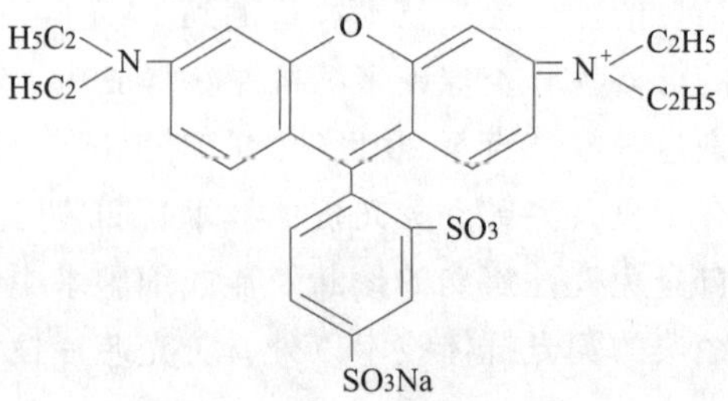

图9-2　四乙基罗丹明分子结构

3. 四甲基异硫氰酸罗丹明（tetramethyl rhodamine isothiocynate，TRITC）　为罗丹明的衍生物，为紫红色粉末，较稳定。最大吸收光波长为550nm，最大发射光波长为620nm，呈橙红色荧光，与FITC的黄绿色荧光对比鲜明，可配合用于双标记。其异硫氰基可与蛋白质结合，但荧光效率较低。分子结构（图9-3）。

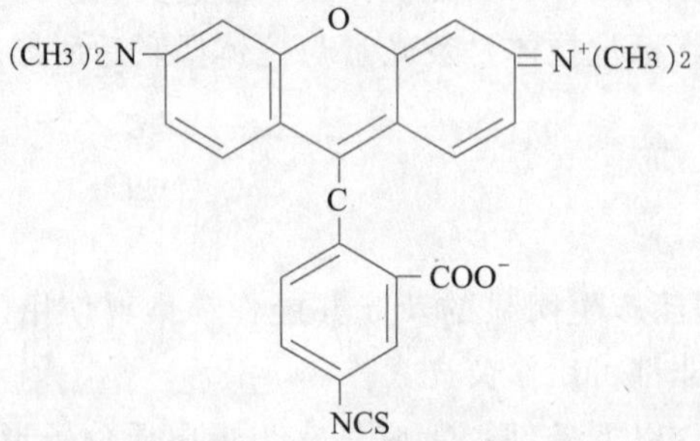

图9-3　四甲基异硫氢酸罗丹明分子结构

4. 藻红蛋白（phycoerythrin，PE）　是从红藻（red algae）中提取的一种藻胆蛋白（phycobiliprotein），最大吸收光波长为490～560nm，激发产生的荧光波长为595nm，呈现红色荧光。在流式荧光免疫技术中常用PE和FITC进行双标记，同时检测各种抗体或抗原。

（二）其他荧光物质

1. 镧系稀土元素　某些三价镧系稀土元素如铕（Eu^{3+}）、钐（Sm^{3+}）、铽（Tb^{3+}）等的螯

笔记

合物可发射特征性荧光，其中以 Eu^{3+} 应用最广。Eu^{3+} 螯合物激发光波长范围宽、发射光波长范围窄、荧光衰变时间长，最适合于时间分辨荧光免疫测定。

2. 酶作用后产生荧光的物质（荧光底物） 某些化合物本身无荧光效应，一旦经酶作用便形成具有强荧光的物质。例如，4 – 甲基伞型酮 – β – D 半乳糖苷（MUG）、受 β – 半乳糖苷酶（β – G）的作用分解成 4 – 甲基伞型酮（MU），后者可发出荧光，激发光波长为 360nm，发射光波长为 450nm。其他如碱性磷酸酶（AP）的底物，4 – 甲基伞型酮磷酸盐（MUP）和辣根过氧化物酶（HRP）的底物，对羟基苯乙酸（HPA）等都具有荧光底物的性质，可以用于荧光酶免疫分析。

表 9 – 1 常用酶及其荧光底物

酶	底物	产物	激发光	发射光	相应的信号
β – G	MUG	MU	360	450	10
AP	MUP	MU	360	450	10
HRP	HPA	二聚体	317	414	0.03

二、荧光标记抗体的制备

荧光标记抗体是荧光抗体技术中的关键组成部分。在标记前要选择能与被检抗原特异性结合的抗体，而且要严格掌握好标记抗体的方法，才能制备理想的荧光抗体。

（一）荧光素标记抗体的制备

荧光抗体技术主要遵循的方法原则有以下几点：①经过荧光标记处理后的抗体分子仍保留其特异性；②标记物与抗体结合必须稳定；③标记抗体必须容易与未结合的示踪物质分离；④微量标记物便能被检测出来。

1. 标记抗体的选择 用于荧光素标记的抗体应具有高特异性和高亲和力。所用抗血清中不应含有针对标本中正常组织的抗体。

检测任何目的抗原都有不止一种抗体可供选择，一抗可以是单克隆抗体，也可以是多克隆抗体，单克隆抗体特异性强，敏感性差，多克隆抗体特异性差但敏感性强。在荧光抗体技术中如何根据一抗的种属来源和类型选择二抗尤为重要。如果一抗是小鼠源性的单克隆抗体，二抗则选择抗小鼠的抗体（山羊抗小鼠或兔抗小鼠均可）；如果一抗是兔源性多克隆抗体，二抗则应该选择抗兔的抗体，即根据一抗的物种来源选择相应的抗该物种的二抗。多克隆抗体多为IgG 类免疫球蛋白，因此，一抗为多克隆抗体时相应的二抗为抗 IgG 抗体，一抗为单克隆抗体，二抗还需与一抗的类别和亚型相匹配。多数情况下，二抗为整个 IgG 分子。特定的情况下，如需要避免抗体与具有 Fc 受体的细胞结合的情况下二抗可用 F（ab´）2 片段；Fab 段作为二抗用来封闭内源性免疫球蛋白。

2. 标记抗体的方法

抗体蛋白的自由氨基与荧光素氨基在碱性溶液中形成酰胺键，使抗体与荧光素结合成荧光抗体。常用的标记方法有搅拌法和透析法两种。

（1）搅拌标记法 以 FITC 标记为例，先将待标记的蛋白质溶液用 0.5mol/L pH 9.0 的碳酸盐缓冲液平衡，随后在磁力搅拌下逐滴加入 FITC 溶液，室温持续搅拌 4~6 小时后离心，上清即为标记物。此法适用于标记体积较大、蛋白含量较高的抗体。优点是标记时间短，荧光素用量少。但本法的影响因素多，若操作不当会引起较强的非特异性荧光染色。

（2）透析标记法 仍以 FITC 标记为例，先将待标记的蛋白质溶液装入透析袋中，置于含FITC 的 0.01mol/L pH 9.4 碳酸盐缓冲液反应过夜，以后再对 PBS 透析去除游离荧光素。低速离心，取上清即为标记物。此法适用于标记样品量少，蛋白含量低的抗体溶液。此法标记均匀，非特异性荧光染色也较弱。

3. 荧光标记抗体的纯化 荧光素标记抗体完成后，还应对其作进一步纯化，以去除游离的荧光素及过度标记的抗体。可采用透析法和凝胶柱层析法（Sephadex G - 25 或 Sephadex G - 50）去除游离的荧光素；采用 DEAE - 纤维素或 DEAE - Sephadex A - 50 离子交换层析法去除未标记及过度标记的抗体；采用组织制剂（正常大白鼠或小白鼠的肝粉）吸收法和固相抗原吸收法去除非期望抗体或交叉反应抗体。

4. 荧光标记抗体的鉴定 荧光素标记的抗体，在使用前应加以鉴定。鉴定指标包括抗体效价（抗体活性）和荧光素与蛋白质结合比率等。荧光素与蛋白质结合比率（F/P）的测定和计算方法是：将制备的荧光抗体溶液稀释至 A_{280nm} 约为 1.0，分别测定标记荧光素的特异吸收峰和蛋白质特异吸收峰（A_{280nm}），按公式计算。

$$（FITC）\ F/P = \frac{2.87 \times A_{495nm}}{A_{280nm} - 0.35 \times A_{495nm}}$$

F/P 比值越高，说明抗体分子上结合的荧光素越多，反之则越少。一般用于固定标本的抗体以 F/P 比值 = 1.5 为宜，而用于活细胞染色的则以 F/P = 2.4 为最佳。

抗体的工作浓度的确定方法是：将荧光抗体做一系列倍比稀释（1:4 ~ 1:256），对切片标本作荧光抗体染色。以能清晰显示特异性荧光且非特异染色弱的最高稀释度为荧光抗体工作浓度。

5. 荧光抗体的保存 荧光抗体要防止抗体失活及荧光淬灭，最好小量分装（每瓶 0.5ml）保存，-20℃冻存可放置 3 ~ 4 年。在 4℃中一般可存放 1 ~ 2 年。稀释后在 4℃条件下只能放置几天。

（二）镧系稀土元素标记物的制备

镧系稀土元素离子不能直接与蛋白质结合需要利用具有双功能基团的螯合剂，将稀土元素与抗体或抗原分子的氨基偶联，才能获得稳定的稀土元素标记物。

1. 常用的螯合剂 ①多羧基酸类螯合剂：异硫氰酸 - 苯基 - EDTA、异硫氰酸 - 苯基 - DT-TA、二乙烯三胺五乙酸（DPTA）和环酐（CDPTA）等。②β - 二酮体类螯合剂：2 - 萘酰三氟丙酮（2 - NTA）。③W1174、4，7 - 双（氯化苯酚磺酸盐）- 1，10 菲洛林（BCPDA）。

2. 标记方法 对于抗体和完全抗原可直接标记，而小分子半抗原则需先与大分子载体蛋白（如牛血清白蛋白，BSA）、多聚赖氨酸等连接，再标记 Eu^{3+}。标记方法分为一步法和二步法两种。一步法是螯合剂先螯合 Eu^{3+}，再连接蛋白质。方法是：在纯化的抗体溶液中加入 Eu^{3+} - DTTA 螯合物，调 pH 至 9.5，4℃反应过夜。用 Sephacryl S - 200 凝胶柱层析，经 A_{280nm} 值测定，收集含蛋白的洗脱液，同时取样加荧光增强液测定 Eu^{3+} 含量。按公式 $Eu^{3+}/IgG = Eu^{3+}$（$\mu mol/L$）/蛋白（$\mu mol/L$），计算标记率，一般为 10.0 左右。

二步法是先连接蛋白质，再螯合 Eu^{3+}。方法是：在纯化的抗体溶液中加入 DPTA 螯合剂，调 pH 至 7.0，快速旋动混合，室温反应，4℃透析除去未结合的 DPTA。加入 $EuCl_3$ 或 $SmCl_3$ 溶液，室温搅拌反应。用 Sephadex G - 50 凝胶柱层析，其余步骤同一步法。

第二节 荧光抗体技术的类型

荧光抗体技术类型包括经典荧光抗体技术及荧光抗体芯片技术。经典荧光抗体技术指直接法及间接法。直接法以荧光素标记特异性抗体，检测抗原；间接法以荧光素标记抗抗体，以检测抗体/抗原。荧光抗体芯片技术是以标记特定荧光物质的抗体样本与固定于芯片表面以检测相应的抗原，最后用荧光扫描仪或激光共聚扫描技术测定芯片上各点的荧光强度进行鉴定。

一、经典荧光抗体技术

（一）直接法

直接法是荧光抗体技术最简单、最基本的方法。它通过荧光素标记特异性抗体直接与相应抗原（待检标本）结合，用来鉴定未知抗原。将特异性荧光抗体滴加于待测标本上，直接与相应抗原反应（图9-4）。此法常用于细菌和病毒等病原微生物的快速检测、肾活检及皮肤活检的免疫病理检查。

优点：①由于在反应中只有两种因子参与，结果判断较简单；②特异性强，与其他抗原交叉染色较少；③操作步骤少，方法简便、省时。

缺点：①敏感性较差；②一种标记抗体只能鉴定一种抗原；③不能用于鉴定未知抗体。

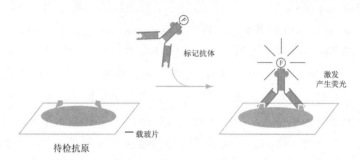

图9-4　直接法示意图

（二）间接法

间接法是目前最常用的方法。首先用荧光素标记抗球蛋白抗体（抗抗体），已知未标记的抗体（一抗）与待检抗原反应或用未知抗体与已知抗原反应，作用一定时间后，洗去未结合的抗体，再与标记的抗抗体（二抗）反应。在第一步反应中，若抗原抗体发生了反应，则抗体被固定在标本上，第二步反应中二抗必然与第一步反应形成的抗原抗体复合物中的抗体发生反应，这样就可以通过二抗的示踪，对标本中未知抗原或抗体进行鉴定（图9-5）。此法常用于检测各种自身抗体。

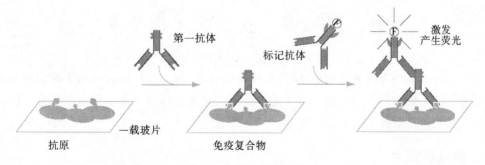

图9-5　间接法示意图

优点：①敏感性较高，是直接法的5~10倍；②用一种标记的抗体，就能与一种以上的相应的抗体或抗原配合鉴定多种未知的抗原或抗体；③既能鉴定未知抗原，又能鉴定未知抗体。

缺点：①在反应中有多种因子参与，容易产生非特异性着色，结果判断有时较困难；②操

笔记

作步骤多，费时。

二、荧光抗体芯片技术

荧光抗体芯片技术（fluorescent antibody chip technology）是免疫芯片技术的一种。免疫芯片亦抗体芯片，是将抗原－抗体结合反应的特异性与电子芯片高密度集成原理相结合的一种全新概念的生物芯片检测技术。将几个、几十个，甚至几万个或更高数量的抗原（或抗体）高密度排列在一起制成芯片，与待检样品或生物标本同时进行反应，可一次获得芯片中所有已知抗原（或抗体）的检测结果。该技术已应用于高通量药物筛选、蛋白质组学以及感染性疾病、自身免疫疾病、肿瘤筛查等，具体内容在相关章节已详细阐述。

所有免疫芯片的抗原抗体反应都需要通过标记物标记抗体示踪，以达到定位、分析待检物质的目的，常用的标记物有酶、荧光、同位素、发光物质或生物素等。荧光抗体芯片技术是以荧光标记抗体示踪芯片上的抗原抗体反应的芯片技术。该技术可采用荧光直接标记待测样本，也可以用荧光标记的抗体示踪芯片上已与待检物质结合的抗体。典型的应用可见组织芯片。

组织芯片（tissue chip）也称组织微阵列（tissue microarrays），是生物芯片技术的一个重要分支，是将许多不同个体组织标本以规则阵列方式排布于同一载玻片上，进行同一指标的原位组织学研究。该技术自1998年问世以来，以其大规模、高通量、标准化等优点得到较大范围的推广应用。组织芯片与基因芯片和蛋白质芯片一起构成了生物芯片系列，使人类第一次能够有效利用成百上千份组织标本，在基因组、转录组和蛋白质组三个水平上进行研究，被誉为医学、生物学领域的一次革命。组织芯片技术可以与其他很多常规技术如免疫组织化学（IHC）、核酸原位杂交（ISH）、荧光原位杂交（FISH）、原位PCR等结合应用，它的应用领域正在不断地拓展。作为一项新兴的生物学研究技术，正以它绝对的优越性展示着自己的潜力。

荧光抗体芯片的优点是可以在一张芯片上对两种样品的蛋白表达模式进行比较分析，其缺点是直接标记待测样本时易受高背景的干扰，样品中所有的蛋白质都被标记，包括血浆中的高浓度的白蛋白，由于与抗体以及芯片支持物非特异结合影响检测的敏感性和特异性，所以选择合适的仅与少量蛋白质结合的基片，如水凝胶，或者改进封闭与洗涤程序，可以使在直接标记中出现的高背景减低。

荧光标记的免疫芯片技术具有高特异性、高敏感性、可同时定量平行分析大量蛋白质的特点，可以检测出浓度在1ng/ml的蛋白质，因此有着广阔的应用前景。

第三节 荧光抗体技术的要点

荧光抗体技术是用荧光素标记抗体/抗抗体以检测未知抗原/抗体的一项实验应用技术。其检测的结果直接受标本制作的质量、荧光抗体染色的时间和环境以及结果观察标准等因素的影响。现以直接法为例对技术要点加以说明。

一、制备基质片

荧光抗体技术主要靠观察标本中荧光抗体与抗原结合后的着色情况作为抗原的鉴定和定位，因此标本制作的好坏直接影响到检测结果。在制备标本过程中，应力求保持抗原的完整性，并在染色和洗涤等过程中不发生溶解和变性，也不扩散至临近细胞或组织间隙中去；标本制片要求尽量薄，以利于抗原抗体接触和镜检；标本中干扰抗原抗体反应的物质要充分洗去，有传染性的标本要注意安全防护。

常见的临床标本主要有组织、细胞和细菌三大类。按不同标本可制作涂片、印片或切片。组织材料可制备成石蜡切片或冷冻切片。石蜡切片对于组织细胞的精细结构显现清楚，可用于回顾性研究，但对抗原的保存量不如冷冻切片，并且操作烦琐，结果不稳定，非特异性荧光反应强。冷冻切片可使抗原大量的保存，操作简便，自发荧光较少，缺点是组织结构欠清晰。组织材料也可制成印片，方法是用洗净的玻片轻压组织切面，使玻片粘上 1 ~ 2 层组织细胞。细胞或细菌可制成涂片，涂片应薄而均匀。培养的细胞可待细胞在玻片上培养生长形成单层，悬浮培养的细胞可制成涂片，还可将培养细胞用病毒或病人标本感染，再用荧光抗体染色法检查病毒。

除活细胞外，其他标本片应在染色前以适当方式固定。丙酮和乙醇是常用的固定剂，尤以冷丙酮对冷冻切片的固定效果好，而乙醇加 95% 冰醋酸对于涂片抗原的固定效果较理想。固定时间 5 ~ 15 分钟。对制备好的标本应尽快染色检查，或置 -20℃ 下低温干燥保存。

二、荧光抗体染色

首先在已固定的标本上滴加经适当稀释的荧光抗体，置带盖的湿盒内，在 25℃ ~ 37℃ 温育 30 分钟。不耐热抗原的检测则以 4℃ 过夜为宜。温育后充分洗涤，最后干燥、镜检。

荧光抗体技术的核心是抗原抗体反应，是将抗原抗体的高特异性以及荧光的示踪特性相结合。根据染色方法的不同将荧光抗体技术分为直接法和间接法。

直接法是将荧光标记的抗体加入到制备好的悬液或基片上，使抗原抗体反应一定时间，相互识别和结合。洗去未结合的荧光抗体，将待检标本在荧光显微镜下观察，有荧光的部位即有相应抗原存在。间接法是先用特异性抗体与相应的抗原结合，洗去未结合的抗体，再用荧光素标记的抗特异性抗体（抗抗体）与特异性抗体相结合，形成抗原—特异性抗体—抗抗体的复合物。因为在形成的复合物上带有比直接法更多的荧光抗体，所以间接法要比直接法更灵敏一些。

三、结果观察

经荧光抗体染色的标本，需要在荧光显微镜下观察。最好在染色当天即作镜检，以防荧光消退，影响结果。荧光显微镜检查应在通风良好的暗室内进行。荧光显微镜也是光学显微镜的一种，主要的区别在于光源、滤光片、聚光器及镜头等，由此决定了荧光显微镜与普通光学显微镜结构和使用方法上的不同。

1. 光源　由于荧光物质的量子效率极低，要有一个很强的激发光源，通常用高压汞灯、氙灯或卤素灯做为激发光源。

2. 滤光片　滤光片是荧光显微镜的重要部件，滤光片的正确选择是获得良好荧光观察效果的重要条件。滤光片分为隔热滤光片、激发滤光片和吸收滤光片。隔热滤光片安装在灯室的聚光镜前面，能阻断红外线的通过而隔热。在光源前面的一组激发滤光片，其作用是提供合适的激发光。激发滤光片有两种，其中紫外光滤片（UG）只透过波长 275 ~ 400nm 的紫外光，最大透光度在 365nm；蓝紫外光滤片（BG）只透过波长 325 ~ 500nm 的蓝紫外光，最大透光度为 410nm。靠近目镜的一组吸收滤光片的作用是滤除激发光，只允许荧光通过，透光范围为 410 ~ 650nm，代号有 OG（橙黄色）和 GG（淡绿黄色）两种。观察 FITC 标志物可选用激发滤光片 BG12，配以吸收滤光片 OG4 或 GG9。观察 RB200 标记物时，可选用 BG12 与 OG5 配合。

笔记

3. 聚光器 荧光显微镜设计制作的聚光器是用石英玻璃或其他透紫外光的玻璃制成聚光器，有明视野、暗视野和相差荧光器等。聚光器不应吸收紫外线，它与光源、光路、激发滤光片适宜组合，以期在黑色的背景上获得满意的荧光。

4. 镜头 镜头需无荧光。目镜有消色差、氟及复消色差三类镜头，常用的是消色差镜头。

5. 光路 光路分为透射光和落射光两种形式。透射光的照明光线从标本下方经过聚光器会聚后透过标本进入物镜，适于观察对光可透的标本。落射光的照明光线从标本上方经特殊的分光镜（同义词：分色镜、反射镜）反射从物镜周围落射到标本上，荧光经标本反射而进入物镜，适于观察透明度不好的标本以及各种活性组织等（图7-4）。落射光与透射光联合照明，可同时观察两种荧光素的荧光，或同时观察发荧光物质在细胞内的定位。

6. 荧光强度判定 特异性荧光强度的判断一般用" ＋ "号表示。" － "为无或仅见极微弱荧光；" ＋ "为荧光较弱但清楚可见；" ＋＋ "为荧光明亮；" ＋＋＋ "为耀眼的强荧光。临床上根据特异性荧光强度达" ＋＋ "以上判定为阳性，而对照光应呈" － "或" ± "。根据呈" ＋＋ "的血清最高稀释度判定特异性抗体效价。

在荧光显微镜检查中，非特异性荧光染色是直接影响检测结果的主要问题。非特异性荧光染色可能是某些抗原的自发荧光及交叉反应等所致，可以通过对照进行鉴别与排除。荧光抗体染色的对照包括阳性和阴性对照。阳性对照为已知的阳性，阴性对照包括：①用与特异性抗体种属相同的动物血清或同一动物免疫前的血清标记荧光素代替特异性抗体，结果应为阴性；②染色抑制试验：将未标记荧光素的抗体先与切片的靶抗原反应，然后再加荧光素标记的相同抗体，结果应为弱阳性或阴性；③用 PBS 代替荧光抗体，结果应为阴性；④标本自发荧光对照，即标本经 PBS 洗后不加荧光抗体。

第四节 临床应用

荧光抗体技术在临床检验中已用于细菌、病毒和寄生虫的检验，自身免疫病的诊断，流式细胞术的淋巴细胞分类计数及免疫病理检测。

一、病原体检测

（一）细菌的检测

在细菌学检验中主要用于菌种的鉴定。标本材料可以是培养物、感染组织、病人分泌排泄物等。本法较其他鉴定细菌的血清学方法速度快、操作简单、敏感性高，但在细菌实验诊断中，一般只能作为一种补充手段使用，而不能代替常规诊断。荧光抗体染色法对脑膜炎奈氏菌、痢疾志贺菌、霍乱弧菌、布氏杆菌和炭疽杆菌等的实验诊断有较好效果。

（二）梅毒螺旋体的检测

荧光抗体染色法用于梅毒螺旋体检测是当前梅毒诊断敏感性、特异性最高的方法之一，但由于提取的是活梅毒螺旋体，存在一定风险，故作为确诊实验不常规开展。具体做法是用抗梅毒螺旋体抗血清或单克隆抗体，加非致病性螺旋体培养物进行吸收，再与异硫氰酸荧光素（FITC）相结合，用此方法对梅毒螺旋体进行染色，在荧光显微镜下观察，阳性者可见绿色荧光螺旋体。

（三）病毒的检测

免疫荧光技术在病毒学检验中有重要意义。由于病毒体积微小、结构简单以及严格的细胞内寄生等特点，目前用于病毒检测的方法并不多，而病毒所致疾病却愈演愈烈，从 SARS，到禽流感，到埃博拉出血热病毒，严重威胁着人类的生命与健康。普通显微镜无法观察到病毒，但采用荧光抗体染色后借助荧光显微镜可检出病毒并观测到病毒的繁殖情况，为病毒感染性疾病的诊断和治疗提供了极大的帮助。如肝炎病毒的检测，免疫缺陷病毒的检测，狂犬病毒检测，尤其是呼吸道病毒以及肠道病毒的检测等等。

（四）寄生虫的检测

在寄生虫感染诊断中，间接荧光抗体染色法有非常广泛的应用。间接免疫荧光试验（IF-AT）是当前公认的最有效的检测疟疾抗体的方法。常用抗原为疟疾患者血液中红内期裂殖体抗原。IFAT 对肠外阿米巴、尤其是阿米巴肝脓肿也有很高的诊断价值，所用抗原是阿米巴培养物悬液或提取的可溶性抗原。也常用于检测血吸虫特异性的抗体。

另外，荧光间接染色法测定血清中的抗体，可用于流行病学调查和临床回顾诊断。

二、自身抗体检测

荧光抗体技术检测各种自身抗体采用的是间接法。检测程序分为两步，第一步，用待检标本（含待检抗体）加到已知抗原载片上，适当条件下作用一定时间，使抗原抗体充分结合，然后洗涤。第二步，加上荧光标记的抗球蛋白抗体或抗 IgG、IgM 抗体。如果第一步发生了抗原抗体反应，标记的抗球蛋白抗体就会和已结合抗原的抗体进一步结合，从而可鉴定未知抗体。

间接荧光抗体技术的特点是特异性强，阳性与阴性样品的信号强度对比明显，通过显微镜观察能够精确地判断组织或细胞内荧光的分布，由于保留了原基质的完整抗原谱，因而可同时检测大量抗体．获得较高的检测效率。此方法不需要复杂、费时的化学制备程序，不过到目前为止，尚没有任何仪器可取代人工读片。

目前主要用于检查抗核抗体、抗线粒体抗体、抗平滑肌抗体、抗 dsDNA 抗体、抗甲状腺球蛋白抗体、抗骨骼肌抗体及抗肾上腺抗体等。抗核抗体的检测最常采用鼠肝作核抗原，可做成冰冻切片、印片或匀浆。用组织培养细胞如 Hep－2 细胞或 Hela 细胞涂片还可检出抗着丝点抗体、抗中性粒细胞浆抗体等。

三、淋巴细胞分类计数

荧光抗体技术的一种特殊应用是流式细胞分析（flowcytometry）。此技术是将游离淋巴细胞通过荧光标记的特异性抗体染色后经流式细胞仪喷嘴逐个流出，细胞经单色激光照射激发出的荧光信号折射，并自动处理数据将淋巴细胞分类计数，观察细胞大小、折射率、浆内分子以及核内分子等。随着单克隆技术的临床应用，用于 T 细胞亚群等的检测、鉴别 T 或 B 淋巴细胞、白血病、监测 CD4$^+$ 细胞的变化评估艾滋病的病情变化等。目前，流式细胞术的用途已越来越广，具体内容见第十五章。

四、免疫病理检测

荧光抗体技术可用于组织中免疫球蛋白、补体、抗原抗体复合物及肿瘤组织中肿瘤相关抗原的检测。

笔记

本章小结

荧光抗体技术是将抗原抗体反应的特异性与荧光物质检测的敏感性和直观性相结合的标记免疫技术。经典荧光技术以荧光素标记抗体为主要试剂，与标本中组织或细胞抗原反应，在荧光显微镜下呈现特异荧光的抗原抗体复合物存在及部位，借此对细胞抗原进行定性和定位检测，或对自身抗体进行定性和滴度测定。

经典的荧光抗体技术分为直接法与间接法。直接法常用于细菌和病毒等病原微生物的快速检测、肾活检及皮肤活检的免疫病理检查。间接法则常用于检测各种自身抗体。

荧光抗体技术的一种特殊应用是流式细胞分析，是通过流式细胞仪将游离淋巴细胞经荧光标记的特异性抗体染色后，检测细胞大小、折射率、浆内分子以及核内分子等。

除了经典的荧光抗体技术以外，荧光芯片技术已逐步应用于临床。荧光芯片技术典型例子是组织微阵列，它能够利用成百上千份组织标本，在基因组、转录组和蛋白质组三个水平上进行分析研究。

（任碧琼）

第十章　放射免疫技术

学习目标

　　1. 掌握：放射免疫技术的特点、技术类型及其相应原理，衡量放射性标记物质量的主要指标、均相和非均相免疫分析的概念，固相吸附分离技术的分类。

　　2. 熟悉：放射免疫技术常用的放射性核素、标记方法及标记物的制备和纯化，放射免疫分析和免疫放射分析的区别，免疫分析常用的分离技术。

　　3. 了解：放射免疫技术的技术评价和临床应用。

　　放射免疫技术（radioimmuoassay technique）是将抗原抗体反应的高特异性与放射性核素信号的高灵敏性相结合而建立的一种超微量分析技术。根据放射性核素标记抗原或抗体的不同分为放射免疫分析（radioimmunoassay，RIA）和免疫放射分析（immunoradiaometric assay，IRMA）。1959 年 Yalow 和 Berson 在研究胰岛素免疫特性时，用 ^{131}I - 胰岛素作为示踪剂，抗胰岛素抗体作结合试剂来测定血浆中微量的胰岛素获得成功，从而创立了经典的 RIA，并于 1977 年获得诺贝尔生理医学奖。1968 年 Miles 和 Hales 将 ^{125}I 标记抗胰岛素抗体，用双抗体夹心法检测牛血清中的胰岛素获得成功，为与经典的放射免疫分析区别，称之为 IRMA。

第一节　放射性核素和放射性标记物

　　放射免疫技术是以放射性核素为标记物来标记抗原或抗体，测定相应抗体或抗原的一种免疫分析方法，放射性核素不断发出的射线是检测的信号。选择合适的放射性核素、高质量的抗原或抗体以及用适当的方法将放射性核素标记于抗原或抗体上是放射免疫技术的基础。

一、放射性核素

　　凡是原子核内的质子数相等，中子数相同，所处的能态也一致的一类核，称为某元素的某核素。例如 ^{1}H、^{2}H、^{3}H 是氢元素的三种核素，分别称为氕、氘、氚。能自发地发生核的结构和（或）能态变化，释放粒子和（或）光子生成另一种核素，这种性质叫做核的放射性，这种变化过程称为放射性衰变，具有放射性的核素称为放射性核素。放射性核素的衰变方式有 α、β、γ 三类，用于放射性标记的有 β 和 γ 两类。目前常用的是 γ 放射性核素，如 ^{125}I、^{131}I、^{51}Cr 和 ^{60}Co，以 ^{125}I 最常用，用 γ 计数器测定。β 放射性核素有 ^{3}H、^{14}C、^{32}P 和 ^{35}S，以 ^{3}H 最常用，用液体闪烁计数仪进行测定。^{125}I 和 ^{3}H 的标记特点见表 10 - 1。

表 10 – 1 ^{125}I 和 ^3H 标记特点比较

	^{125}I 标记	^3H 标记
标记方法	方法简便，易获得高比放射性标记物	方法较难，不易获得高比放射性标记物
对标记化合物影响	标记时以 I 代替 H 改变抗原结构，可影响抗原免疫学活性	不改变抗原结构，一般不影响抗原免疫活性
测量方法	方法简便，效率高	方法复杂，效率低
测量仪器	γ 计数仪	液体闪烁计数仪
半衰期	60.2 天	约 11 年
废弃物	处理容易	处理较难，易造成环境污染

在放射性标记试验中，放射性核素选择的原则是应具有高比活度、适宜的半衰期、对抗原或抗体活性没有影响，并容易标记。相比较而言，^{125}I 标记有较多优点：半衰期适中，能保证一定的有效期，且废物处理相对容易；它只发射 X 射线和 γ 射线，而无 β 射线，因而辐射自分解少，标记化合物有足够的稳定性。放射性碘适用于蛋白质、肽类、固醇类、核酸类以及环核苷酸衍生物等的标记。

二、放射性标记物

将放射性核素标记在抗原或抗体分子上即可形成放射性标记物，一般是抗原或抗体的分子结构中某一原子或某些原子被放射性核素原子取代而形成。标记抗原或标记抗体是放射免疫分析的放射性来源，因此其质量对分析结果的准确性至关重要。

（一）抗原或抗体

用于被标记的抗原应有较高的纯度，其免疫活性与被测抗原（及其标准品）一致。蛋白质抗原可直接进行标记，非蛋白质抗原或半抗原需要进行必要的修饰再进行标记。

用于被标记的抗体应具有高亲和力、高效价和高纯度，可以是多克隆抗体也可以是单克隆抗体。

（二）放射性标记物的制备

放射性核素的标记方法有同位素交换法、化学合成法、生物合成法、加速离子标记法等，各种标记方法均有其适用范围和优缺点。现以 ^{125}I 标记抗原为例说明标记物的制备（图 10 – 1），^{125}I 标记抗原的方法有直接标记法和间接标记法两类。

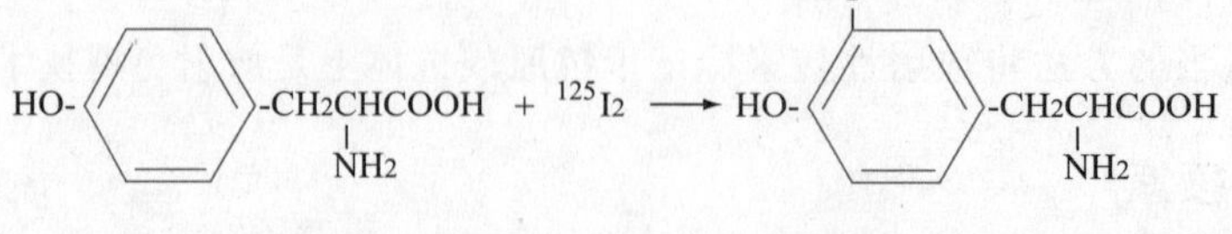

$$HO-\langle\!\!\langle\rangle\!\!\rangle-CH_2CHCOOH + {}^{125}I_2 \longrightarrow HO-\langle\!\!\langle\rangle\!\!\rangle-CH_2CHCOOH$$
$$NH_2 \phantom{+ {}^{125}I_2 \longrightarrow HO-}NH_2$$

图 10 – 1 蛋白质 ^{125}I 标记反应式

1. 直接标记法 直接标记法是在氧化剂作用下将 $^{125}I^-$ 氧化成中间活性形式 I_2 或 $^{125}I^+$，然后再取代蛋白质分子的酪氨酸残基苯环上羟基邻位的氢，形成单碘酪氨酸或双碘酪氨酸，碘化过程如下式。该法操作简便，结合效率高，故标记物具有较高放射性比活度。但此法只能标记含酪氨酸的化合物，可能会影响蛋白质的特异性和生物活性。常用的氧化剂是氯胺 T，此外也可用乳过氧化物酶、氯甘脲等。

2. 间接标记法 间接标记法是先将 ^{125}I 标记在含酪氨酸残基的载体（如 N – 羟基琥珀酰亚胺酯）上，然后再将碘化载体与蛋白质交联（连接部位是蛋白质分子表面赖氨酸残基的氨基或蛋白质分子 N 末端）。此法主要用于标记缺乏酪氨酸的肽类及某些蛋白质，或使用直接标记法

笔记

会引起蛋白质结构改变而破坏其免疫活性时采用。间接标记法操作较复杂，标记蛋白质的比放射性显著低于直接法。

（三）标记物的纯化

标记反应后需除去游离的^{125}I和标记过程中损伤的蛋白质碎片及副产物等杂质，可采用离子交换、凝胶过滤及高效液相层析、亲和层析、电泳和透析等方法进行纯化。另外，标记物经过一定时间的储存后，往往会出现脱碘或自身辐射导致蛋白质破坏形成碎片，也可通过上述方法进行再次纯化。

（四）标记物的主要质量指标

作为示踪剂的放射性核素标记物应具有较高质量的放射化学纯度、比放射活性和免疫活性等。

1. 放射化学纯度 放射化学纯度（radiochemical purity）是指结合于抗原或抗体上的放射性强度所占总放射性强度的百分率（即碘化蛋白质的放射性强度占总放射性强度的百分率），一般要求大于95%。放射性强度常以每分钟脉冲数（counts per minute，CPM）值来表示。测量放射化学纯度常用层析技术将纯化的标记物中存在的各组分分离，然后测定各组分的放射强度，代入下式。

放射化学纯度（%）= 特定组分的放射强度/各组分总放射强度×100%

影响放射化学纯度的因素：①被标记物不纯，杂质也被放射性核素标记；②标记后的分离纯化不完全；③标记化合物贮存过程中的碘脱落。

2. 放射性比活度 放射性比活度（specific radioactivity）是指单位质量标记物的放射性活度，常用Bq（Becquerel）/μg、Ci（Curie）/μg或Ci/mmol等单位表示。因此要测量标记物的放射性比活度，需要先测得其放射性活度和化学量。放射性比活度的测定方法有多种，现介绍三种方法：

（1）直接测定计算法 将标记物经分离纯化后，取部分配成适当浓度的溶液，测定其放射性浓度（KBq/ml），并用光谱法测定其化学浓度（μg/ml）。根据下式计算放射性比活度。

放射性比活度 = 放射性浓度/化学浓度

（2）层析谱放射性测定法 将制备后未纯化的标记物进行层析，再分段切取，测量各段的放射性，绘制放射层析谱，先计算标记率，再计算放射性比活度。

标记率 =（特定组分峰的各段放射性之和/全层析谱各段放射性总和）×100%

放射性比活度 =（投入的总放射性×标记率）/被标记物化学量

一定范围内标记抗原的放射性比活度越高，实验系统的敏感度越高。但过高的放射性比活度可能会损伤抗原或抗体的免疫活性，且稳定性差。如碘标记化合物以单碘标记为宜。

（3）自身置换法 此方法是建立在标记抗原和它的标准抗原对特异抗体具有相同亲和力的基础之上。在特异抗体的用量完全不变的条件下，分别做两条剂量反应曲线：一条是常规的RIA标准曲线（见本章第二节），反应体系由定量标记抗原、系列的标准抗原和限量抗体组成。因为标记抗原和标准抗原的分子浓度之和大于抗体的结合容量，标记抗原与抗体的结合率（B/T%）随标准抗原浓度的增加而竞争抑制性减少。另一条是标记抗原自身置换曲线，反应体系仅由不同剂量的标记抗原和限量抗体组成，标记抗原与抗体的结合率也随标记抗原总量的增加而减少，即所谓自身置换。当两组反应达到平衡后分离出结合物并分别测量放射性，分别计算结合率（B/T%）。在半对数坐标纸上，以B/T%为纵坐标，标准抗原的不同浓度和标记抗原的不同活度为横坐标。因标记抗原与标准抗原具有相同的免疫活性，与抗体的亲和力也相同，所以两条曲线应平行。若从两条曲线上取B/T%相同的点，其所对应的抗原剂量也是相等的，则（标记Ag + 标准品Ag）标准曲线 =（标记Ag）自身取代曲线。故由此便可从横坐标上分别查的抗原的化学含量和放射性活度，并进一步求得比活度（图10-2）。

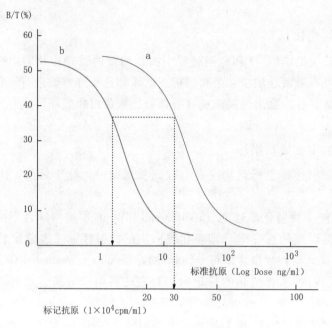

图10-2　^{125}I标记抗原自身置换曲线

3. 免疫活性　免疫活性（immunoreactivity）指制备的标记物与抗体（抗原）结合的能力，用以反映抗原（抗体）标记后免疫活性损失情况。检测免疫活性的方法是取少量标记抗原（抗体）与过量抗体（抗原）反应，测定结合部分（B）的放射性强度，计算与加入的标记物总放射强度（T）的百分比（B/T）。一般B/T应在80%以上，值越大说明免疫活性损伤越少；如果值过小，说明标记抗原与非标记抗原对同一抗体的反应不同，因而也失去放射免疫分析的基础，标记物应重新提纯或废弃重做。

第二节　放射免疫技术的类型

根据放射性核素标记抗原或抗体的不同将放射免疫技术分为RIA和IRMA。广义的放射免疫技术还包括放射受体分析、放射酶分析、放射配体结合分析等。

一、放射免疫分析

放射免疫分析是利用特异性抗体与标记抗原和非标记抗原的竞争结合反应，通过测定放射性复合物的放射性强度来计算出非标记抗原量的一种超微量分析技术，适用于小分子抗原和半抗原的测定。

（一）基本原理

标记抗原（*Ag）和非标记抗原（Ag）对限量特异性抗体（Ab）的竞争结合反应（图10-3）。在反应体系中，*Ag和Ag与Ab的结合能力相同，特异抗体和标记抗原均为一定量的，标记抗原略超过抗体的分子数，而待检抗原（Ag）的量是变化的。因此，当标本中无待检抗原时，抗体全部与标记抗原结合，并有游离的标记抗原存在；当待检抗原量逐渐增多时，则引起标记抗原与抗体结合形成复合物（B）的量逐渐减少，而游离标记抗原（F）的量逐渐增多，即待检抗原的量与*Ag-Ab复合物B的量呈反比函数关系，而与F的量呈正比函数关系。如用

笔记

一系列已知浓度的 Ag 为标准品，分别与定量的 *Ag 和限量的 Ab 反应，待反应平衡后，分离去除上清液中游离的 *Ag 和 Ag，测定沉淀于反应管底的 *Ag - Ab 复合物的放射性强度。以放射性强度或结合率为纵坐标，标准品的系列浓度为横坐标绘制标准曲线（图 10 - 4）。标本中待检抗原进行同样操作，即可从标准曲线上查得其浓度。

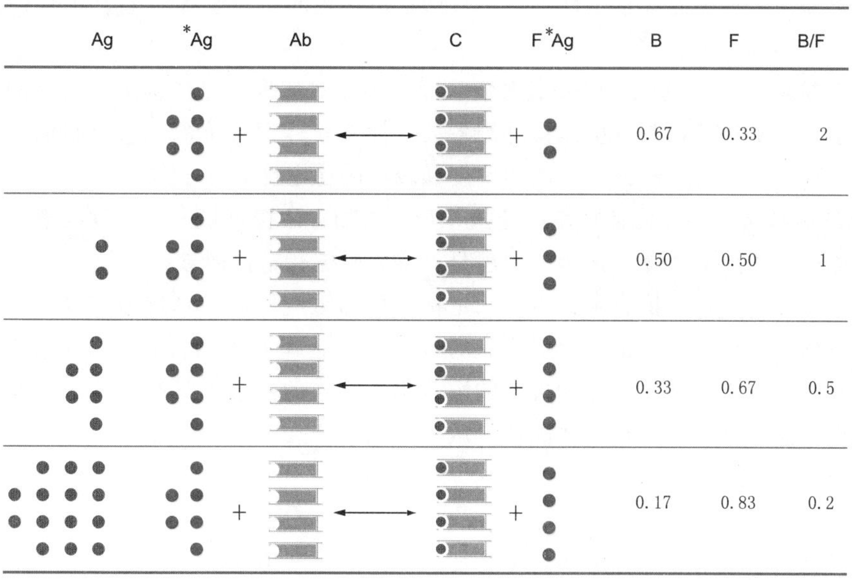

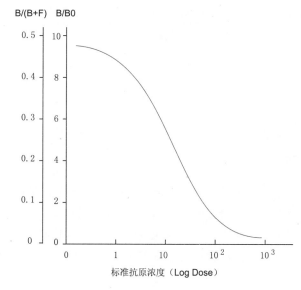

图 10 - 3　RIA 反应原理示意图

图 10 - 4　RIA 标准曲线

（二）技术要点

RIA 技术要点包括高亲和力的抗体和标记抗原的制备，确定满足最大灵敏度的抗体浓度和标记抗原浓度，B 和 F 有效的分离，根据已知浓度的标准抗原绘制标准曲线，最后从标准曲线上查得待检样品中抗原的量。

1. 反应试剂　（1）抗体　应选用亲和力高（亲和常数 K_a 应达到 $10^9 \sim 10^{12}$ mol/L）、特异性强、高效价的抗体，这是提高分析方法的灵敏度和特异性必备的前提。

（2）标记抗原 应满足：①免疫活性与被测抗原（及其标准品）一致，虽然有时标记抗原免疫活性的损失是允许的，但是抗体和标记抗原的亲和力下降会影响分析的灵敏度；②具有较高的放射化学纯度和适宜的放射性比活度，有利于提高灵敏度和精密度。放射化学纯度高是建立 RIA 的重要条件，它可以提高零管的结合率，降低非特异结合率。放射性比活度太高的标记抗原容易发生辐射自分解而导致变性加快，显然是不理想的。一般认为每个分子上标记 1 个 ^{125}I 原子对免疫活性影响不大。

（3）标准抗原 标准抗原是已知其含量，而且不含对免疫反应产生干扰杂质的抗原。标准抗原主要用于：①免疫动物制备抗体；②制备放射性核素标记的抗原；③绘制标准剂量反应曲线。因此，标准抗原应具有高纯度，高准确度和较好的稳定性。

2. 标记抗原和抗体的最佳稀释度的选择 为使检测方法接近最适敏感度要求，还应优化标记抗原和抗体的最适反应浓度。常用的程序是：首先确定标记抗原被抗体结合 10% ~ 50% 时的时间、最佳精度和最低标记抗原量，然后固定标记抗原浓度、再稀释抗体，以正式实验时的相同条件测定各稀释度抗体与标记抗原反应后的 B/F 值，选择 B/F 值接近 1.0 时的稀释度作为该抗体的最佳稀释度。以该抗体和标记抗原的浓度用于测定的灵敏度最高。但若改变标记抗原浓度，抗体浓度也需要做相应调整，才能使灵敏度达到最佳。

3. 抗原抗体反应 根据加样顺序不同分为三种反应方式：

（1）平衡法 将 Ag 和 *Ag 同时与 Ab 反应，达到平衡后分离 *Ag – Ab 和 *Ag。该法稳定，重复性好，具有竞争放射免疫分析的典型特征，但是灵敏度稍差。

（2）顺序加样法 先将待检 Ag 与 Ab 充分反应，达平衡后再加入 *Ag。这种反应方式使待检 Ag 具有较高的竞争结合能力，可以提高灵敏度，但是剂量反应曲线的工作浓度范围变窄。

（3）急诊检测法 急诊检测法（STAT 法）是 RIA 反应未达到动态平衡就终止反应，此法针对急诊标本提出的反应方式。这种方法对标记抗原有特殊要求，反应时间的控制也十分严格，否则难以得到接近典型特征的剂量反应曲线。

（三）方法评价

RIA 敏感度高，能测到 μg/L，甚至可测到 ng/L 或 pg/L 水平。与结构类似物质间的交叉反应少，特异性强，重复性好，批间、批内误差小，标本用量少。缺点是放射性核素易衰变试剂有效期短，放射性核素易对环境和实验室造成污染。

二、免疫放射分析

IRMA 是从 RIA 的基础上发展起来的核素标记免疫测定技术，是以过量放射性核素标记抗体与待测抗原进行非竞争性免疫结合反应，抗体与待测抗原在 2 ~ 3 小时内就可达到结合状态的化学平衡，然后用固相免疫吸附剂将标记免疫复合物（B）和游离标记抗体（F）分离，其灵敏度和可测范围均优于 RIA，操作程序较 RIA 简单。

（一）基本原理

IRMA 属固相免疫标记测定，其原理与 ELISA 相似，不同点主要为标记物为核素及最后检测的为放射量。

1. 直接 IRMA 亦称单位点（one – site）IRMA，是用过量核素标记抗体（*Ab）与待测抗原（Ag）进行免疫结合反应，当反应达到平衡后，再加入固相抗原免疫吸附剂（Immunoadsorbent, ImAd – Ag），吸附剩余的游离标记抗体，离心去除沉淀，测定上清液的放射性强度（图 10 – 5）。此法可用于检测半抗原。

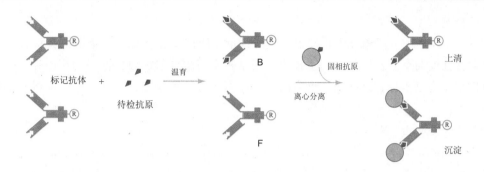

图 10 – 5　直接 IRMA 原理示意图

2. 双抗体夹心法 IRMA　双抗体夹心法先用固相抗体与抗原反应，再与过量的标记抗体作用，形成固相抗体 – 抗原 – 标记抗体复合物，反应后洗涤除去游离的标记抗体，测定固相上的放射强度。改进的双抗体夹心 IRMA 是用针对抗原分子上不同表位的两种单克隆抗体分别制作为固相抗体和标记抗体，测定时将检测样品与标记抗体同时加入固相抗体管内，反应后去除上清液，并经洗涤后直接测定固相结合物的放射性强度，根据标准曲线即可查结果。改进的双抗体夹心 IRMA 亦称为双位点 IRMA，此法进一步提高了免疫放射分析的特异性，并简化了操作程序（图 10 – 6）。此法仅适用于检测多价抗原。

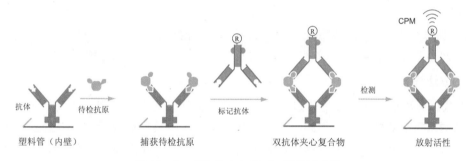

图 10 – 6　双抗体夹心 IRMA 原理示意图

3. 标记抗抗体法　待检抗原先与其不同表位的两种单克隆抗体结合，再与过量的标记抗抗体结合（图 10 – 7）。标记的抗抗体是以^{125}I 标记兔抗小鼠 IgG（非特异性）的抗血清制得的，它与小鼠 IgG 能形成抗原抗体复合物，所以一次制得后可用于各种不同抗原与小鼠单克隆抗体结合的 IRMA，称为通用标记抗体。

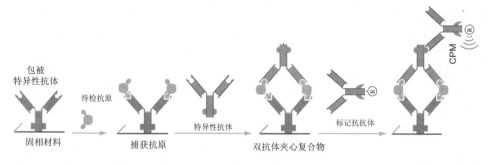

图 10 – 7　标记抗抗体 IRMA 原理示意图

4. 双标记液相 IRMA　双标记液相 IRMA 是第五代放射免疫技术，它将两株高特异性单克隆抗体（McAb）分别标记^{125}I 和异硫氰酸荧光素（FITC）共同作为标记试剂，待测样品在液相中生成双标记夹心免疫复合物，以抗 FITC 磁性微粒子固相作为分离剂。双标记液相 IRMA 法测量中小化合物的灵敏度明显高于酶免疫法和化学发光法，而且检测量程宽，特异性强，适和大量样本的检测。

在 IRMA 体系中，固相抗体和标记抗体均过量，所以不存在竞争，最后测得的标记免疫复合物放射性强度与受检抗原的量均呈正比。用已知系列浓度的抗原标准品为横坐标，结合部分的放射性强度为纵坐标，绘制剂量反应曲线。标本中待检抗原进行同样操作，即可从标准曲线上查其浓度。

（二）技术要点

IRMA 技术要点包括标记抗体、固相抗原或固相抗体的制备、确定满足最大灵敏度的最适标记抗体浓度、B 和 F 分离，根据已知浓度的抗原标准品绘制标准曲线，最后从标准曲线上查得待检样品中抗原的量。

1. 标记抗体的制备 特异性抗体的质量要求和 ^{125}I 标记方法与 RIA 基本相同。抗体分子含有多个酪氨酸残基，经标记后放射性比活度较高，不影响抗体的免疫活性，并且标记方法单一，容易掌握。若用 ^{125}I 标记抗体 Fab 用于 IRMA，其敏感性明显高于一般的标记抗体。

2. 固相抗原或抗体的制备 直接法 IRMA 是将高纯度抗原连接在固相载体上制成，所用固相载体要求对抗原结合力强，对非特异蛋白质吸附性低，分散性大。常采用纤维素、溴化氰（CNBr）活化的纤维素、琼脂糖 4B 珠、聚丙烯酰胺、葡聚糖凝胶或玻璃粉等作为吸附抗原的固相载体。双抗体夹心 IRMA 常采用聚苯乙烯小珠或试管，将抗原或抗体包被于固相载体表面。连接在固相上的抗原或抗体应牢固，不宜被洗脱并保持其免疫活性（详见本章第三节）。

3. 标记抗体浓度 增加标记抗体浓度可以缩短反应时间，扩大测定范围，但同时零标记管的放射性强度也会增加，降低灵敏度。因此实验时需要选定合适的标记抗体浓度。

（三）方法评价

IRMA 法因标记抗体和固相抗体过量，在灵敏度、反应速率、测定范围均优于 RIA。双位点 IRMA 法要求待测物的抗原必须同时具备两个表位，才能最后形成标记复合物，故不易产生严重的交叉反应。缺点是 IRMA 抗体用量偏多，而且抗体的纯化较难，如用单克隆抗体可克服这些缺点。

三、RIA 和 IRMA 的比较

IRMA 与 RIA 同属放射性核素标记免疫测定技术，在方法学上各具典型性（表 10 - 2）。二者代表了标记免疫技术中竞争和非竞争结合方法学的特点。

表 10 - 2　IRMA 与 RIA 的区别

	IRMA	RIA
被标记物质	抗体	抗原
标记物用量	过量	定量较小
反应速率	快	稍慢
反应方式	直接结合	竞争性结合
特异性	高	稍差
抗原检测浓度范围	宽	较窄

第三节　分离技术

把标记物引入免疫学检测技术后，根据抗原抗体反应后的检测是否需要将游离的和结合的

标记物分离，可以将免疫分析技术分为均相免疫分析（itomogeneous immunoassay）和非均相免疫分析（heterogeneous immunoassay）。均相免疫分析是当抗原抗体反应达到平衡后，反应液中结合的标记物与游离的标记物有一种不产生信号（或信号消失），无需将反应液分离即可在溶液中进行测定，故称为均相免疫分析。非均相免疫分析是当抗原抗体反应达到平衡后，需要采用适当的方法将游离标记物和结合标记物分离，再进行检测，故称为非均相免疫分析。后者根据分离方法是否使用固相支持物，又分为液相非均相免疫分析和固相非均相免疫分析。非均相免疫分析应用比较广泛，如放射免疫分析、酶免疫测定、化学发光免疫分析等。

在放射免疫技术的反应系统中，由于抗原和抗体浓度低，免疫复合物不能发生沉淀。必须采用适当的方法将 B 与 F 分离，才能测定其放射性强度。理想的分离技术应符合以下要求：①简便易行，适用于批量操作；②分离效果完全、快速、非特异结合低；③试剂来源容易、价格低廉、稳定性好、可长期保存；④不受外界因素和样品中的其他组分干扰，对标准品和待测抗原分离效果相同；⑤适合自动化分析。常用的分离方法可分为沉淀分离和固相吸附分离两类：

一、沉淀分离

沉淀分离主要用于放射免疫分析中，大多数情况是测量标记复合物的放射性，分离的目的主要是除去游离标记物（少数情况是除去复合物，测定游离标记物的放射性）。此种技术提供抗原抗体反应的液相环境，确保抗原或抗体分子天然构象以及最大反应结合速率，对抗体质量要求可以适当放宽。

1. 吸附去除游离抗原法　利用多孔性物质的物理吸附作用，将小分子游离抗原吸附，而大分子抗原抗体复合物留在反应液中，离心后分离 B 和 F。常用的吸附剂如葡聚糖包被的活性炭、滑石粉、硅酸盐等。特点是分离简便、经济；缺点是专一性差，若包被不均匀也可吸附大分子复合物，同时当小分子游离物被部分吸附后，生成的复合物会发生解离而破坏反应平衡，导致分离的重复性差。因此，使用本法时应低温下加吸附剂和离心，并严格控制分离剂与反应液的接触时间和分离操作时间。

2. 聚乙二醇沉淀法　聚乙二醇（PEG）可以破坏蛋白质水化膜，非特异性沉淀抗原抗体复合物，而将游离抗原保留在上清中，离心后弃去上清即可获得结合标记物。此法适用于抗原的分子量明显低于抗体的免疫反应。优点是沉淀完全、经济方便；缺点是非特异结合率高，受温度、离子强度、酸碱度等影响较大。

3. 双抗体沉淀法　双抗体沉淀法是第二抗体可特异性结合标记复合物中第一抗体形成沉淀，但不能结合游离标记抗原，离心后即可分离结合标记物。其优点是分离特异性强、重复性好；缺点是第二抗体与第一抗体反应时间较长，第二抗体用量较大增加检测成本。

4. 葡萄球菌 A 蛋白沉淀法　葡萄球菌 A 蛋白（Staphylococal Protein A，SPA）是葡萄球菌细胞壁上的一种蛋白质，能与抗体 IgG 中的 Fc 片段结合，而将 Fab 段暴露在外面。与 SPA 结合的 IgG 仍能与相应抗原发生特异性结合而生成抗原抗体复合物。因此，它类似于双抗体法中的第二抗体的作用，而且与抗原抗体复合物结合反应速度较第二抗体快，反应结束后，离心即可分离 B 和 F。

5. 双抗体-PEG 法　双抗体 - PEG 法是目前广泛应用的方法，即保持了双抗体法的特异沉淀作用，又保持了 PEG 法快速沉淀的优点，同时减少第二抗体和 PEG 的用量，有利于节约成本，降低非特异性结合。

二、固相吸附分离

1967 年 Catt 和 Tereger 首次将固相分离技术引入免疫分析，并被酶免疫分析和发光免疫分析所继承。固相吸附分离是将抗体或抗原结合在固相载体（如聚苯乙烯管或珠子、Sepharose 微粒、磁颗粒等）上，利用固相抗体或抗原分离 B 和 F，具有简便、快速、不需离心、适合于自动化分析等特点，已逐步取代传统的液相分离方法。

固相吸附分离技术包括固相吸附和洗涤分离两个环节，重点环节是吸附，也称包被。将抗体或抗原吸附在固相载体表面，免疫反应时抗原抗体复合物生成在固相载体表面，反应结束后只需将周围未结合的游离标记物洗去，测定固相载体结合状态的放射性即可反映免疫反应的强度。

1. 固相载体　理想的固相载体应满足以下条件：吸附牢固而且吸附的抗体或抗原量足够；不影响抗体或抗原的免疫活性；非特异结合低；吸附材料具有较好的可塑性便于制成各种形状（如试管、微孔、微球），并且具有较好的透光性。很多材料可供选用，如塑料（聚乙烯、聚苯乙烯、尼龙等）、纤维素、凝胶颗粒（葡聚糖、琼脂糖、聚丙烯酰胺等）、多空玻璃微球等，其中聚苯乙烯以其较好的透光性、较强的蛋白吸附能力、良好的可塑性且价格低廉而广泛使用。固相支持物根据材料和需求的不同可以做成各种形状，如微粒子、微孔板或试管和固体膜等。

（1）微粒子　可用聚苯乙烯、琼脂糖、金胶粒、葡聚糖、玻璃颗粒等制成，直径多为微米。此种微粒带有能与蛋白质结合的功能基团（如—NH_2、—COOH、—OH 等），容易与抗体或抗原形成化学偶联。微粒状固相能增大固相比表面积，反应时均匀地分散到整个溶液，反应速度快。使用时将其加至液相抗原及标准品或样品中，反应结束后适当洗涤微粒后测量其放射性。近年出现使用免疫磁性微球分离技术，微球中心包裹磁性物质，中间是聚苯乙烯，外层含与抗原或抗体结合的功能基团，此种颗粒在磁场吸引下不需要离心即可与游离标记抗原分开，使分离步骤更为简单。

（2）微孔板或试管　可用聚苯乙烯、聚丙烯、聚乙烯等制成试管、微量反应板等容器。抗原或抗体以物理吸附或共价键结合到此载体上，常用的是 96 孔或 384 孔微量反应板。微量反应板是将抗体或抗原直接吸附在塑料试管内壁，加入标记抗原或标记抗体反应后除去上清液，洗涤后直接测量试管的放射性。此法最大的优点是其分离方式的简便，只需重复洗涤、吸干即可达到满意的分离效果。

（3）固相膜　常用尼龙膜、玻璃纤维膜、硝酸纤维膜等微孔滤膜。通过非共价键吸附抗体或抗原，吸附能力强。固相膜主要通过毛细作用使液相反应试剂同固相试剂紧密接触，同时液固相试剂的相对运动可使液相试剂在整个动态的层析过程中以较大的浓度与膜上的固相试剂反应，这样使得以固相膜为载体的免疫反应比较快速，广泛应用于定性或半定量免疫分析。

2. 包被方法　根据固相材料和包被的蛋白质性质不同，活性蛋白包被在固相的方法有直接法和间接法两种，后者连接的抗体量多而且稳定性好，但制备复杂，成本高。

（1）直接包被　直接包被为经典包被方法，将抗体或抗原分子通过物理吸附或化学连接直接包被于固相材料表面。包被效果与所用的缓冲液 pH、离子强度、包被时间和温度等有关。一般认为缓冲液 pH 接近蛋白质等电点时可使蛋白质发生一定程度的聚集，可得到较好的包被效果。常用的包被缓冲液有 pH 9.6 的碳酸盐溶液和 pH 7.4 的磷酸盐溶液。包被方法：用缓冲液将要包被的抗体或抗原稀释到一定浓度（最适浓度需要预实验筛选确定），包被体积为 100～250μl/well，包被条件为 37℃，2～6 小时或 4℃ 过夜。用于包被的抗原或抗体浓度不宜过大，以免过多的蛋白质分子在固相载体表面形成多层聚集，洗涤时容易脱落，影响以后形成免疫复合物的稳定性和均一性。直接包被将抗原或抗体分子非特异性固定于固相载体表面，分子空间构象不同于液相会影响抗原或抗体的利用效率，导致抗原抗体之间的亲和力降低。

（2）间接包被　间接包被有两种方式：①亲和素－生物素化抗体或抗原模式　即先包被链霉亲和素（链霉亲和素属于碱性糖蛋白，易与聚苯乙烯塑料微孔板结合），同时用生物素修饰欲包被的抗体或抗原，生物素－亲和素之间有很高的亲和力，抗体分子通过生物素－亲和素间接吸附于微孔板表面。以生物素－亲和素作为中介的间接包被，使得包被的抗原或抗体存在于液相中，免疫反应即具有均相反应的特点，又能实现快速高效的分离。②葡萄球菌蛋白A（SPA）－抗体模式多数包被抗体是IgG，IgG Fc段可与SPA结合，先将SPA与固相载体连接，再结合欲包被的抗体，可实现稳定的连接。

3. 封闭（blocking） 是继包被之后用高浓度的无关蛋白质溶液再包被的过程。抗原或抗体包被时所用的浓度较低，吸附后固相载体表面尚有未被占据的空隙，封闭就是让大量不相关的蛋白质填充这些空隙，防止在以后的步骤中干扰物质的再吸附。封闭的方法与包被相类似。最常用的封闭剂是1%～5%的牛血清白蛋白，也有用5%～20%的小牛血清或1%明胶。脱脂奶粉也是一种良好的封闭剂，其最大的特点是价廉，可以高浓度使用（5%）。

在众多分离方法中需要考虑使用方便、价格便宜等因素外，特别需要考虑分离效果。分离效果不良表现为：非特异结合率偏高而特异结合率变化不明显，主要见于部分游离抗原未被洗净而引起；特异结合率偏低，主要见于分离剂的量不足或失效；特异结合率在分离过程中逐渐降低，主要因分离过程中有部分复合物解离而引起。分离效果不良导致试验结果不稳定。在实际应用中应当善于判断系统中有无分离不良，采取措施加以避免。

第四节 临床应用

放射免疫技术是经典的免疫分析技术，具有灵敏度高、特异性强、精确性高等优点，其发展速度很快，应用范围很广，目前已可测多种生物活性物质。但是由于其放射性废物的储存和销毁均会对环境造成一定放射性污染，限制了其应用。随着技术的发展，根据放射免疫技术的原理衍生出了非同位素标记技术，如酶标记免疫分析、荧光免疫分析、化学发光免疫分析和时间分辨荧光免疫分析等。目前放射免疫技术的临床应用主要有以下几方面。

一、激素测定

放射免疫技术可用于大多数激素的测定，包括：①蛋白质及肽类激素，如胰岛素、C肽、胰泌素、促甲状腺激素释放激素（TRH）、促甲状腺激素（TSH）、甲状腺素结合球蛋白（TBG）、生长激素（GH）、胃肠激素、促肾上腺皮质激素（ACTH）、降钙素（CT）等；②非肽类激素，如甲状腺激素、性激素、醛固酮、皮质醇、儿茶酚胺类等。

二、肿瘤标志物测定

放射免疫技术可以检测多种肿瘤标志物：①胚胎性肿瘤标志物，如癌胚抗原（CEA）、甲胎蛋白（AFP）等；②糖类肿瘤抗原，如CA－50、CA19－9、CA－125等；③蛋白类肿瘤标志物，如铁蛋白（SF）、β_2－微球蛋白（β_2－MG）、α_1－微球蛋白（α_1－MG）等；④其他，如组织多肽抗原（TPA）、前列腺特异抗原（PSA）、前列腺酸性磷酸酶（PAP）、细胞角蛋白19、神经元特异烯醇化酶（NSE）等。

三、药物浓度检测

在药理学和临床药学方面，RIA可用于药物的吸收、分布和代谢研究，检测违禁药物和监测药物浓度等，如地高辛、吗啡、苯巴比妥、苯妥英钠、氯丙嗪以及一些常用的抗生素等。

四、其他

用于微生物抗原或抗体检测，如病毒性肝炎各抗原、抗体及系列标志物检测等；血液系统疾病检测，如叶酸、维生素 B_{12}、抗凝血酶Ⅲ；肝纤维化的血清标志物，如Ⅲ型前胶原、Ⅳ型胶原、层粘连蛋白、透明质酸等；也用于维生素、细胞因子、核酸衍生物、受体和配体、血浆蛋白成分及酶等检测。

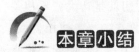

本章小结

放射免疫技术是将放射性核素标记在抗原或抗体上来检测生物体内微量的生物活性物质的方法，具有高敏感性和高特异性。常用的放射性核素是^{125}I，其标记方法有直接标记法和间接标记法两类。衡量标记物的主要质量指标有放射化学纯度、放射性比活度和免疫活性等。

放射免疫技术分为 RIA 和 IRMA。RIA 是 *Ag 和 Ag 与限量的 Ab 结合能力相同，属于竞争性免疫分析。IRMA 是过量 *Ab 与待测 Ag 进行非竞争性反应，因抗体过量其灵敏度、反应速率和测定范围优于 RIA。

根据抗原抗体反应后是否需要分离 B 与 F，可以将免疫分析技术分为均相和非均相免疫分析。后者根据是否使用固相支持物，又分为液相和固相非均相免疫分析。放射免疫技术属于非均相免疫分析，必须将 B 与 F 分离，才能测定放射性强度。常用的分离方法有复合物沉淀分离和固相吸附分离两类。复合物沉淀分离有 PEG、SPA、双抗体和双抗体-PG 法，其中双抗体-PG 法因其快速、特异沉淀的特点是目前 RIA 广泛应用的方法。IRMA 常用固相吸附分离，是将抗原或抗体连接到固相载体作为分析试剂，操作简便，可达满意的分离效果，是目前应用最广泛的一类技术。

（王亚飞）

笔记

第十一章 酶免疫技术

学习目标

1. 掌握：酶联免疫吸附试验、斑点酶免疫印迹试验、酶联免疫斑点试验和酶免疫组织化学技术的基本原理，酶联免疫吸附试验的方法和类型，常用标记酶及其底物的种类。

2. 熟悉：酶联免疫吸附试验、酶联免疫斑点试验的技术评价和临床应用。

3. 了解：酶标记物的制备、纯化、鉴定与保存，酶联免疫吸附试验包被固相载体的种类及方法。

酶免疫技术是以酶标记的抗体/抗原作为主要试剂，将抗原抗体反应的特异性与酶高效催化反应的敏感性、专一性相结合的一种免疫检测技术，具有特异性强和敏感性高的特点。自20世纪70年代初建立，现已广泛应用于医学检验、基础医学的临床实验诊断及研究领域。酶免疫技术可实现对待检测抗原/抗体定位、定性或定量分析。酶免疫技术与荧光免疫技术和放射免疫技术，被称为经典的"三大标记技术"。酶免疫技术按照实际应用的目的不同，将其分为酶免疫组织化学技术（enzyme immunohistochemistry，EIH）和酶免疫测定技术（enzyme immunoassay，EIA）；前者主要用于组织切片或其他标本中抗原的定位分析，后者主要用于体液标本中抗原/抗体的定性和定量检测。

免疫测定技术又根据抗原抗体反应后进行酶活性检测是否需要将游离的和结合的酶标记物分离，而分为均相酶免疫测定（homogenus enzyme immunoassay）和非均相（或异相）酶免疫测定（heterogenous enzyme immunoassay）两种类型（图11-1）。

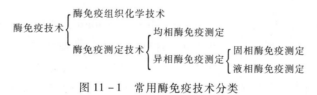

图11-1 常用酶免疫技术分类

均相酶免疫测定是利用酶标记物与相应的抗原/抗体结合后，标记酶的活性会发生改变的原理，可在不需分离结合标记物和游离标记物的情况下，通过测定标记酶活性的改变，从而确定抗原/抗体的含量。均相酶免疫测定主要用于小分子激素、药物等半抗原的测定，该技术适合于自动化测定，但反应中被抑制的活力较小，需用高灵敏的光度计测定，反应的温度也需严格控制，因此，其应用相对局限。

非均相酶免疫测定技术的原理是抗原抗体反应后，需采用适当的方法分离游离酶标记物和结合酶标记物，然后对底物的显色程度进行测定，再推算出样品中待测抗原/抗物的含量。依据测定方法是否使用固相支持物，又分为液相和固相酶免疫分析两类。固相吸附法是最常用的分类方式，常用的固相材料有塑料微孔板和硝酸纤维素膜，前者常见的是酶联免疫吸收试验，后者常见的斑点酶免疫印迹试验。此外，以膜作为固相载体的酶技术还包括一种用于分析免疫细胞生物活性（如 B 细胞分泌抗体或 T 细胞分泌细胞因子）的酶联免疫斑点试验。

酶免疫组织化学技术包括标记酶的和非标记酶的两类，前者与荧光抗体技术相似，而后者是制备酶的抗体，再与酶结合制备成酶结合物。常用的方法有酶桥法和酶 – 抗酶复合物法两种。

第一节　酶和酶标记物

酶免疫技术是以"酶"作为示踪物质，用于标记抗体/抗原。酶标记的抗体/抗原在保留其免疫学活性的同时，又保留了酶对其底物的催化活性。酶标记的抗体/抗原与其相应的抗原/抗体进行特异性反应后，再加入酶的底物，通过酶对底物的显色反应，进行对待测抗原/抗体进行定位、定性或定量分析。选择合适的酶和制备高质量的酶标记物是酶免疫技术中的核心技术之一。

一、酶及其底物

（一）标记酶的基本要求

用于标记抗原或抗体的酶应具备以下特性。

（1）活性高、可溶性好，催化反应具有较高效率，且在抗原抗体反应的最适条件下，仍保持酶活性稳定。

（2）性质稳定，易结合抗体或抗原且不影响酶活性及抗原、抗体的免疫反应性，制备的酶标抗体或抗原性质稳定。

（3）专一性强，酶的活性不受样品中其他成分的影响，且受检组织或体液中不存在与标记酶相同的内源酶或抑制物。

（4）酶的相应底物理化性质稳定、易于制备和保存，有色产物易于测定，吸光度高。

（5）酶催化反应后产生的信号产物易于判定或测量，且方法简单、敏感和重复性好。

（6）酶、底物及其辅助因子来源丰富、成本低廉、安全无害无毒性。

（二）常用的标记酶

1. 辣根过氧化酶　辣根过氧化酶（horse radish peroxidase，HRP）是从植物辣根中提取的一种过氧化物酶，是一种糖蛋白，由多个同工酶组成，糖含量 18%，分子量 40kD，等电点 pH 5.5 ~ 9。HRP 是一种复合酶，由主酶（酶蛋白）和辅基（亚铁血红素）结合而成的一种卟啉蛋白质。主酶为无色糖蛋白，与酶的活性无关，在 275nm 波长处有最高吸收峰；辅基是深棕色的含铁卟啉环，是酶的活性基团，在 403nm 波长处有最高吸收峰。HRP 的质量用两个指标来衡量：纯度和活力。

（1）HRP 的纯度　即酶蛋白中活性部分与非活性部分最大光吸收密度的比值，用二者的光密度比值（A_{403nm}/A_{275nm}）衡量，RZ（reinheitzhal）表示。标记酶的 RZ 值不应小于 3.0，RZ 值越大，酶的纯度越高。

（2）HRP 的活力　用单位（U）表示，用焦性没食子酸法测定时，在 20℃、pH 6.0、20 秒内催化底物焦培酚（pyrogallol）产生 1μg 红培酚（purpurogallin），作为 HRP 的一个活性单位。用于标记的 HRP 其比活力应大于 250U/mg。

HRP 特点：①分子量较小，易渗入细胞内；②标记方法简单；③稳定易于保存；④易得，价格低廉；⑤底物种类多，可供不同的实验选择。但叠氮钠可抑制 HRP 的活性，为防止酶失活，各种缓冲液及标本中应避免使用叠氮钠作为防腐剂。

2. 碱性磷酸酶 碱性磷酸酶（alkaline phosphatas，AP）是从牛的肠黏膜或大肠杆菌中提取。从大肠杆菌提取的 AP 分子量为 80kD，酶作用的最适 pH 为 8.0；用小牛肠黏膜提取的 AP 分子量为 100kD，最适 pH 为 9.6，肠黏膜来源 AP 的活性高于菌源性的 AP。AP 酶活力测定以对硝基苯磷酸盐（pNPP）为底物，用两种方式表示：二乙醇胺（DEA）和甘氨酸单位，即分别以 1.0mmol/L 二乙醇胺溶液和 0.1mmol/L 甘氨酸溶液作为缓冲系统测定的活性单位。二者换算关系为：1 个二乙醇胺单位等于 2 个甘氨酸单位。用于标记的 AP 其活力单位应大于 1000U/mg。

无机磷酸盐对 AP 是强的抑制剂，因此 AP 用于酶免疫测定时应注意，不能使用常规使用的磷酸盐缓冲液（PBS）作为洗涤液。

AP 特点：①活力高，在酶免疫测定中应用 AP 系统，其敏感性一般高于应用 HRP 系统，空白值比较低。②分子量较大，不易渗入细胞内，很少用于 EIHCT。③AP 是从小牛肠黏膜中或大肠杆菌中提取，不易获得，较难得到高纯度制剂，且价格比较昂贵，其稳定性也较 HRP 低，制备酶结合物时，得率较 HRP 低，国内 ELISA 测定中一般多采用 HRP。

3. β-D-半乳糖苷酶 β-D-半乳糖苷酶（β-galactosidase，β-D-Gal）存在于微生物、动物和植物中，常用于酶免技术的是来源于大肠杆菌，由四聚体构成，分子量为 540000，其最适 pH 为 6.0－8.0，热稳定性较差。由于人类血液标本中缺乏此酶，以其制备的酶标记物在测定时不易受到内源性酶的干扰，特异性较强，故常用于均相酶免疫测定。

4. 其他酶 除上述三种主要酶，酶免疫技术中还涉及脲酶（urease）及葡萄糖氧化酶（glucose oxidase，GOX）等。脲酶的特点是酶作用后反应液发生 pH 改变，可使指示剂变色，在人体内没有内源性酶。葡萄糖氧化酶酶分子中含有 FAD，能作为受氢体催化底物葡萄糖生成葡萄糖酸，并产生 H_2O_2，与供氢体发生显色反应。GOX 常用于酶免疫组织化学技术。

（二）常用酶的底物

1. 辣根过氧化酶的底物 HRP 的催化反应需要过氧化氢（H_2O_2）和供氢体（DH_2）作为底物，真正的底物是 H_2O_2。HRP 对受氢体的专一性高，除常用的 H_2O_2 外，仅作用于小分子尿素的过氧化物和醇的过氧化物。供氢体多为无色的还原型染料，反应后可生成有色的氧化型染料。HRP 催化反应如下：$DH_2 + H_2O_2 = D + H_2O$。

常用的供氢体有：

（1）邻苯二胺 邻苯二胺（orthophenylenediamine，OPD）是 HRP 最敏感的色原底物之一，也是酶联免疫吸附试验中最早应用的供氢体。在 HRP 的作用下，OPD 氧化后生成 2，2'－二氨基偶氮苯（diamino-benzidine，DAB），呈橙黄色，强酸（盐酸或硫酸）终止反应后显色变为棕黄色，其最大吸收波长的峰值在 492nm。OPD 的优点是灵敏度高，便于检测；缺点是性质不稳定，配制后溶液稳定性较差，需要在使用前临时配制，在 1 小时内使用。强酸中止反应后，显色也不稳定，显色随着时间的延长而加深，是由于反应后剩余的 H_2O_2 继续与 OPD 发生氧化反应产生非酶催化的 DAB 的结果，因此反应结束后要及时进行比色，以保证检测的准确性。OPD 的另一缺点是有致癌作用。

（2）四甲基联苯胺 四甲基联苯胺（3，3'，5，5'-tetramethyl-benzidine，TMB）：TMB 在 HRP 催化下发生氧化，由无色变蓝色，加入强酸终止反应后变为黄色，在 450nm 波长有最大吸收峰。TMB 的优点是性质稳定，检测敏感性高，无致癌性，可在比色仪中定性或定量检

笔记

测，是目前最常用的底物；缺点是溶解度较低，见光易于分解，应置于黑色瓶中避光保存。如今多采用 TMB 盐溶液形式（四甲基联苯胺硫酸盐，TMBS），溶于水，易于配置。

（3）二氨基联苯胺　二氨基联苯胺（diaminobenzidine，DAB）其反应产物为不溶性的棕色吩嗪衍生物，易沉积于组织细胞间隙，可通过光学显微镜镜观察；此种多聚物能被还原和螯合四氯化锇（OsO_4），形成具有电子密度的产物，便于电镜观察。因此，DAB 是免疫组织化学技术的常用底物。同时，以膜为载体的酶免疫印迹试验也采用这种供氢体底物。

（4）其他 HRP 的常用底物还有 2，2'-氨基-二（3-乙基-苯并噻唑啉磺酸-6）铵盐〔2，2'-amino-di（3-ethylbenzothiazoline sulphonic acid-6）ammonium salt，ABTS〕、5-氨基水杨酸（5-aminosalicyclic acid，5-ASA）、以及 dicarboxindine 等。ABTS 灵敏度不如 OPD 和 TMB，其优点是空白值很低。HRP 常用的供氢体底物及特点见表 11-1。

表 11-1　HRP 常用的供氢体底物及特点

供氢体（DH_2）	产物显色特点	终止剂	测定波长	可溶性
二氨基联苯胺（DAB）	灵敏、棕色、不稳定	—	—	不可溶
邻苯二胺（OPD）	灵敏、黄色、不稳定	0.5M H_2SO_4	492nm	可溶
四甲基联苯胺（TMB）	灵敏、蓝（黄）色、稳定	0.5M H_2SO_4	450nm	可溶
四甲基联苯胺硫酸盐（TMBS）	灵敏、蓝色、稳定	0.5M H_2SO_4	450nm	可溶
5-氨基水杨酸（5-ASA）	敏感性稍差、棕色、不稳定	3M NaOH	550nm	微溶
2，2'-氨基-二（3-乙基-苯并噻唑啉磺酸-6）铵盐（ABTS）	灵敏、绿色、不稳定	1% SDS	405nm	微溶

2. 碱性磷酸酶的底物　AP 最常用的显色底物是对硝基苯磷酸盐（p-nitrophenyl phosphate，p-NPP）。p-NPP 在碱性磷酸酶的催化下生成对硝基酚，呈黄色，在 405 nm 处有最大吸收峰。在碱性条件下 p-NPP 的光吸收增强，并可使碱性磷酸酶失活，因而，可使用氢氧化钠作为终止剂。

3. 其他酶的底物　β-D-半乳糖苷酶底物常用 4-甲基伞基-β-半乳糖苷（4-methylum-bellifery-β-D-galactoside，4MUG），经酶水解后产生荧光物质 4-甲基伞酮（4-methylumbelliferon，4MU），可用荧光计检测，利用荧光的放大作用大大提高了方法的敏感度，其灵敏度高于 HRP 系统 30～50 倍，测量时需要荧光检测仪。葡萄糖氧化酶的常用底物是葡萄糖，供氢体是对硝基蓝四氮唑，反应产生不溶性蓝色沉淀。

二、酶标记物

通过化学反应，将酶与抗体（或抗原）形成的结合物称为酶标记物或酶结合物。酶标记物的质量直接影响酶免疫技术的应用效果。理想的酶与抗体（或抗原）联结方法要求酶与抗体完全（100%）反应，酶和抗体（或抗原）均保持生物学和免疫学活性，结合物稳定，方法简便，价格便宜。目前没有一种方法满足上述要求，需针对不同的酶和分析要求选用适宜的标记方法。选择标记方法的一般原则是：①技术方法简单、标记效率高、重复性好；②对酶和抗体生物活性影响较小；③标记后的酶标记物稳定。

酶标记抗体的制备方法很多，目前应用最广泛的有戊二醛交联法和改良过碘酸钠法。酶标记抗原可根据抗原化学结构不同，用不同的方法与酶结合，如为蛋白质抗原，也可使用酶标记抗体的方法。

（一）酶标记物的制备方法

1. 戊二醛交联法　戊二醛是一种双功能基团交联剂，有两个相同活性的醛基，可以分别偶联酶与抗体（或抗原）的氨基形成结合物。戊二醛交联法根据试剂加入方法的不同，可分为一步法和二步法。

一步法是将标记酶、抗体（抗原）及戊二醛同时混合，然后用透析法或凝胶过滤除去未结合的戊二醛就可得到酶结合物。一步法的优点是操作简便、快速有效，而且重复性好。缺点是酶标记物容易发生聚合，酶与抗体也易发生自身交联，故酶标记物的产率低，交联后酶与抗体（抗原）容易失活，从而影响酶标记物的质量。其结合物分子量较大，穿透力弱。

二步法是先用过量的戊二醛与酶作用，使戊二醛上的一个活性醛基先与酶蛋白上的一个氨基结合，避免酶与酶的结合，用葡聚糖凝胶 G-25 过柱法或透析法除去过量戊二醛，再加入抗体（抗原）反应，形成酶-戊二醛-抗体（抗原）结合物。二步法是目前 HRP 标记抗体（抗原）最常用的方法。此法的效率较一步法高，酶标记物均一，无自身聚合，抗体和酶的活性损失较少，所得酶结合物活性比一步法高。结合物分子量小，穿透力强。

戊二醛交联法是最温和的标记方法之一，适合各种酶的标记。由于不同的酶所含氨基的数量不同，其交联产物不均一，除形成酶-抗体结合物外，酶与酶、抗体与抗体之间也可发生交联，故标记产率较低。

2. 改良过碘酸钠法 本法是应用 HRP 标记抗原或抗体最常用的方法。HRP 分子中糖含量为 18%，过碘酸钠将其分子表面与酶活性无关的多糖羟基氧化为醛基，HRP 酶上的醛基性质活泼，可与抗体蛋白的游离氨基结合，用硼氢化钠（$NaBH_4$）中和多余的过碘酸，即可形成性质稳定的酶标记物，其产率比戊二醛交联法高 3~4 倍。在标记前加入 2，4-二硝基氟苯（2,4-dinitro-fluoro-benzene，DNFB）事先封闭酶蛋白分子上的 α-氨基与 ε-氨基，可防止醛基与酶蛋白分子中的氨基发生自身偶联反应。

此法只适合 HRP，应用较为局限，但酶标记物产率较高。

3. 其他方法 利用化学反应进行酶结合物的制备，会不同程度地影响酶和抗体的生物活性。如以酶作为抗原与其相应抗体形成的免疫复合物代替酶标记物，就可提高酶免疫方法的灵敏度，减少化学偶联反应对酶和抗体活性的影响。

（二）酶标记物的纯化、鉴定与保存

1. 纯化 标记完成的酶结合物中常可能混有未结合的游离酶和抗体（抗原）、酶-酶及抗体（抗原）聚合物。游离酶和酶-酶聚合物会增加非特异显色，游离的抗体（抗原）则会起竞争作用而影响特异性显色的强度。因此，制备完成后的酶标记结合物应予以纯化。纯化的方法较多，分离大分子混合物的方法均可应用，如葡聚糖凝胶 G-200/G-150 或 Ultrogel AcA-44 过柱层析法；50%饱和硫酸铵沉淀提纯法；SPA 柱亲和层析法等。葡聚糖凝胶 G-200 或 Ultro-gel AcA-44 过柱层析法可去除游离的 IgG；使用 SPA 柱亲和层析法可去除 IgG 酶结合物中的游离酶。

2. 鉴定 每批制备的酶标记物要进行质量的鉴定，包括标记率、酶结合率、酶活性和抗体（抗原）的免疫活性测定。

（1）标记率的测定 用分光光度法分别测定酶标记物中酶和抗体（抗原）蛋白的含量，再按公式计算酶标记率。

酶量（mg/ml）$= OD_{403nm} \times 0.4$，即酶在 403nm 波长的 OD 值为 1 时，酶的含量为 0.4mg/ml。

IgG 量（mg/ml）$= (OD_{280nm} - OD_{403nm} \times 0.42) \times 0.94 \times 0.62$

注：其中 0.42 为酶蛋白本身（0.3）结合戊二醛后的 OD 值，0.94 为抗体蛋白与醛化酶结

合后 OD_{280nm} 约增加 6%，故乘以 0.94。兔 IgG 的 $OD_{280nm} = 1.0$ 时为 0.62。

过碘酸钠标记法的 IgG 量（mg/ml）$= (OD_{280nm} - OD_{403nm} \times 0.3) \times 0.62$

克分子比（E/P）$= \dfrac{\text{mg/ml（酶）}}{\text{酶分子量}} \div \dfrac{\text{mg/ml（IgG）}}{\text{IgG 分子量}} \times 4$，$E/P$ 一般为 1~2。

（2）酶结合率的计算

酶结合率 $= \dfrac{\text{结合物中酶量}}{\text{标记时的酶量}} \times 100\%$ 或酶结合率 $= \dfrac{OD_{403nm}}{OD_{280nm}}$

一般酶量为 1mg/ml、克分子比在 1.5~2 之间，酶的标记率大于 0.3。

（3）酶与抗体（抗原）的活性检测 常用琼脂扩散或免疫电泳法，出现沉淀线表示酶标记物中的抗体（抗原）具有免疫活性，经 PBS 反复漂洗，再加酶的底物，如果出现应有的颜色反应，再用生理盐水浸泡，颜色若不褪，表示结合物中酶的活性稳定。酶与抗体的活性也可以用系列稀释的酶标抗体直接以 ELISA 方法进行方阵滴定，此方法不仅可以测定标记效果，还可以确定酶标抗体的使用浓度。

3. 保存 酶标记物为生物活性物质，适宜的贮存条件对于保持结合物中抗体（或抗原）和酶稳定的生物活性十分重要。冰冻干燥后的高浓度结合物可长期保存，但需注意冻干过程可降低其生物活性，反复冻融也会使其生物活性受到影响；也可保存在 33% 甘油中 0℃~ -70℃ 保存较长时间；或 0.1%~0.5% 的牛血清白蛋白（bovine serum albumin，BSA）中，4℃~8℃ 保存 6 个月。此外，贮存时在结合物溶液中加入蛋白保护剂、抗生素及防腐剂等也有助于保持结合物的生物活性。

第二节 酶联免疫吸附试验

酶联免疫吸附试验（enzyme linked immunosorbent assay，ELISA）是 1971 年由瑞典学者 Engvall 和 Perlmann 及荷兰学者 VanWeemen 和 Schuurs 建立的。该技术一经问世便迅速发展成可进行液体样本中微量物质测定最简便易行的实验方法。其基本原理是在保持抗原或抗体免疫活性的前提下将其结合到某种固相载体表面，测定时把待检样本和酶标抗原或酶标抗体按一定顺序与固相载体上的抗原或抗体反应，形成的免疫复合物（结合标记物）存在于固相载体表面，免疫复合物中的酶量与样本中待检抗原或抗体的量成一定的比例，未结合的标记物游离于液相中，用洗涤的方法去掉未结合的标记物和其他物质，加入底物后显色，根据酶对底物催化的显色反应程度，对标本中的抗原（抗体）进行定性或定量测定。

ELISA 技术可用于检测抗原或抗体。根据检测原理及目的不同可分为四种基本类型：夹心法、间接法、竞争法和捕获法。

一、分析模式

（一）夹心法

双抗体夹心法常用于检测抗原，适用于检测至少含有两个抗原表位的蛋白质抗原。其原理是先将特异性抗体包被于固相载体，然后加入含有待测抗原的样品，如待测样品中有相应抗原存在，即可与包被于固相载体上的特异性抗体结合，孵育（反应）足够时间后洗涤，加入酶标记的特异性抗体，在固相载体上形成固相抗体 – 抗原 – 酶标记抗体夹心结构的免疫复合物，孵育后再次洗涤去掉未结合的酶标记抗体，加底物显色，根据颜色的深浅对抗原定性或定量测定（图 11-2）。

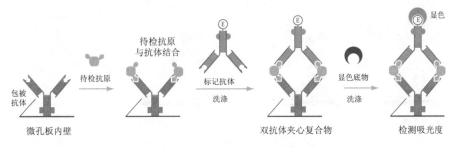

图 11 - 2 双抗体夹心法检测原理示意图

该法检测的抗原至少要有两个可以与抗体结合的位点，一端要与包被于固相载体上的抗体结合，另一端则要与酶标记的特异性抗体结合。因此，此法不适用于分子量小的半抗原测定。在应用双抗体夹心法的时候要注意类风湿因子（RF）对检测产生的干扰，RF 是抗变性 IgG 的自身抗体，可以与多种变性 IgG 的 Fc 段结合，如果待检血清中含有 RF 时，可以和固相抗体和酶标抗体发生桥接，从而产生假阳性反应。在实际应用此方法进行检测时，如果出现与临床不符的阳性结果时，需要对此干扰测定的情况加以排除。

双抗体夹心法最经典的是"两步法"，但随着杂交瘤技术的出现，能够制备针对单一表位的抗体，即单克隆抗体，使"一步法"成为了可能。

两步法：先加入标准品或待检抗原孵育，形成固相抗体抗原复合物，洗涤去除未结合物质；然后加入酶标记抗体孵育，酶标抗体与固相抗体抗原复合物，形成双抗体夹心复合物，洗涤去除未结合酶记抗体，加入底物显色，显色后可对待测抗原进行定量或定性测定。

一步法：是应用针对抗原分子上两个不同抗原决定簇的单克隆抗体分别作为固相抗体和酶标记抗体，测定时可将样本和酶标记抗体同时加入，经过孵育和洗涤后，加入酶底物显色，根据颜色的深浅对抗原定性或定量测定。这种方法的优点是简便快速，但需特别注意钩状效应（hookeffect）对检测的影响。即当样本中待测抗原浓度过高时，过量抗原分别与酶标抗体和固相抗体结合，不能形成上述夹心复合物，所得结果将低于实际含量，钩状效应严重时甚至可出现假阴性结果。当检测出现可疑的阴性结果时，应将待检样本进行适当的稀释后再进行重复测定，以保证检测的准确性。

双抗原夹心法的基本原理与双抗体夹心法类似，所不同之处为包被在固相载体上和酶标记的均为特异性抗原。

（二）间接法

间接法常用于检测抗体，其原理是将抗原包被于固相载体上，然后加入待测样本，如含有特异性抗体就会形成固相抗原 - 抗体复合物，孵育足够时间后洗涤，加入酶标记抗抗体（如酶标记抗人球蛋白 IgG），与固相抗原 - 抗体复合物结合形成固相抗原 - 待检抗体 - 酶标二抗的复合物，再次孵育洗涤后，加入底物显色，根据颜色的深浅确定待测抗体的含量（图 11 - 3）。本法用不同种抗原包被固相载体后，只需用一种酶标记抗人球蛋白抗体，即可进行多种抗体的血清学检测，具有较好的通用性。间接法常用于检测人类免疫缺陷病毒抗体（HIV）、丙型肝炎病毒抗体及梅毒螺旋体抗体等 IgG 类抗体。机体在与外界长期接触时会受环境刺激产生大量的非特异性 IgG 类抗体，这些高浓度的非特异性 IgG 抗体有可能对固相产生吸附从而产生假阳性反应，所以在应用此方法进行测定时常需先将样本做一定的稀释来避免非特异性 IgG 抗体对检测的干扰。

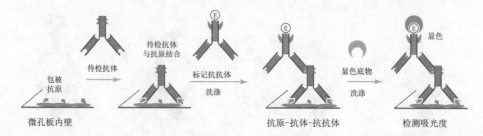

图 11 - 3　间接法检测原理示意图

（三）竞争法

竞争法可用于测定抗原和半抗原，也可以测定抗体。以测定抗原为例，其原理是先用特异抗体包被固相载体，然后同时加入待检样本和酶标抗原，如样本中含有待测抗原，则待测样本中的抗原和酶标抗原竞争与固相抗体结合，待检样本中特异性抗原越多，酶标抗原与固相抗体结合的机会就越少，因此与固相抗体结合的酶标抗原量与受检抗原的量呈反比，显色的深浅与待测抗原的量呈负相关（图 11 - 4）。

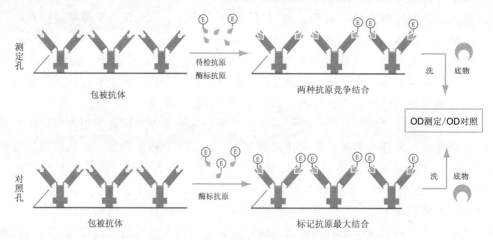

图 11 - 4　竞争法检测抗原原理示意图

方法学特点：①酶标记抗原（抗体）与样品或标准品中的非标记抗原（抗体）具有相同的与固相抗体结合的能力；②在反应体系中，固相抗体（抗原）限量且结合位点小于酶标记和非标记抗原（抗体）的总量，确保形成竞争性反应；③免疫反应后，结合于固相载体上复合物中被测定的酶标抗原（抗体）的量（酶活性）与样品或标准品中的非标记抗原（抗体）的浓度呈反比。

（四）捕获法

捕获法是目前国际上公认的检测 IgM 抗体最好的方法，常用于检测血清中 IgM 类抗病原体抗体。人体在受到特异性抗原刺激后一定时间血清中针对此抗原的特异性 IgM 常和特异性 IgG 同时存在，当需要单独检测特异性 IgM 时，首先需要将特异性 IgM 和特异性 IgG 分离开来，此时多采用捕获法。其原理是，先将抗人 IgM 抗体包被在固相载体上，然后加入待检血清，如果其中存在 IgM，则血清中的 IgM（包括特异性 IgM 和非特异性 IgM）被捕获在固相上，洗涤去除未结合物，然后加入特异性抗原试剂，它只和结合于固相上的特异性 IgM 相结合而不与结合于固相上的非特异性 IgM 结合。再次洗涤，去除未结合的特异性抗原及其他杂质，加入针对特异性抗原的酶标抗体，使其与结合在固相上的特异性抗原结合，形成固相抗人 IgM 一特异性IgM 一抗原一特异酶标抗体复合物，洗涤去除未结合酶标抗体及杂质，加入底物，显色的深浅与被捕获的特异性 IgM 抗体的量呈正相关（图 11 - 5）。

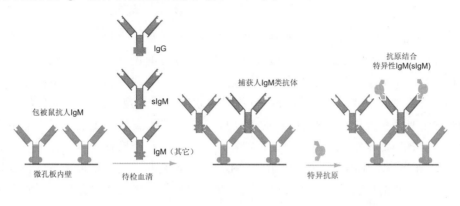

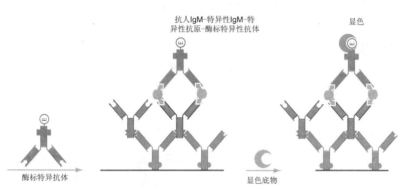

图 11 - 5　捕获法检测原理示意图

捕获法常用来检测抗 HAV - IgM 和抗 HBc - IgM。应用此方法检测 IgM 抗体时需要排除非特异性 IgM 的干扰，非特异性 IgM 可以和特异性 IgM 竞争与固相抗体的结合，从而影响到检测结果。如类风湿因子（IgM 类）能和固相抗人 μ 链抗体相结合，并且可以与随后加入的酶标抗体反应，从而产生假阳性检测结果。如果事先对待测样本进行适当的稀释后再进行检测可以降低非特异性 IgM 对检测的干扰，从而减少假阳性反应的产生。因为当被检测者处于相应病原体感染的急性期时，其血清中针对病原体的特异性抗体滴度很高，适当的稀释并不会影响到检测的准确性。相对于特异性抗体，非特异性抗体滴度较低，稀释后其对检测的干扰就会减低。

二、技术要点

（一）包被技术

根据酶联免疫吸附试验的基本原理，首先要把抗原或抗体结合到某种固相载体上，并保持其免疫活性，因此固相载体和包被方法的选择是酶联免疫吸附试验的基础。将抗体（抗原）与固相载体连接的过程称为包被（coating）。

1. 固相载体　理想的固相载体应具备如下条件：①与抗体（抗原）结合容量大，且结合稳定不易脱落；②可结合抗原或抗体及亲和素或链霉亲和素等大分子蛋白质；③生物大分子固相化后仍保持生物活性，且有利于反应充分进行，最好其活性基团朝向反应液；④包被方法应简便易行、快速经济；⑤固相载体是反应杯也是比色杯，要求透光性好，均一。

固相载体在 ELISA 测定中的评价方法：用其他免疫学测定方法选出一个阳性样本和一个阴性样本。将它们分别进行一系列的稀释后，在不同的固相载体上进行 ELISA 测定，然后比较测定结果。在哪一种载体上阳性结果与阴性结果差别最大，这种载体就是这一

ELISA 测定的最合适的固相载体。常用固相载体有塑料制品、微颗粒和膜载体，其中以聚苯乙烯最为常用。

（1）塑料制品　包括聚苯乙烯、聚氯乙烯等，以聚苯乙烯最为常用。聚苯乙烯塑料可通过非共价或物理吸附机制结合抗体或蛋白质抗原，并保留原有的免疫活性；可塑性强，可制成各种方便测试的形式，如小试管、小珠和微量反应板等；它作为载体和容器，不参与反应，透光性好、制备方法简便、成本低廉，所以在制备固相载体时被普遍采用。在酶联免疫吸附试验中，使用最多的是微量反应板（8×12）或条（12×8）。其优点是便于批量标本测定，并可在特定的比色计上迅速测定结果，易于自动化仪器配套使用，利于操作步骤的标准化。而缺点是抗体（抗原）结合容量不高，解离及吸附程度不均一，影响测定的灵敏度、精确性及检测范围等；此外，由于制作时原料及生产工艺的差别，各种聚苯乙烯板的质量差异大，常需在使用前进行质量评价。

目前，已有商品化的经预处理后带有不同结合蛋白质的功能基团（如肼基或烷胺基）的塑料微量反应板。抗体（抗原）通过化学偶联方式与固相载体上的功能基团结合，可明显提高固相化抗体（抗原）的结合量、均一性和牢固程度，降低反应时的脱吸附率，提高测定的灵敏度、精密度和检测范围。

（2）微颗粒　包括由聚苯乙烯高分子单体聚合成的微球、磁性微球等。是由高分子单体聚合成的微球或颗粒，其直径多为微米（μm），比表面积大（面积/体积比）。此种微球由于带有能与蛋白质结合的功能团，故易与抗体（抗原）形成化学偶联，且结合容量大。此外，固相微颗粒在反应时，可以均匀地分散到整个反应溶液中，反应速度快。但单纯的微颗粒固相抗体（抗原）在反应后需有较快速的分离方法（反复离心，操作繁琐，不宜采用）。目前，有采用玻璃纤维膜过滤的方法。较常用的方法是引入磁性物质制成磁性微球，从而使分离步骤得以简单地用一般磁板或自动化磁板完成。因此，磁性微球载体日渐普遍地应用于自动化程度较高的荧光酶免疫测定及化学发光酶免疫测定等新技术中。

（3）膜载体　包括硝酸纤维素膜（nitrocellulose，NC）、玻璃纤维素膜及尼龙膜等。通过非共价键吸附抗体（抗原），但吸附能力强，如 NC 对大多数抗体（抗原）的吸附近100%，而且当样品量微少（1μl）时，吸附也完全，故已广泛应用于定性或半定量斑点 ELISA 的固相载体。

2. 包被方法

（1）直接包被　直接包被是经典的包被方法，即将抗体（抗原）直接包被于固相材料表面。基本程序是用包被缓冲液（pH 9.6 碳酸盐溶液和 pH 7.4 磷酸盐溶液）将欲包被的抗原或抗体稀释到一定浓度（一般终浓度为 3~10μg/ml），包被体积为 100~150μl/well。包被条件 37℃ 2~6 小时或 4℃ 过夜。用于包被的蛋白质（抗原或抗体）浓度不宜过大，以免过多的蛋白质分子在固相载体表面形成多层聚集，洗涤时易脱落，影响随后形成免疫复合物的稳定性和均一性。此外，包被溶液中抗原或抗体的最适浓度，需经预实验筛选确定。

（2）间接包被　直接包被是将抗体分子非特异性固定于塑料表面，空间分子构象不同于液相，势必影响抗体的利用效率，导致抗原、抗体之间亲和力降低。推荐两种间接包被模式：①亲和素-生物素化抗体（抗原）模式：即先包被链霉亲和素（链霉亲和素属于碱性糖蛋白物质，易于与聚苯乙烯塑料微孔板结合），同时将欲包被抗体用生物素修饰，生物素-亲和素之间具有很高的亲和力，抗体分子通过生物素-亲和素间接吸附于微孔板表面。②葡萄球菌蛋白A（SPA）-抗体模式：多数包被抗体属于 IgG，IgG Fc 段可与 SPA 结合，先将葡萄球菌蛋白 A 与固相载体连接，再结合欲包被抗体，可实现稳定连接。此外，同样存在其他连接方法，如将固相载体引入一些功能基团（醛基），可与欲包被的抗体氨基结合形成化学键，产生良好的包被效果。

3. 封闭 由于包被的抗原或抗体浓度很低，造成固相载体表面常剩余少量未吸附位点，可非特异地吸附标本中的蛋白质及酶标记物，形成非特异性结合，导致本底偏高。因此需用 1% ~5% 牛血清白蛋白或 5% ~20% 小牛血清等再包被一次，用高浓度蛋白占据空白位点以消除上述干扰，此过程称为封闭（blocking）。

（二）确定最佳工作浓度

在 ELISA 试验中，反应试剂多，其工作浓度对结果影响较大，因此，必须对包被抗原（抗体）和酶标抗体（抗抗体或抗原）进行最佳工作浓度的滴定和选择，以达到最佳的测定条件。

1. 方阵（棋盘） 滴定法选择包被抗原的工作浓度：用包被液将抗原作一系列稀释（1∶50 ~1∶800）后，按行进行包被。按列分别加入用稀释液 1∶100 稀释的强阳性、弱阳性、阴性参考血清及稀释液（作空白对照），孵育，洗涤。加工作浓度酶标抗人 IgG，洗涤，加底物显色，加酸终止反应读取 OD 值。选择强阳性参考血清 OD 值为 0.8 左右，阴性参考血清 OD 值 <0.1，P/N 最大值的包被抗原稀释度为工作浓度。如表 11-2 中包被抗原的最适工作浓度为 1∶200。

表 11-2　间接法测抗体包被抗原最适工作浓度的选择

各参考血清	抗原稀释度				
	1∶50	1∶100	1∶200	1∶400	1∶800
强阳性	1.22	1.06	0.85	0.68	0.42
弱阳性	0.65	0.42	0.31	0.22	0.19
阴性	0.23	0.14	0.08	0.06	0.05
稀释液	0.08	0.02	0.02	0.02	0.04

2. 酶标抗抗体最佳工作浓度的选择 用 100μg/L 人 IgG 包被，加入不同稀释度（1∶20 ~1∶640）的酶标羊抗人 IgG，加底物显色，加酸终止反应后测 492nm 时 OD 值，取 OD 值为 1.0 时的浓度为酶标抗抗体工作浓度的选择。

3. 方阵（棋盘）滴定法选择包被抗体和酶标抗体的工作浓度 将抗体用包被液稀释为 10mg/L、1mg/L、0.1mg/L 三个浓度按行包被，每一个浓度包被三行（每行三孔），分别在每个浓度包被的第一、二、三行中分别加入强阳性抗原、弱阳性抗原和阴性对照，将酶标抗体用稀释液稀释为 1∶1000、1∶5000、1∶25000 三个浓度，分别加入每个浓度包被的第一、二、三列中。加底物显色，加酸终止反应，分别读取 OD 值。以强阳性抗原 OD 值在 0.8 左右，阴性参考 OD 值 <0.1 的条件为最适条件。据此选择包被抗体和酶标抗体的最佳工作浓度，由表 11-3 可知包被抗体和酶标抗体的最佳工作浓度分别为 1mg/L 与 1∶5000。

上述方法用于 ELISA 试验定性检测中，对包被抗原（抗体）和酶标抗体（抗抗体或抗原）最佳工作浓度的滴定和选择。如为 ELISA 试验定量检测，则把上述试验中的强阳性抗原、弱阳性抗原和阴性对照换成标准品，标准品可以是三个以上，但必须包括检测范围内的最高值和最低值，其余步骤相同。

笔记

笔记

表 11 - 3　夹心法测抗原包被抗体和酶标抗体工作浓度的选择

包被抗体浓度（mg/L）	酶标抗体稀释度	强阳性抗原	弱阳性抗原	阴性对照
10	1:1000	1.20	0.16	0.08
	1:5000	0.48	0.04	0
	1:25000	0.13	0	0
1	1:1000	>2	0.26	0.10
	1:5000	0.90	0.12	0.01
	1:25000	0.24	0.01	0
0.1	1:100	0.43	0.13	0.1
	1:5000	0.11	0.04	0.02
	1:25000	0.03	0	

三、临床应用

　　酶联免疫吸附试验具有操作简单、快速、敏感性高、特异性强、应用范围广、无放射性同位素污染等优点，可对多种物质进行定性、某些微量物质的定量分析。但 ELISA 自身尚存在一定的局限性，如待检样本中可能存在对检测产生干扰的物质；ELISA 所用的抗原一部分可能是混合的可溶性抗原；应用 ELISA 检测抗体时，要求包被抗原包含特异性抗原表位，并且尽可能不含非特异性成分，但往往难以做到；由于原料及制备工艺不统一，固相载体的质量不稳定，使不同批号的固相载体有时本底值较高，有时吸附性能较差，从而影响到测试结果等。所以出现检测结果的假阳性或假阴性是不能完全避免的，在检测时既要考虑到这一点又要通过各种质量控制措施将这种可能降到最低。出现非特异性反应结果时，需要从不同方面具体分析处理。

　　此外，当用 ELISA 进行定量检测时，微孔板内壁面积有限，所包被生物分子不足、空间位阻等因素，致使线性范围较窄，在待检样本含量过高或过低时都可能出现检测不到或结果不准确的情况；而且由于是以 OD 值对应浓度，如加显色剂后比色的时间不一致，可出现同一样本不同时间检测含量（浓度）差异较大的情况；不同批次或不同板次如用同一标准曲线结果也可能出现较大误差。在应用时须注意避免。

　　酶联免疫吸附试验在临床上主要用于定性检测，如病毒性肝炎（甲肝抗体、乙型肝炎病毒血清标志物、丙肝抗体、丁肝抗体、戊肝抗体）血清标志物检测、TORCH（风疹病毒、巨细胞病毒、单纯疱疹病毒、弓形体）感染检测、梅毒螺旋体抗体的检测、HIV 感染筛查等；定量检测可用在 FK560、地高辛等药物浓度的监测。

　　乙型肝炎病毒血清标志物的检测目前临床常用方法仍为 ELISA，不同项目采用不同的检测方法。乙肝表面抗原（HBsAg）和乙肝 e 抗原（HBeAg）测定采用双抗体夹心法，乙肝表面抗体（抗 - HBs）测定采用双抗原夹心法，乙肝 e 抗体（抗 - HBe）和乙肝核心抗体（抗 - HBc）测定采用竞争抑制法。由于一个检测项目包括 5 个内容，临床标本量大，用（8 × 12，96 孔）微量反应板便于批量和大量标本的测定，并可在特定的比色计（酶标仪）上迅速测定结果。随着全自动酶免疫分析仪的广泛应用，操作步骤进一步标准化和简便化，可短时间内处理大批标本，并在很大程度上减少了人为因素的干扰，结果的重复性和准确性更好。

第三节　斑点酶免疫印迹试验

　　斑点酶免疫印迹试验是酶免疫印迹试验的一种类型。酶免疫印迹试验（enzyme immunoblotting test，EIBT）是一种以膜为载体的酶免疫技术。以膜为固相载体将蛋白质抗原直接吸附或通过电转移方式转移至膜载体表面，形成固相抗原，加入特异性抗体和酶标记抗抗体，温育后在膜表面形成免疫复合物，加底物显色在膜表面形成有色斑点或条带判定检测结果。包括斑点酶免印迹试验、酶免疫渗滤试验、酶免疫层析试验和（电转移）免疫印迹试验四种类型，其中酶免疫渗滤试验和酶免疫层析试验逐渐被金免疫技术取代。

免疫印迹试验（immuno-blotting test，IBT）亦称酶联免疫电转移印斑法（enzyme linked immunoelectrotransfer blot，EITB）。该因与 Southen 早先建立的检测核酸的印迹方法 Southen blot 相类似，亦被称为 Western blot。免疫印迹（western blotting）是在蛋白质电泳分离和抗原抗体反应的基础上发展起来的一项生物技术。

一、分析原理

（一）斑点酶免疫印迹试验

斑点酶免疫印迹试验（dot immunoenzyme filtration assay，DIEFA）是一种经典酶印迹试验。原理与 ELISA 相同，不同之处在于：①斑点酶免疫印迹试验所用载体为对蛋白质具有极强吸附力（近100%）的硝酸纤维素膜（nitrocellulose，NC）；②酶作用底物后形成有色的沉淀物（不溶性产物），使 NC 染色。若将 NC 膜裁剪为膜条（亦可采用二维阵列方式），并在同一张膜条上不同位置点有多种抗原，将整个膜条与同一份血清反应，可同时检测多种成分。

（二）分析模式

1. 夹心法　将少量特异性抗体或抗原（1-2 μl））加于膜上，干燥后经封闭液处理，滴加待测血清，待检样品中的抗原（抗体）即与 NC 膜上的抗体（抗原）结合，洗涤后加酶标抗体（抗原），再次洗涤后滴加底物，形成不溶性有色沉淀物，NC 膜上出现肉眼可见的染色斑点，即为阳性反应。双抗体夹心法分析原理如图11-6所示。

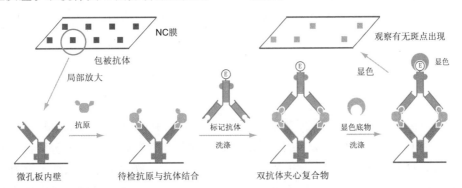

图11-6　斑点酶免疫印迹试验原理示意图

2. 间接法　将少量已知抗原（1~2μl）点加于膜上，干燥后经封闭液处理，滴加待测血清和酶标抗抗体（间接法测抗体）；或将少量待测血清（2~5μl）点加于膜上，干燥后经封闭液处理，滴加特异性抗体和酶标抗体（间接法测抗原）；洗涤后滴加底物，形成不溶性有色沉淀物，NC 膜上出现肉眼可见的染色斑点，即为阳性反应。

二、技术要点

（一）膜载体

膜载体常用微孔滤膜。微孔滤膜为一种多孔性薄膜过滤材料，包括固相膜和扩散膜。微孔滤膜的化学组成有乙酸纤维素、硝酸纤维素或二者以不同比例混合的混合物，同时也有非纤维型的微孔滤膜，如氟乙烯膜。使用前应根据需要选用不同孔径的微孔膜。微孔滤膜有众多优点：孔隙率高、孔径分布均一，质地薄、阻力小、滤速快，能耐受消毒、高压灭菌处理，具有较强蛋白吸附性能、性质稳定。酶免疫印迹中常用微孔滤膜为 NC。

（二）包被与封闭

1. 包被 NC 膜通过非共价吸附抗体（抗原），且吸附能力强，如对大多数抗体（抗原）的吸附近 100%，而且当样品量微少时（<1μl），吸附也完全。包被时可先将 NC 膜用 PBS 溶液浸湿 5~10 分钟，将浸泡过的 NC 膜放在平铺的垫上（保持水平），将适当浓度包被溶液（抗体或抗原）加在相应位置，室温静置 1~2 小时。

2. 封闭 采用高浓度蛋白封闭空白位点，可应用牛血清白蛋白或脱脂奶，也可采用聚乙烯醇（PVA），室温下封闭过夜。弃去封闭液，用蒸馏水冲洗 3 次，PBS 洗 3 次，每次 10 分钟。

（三）抗原抗体反应

包被好的 NC 膜加入待检标本、酶标记物等，让抗原抗体反应充分并达到平衡。如同 ELISA 期间需洗膜以去除未结合物质，含标记物。

（四）结果观察

斑点酶免疫印迹试验结果可肉眼观察显色区带直接获得定性结果，如需定量通过图像扫描可定量分析。

三、临床应用

斑点酶免疫印迹试验灵敏度高，特异性强。由于 NC 膜吸附蛋白能力强，当样品量微少时（<1μl），吸附也完全，适用于微量标本的检测，并可同时检测多种抗体，灵敏度比 ELISA 高 6~8 倍，试剂用量少，不需要特殊的设备，实验结果可长期保存（-20℃可保存 6 个月）。因本法操作简单、技术要求低，适合基层医疗单位开展。临床用于自身抗体谱的免疫印迹条、过敏原特异性检测的试剂，就是基于这一原理实现相关抗体的联合检测。

第四节 酶联免疫斑点试验

酶联免疫斑点试验的起源最早可追溯到 1983 年澳大利亚西部柏斯的 Jonathon D. Sedgwich 和瑞典哥德堡的 Cecil C. Czerkinsky 两位学者。发展至今，随着对此技术中包被抗体制备、呈色底膜材质、底物显色剂等的不断改进和优化，以及斑点计数仪的诞生。该技术已有了较高的敏感性和特异性，而且因为其实验操作中的简便与实用，现已应用在肿瘤、感染性疾病和自身免疫病等药物疗效观察、预防性和治疗性疫苗蛋白多肽的筛选及效果评价及免疫机制等方面。

一、分析原理

酶联免疫斑点试验（enzyme-linked immunospot assay，ELISPOT）结合了细胞培养技术与酶联免疫吸附技术，能够在单细胞水平检测细胞因子的分泌情况。其原理是将特异性的单克隆抗体包被在培养板的底部，用以捕获细胞分泌的细胞因子，在培养板的孔内加入细胞培养基、待检测的细胞以及抗原刺激物进行培养；在特异性抗原或者非特异性的有丝分裂原的刺激下，数小时之内，T 细胞开始分泌各种细胞因子，特异性细胞因子即时被位于细胞下方的包被在板上的单克隆抗体所捕获；洗去细胞之后，被捕获的细胞因子与生物素标记的第二抗体结合，然后用酶标亲和素再与生物素结合，进行化学酶联显色，即可在膜的局部形成一个个圆形的斑点。每一个斑点对应了当初一个分泌细胞因子的细胞，这些细胞被称为斑点形成细胞（spots forming cells，SFCs）。统计膜上的斑点的数目，再除以加入孔内的细胞总数，即可计算出阳性细胞的频率。其基本原理可概括为：就是用抗体捕获培养中的细胞分泌的细胞因子，并以酶联斑点显色的方式将其标示出来（图 11 - 7）。

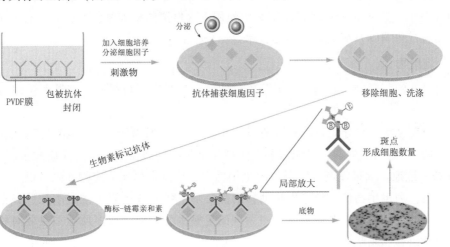

图 11 - 7 酶联免疫斑点试验原理示意图

实验操作步骤如下：①特异性的单克隆抗体包被在培养板的孔底部；②封闭所能结合单抗的其他部位；③加入细胞及刺激物培养，阳性细胞分泌细胞因子，被包被在孔底的单克隆抗体捕获；④洗涤，移出细胞；⑤加入生物素标记的第二抗体；⑥加入酶标链霉亲和素；⑦加入底物，产生不可溶的色素，沉淀在局部的膜上形成斑点；⑧斑点计数（可以在显微镜下人工计数，也可以使用自动的读板仪来计数），数据处理，结果分析。

二、技术要点

由于 ELISPOT 检测的超高灵敏度，它的斑点形成容易受到诸多因素的影响。常见的影响因素如下。

（一）细胞状态

状态好、活力高、功能保持完好的细胞，用于 ELISPOT 检测时背景干净，阴性对照斑点少，实验组的斑点圆润漂亮，并且结果的可重复性好，结果可靠。反之亦然。做 ELISPOT 检测的细胞可以分为两类，一类是新鲜分离的细胞，还有一类是经过冻存复苏的细胞。根据不同情况，采取相应措施以使细胞状态良好。

1. 新鲜分离的细胞 对于这类细胞，为使细胞始终处于最佳状态，需要采取经过优化的、标准化的细胞分离方法，尽量减少机械损伤（比如通过机械方法将小鼠的脾脏分解成单个细胞）和有毒的化学物质（如淋巴细胞分离液）对细胞的损害。

2. 冻存复苏的细胞 冻存与复苏对细胞损害较大。在细胞冻存中还会使用一些保护剂，虽能减少冻存对细胞的损害，但是这些保护剂本身就具有生物毒性，也会伤害细胞，影响细胞的状态。冻存细胞用于 ELISPOT 技术有更高的要求，除要求细胞的存活率高，还要求细胞的生物学活性在冻存前后不发生改变。目前已有一套专门针对 ELISPOT 检测细胞的冻存和复苏优化程序。

（二）内毒素

内毒素，即使是很低的浓度，也可以非特异性地刺激 T 淋巴细胞，使其分泌细胞因子，因而它对 ELISPOT 斑点频率有着很大的影响。必须严格控制 ELISPOT 检测中的活细胞所接触到的内毒素。所用试剂选择质量高，含内毒素量少的产品；也要严格控制培养基和血清及控制整个

笔记

实验操作，做到严格无菌操作。特别是血清，除了含有内毒素会增加负对照的斑点数目之外，还可能含有其他未知的 ELISPOT 敏感成分，或者增加或者抑制斑点的生成。因此最好采用无血清 ELISPOT 技术，即在 ELISPOT 刺激孵育中使用不含血清的培养基。目前，已有适用于人的外周血单核细胞（PBMCs）的无血清培养技术。

（三）刺激物

选择特异性的刺激物的原则是：成分尽可能简单，纯度尽可能高。多肽和重组蛋白可作为刺激物。

1. T 细胞表位肽 成分简单，特异性强。但由于涉及到 MHC 分子匹配的问题，如果不知道实验对象的 MHC 类型的话，可能需要多选择几个 T 细胞表位肽，验证实验效果。

2. 重叠多肽池 如果没有抗原蛋白的 T 细胞表位信息，也无相应的文献可供参考，最好选择重叠多肽池。利用生物信息学可以帮助预测蛋白质序列上潜在的 T 细胞表位肽，根据预测的结果，在潜在的 T 细胞表位肽附近合成一系列的重叠多肽，混合成多肽池，也能对特异性的细胞免疫反应作出有效刺激。

由于以上两类多肽都是人工合成的，需特别注意合成的纯度（最好在90%以上）以及合成过程中的质量控制，注意避免内毒素的污染。再次一级的刺激物是重组蛋白。但在大肠杆菌中重组表达的蛋白质不可用，因它含有大肠杆菌成分和高浓度的内毒素。应选择在哺乳动物细胞中表达的蛋白质，它与 ELISPOT 的相容性最佳。昆虫杆状病毒载体表达的蛋白纯度比较高，也可以使用。如果使用酵母载体表达的蛋白，需要验证效果。如不能获得化学成分单一且已知的抗原刺激物，使用成分未知的提取物需多做验证和对照，并做复孔。一般来说，这类刺激物会产生很多非特异性的斑点，在不同的实验对象个体之间会产生很大的差异，应尽量避免。

（四）包被抗体

由于涉及到细胞培养的过程，对单克隆抗体的要求要远高于 ELISA 中的捕获抗体，该抗体需要无毒，不含内毒素，亲和力高等特点。

（五）底板材质

1. 塑料板 塑料板具有以下优点：透明全塑料板，易于操作，可以随时观察细胞；可以快速包被，节省实验时间；可回收细胞和上清；价格只有 PVDF 膜板的一半。缺点是：吸附能力比膜差，斑点松散，易受粒细胞的分解；裸视下斑点为灰白色，不如有颜色斑点明显；只有一种染色系统，不能用于多色分析。

2. 膜板 膜板包括 PVDF 膜和 NC 膜具有以下优点：PVDF 膜的吸附能力更强，斑点致密、圆润；斑点颜色鲜艳，易于判读；能用于多色 ELISPOT 实验。缺点是：需酒精预湿等步骤，操作稍复杂；因为膜的渗漏问题，在洗涤步骤稍复杂；几乎不可能回收细胞和上清；膜的脆弱性，实验中的操作与保存更困难。

三、技术评价

以"酶免疫斑点试验检测细胞因子"为例说明，简单介绍此项技术优点和缺点。

1. 主要优点

（1）灵敏度高 在一百万个阴性细胞中只要有一个分泌细胞因子的阳性细胞即可被检测出来。是迄今为止最为灵敏的检测技术，灵敏度比传统的 ELISA 方法高 2~3 个数量级。

（2）活细胞功能检测 ELISPOT 检测的是单个细胞分泌，而非细胞群体的平均分泌。在检测的过程中，有活细胞培养与抗原刺激阶段，检测的是活细胞的功能，而非死细胞的遗留物。

（3）操作简便经济，可以进行高通量筛选 ELISPOT 没有复杂的细胞体外扩增过程，不使用同位素，不需要大型的、专门的实验仪器设备。按照标准化的实验操作，一个实验者可以同时处理数百个样品，效率远远高于其他检测方法。

2. 主要缺点

（1）条件严格，容易发生偏差。

（2）细胞培养及抗原刺激时，有发生细菌污染的可能，以致实验失败。

（3）实验过程步骤较多，实验人员需有一定的理论基础并经多次操作的培训方能胜任。

（4）试剂价格比较昂贵，检测成本较高。

四、临床应用

随着 ELISpot 技术的研究不断深入，目前得到了广泛的应用，包括艾滋病、肿瘤、自身免疫性疾病、过敏性疾病以及移植方面的研究，感染性疾病的免疫监测，疫苗的研发与检测，免疫显性表位的鉴定等。临床常用于检测细胞分泌抗体或细胞因子能力检测，检验项目有 B 细胞分泌抗体功能检测和结核特异性抗原 T 细胞激活试验等。

（一）结核特异性抗原 T 细胞激活试验

结核感染的免疫应答以细胞免疫为主，T 细胞受结核抗原刺激致敏，形成活化的效应 T 细胞，从全血中单独被分离出来，在体外受特异抗原刺激并被计数。从结核分枝杆菌复合群（人型、牛型、非洲型）中选择 ESAT－6 和 CFP 10 抗原降低与 BCG（卡介苗）和环境分枝杆菌的交叉反应提高特异性，联合应用提高检测灵敏度。ESAT－6 和 CFP－10 抗原，存在于结核分枝杆菌及少数致病非结核分枝杆菌（如萨斯分枝杆菌、海分枝杆菌、斯氏分枝杆菌等）中名为"RD1"的基因序列。在卡介苗菌株和大部分环境中的分枝杆菌基因中则缺乏此序列。

结核感染 T 细胞斑点试验是以结核特异的混合抗原 A 和混合抗原 B（分别为 ESAT－6 和 CFP－10 的部分多肽片断）刺激结核杆菌感染者外周血单个核细胞（PBMCs）中存在结核特异的活化 T 淋巴细胞，该细胞会分泌 γ 干扰素，应用 ELISPOT 方法检测对结核杆菌反应的效应 T 细胞数量，对结核杆菌感染进行辅助诊断。

结核感染 T 细胞斑点试验是一种简单的酶联免疫斑点检测方法，用于检测结核特异抗原刺激活化的效应 T 细胞。该方法在细胞分泌的细胞因子扩散稀释前，能够立即捕获细胞周围所分泌的细胞因子，使得 ELISPOT 检测的灵敏度超过传统的 ELISA 实验。基于结核抗原特异性 T 细胞向病变部位集中的特点，结核感染 T 细胞斑点试验的检测物已不局限于静脉血，支气管肺泡灌洗液、痰液、胸腹水、脑脊液等也可用于对肺内及肺外结核的诊断。该检测适用于所有具有结核潜伏感染风险或怀疑是结核病的人群。

结核感染 T 细胞斑点试验主要应用于：

（1）潜伏性结核杆菌感染者的筛选　敏感性优于结核菌素试验，且不受卡介苗接种影响和较少受到其他分枝杆菌感染影响（除萨斯分枝杆菌、海分枝杆菌、斯氏分枝杆菌等少数分枝杆以外）；其阴性预测值高于阳性预测值，排除诊断意义更高。

（2）活动性结核病中的诊断意义　在肺外结核患者诊断中的，敏感性优于结核菌素试验；在肝移植术后、艾滋病、血液肿瘤等免疫抑制患者中，结核感染 T 细胞斑点试验阳性率略低于免疫正常组，但仍具有较高的敏感性，且优于结核菌素试验；对小于 4 岁儿童，与结核菌素实验比较敏感性无优势，美国 CDC 更推荐结核菌素实验。

（二）B 细胞分泌抗体功能检测

溶血空斑试验是体外测定 B 细胞抗体产生能力的一种方法，实验步骤是将经绵羊红细胞（SRBC）免疫过的家兔淋巴结或小鼠脾脏制成细胞悬液，与一定量的 SRBC 结合，于 37℃ 作用下，免疫活性淋巴细胞能释放出溶血素，在补体的参与下，使抗体形成细胞周围的 SRBC 溶解，从而在每一个抗体形成细胞周围形成肉眼可见的溶血空斑。每个空斑表示一个抗体形成细胞，空斑大小表示抗体生成细胞产生抗体的多少。由于溶血空斑试验具有特异性高，筛选力强，可直接观察等优点，故可用做判定免疫功能的指标，观察免疫应答的动力学变化，并可进行抗体种类及亚类的研究。但是，经典溶血空斑试验具有操作复杂，每次均需制备绵阳红细胞，更重要的是不适应临床标本检测。

采用 ELISpot 技术检测人外周血 B 细胞分泌抗体功能，基本原理是将抗人免疫球蛋白包被在培养板的底部，用以捕获 B 细胞分泌的抗体（人免疫球蛋白），在培养板的孔内加入细胞培养基、待检测的细胞以及抗原刺激物进行培养；在特异性抗原或者非特异性的有刺激物的刺激下，数小时之内，B 细胞开始分泌抗体，所分泌抗体即时被位于细胞下方的包被在板上的抗人免疫球蛋白抗体所捕获；洗去细胞之后，被捕获的抗体与生物素标记的第二抗体结合，然后用酶标亲和素再与生物素结合，进行化学酶联显色，即可在膜的局部形成一个个圆形的斑点。每一个斑点对应了当初一个抗体分泌细胞。统计膜上的斑点的数目，再除以加入孔内的细胞总数，即可计算出阳性细胞的频率（见第十七章）。

第五节　酶免疫组化技术

酶免疫组织化学技术简称酶免疫组化技术，是在一定条件下，用酶标记已知的抗体（或抗原）与组织或细胞中相应的抗原（或抗体）发生特异性免疫反应，催化底物生成有色的不溶性产物或具有一定电子密度的颗粒，通过光镜或电镜对标本中的抗原或抗体进行定性、定位研究，也可通过图像分析进行定量。

一、酶标记抗体组化技术

酶标记抗体组化技术是借助交联剂的共价键将酶联接在抗体分子上，形成酶标抗体，酶标抗体与靶抗原反应后，形成抗原－酶标抗体复合物，通过酶对底物的催化作用，生成不溶性有色产物，沉淀在靶抗原所在位置，从而对抗原进行定位、定性及定量检测。常用的方法有直接法和间接法。

（一）直接法

直接法也称为一步法，用酶标标记特异性抗体，直接检测。

1. 基本原理　用酶标抗体直接与组织细胞中的相应抗原反应，形成抗原－酶标抗体复合物，通过酶对底物的催化作用显色。

2. 方法学评价　该方法操作简便、省时，专一性强，非特异染色轻，切片可长时间保存。但敏感性差，依靠化学连接（共价键）对酶及抗体活性有影响，一种标记抗体只能检测一种抗原，制备的抗体种类有限。

（二）间接法

直接法也称二步法，用酶标标记第二抗体，通过结合第一抗体，实现抗原或抗体的检测。

1. 基本原理　用未标记的已知抗体与组织细胞中的相应抗原反应，形成抗原－抗体复合物，再用酶标抗抗体与之反应形成抗原－抗体－酶标抗抗体复合物，加底物显色。

2. 方法学评价　敏感性较直接法高，只需一种酶标抗抗体即可。但特异性不如直接法，较直接法费时，操作繁琐。

以上方法与荧光抗体染色技术相似，具体内容可查阅第九章。

二、酶－抗酶复合物免疫组化技术

酶－抗酶复合物免疫组化技术是先用酶免疫动物，使其产生高效价、特异性的抗酶抗体，通过免疫学反应将抗酶抗体与组织抗原联系在一起的一种免疫染色技术。该法克服了酶标记时因酶与抗体以共价键连接而对酶活性和抗体的损伤，以及非特异性抗体同时被标记而出现的非特异性着色，提高了方法的敏感性。酶－抗酶复合物免疫组化技术有酶桥法、PAP法、双桥PAP法、APAAP法等技术类型。

（一）酶桥法

1. 基本原理　用抗酶抗体作为第三抗体，先将特异性抗体（第一抗体）与组织细胞抗原形成抗原－抗体复合物，通过桥抗体（第二抗体）将第一抗体与抗酶抗体（第三抗体）连接起来，再将酶结合在抗酶抗体上，形成抗原－抗体－桥抗体－抗酶抗体－酶复合物，经酶底物显色反应对抗原进行定位、定性和定量（图11－8）。但抗酶抗体必须与待测抗原的特异性抗体为同一种属动物的抗体。

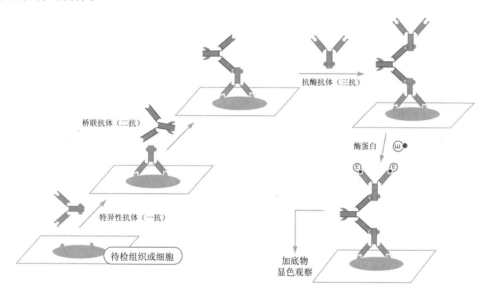

图 11 - 8　酶桥法检测原理示意图

2. 方法评价　该法未经化学交联，省去了酶标记抗体时繁琐的纯化过程，避免了抗体和酶活性的降低，其敏感性较酶标法高而且，可节约一抗；但缺点是抗酶抗体不易纯化，操作分四步，较为复杂。

（二）过氧化物酶－抗过氧化物酶（PAP）法

1. 基本原理　用抗过氧化物酶抗体作为第三抗体，先将其与过氧化物酶结合形成PAP复合物，以PAP代替酶桥法中的抗酶抗体和酶，把酶桥法中的两部变成一步，通过桥抗体（第二抗体），将特异性抗体（第一抗体）与PAP复合物的抗酶抗体连接，通过特异性抗体与组织抗原结合，形成 Ag－Ab1－Ab2－PAP复合物，最后加入底物显色（图11－9）。

2. 方法评价　该法未经化学交联，省去了酶标记抗体时繁琐的纯化过程，避免了抗体和酶活性的降低；其操作分三步，比酶桥法简便；PAP复合物通常是由2个抗酶抗体和3个过氧化物酶分子组成，呈五角形结构，非常稳定，洗涤时酶分子不易脱落，故敏感性较高；PAP中不存在游离的抗体，不易产生非特异性染色。但PAP的制备过程较复杂。

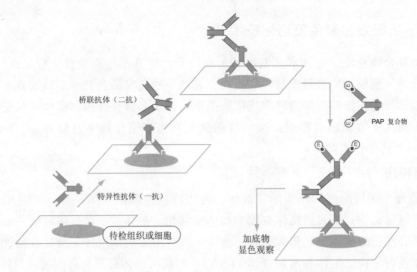

图 11-9　过氧化物酶-抗过氧化物酶（PAP）法检测原理示意图

（三）双桥 PAP 法

（1）基本原理在 PAP 法的基础上再次连接桥抗体和 PAP，通过双桥可在抗原-抗体复合物上结合比 PAP 法更多的酶分子，形成 Ag-Ab1-Ab2-PAP-Ab2-PAP 复合物，最好通过 PAP 的酶催化底物显色。

（2）方法评价该法由于两次连接桥抗体和 PAP，在抗原-抗体复合物上结合比 PAP 法更多的酶分子，这种放大式重复使用桥抗体，对抗原有明显的放大作用，从而进一步提高了检测的敏感性；但操作方法较繁琐。

（四）碱性磷酸酶-抗碱性磷酸酶（APAAP）法

酶免疫组化技术中最常用的酶是辣根过氧化物酶（HRP），但由于某些组织细胞中含有内源性过氧化物酶，如骨髓等造血组织内含 APAAP 法就是用碱性磷酸酶（AP）代替 HRP 的一种非标记抗体酶免疫组化技术。其技术要点与 PAP 法相似。使用 AP 代替 HRP 可减少内源性过氧化物酶的影响，使方法特异性增强；但制备高纯度的 AP 和 APAAP 复合物过程较复杂，且价格较高。

三、技术要点

（一）标本的处理

酶免疫技术主要通过观察组织细胞的染色结果对抗原进行定性、定位和定量分析，因此标本的处理十分重要。

1. 取材与制片

（1）实验动物和人体活体组织的标本　应取病变组织、病变与正常组织交界处和远离病灶的正常组织；尸体解剖标本尽快处理固定。所取标本应大小适中，应减少组织标本的损伤与挤压，然后组织切片和印片。

（2）各种体液、穿刺液的标本　若量少可直接涂片或离心后取沉淀物涂片。

（3）细胞分为两种情况　①活体细胞标本可用印片法、穿刺吸取法、沉淀法；②培养细胞标本可用细胞涂片：将细胞制成悬液（10^{-6}）涂在涂有切片粘合剂的载玻片上，或细胞爬片：将细胞直接培养在盖玻片上将细胞直接培养在 6 孔或 9 孔板上，吹干后保存备用。

2. 固定与保存

（1）固定剂　常用的固定剂有 10% 的中性甲醛溶液、Zenker 固定液、Bouin 固定液及

Bouin 改良的 Zanbani 固定液等。固定剂的浓度常用 10% 中性甲醛，4% 多聚甲醛，95% 乙醇，丙酮（原液）。

（2）标本固定　目的是使细胞内蛋白质凝固，终止细胞内酶的反应，防止细胞自溶，保持细胞固有的形态和结构；使细胞内的蛋白质、脂肪、糖和酶等抗原成分转变成不溶性物质，以保持它原有的结构、定位和抗原性。

（3）温度要求　常规固定温度是室温（22℃～25℃），某些病毒则需在低温下固定；用丙酮固定冰冻切片时，最佳温度在 −20℃～4℃。

3. 标本制作的要求

（1）标本制作过程中应力求保持抗原的完整性，在染色和洗涤过程中不发生溶解和变性，不扩散至邻近细胞或组织间隙中。

（2）制作的标本要尽量薄，以利于抗原、抗体接触和镜检。

（3）制作标本时应充分去除标本中干扰抗原抗体反应的物质，有传染性的标本要注意生物安全。

（4）对涂片、细胞等标本，由于大分子抗体不易透过细胞膜，必须改善组织细胞的透过性，才能使酶免疫组化染色顺利进行。方法是在 PBS 中加入 0.2%～1% Triton X – 100 在染色前浸泡涂片标本，也可通过反复冷冻解冻法处理标本，以增加细胞膜的通透性。

（二）抗体的选择与处理

抗体是酶免疫组化技术的首要试剂，由于抗体的商品化，目前国内外市场提供有多种特异性抗体。通常选用高特异性、高效性的第一抗体。如使用自制的是免疫抗血清，可用特异性抗原进行亲和层析，去除非特异性抗体，或将抗体进行稀释处理。抗体稀释的原则是阳性（抗原）物质着色应鲜明，背景应浅或不着色。抗体效价越高，孵育时间越长，方法越敏感。

（三）酶显色

酶免疫组化技术中最常用的酶是辣根过氧化物酶（HRP），常用的供氢体有二氨基联苯胺（DAB），反应产物呈棕色；氨基乙基卡巴唑（AEC），反应产物呈橘红色；4 – 氯 – 1 – 萘酚，反应产物为灰蓝色。其次是碱性磷酸酶（AP）。它是磷酸酯的水解酶，可通过偶氮偶联反应（底物为 α – 萘酚磷酸盐），经水解的 α – 萘酚与重碳化合物如快蓝（fast blue）或快红（fast red）形成深蓝色并氧化形成靛蓝，而氮蓝四唑（NBT）在此氧化过程中被还原成不溶性蓝色沉淀物。此外标记酶还有葡萄糖氧化酶（GO）、β – 半乳糖酶等。葡萄糖氧化酶的底物为葡萄糖，配以 NBT 和 PMS，呈蓝色沉淀。

（四）对照实验

为排除各种因素的干扰准确评价染色结果，必须同时做对照实验。在抗体的特异性无问题的前提下，对照实验有以下几种：①用未经免疫的同种动物血清代替第一抗体，结果应为阴性；②不加一抗，结果应为阴性；③用不含靶抗原的标本进行免疫标记，结果应为阴性；④对含有靶抗原的标本进行免疫标记，结果应为阳性。

（五）结果观察和分析

阳性细胞的特异性染色常分布于细胞质、细胞核和细胞膜，阳性细胞显色的深浅反映出抗原的浓度，以此作为定性、定量和定位的依据。阳性细胞的染色常定位于细胞，并与阴性细胞间有明显间隔，而非特异性染色不只是单个细胞染色，常累及一片细胞。

四、临床应用

酶免疫组化技术具有敏感性高、定位准确、对比度好、可用普通光镜或电镜观察，具有既可观察细胞的细微结构，染色标本又能长期保存的特点。在临床诊断中应用较为广泛，可用于提高病理诊断的准确性；用于癌基因蛋白的检测；微小转移灶的检测；对肿瘤细胞增生程度的评价；指导肿瘤治疗，如用酶免疫组化技术检测乳腺癌组织 HER－2 抗原；还可用于免疫性疾病的诊断及病原微生物的检查等。

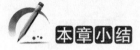

本章小结

　　酶免疫技术是以酶标记的抗体（或抗原）作为主要试剂，将抗原抗体反应的特异性与酶高效催化反应的专一、敏感性相结合的一种免疫检测技术。应用此技术可对待检抗原（或抗体）进行检测。技术要点包括：包被、封闭、固相载体和最佳工作浓度的选择。用于标记的酶和底物应具备相应特性，酶标记物的制备、纯化、鉴定与保存与检测试剂质量相关。常用的标记酶有辣根过氧化物酶、碱性磷酸酶等。辣根过氧化酶常用的底物为邻苯二胺和四甲基联苯胺。碱性磷酸酶常用的底物为对硝基苯磷酸盐。酶标记的抗原或抗体称为酶结合物。固相的抗原或抗体称为免疫吸附剂。将抗原或抗体固相化的过程称为包被。在包被之后用高浓度的无关蛋白质溶液占据空白位点再包被的过程称为封闭。

　　ELISA 可分为夹心法、间接法、竞争法和捕获法四种方法。其原理是：将抗原或抗体结合到某种固相载体表面并保持免疫活性；将相应的抗体或抗原与某种酶连接成酶结合物，这种酶结合物既保留了抗体或抗原的免疫活性，又保留了酶的催化活性。测定时，待检样本与固相载体表面的抗体或抗原以及酶结合物起反应，在固相载体上形成抗原－抗体－酶结合物的复合结构，加入酶反应的底物后，催化底物的呈色程度与待检样本中抗原或抗体的量相关。该技术常用于感染性疾病的检测。

　　斑点酶免疫印迹试验，一种以膜为载体的酶免疫技术，蛋白质抗原直接吸附或通过电转移方式转移至膜载体表面，形成固相抗原，加入特异性抗体和酶标记抗抗体，温育后在膜表面形成免疫复合物，加底物显色在膜表面形成有色斑点或条带判定检测结果。

　　酶联免疫斑点试验结合了细胞培养技术与 ELISA 技术，可在单细胞水平检测细胞因子的分泌情况。常用于 B 细胞分泌抗体功能和结核特异性抗原 T 细胞激活试验，该试验影响因素较多，应用时需注意。

　　酶免疫组化技术是用酶标记已知的抗体/抗原与组织或细胞中相应的抗原/抗体发生特异性免疫反应，经显色进行定性、定位分析。

（杨红英）

第十二章 发光免疫分析

学习目标

1. 掌握：发光免疫分析的主要类型、分析原理、性能特点和临床应用。
2. 熟悉：主要发光剂及其发光原理；以纳米微球为固相材料的性能特点。
3. 了解：非均相发光免疫分析的洗涤分离方式；均相发光免疫分析的性能特点。

发光（luminescence）是指分子或原子中的电子吸收能量后，由低能级的基态跃迁至能级较高的激发态，然后再返回基态并释放光子的过程。根据吸收能量来源不同，将发光分为光照发光、生物发光和化学发光。在发光免疫分析技术中，光照发光和化学发光较为常见。荧光是一种常见的光照发光，由光能提供激发能量；而化学发光则由氧化－还原反应提供能量，包括直接化学发光（吖啶酯发光）和间接化学发光（酶促化学发光和电化学发光）。

发光免疫分析（luminescence immunoassay，LIA）是一种基于检测光学信号，将光信号检测的高敏感性与免疫分析的高特异性融为一体的标记免疫分析技术。由于发光免疫分析卓越的分析性能，以及发光免疫分析仪高度自动化的特点，使其已成为检验医学的核心技术之一，并广泛应用于血清肿瘤标志物定量分析、激素水平定量分析等诸多临床实验室项目的检测。特别是自20世纪90年代以来，纳米微球固相载体的应用，发光免疫分析仪自动化水平的提高，发光免疫分析技术得到了飞速发展和广泛普及。目前，发光免疫分析已包括时间分辨荧光免疫分析、电化学发光免疫分析等六大类型（表12－1）。

表12－1 发光免疫分析的基本类型一览表

中文名称	英文名称	标记物质	发光类型	备注
时间分辨荧光免疫分析	time resolved fluororescence immunoassay，TR－FIA	镧系螯合物如铕（Eu^{3+}）	荧光	长寿命荧光
荧光偏振免疫分析	fluorescenee polarization immunoassay，FPIA	异硫氰酸荧光素（FITC）	荧光	偏振荧光
酶促发光免疫分析	enzyme chemiluminescenceimmunoassay，ECLIA	辣根过氧化物酶（HRP）或碱性磷酸酶（AP）	酶促化学发光	需发光底物
化学发光免疫分析	chemiluminescenceimmunoassay，CLIA	吖啶酯（AE）	直接化学发光	碱性环境，需H_2O_2氧化
电化学发光免疫分析	electro－chemiluminescence immunoassay，ECLIA	三联吡啶钌［$Ru(bpy)_3$］$^{2+}$	电化学发光	需电子供体－三丙胺（TPA）
活性氧通道均相发光免疫分析	luminescent oxygen channeling immunoassay，LOCI	酞菁、二甲基噻吩衍生物、铕螯合物	光激发化学发光	标记物与固相载体偶联而不与抗原或抗体偶联

第一节 时间分辨荧光免疫分析

时间分辨荧光免疫分析（time resolved fluororescence immunoassay，TR – FIA）于 1982 年由 Meurman 创立，特点是采用镧系螯合物如铕（Eu^{3+}）作为示踪物质标记抗原或抗体分子形成荧光标记物，将荧光信号检测的敏感性和抗原抗体反应的特异性融为一体，并利用铕（Eu^{3+}）所独特的荧光寿命长（0.01~1 毫秒）的优势，激发后通过"延迟测定时间"实现对特异性荧光的测定。

一、标记物

荧光标记物指荧光素与抗原或抗体偶联形成的结合物（conjugate）。时间分辨荧光免疫分析常采用荧光寿命较长的镧系元素作为标记物或示踪物质（probe material）。

（一）镧系元素

镧系元素为三价稀土离子，包括铕（Eu^{3+}）、钐（Sm^{3+}）、铽（Tb^{3+}）、钕（Nd^{3+}）、镝（Dy^{3+}）和铈（Ce^{3+}）等，其中铕（Eu^{3+}）是时间分辨荧光免疫分析中应用最广的示踪元素。

1. 基本性能 镧系元素具有较宽的激发光谱，通常为 300~350nm，有利于增加激发能量。然而，其发生光谱却较窄，通常在 613±10 nm 以内，利用 615±5 nm 的滤片比较容易获得 Eu^{3+} 离子的特异荧光（生物样品的非特异荧光通常在 350~600 nm），从而有效减少背景荧光的干扰。此外，镧系元素的激发光谱和发射光谱之间的波长差较大，即具有较宽的 Stokes 位移（约为 270 nm），比较容易用简单的滤光片将激发光和发射光分开，从而有效消除因激发光散射引起的测量干扰。

2. 时间分辨 镧系元素的另一个重要特点是具有较长的荧光寿命，使其能够通过延迟测量荧光的时间实现对特异性荧光的测量，即在非特异性荧光消失后，特异性荧光依然存在的情况下进行测量，此种方式称为时间分辨（time resolved）。通常情况下，血清蛋白、胆红素等物质在激发光照射下，可发射一定波长的自发荧光（或非特异性荧光），但上述自发荧光的维持时间（寿命）很短，最长不超过 20 纳秒（血清蛋白：4.1 纳秒）。相反，镧系元素所形成的螯合物经激发光照射后所产生的荧光通常维持 10~1000 微秒，如 Eu^{3+} – β – NTA 的荧光寿命 714 000 纳秒（714 微秒），Eu^{3+} – PTA 925 000 纳秒（925 微秒）。因此，在测量时可在寿命短的非特异性自发荧光完全衰退后，再测量镧系元素螯合物的特异性荧光信号，即可有效消除非特异性荧光的干扰。采用延时方式（时间分辨）测定特异性荧光信号（图 12 – 1）。

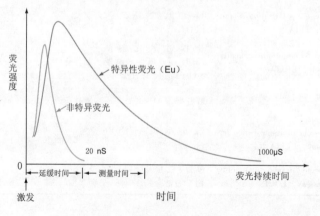

图 12 – 1 特异性荧光信号延时测定原理示意图

3. 信号增强　在弱碱性情况下，游离的稀土离子所产生的荧光强度比较弱，但在酸性条件下，稀土离子可与适当的螯合剂如 β‑萘甲酰三氟丙酮（β‑NTA）、三甲基乙酰三氟丙酮（PTA）等形成螯合物，可使荧光信号得到增强。在通常情况下，首先，采用游离的稀土离子与抗原（或抗体）偶联形成荧光标记抗原（抗体）；其次，标记物与待检标本经免疫反应，洗涤、获得结合状态的标记物；最后，测定前需加入含有 β‑NTA 的酸性增强液（pH 2~3），Eu^{3+} 从荧光结合物中完全解离下来，游离的 Eu^{3+} 被增强液中的 β‑NTA 结合形成一个以铕为核心的保护性胶态分子团：一种稳定的螯合物，此螯合物被光激发后产生高强度荧光，信号增强效果可达上百万倍。

（二）标记方法

镧系元素离子不能直接与抗原或抗体分子结合，需利用具有双功能基团的螯合剂，其一端与镧系元素离子结合，另一端与抗原或抗体蛋白分子上的氨基结合，形成镧系元素离子‑螯合剂‑抗原（或抗体）复合物。

1. 螯合剂　常用螯合剂包括：①多羧基酸类螯合剂，如异硫氰酸‑苯基‑EDTA、异硫氰酸‑苯基‑DTTA、二乙烯三胺五乙酸（DPTA）和环酐（CDPTA）等；②β‑二酮体类螯合剂，如 2‑萘酰三氟丙酮（2‑NTA）；③ 4,7‑（氯磺酸基苯基）‑1,10 菲洛林‑2,9 二羧酸（BCPDA）。

2. 标记方法　抗体和蛋白类抗原可直接标记，但小分子半抗原需要与大分子载体蛋白（如牛血清白蛋白）偶联后才能进行标记。

（1）一步法　一步法是螯合剂先螯合 Eu^{3+}，再连接蛋白质。以标记抗体（IgG）为例，具体方法是：在纯化的抗体溶液中加入 Eu^{3+}‑DTTA 螯合物，调 pH 至 9.5，于 4℃ 条件反应过夜。用 Sephacryl S‑200 凝胶柱层析，经 A_{280nm} 值监测洗脱液，收集含蛋白的洗脱液，同时取样加荧光增强液测定 Eu^{3+} 含量。按公式 $Eu^{3+}/IgG = Eu^{3+}$（μmol/L）/蛋白（μmol/L），计算标记率，一般为 10.0 左右。

（2）二步法　二步法是先连接蛋白质，再螯合 Eu^{3+}。以标记抗体（IgG）为例，具体方法是：在纯化的抗体溶液中加入二乙烯三胺五乙酸（DPTA）螯合剂，调 pH 至 7.0，快速旋动混合，室温反应 60 分钟，4℃ 透析除去未结合的 DPTA。加入 $EuCl_3$ 溶液，搅拌，室温反应 60 分钟。用 Sephadex G‑50 凝胶柱层析，其余步骤同一步法。

二、技术类型

与镧系元素相关并采用时间分辨技术测定的免疫分析主要涉及四种类型，分别是直接固相镧系元素荧光免疫分析（direct solid phase lanthanide fluroimmunoassay，DSL‑FIA）、解离增强镧系元素荧光免疫分析（dissociation‑enhanced lanthanide fluroimmunoassay，DEL‑FIA）、酶促放大镧系元素发光免疫分析（enzyme-amplified lanthanide luminescence immunoassay，EAL‑LIA）和均相时间分辨荧光免疫分析（homogenenous‑time resolved fluororescence immunoassay，HTR‑FIA）。前 3 种均为非均相免疫分析，采用固相吸附分离技术。

（一）直接固相时间分辨荧光免疫分析

最初建立的时间分辨荧光免疫分析体系是采用 96 微孔反应板为固相载体的非均相免疫分析体系。以双抗体夹心免疫分析模式为例，用捕获抗体包被微孔板并封闭，用镧系元素直接标记检测抗体（图 12‑2）。此技术特点是镧系元素不经解离‑增强过程，直接测定固相表面双抗体夹心复合物中镧系元素的荧光强度，此方法的分析灵敏度较低。

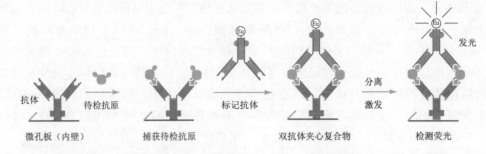

图 12 - 2　直接固相时间分辨荧光免疫分析的测定原理示意图

（二）解离增强时间分辨荧光免疫分析

此方法是临床实验室常用的时间分辨荧光免疫分析方法，同样，采用 96 微孔反应板为固相载体。以双抗体夹心免疫分析模式为例，需用捕获抗体包被微孔板并封闭，制备微孔反应板。利用具有双功能基团的螯合剂制备标记抗体，其一端与镧系元素离子结合，另一端与抗体蛋白分子上的氨基结合，形成镧系元素离子 - 螯合剂 - 抗原（或抗体）复合物。待检抗原分别与捕获抗体和标记抗体于微孔内壁表面形成双抗体夹心复合物，经洗涤过程去除游离标记抗体。此时，再加入含有 β - NTA 酸性增强液（pH 2 ~ 3），Eu^{3+} 从荧光结合物中完全解离下来，游离的 Eu^{3+} 被增强液中的 β - NTA 结合形成一个以铕为核心的保护性胶态分子团，受到激发光照射后荧光信号强度百万倍增加。此方法因使用荧光增强溶液，提高荧光信号强度，使分析灵敏度显著提高（图 12 - 3）。

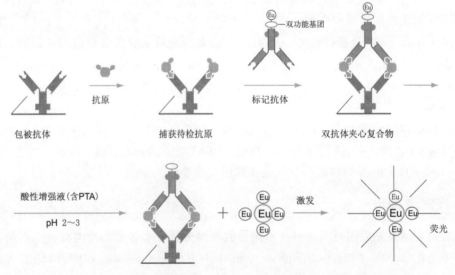

图 12 - 3　解离增强时间分辨荧光免疫分析的测定原理示意图

（三）酶促放大时间分辨荧光免疫分析

酶促放大时间分辨荧光免疫分析融合酶联免疫吸附试验（ELISA）和镧系元素时间分辨测量荧光信号为一体。针对双抗体夹心分析模式而言，以碱性磷酸酶（ALP）作为示踪物质标记抗体形成酶标记抗体；同样，需用捕获抗体包被微孔板并封闭，制备微孔反应板。待检抗原分别与捕获抗体和标记抗体于微孔内壁表面形成双抗体夹心复合物，经洗涤过程去除游离标记抗体。此时，加入 5 - 氟水杨酸磷酸酯（5 - FSAP），在 pH 9 ~ 10 条件下脱去磷酸形成 5 - FSA，与体系中镧系元素（如 Tb^{3+}）和 EDTA 形成镧系元素螯合物，经激发光照射产生长寿命荧光信号，再经时间分辨方式测量特异性荧光。

（四）均相时间分辨荧光免疫分析

均相时间分辨荧光免疫分析结合了荧光共振能量转移（fluorescence resonance energy transfer，FRET）和时间分辨荧光免疫分析（time resolved fluorescence immunoassay，TR－FIA）两种技术。

1. 荧光共振能量转移　荧光共振能量转移是基于一对荧光基团的能量转移，其中一个荧光基团作为能量供体（donor，D），另一个荧光基团作为能量受体（acceptor，A）。以适当激发光照射 D，D 的发射光谱正好与 A 所需的激发光谱重叠，并且，在供体－受体的距离足够近的情况下，A 可吸收 D 的发射光而被激发，从而产生特异性荧光信号。对于一对确定的供体－受体而言，物理距离是触发荧光共振能量转移的外在因素，而标记在荧光基团上的抗原－抗体特异性结合可以作为荧光共振能量转移的启动因素。

2. 均相时间分辨荧光免疫分析　均相时间分辨荧光免疫分析以镧系元素（Eu^{3+} 或 Tb^{3+}）的螯合物作为能量供体，将荧光发色基团（如有机染料－XL665 或涂布有机染料的纳米微球）作为受体，同时将供体和受体分别标记在一对抗体分子上（双抗体夹心法）。两种标记不同荧光基团的抗体分别与待检抗原结合形成双抗体夹心复合物，两个荧光基团的距离足以使二者之间发生荧光共振能量转移。此时，用激发光照射反应液，供体－受体间发生荧光共振能量转移，产生特异性荧光信号。由于镧系元素的荧光寿命长、激发光谱宽而发射光谱窄、且 Stokes 位移较宽，均为监测到受体发出的特异性荧光创造条件，通过时间分辨模式即可测量特异性荧光（图 12－4）。

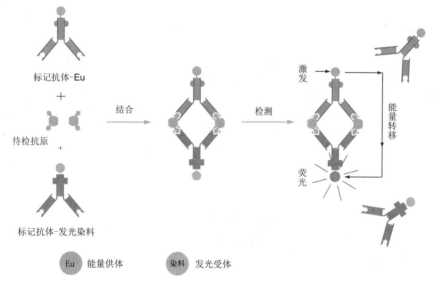

标记抗体-Eu
＋
待检抗原
＋
标记抗体-发光染料

结合　检测

激发　能量转移

荧光

Eu 能量供体　染料 发光受体

图 12－4　均相时间分辨荧光免疫分析示意图

三、技术要点

目前时间分辨荧光免疫分析主要采用 96 微孔板作为固相载体，抗原或抗体包被微孔板的过程与酶联免疫吸附试验相同，可采用直接包被或间接包被。荧光素标记物的制备已在前文介绍。建立时间分辨荧光免疫分析体系涉及抗体选择和抗体匹配，确定体系中各组分，如标记抗体和包被抗体（双抗体夹心分析模式）的最适比例，优化抗原抗体反应的最佳条件（如温度、时间和酸碱度等）。

时间分辨荧光免疫分析属于非均相免疫分析，采用固相吸附分离技术，固相方法同酶联免疫吸附法吸附试验。此外，此项技术多采用手工加样、且要求操作的精度较高。

四、技术评价

时间分辨荧光免疫分析具有较高的分析敏感度，采用 96 微孔板检测模式，适合批量检测，主要用于先天性甲状腺功能低的筛查（血清 TSH 水平）和胎儿唐氏综合征筛查（HCG 和 PAPP － A）等项目。均相时间分辨荧光免疫分析是一种新型标记免疫分析体系，因无需洗涤分离过程，具有较高的分析精密度和分析速度快的特点，是一种很有前景的标记免疫分析方法。

第二节　荧光偏振免疫分析

荧光偏振免疫分析（fluorescenee polarization immunoassay，FPIA）是一种均相的竞争性免疫分析系统，整个过程不需分离结合标记物（B）和游离标记物（F）而直接进行测定。荧光偏振免疫分析于 20 世纪 60 年代由 Dandliker 首创，并于 80 年代由 Jolley 进行改进。因荧光偏振免疫分析仪不断改进，荧光偏振免疫分析技术不断成熟，其分析性能不断提高，相应配套的商品化诊断试剂盒出现并被医学检验领域广泛使用。

一、标记物

荧光偏振免疫分析采用异硫氰酸荧光素（FITC）作为示踪物质，通常情况下将 FITC 标记小分子半抗原，制备 FITC 标记抗原复合物。关于 FITC 的基本性质和标记方法已在第九章详细叙述，本章不再重复叙述。

二、分析原理

1. 偏振荧光　荧光偏振免疫分析法是一种定量免疫分析技术，其基本原理是荧光物质经单一平面的蓝偏振光（485nm）照射后，吸收光能跃入激发态，随后回复至基态，并发出单一平面的偏振荧光（525nm）。偏振荧光的强弱程度与分子的大小呈正相关，与其受激发时转动的速度呈负相关。如将荧光素标记于小分子半抗原（如地高辛），如标记物结合特异性抗体可以产生偏振荧光，如未结合特异性抗体则不会产生偏振荧光（图 12－5）。

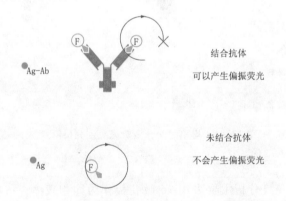

图 12－5　结合与游离状态偏振荧光信号产生示意图

2. 竞争性免疫分析　荧光偏振免疫分析常用于测定半抗原（药物）的浓度。分析系统内除待测半抗原外，同时加入一定量用荧光素标记的小分子抗原（标记半抗原），使二者与有限量的特异性大分子抗体竞争性结合。当待测抗原浓度高时，经过竞争反应，大部分抗体被其结合，而荧光素标记半抗原多呈游离状态。由于游离标记物的分子小，在液相中转动速度较快，激发后测量到的偏振荧光强度较低。反之，如果待测半抗原浓度低时，大部分荧光素标记半抗原与剩余抗体结合，形成大分子的抗原－抗体复合物，此时检测到的荧光偏振程度也较高，荧光偏振程度与待测半抗原浓度呈反比关系（图 12－6）。测定待测抗原标准品后绘制标准曲线或获得数学函数。将未知样本进行同样操作后，检测偏振荧光的强度，从标准曲线上就可以精确地获得待测样品中半抗原的浓度。

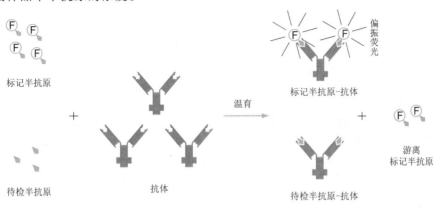

图 12 – 6 荧光偏振免疫分析测定原理示意图

三、技术评价

荧光偏振免疫分析方法具有如下显著优点：①均相免疫分析无分离洗涤，也无需固相吸附（包被），操作简单，容易实现分析仪器自动化，也可确保分析精密度；②能够确保抗体分子呈液相中的天然构象，确保其生物活性不受损失；③竞争性反应所需标本量较少，分析速度较快；④适合于检测小分子的半抗，如：原血清甾体类激素（甲状腺素）和血液药物（环孢菌素）浓度的定量分析。

第三节 酶促化学发光免疫分析

酶促化学发光免疫分析（enzyme chemiluminescence immunoassay，ECLIA）以酶蛋白标记抗原或抗体制备酶结合物（enzyme conjugate），利用酶催化发光底物反应所提供的能量诱导光信号的产生，最终通过测定光学信号实现对待测物质的免疫分析，简称"酶促发光免疫分析"。从示踪物质角度理解，酶促发光免疫分析是以"酶"作为示踪物质，归属于酶免疫分析，但从检测信号的角度理解，酶促发光免疫分析测定的是"光"信号，不是光密度值或吸光度值，故同时归属于发光免疫分析，也称之为发光酶免疫分析（luminescence enzyme immunoasssay，LEIA）

一、发光底物

与酶联免疫吸附试验相同，酶促发光免疫分析依然沿用辣根过氧化物酶（horseradish peroxidase，HRP）和碱性磷酸酶（alkaline phosphatase，ALP）作为标记物，不同的是酶促发光免疫分析采用发光底物。根据酶促反应底物的性质不同，酶促发光免疫分析可进一步分为荧光酶免疫分析（fluorescence enzyme immunoasssay，FEIA）和化学发光酶免疫分析（chemiluminescence enzyme immunoasssay，CLEIA）。荧光酶免疫分析就是利用理想的荧光底物，经酶促反应生成稳定且高效的荧光物质，通过测定荧光强度进行定量分析；化学发光酶免疫分析就是利用酶对发光底物催化作用而直接发光，通过光强度的测定而直接进行定量分析。

（一）辣根过氧化物酶的发光底物

1. 鲁米诺及其衍生物 鲁米诺（3 - 氨基苯二甲酰肼）、异鲁米诺（4 - 氨基苯二甲酰肼）及其衍生物都有化学发光特性，是辣根过氧化物酶最常用的发光底物。在碱性条件下，辣根过氧化物酶可催化鲁米诺与过氧化氢的氧化发光反应，通常以 0.1 mol/L，pH 8.6 Tris 缓冲液作底物溶液，测定波长为425 nm。酶促发光反应式如下所示。如体系中加入某些酚类物质（如3－氯－4－羟基乙酰苯胺），可明显增加发光强度，延迟发光时间，可提高检测的敏感度和重复性。

2. 对－羟基苯乙酸　对－羟基苯乙酸（HPA）是一种荧光底物，在过氧化氢存在的条件下，被辣根过氧化物酶氧化成氧化二聚体（荧光物质）。在350nm激发光作用下发出荧光（450 nm），可用荧光光度计测量。发光反应式如下：

（二）碱性磷酸酶的发光底物

1. AMPPD　3－（2'－螺旋金刚烷）－4－甲氧基－4－（3'－磷酰氧基）苯－1，2－二氧杂环丁烷的简称为APPPD，是碱性磷酸酶常用的发光底物。AMPPD的分子结构包括两个重要部分，一个是连接苯环和金刚烷的二氧四节环，它可以断裂并发射光子；另一个是磷酸基团，它可维持整个分子结构的稳定性。在碱性条件下（pH 9），碱性磷酸酶使AMPPD脱去磷酸根基团，形成不稳定的中间体AMPD，此中间体自行分解（二氧四节环断裂），同时发出光信号（470 nm），发光反应式如下。

此种发光特点是光信号稳定且持续时间较长，一般15分钟发光强度达到高峰，60分钟内保持稳定，非常便于检测。

2. 4－甲基伞形酮磷酸盐　4－甲基伞形酮磷酸盐（4－MUP）是碱性磷酸酶的荧光底物。4－MUP在碱性磷酸酶催化下（37℃恒温水浴10分钟）生成4－甲基伞形酮，在360nm激发光的作用下，发出荧光（448nm），用荧光光度计进行测量。发光反应式如下：

二、技术类型

酶促发光免疫分析属于非均相免疫分析系统，在测定光信号前需要分离结合标记物（B）和游离标记物（F），分离方法依然沿用固相吸附分离方式。固相吸附分离方法包括固相包被和固相洗涤两个重要过程。根据固相材料的物理形状不同，酶促化学发光又可分为：以纳米微球（磁性或非磁性）为固相材料的微粒子化学发光和以 96 微孔板为固相材料的板式化学发光。因纳米微球具有明显优势，主要介绍微球子酶促化学发光。

（一）发光酶免疫分析

发光酶免疫分析的发光类型属于间接化学发光，利用酶促反应所提供的能量促使电子跃迁至激发状态，当电子回到基态时以"光"的形式释放能量，光信号强度与酶促反应强度（标记物含量）呈正相关，可直接检测光信号强度实现定量分析。以双抗体夹心分析模式 – 发光酶（辣根过氧化物酶）免疫分析的测定为例阐释原理（图 12 – 7）。

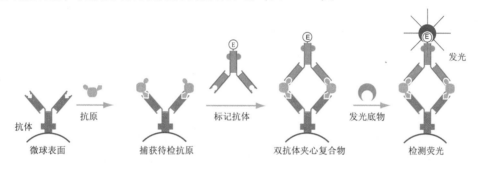

图 12 – 7　发光酶（辣根过氧化物酶）免疫分析测定原理示意图

需要指出的是，化学发光是在化学反应过程中产生光信号，加入底物后必须在一定时间内进行测定，否则，衰减后影响测定效果，特别是鲁米诺信号持续时间较短，需要立即测定。

（二）荧光酶免疫分析

荧光酶免疫分析的发光类型属于间接光致发光（荧光），利用酶促反应生成中间态的荧光物质（荧光素）；此荧光物质中的电子在激发光的照射下，吸收光能跃迁至激发状态，当电子回到基态时再以"光"的形式释放能量，光信号强度与酶促反应强度（标记物含量）呈正相关，检测荧光信号的强度实现定量分析。以双抗体夹心分析模式 – 荧光酶（碱性磷酸酶）免疫分析测定为例阐释原理（图 12 – 8）。

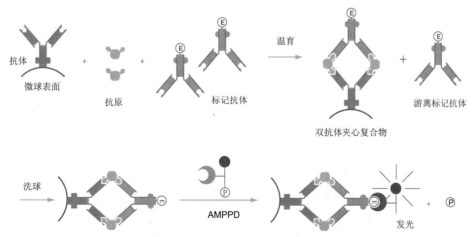

图 12 – 8　荧光酶（碱性磷酸酶）免疫分析测定原理示意图

需要说明的，与化学发光相比，荧光素在激发光照射下才能发出荧光，检测信号容易控制。但需要荧光检测仪才能实现对荧光信号的检测，荧光检测仪需具备激发光源，同时具备一整套光学滤片系统才能实现对特异性荧光信号的检测。

三、技术要点

与酶联免疫吸附试验相比，酶促发光免疫分析的技术要点同样包括：抗原或抗体的固相吸附、酶结合物（标记物）的制备，检测体系中抗原和抗体最佳工作浓度测定等等，相关内容详见酶免疫技术部分内容（第十一章）。整个测定过程包括：抗原－抗体反应、分离和洗涤、酶促发光反应和数据处理等环节。但是，酶促发光免疫分析多采用纳米颗粒作为固相载体，分离洗涤过程一般采用电磁场分离方式或纤维柱过滤分离方式。

四、技术评价

与酶联免疫吸附试验相比，酶促发光免疫分析的技术优势主要包括以下几个方面：①由于是测定光信号，与色源底物相比，具有更高的分析敏感度。②因采用纳米微球作为固相载体，同样体积内可容纳更多纳米微球，可提供足够固相面积包被抗体分子，从而拓宽分析线性范围。③自动化水平较高。

但是，由于酶促发光免疫分析仍然采用酶蛋白作为标记物，酶蛋白属于生物大分子，其活性受环境因素影响明显；且标记小分子半抗原时，会因空间位阻效应影响半抗原分子的免疫活性。同时，酶结合物半衰期较短，商品化试剂盒有效期较短。此外，国内某些厂家仍采用96微孔板作为固相载体，因微孔板的固相面积有限、以及固相表面－液相间的反应模式均不利于抗原抗体迅速达到平衡状态等不足，"微孔板式"的酶促发光仍存在很多缺陷。

第四节　化学发光免疫分析

化学发光免疫分析（chemiluminescence immunoassay，CLIA），是直接化学发光免疫分析的简称，于1990年由Klee创立，其特点是采用吖啶酯（acridinium ester，AE）作为示踪物质标记抗原或抗体分子形成发光标记物，采用纳米微球为固相载体的分离方式，通过碱性校正液诱导结合标记物发光，并通过测定发光强度实现对超微量物质的定量分析。

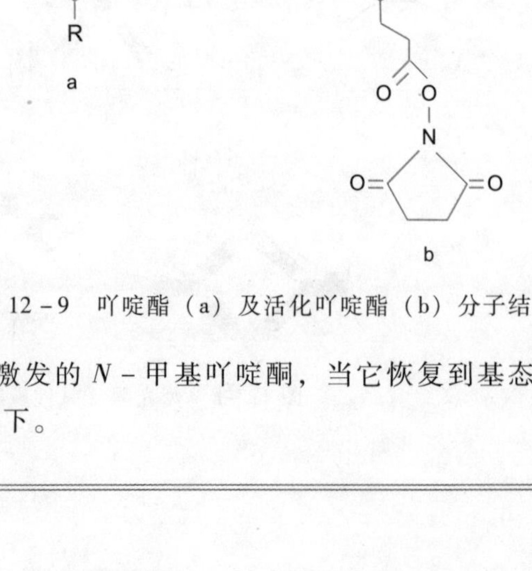

一、标记物

（一）吖啶酯

吖啶酯是一类发光效率很高的发光剂，是一个三环有机化合物，容易氧化，且氧化反应无需催化剂，在碱性条件下，与双氧水反应就可以产生发光现象（图12-9a）。

图12-9　吖啶酯（a）及活化吖啶酯（b）分子结构

当在碱性介质中氧化时，吖啶酯经历共价键的断裂，生成一个二氧酮的中间体，产生电激发的 N－甲基吖啶酮，当它恢复到基态时，释放出光子（波长470nm）。吖啶酯发光反应式如下。

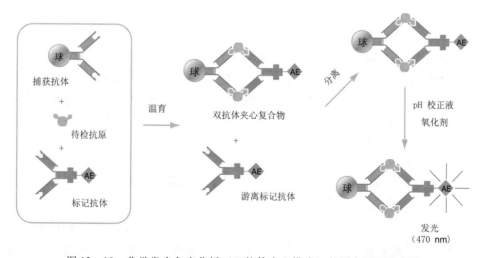

1983 年 Weeks 等合成一种用于标记蛋白质的吖啶酯：4 –（2 – 琥珀酰亚氨基羰基）苯基
– 10 – 甲基吖啶 – 9 – 羧酸酯氟磺酸盐（Acridinium – C2 – NSH – Ester），其分子结构如图 12 –
9b 所示。此种吖啶酯具有发光效率高、背景小、可直接标记蛋白质抗原和抗体分子的优点，是
化学发光免疫分析中常用的发光标记物。

（二）标记方法

用于标记抗原或抗体的吖啶酯需要进行修饰，修饰后的活化吖啶酯含有一个 N – 羟基琥珀
酰亚胺（NSH）基团，如 Acridinium – C2 – NSH – Ester，此分子在中性或碱性条件下直接偶联
蛋白质（抗原或抗体）分子中的氨基，形成酰胺键的化学连接。此种标记方法稳定，吖啶酯的
发光效率和抗原或抗体的生物活性几乎不受损失。

二、分析原理

化学发光免疫分析属于非均相免疫分析，采用纳米磁性微球为固相载体，通过电磁场完成
洗涤和分离过程。根据测定对象的性质不同，可采取不同免疫分析模式，如大分子蛋白质采用
双抗体夹心模式，自身抗体或病原体抗体可采用双抗原夹心或固相抗原 – 待检抗体 – 标记抗体
的间接分析模式。以双抗体夹心定量分析抗原为例，化学发光免疫分析的测定原理如图 12 – 10
所示。

图 12 – 10 化学发光免疫分析（双抗体夹心模式）的测定原理示意图

预先包被单克隆抗体的纳米磁性微球和吖啶酯标记的多克隆抗体组成主要检测试剂，一同
加入含有待检标本的体系中，温育并计时；待检抗原分别与两种抗体结合，于纳米磁性微球表
面形成双抗体夹心复合物。通过电磁场将所有磁性纳米微球（包括参与反应和未参与反应的两
种磁性微球）吸附至反应容器的底部，负压机械针将液体吸出，完成第一次分离过程；此时再
加入洗涤缓冲液，搅拌悬浮磁性微球，再加上电磁场，重复上述动作，完成第二次洗涤分离过

程；一般情况需完成 2~3 次洗涤分离，最后一次吸干缓冲溶液。加入 pH 校正液（NaOH）和氧化剂（H_2O_2），从而诱导形成双抗体夹心复合物的纳米磁性微球发光（470nm）；光信号由集光器接收，再经光电倍增管放大，累计记录 1 秒钟内所产生的光子能，光信号的积分与待测抗原含量呈正比关系。最后根据标准曲线或数学函数，由仪器自动计算出待测抗原含量。

三、技术要点

建立化学发光免疫分析方法涉及发光标记物的制备、纳米磁性微球的包被、确定二者最适工作浓度，检测条件的优化等等。发光标记物的制备已在上文介绍，此处重点介绍纳米磁性微球。

化学发光免疫分析通常采用 600~800nm 的微球作为固相载体，包括一般聚丙烯酰胺颗粒和顺磁性颗粒，前者需要通过过滤或过柱分离结合状态的标记物，后者则需要通过电磁场和洗涤分离结合状态的标记物。与微孔板（酶免）或小试管（放免）相比，纳米磁性微球具备如下优点：

（1）纳米微球携带功能基团（氨基或羧基），可直接与蛋白质（抗原或抗体）偶联，且包被过程简单，规模化包被比较容易（与包被微孔板相比），适合工业化生产。

（2）单位体积可容纳数量庞大的微球颗粒，累计微球面积远远超过单个微孔板或小试管的内壁面积，可包被足量抗体，可以防止因抗体相对不足所导致的"钩状效应"。以纳米微球作为固相载体的分析系统，其有效检测范围更宽。

（3）纳米微球于液相中呈"悬浮"状态，与待检抗原相互碰撞的几率远远高于微孔板（酶免）或小试管（放免）中液体中抗原与内壁表面抗体相互作用的几率。因此，以纳米微球作为固相载体的分析系统，抗原抗体反应更容易达到平衡，从而节省反应时间。

（4）采用磁性纳米微球为固相载体，可通过电磁场进行分离－洗涤，分离－洗涤效率高，容易自动化。

四、技术评价

吖啶酯具有发光本底较低，化学发光反应简单，无需酶做催化剂等优点。活化吖啶酯可直接标记抗原或抗体，不影响吖啶酯的发光效率和抗原或抗体的免疫活性，结合物稳定，抗干扰能力强、标记物有效期长。采用纳米磁颗粒为固相载体，可增大包被面积，加快反应，同时使洗涤及分离简便、快捷。但是，吖啶酯发光为瞬间发光，持续时间短，对信号检测仪的灵敏度要求比较高。

第五节 电化学发光免疫分析

电化学发光免疫分析（electrochemiluminescence immunoassay，ECLIA）于 1990 年由 Leland 首创，其特点是以三联吡啶钌作为示踪物质标记抗原或抗体，并采用纳米微球为固相载体的分离方式，以三丙胺作为电子供体，通过电场作用诱导结合标记物发光，通过测定发光强度实现对超微量物质的定量分析。电化学发光免疫分析过程包括电化学发光和免疫分析两个重要环节，是目前分析性能最好的标记免疫分析技术之一。

一、标记物

(一) 三联吡啶钌

1. 分子结构　三联吡啶钌的分子结构由两个吡啶（氮杂苯）形成联吡啶，三个联吡啶和钌结合形成三联吡啶钌，分子式为 $[Ru(bpy)_3]^{2+}$（图 12-11a）。三联吡啶钌不能直接标记抗原或抗体，需经过 N 羟基琥珀酰亚胺（NSH）修饰后形成三联吡啶钌的活化衍生物，此活化衍生物才可直接标记抗原或抗体分子（图 12-11b）。

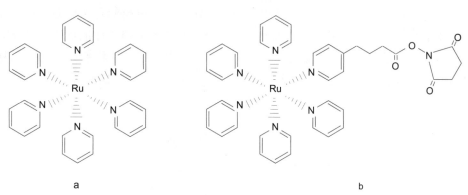

图 12-11　三联吡啶钌分子结构

2. 发光原理　电化学发光剂三联吡啶钌 $[Ru(bpy)_3]^{2+}$ 和电子供体三丙胺（TPA）在阳性电极表面可同时失去一个电子而发生氧化反应。二价的 $[Ru(bpy)_3]^{2+}$ 被氧化成三价，成为强氧化剂 $[Ru(bpy)_3]^{3+}$；TPA 失去电子后被氧化成阳离子自由基 TPA（TPA$^{+\cdot}$）此物质很不稳定，可自发地失去一个质子（H$^+$），形成自由基 TPA（TPA$^{\cdot}$），成为强还原剂；强还原剂（TPA$^{\cdot}$）可将一个高能量的电子传递给强氧化剂 $[Ru(bpy)_3]^{3+}$，同时使其形成激发态的 $[Ru(bpy)_3]^{2+\cdot}$。激发态的三联吡啶钌不稳定很快发射出一个波长为 620nm 的光子，回复到基态的三联吡啶钌。上述过程可在电极表面周而复始地进行，从而产生许多光子，使光信号增强（图 12-12）。

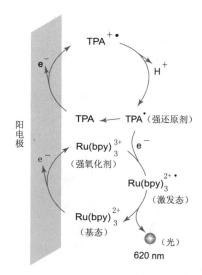

图 12-12　三联吡啶钌和三丙胺电化学发光反应过程示意图

笔记

（二）标记方法

经修饰后的三联吡啶钌衍生物因含有一个 N – 羟基琥珀酰亚胺（NSH）基团，在中性或碱性条件下直接偶联蛋白质（抗原或抗体）分子中的氨基，形成酰胺键的化学连接。此种连接方式与吖啶酯相似。

二、分析原理

电化学发光免疫分析属于非均相免疫分析，具体分析模式包括双抗体夹心模式、双抗原夹心模式和固相抗原竞争模式等等。与化学发光免疫分析不同，电化学发光免疫分析中的捕获抗体不直接偶联纳米磁性微球，而是用其标记生物素分子制备成生物素标记抗体。将链霉亲和素包被纳米磁性微球，通过结合生物素捕获"标记抗体 – 待测抗原 – 生物素标记抗体"复合物从而达到分离的目的。整个分析过程主要包括免疫反应和分离与测量过程，现以"双抗体夹心"测定抗原为例，说明电化学发光免疫分析的测定原理。

1. 免疫反应过程　三联吡啶钌标记抗体和生物素标记抗体组成某待测抗原专用试剂溶液，一并加入含有待测标本的反应杯中进行温育，待检抗原分别与两种抗体于液相中迅速结合形成双抗体夹心复合物。为防止两种抗体同时竞争相同抗原表位，之前两种抗体需进行匹配实验，分别选择针对不同抗原表位的两种抗体，且之间不会产生空间位阻效应。然后再加入链霉亲和素包被的纳米磁性微球，因链霉亲和素（SA）与生物素（B）具有较高亲和力，迅速于微球表面形成"微球 – SA – B – Ab – Ag – Ab – Ru"复合物，过剩的三联吡啶钌标记抗体（Ab – Ru）仍存在于液相中（图 12 – 13）。

2. 分离与测量过程　电化学发光免疫分析的分离过程和检测过程于测量室内依次进行。分离过程是通过蠕动泵将反应后溶液全部吸入流动的测量室内。当磁性微球流经电极表面时，被安装在电极下面的电磁铁吸引住，而未结合的三联吡啶钌标记抗体和无关蛋白组分被流动的缓冲液冲走，从而完成游离标记物的分离过程。蠕动泵引入 TPA 缓冲液，与此同时电极加压，启动电化学发光反应，使三联吡啶钌和 TPA 在电极表面进行电子转移，产生电化学发光，光信号强度与三联吡啶钌标记抗体 – 待检抗原 – 生物素标记抗体复合物的量呈正比例线性关系。由光电倍增管检测光强度，经标准曲线或数学函数可计算出待测抗原的含量。测定后，终止电压，移开磁珠，

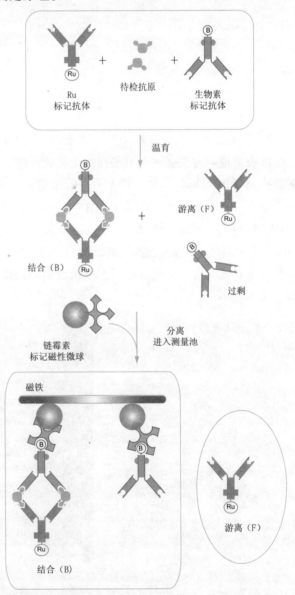

图 12 – 13　电化学发光免疫分析免疫反应过程示意图

加入清洗液冲洗流动测量室，准备下一个样品测定（图 12 - 14）。

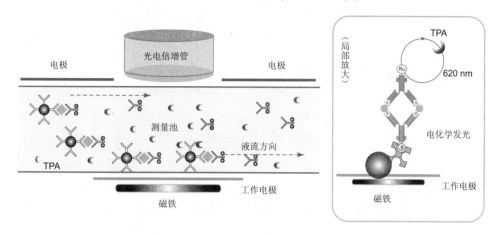

图 12 - 14 电化学发光免疫分析分离与测量过程示意图

三、技术要点

建立电化学发光免疫分析方法涉及三联吡啶钌标记物的制备、生物素标记抗体（抗原）的制备、链霉亲和素与纳米磁性微球的偶联、体系中关键组分最适工作浓度的确定、检测条件的优化等等。此处主要介绍生物素标记抗体和链霉亲和素与纳米磁性微球的偶联两个重要问题。

（一）生物素标记抗体的制备

将待偶联的抗体以适当浓度溶解于碳酸氢钠溶液中；用二甲基甲酰胺（DMF）溶解生物素 N 羟基丁二酰亚胺酯（BNHS）。按一定摩尔浓度比将生物素与待标记抗体混合，在室温下搅拌反应使其充分偶联，之后透析除去游离生物素。具体内容详见生物素 - 链霉亲和素标记免疫技术部分内容（第十三章）。

（二）链霉亲和素与纳米磁性微球的偶联

链霉亲和素为弱酸性蛋白，可以被吸附在纳米磁性微球表面上，形成链霉亲和素包被固相载体，即链霉亲和素致敏微球。同时，一些纳米磁性微球表面带有某些功能基团，如醛基（—CHO）、氨基（—NH$_3$）或羧基（—COOH）等，可通过化学键与链霉亲和素分子连接。具体内容详见生物素 - 链霉亲和素标记免疫技术部分内容（第十三章）。

四、技术评价

电化学发光免疫分析主要优势包括：

（1）三联吡啶钌衍生物含有一个 N - 羟基琥珀酰亚胺（NSH）基团，可与多肽类抗原或免疫球蛋白的氨基形成化学键连接，标记物性质稳定、抗干扰能力强、有效期较长。

（2）阳电极表面的电化学反应是由电场控制，三丙胺溶液可重复使用，氧化还原反应周而复始，光信号较强、持续时间长，信号容易测量且效率很高。

（3）针对双抗体夹心法而言，三联吡啶钌标记抗体和生物素标记抗体完全置于液相中，不仅可维持生物分子的天然构象（固相表面抗体存在空间位阻效应），更重要的是，于液相中与待测抗原相遇的几率远高于固相化的抗体（纯液相属于三维立体空间，固相 - 液相属于平面空间）。此种模式下抗体利用率最高，抗体与待检抗原迅速达到平衡，可缩短检测时间。

（4）引入生物素 - 亲和素系统，不仅赋予更高分析敏感度，链霉亲和素预包被的受体微球具有通用性，可适用不同检测指标，作为通用检测试剂，利于工业化生产。

（5）电化学发光免疫分析的分离洗涤过程于测量室内进行，洗涤过程中测量室的液体处于

笔记

流动状态，只有磁性微球－双抗体夹心复合物被吸附在电极表面，游离标记物随流动液体被冲走，此种方式不同于化学发光免疫分析，动态洗涤可获得高效分离效果。

但是，电化学发光免疫分析仪所有标本按顺序依次通过蠕动泵吸入测量室，完成分离－测量过程，而测量室有一定使用寿命，需定期更换。同时，因洗涤不彻底，含量较高的标本会影响随后临近标本的测定结果。

第六节　活性氧途径均相发光免疫分析

活性氧途径均相发光免疫分析（luminescent oxygen channeling immunoassay，LOCI）于1993年由Ullman首创的一种全新的均相发光免疫分析系统，其特点是系统基于偶联在供体—受体微球表面的发光物质经光激发和能量传递诱导发光信号，能量传递依赖于抗原—抗体结合所致的供体—受体微球得相互靠近而实现。因无需分离过程，纳米微球直径更小，其悬浮性能更强，检测时间更短；因采用三级放大发光系统，所以赋予LOCI更高的分析敏感度。

一、供体微球和受体微球

LOCI分析体系由供体微球和受体微球组成，两种微球表面各自带有特殊涂层分别含有感光物质或发光物质；同时，两种微球表面也带有各种偶联生物活性物质（如抗原或抗体）。

1. 供体微球　供体微球（donor beads）是指提供能量一方的纳米微球，故称为"供体"。微球直径130nm左右，内含酞箐，表面提供各种功能基团用于偶联生物分子，如链霉亲和素分子（图12－15a）。如用激发光（680nm）照射供体微球，涂层中的酞箐会瞬间产生高能单线态氧离子（$^1\triangle_g O_2$）（带有一个激发态电子的氧分子）。此种单线态氧离子的半衰期只有4微秒，于液相中扩散距离小于200 nm。由于供体微球携带感光物质（酞箐），也称为感光微球（sensitive beads）。

2. 受体微球　受体微球（acceptor beads）是指接受能量一方的纳米微球，故称为"受体"。微球直径130nm左右，内含二甲基噻吩衍生物和镧系元素铕，表面提供各种功能基团用于偶联生物分子，如抗体分子（图12－15b）。受体微球涂层中的二甲基噻吩衍生物可以吸收高能氧离子携带的能量，诱导紫外光的产生；且此紫外光可以激发荧光素（铕）并诱导产生荧光信号（波长615 nm）。由于受体微球携带发光物质（铕），也称为发光微球（luminescence beads）。

基于上述供体微球和受体微球的性能特点，如果受体微球表面所偶联的生物分子与受体微球表面所偶联的生物分子，二者同样构成受体－配体关系，如抗原－抗体、生物素－亲和素、蛋白酶－底物，则二者相互结合必然会将供体微球和受体微球聚集，且之间物理距离将小于200nm。此时，在激发光（680nm）照射的情况下，供体微球表面的酞箐瞬间产生高能单线态氧离子，将被受体微球表面的二甲

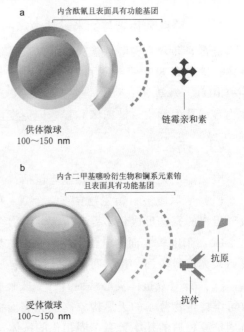

a
内含酞氰且表面具有功能基团

供体微球
100～150 nm

链霉亲和素

b
内含二甲基噻吩衍生物和镧系元素铕
且表面具有功能基团

受体微球
100～150 nm

抗原

抗体

图12－15　供体微球和受体微球结构示意图

基噻吩衍生物吸收并诱导紫外光的产生，同时荧光素铕在紫外光激发的情况下诱导荧光（615nm）信号产生（图12－16）。当然，如果供体微球－受体微球之间未发生生物分子的相互

作用，二者则分散于液相中，不会发生高能氧离子的能量传递，即游离状态的受体微球不会产生荧光信号。纵观整个发光过程，是三个相互偶联的光激发过程，国内学者也称之为光激化学发光（light initiated chemiluminesence assay，LICA），相关的研究已达到国际水平。

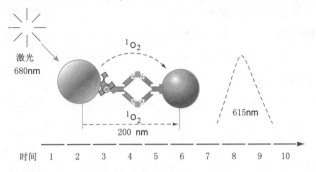

图 12 - 16　供体微球和受体微球发光原理示意图

二、技术类型

如前文所述，在 LOCI 分析体系中，供体微球和受体微球间的相互作用可依赖多种生物分子而实现，这里只介绍基于抗原 - 抗体相互作用的免疫分析体系。LOCI 免疫分析体系常用的分析模式包括双抗体夹心分析模式和双抗原竞争抗体分析模式。

（一）双抗体夹心分析模式

双抗体夹心模式适合测定大分子蛋白类抗原，此种抗原含有种类和数量较多的抗原表位，满足至少同时结合两种不同抗原表位抗体调剂。建立双抗体夹心分析模式的 LOCI 分析体系需选择两种抗体，可以是两种不同杂交瘤细胞系的单克隆抗体，也可以是一种单克隆抗体和一种多克隆抗体。通常情况下，将一种抗体包被受体微球，另一种制备成生物素标记抗体，上述两种抗体作为待检抗原的专用试剂。此外，用链霉亲和素标记供体微球，或直接购买已标记链霉亲和素的供体微球（图 12 - 17）。

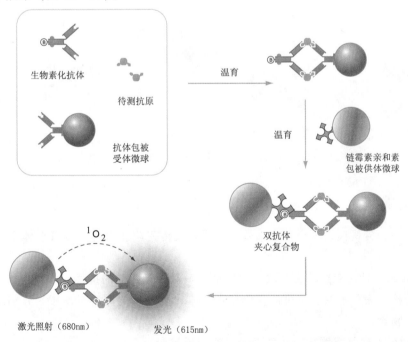

图 12 - 17　双抗体夹心分析模式 LOCI 分析原理示意图

特异性抗体包被受体微球和生物素标记抗体组成检测体系，将待检标本加入体系温育，待检抗原于液相中分别与两种抗体结合，于受体微球表面形成捕获抗体－待检抗原－生物素标记抗体复合物；再加入链霉亲和素包被的供体微球（通用试剂）并温育，链霉亲和素与生物素结合，促进供体微球和受体微球相互靠拢；当用激发光照射时，会诱导单线态氧的产生和传递，产生荧光信号，荧光信号的强度与待检抗原含量呈正向函数关系。通过标准品建立计量－反应曲线并建立数学模型，未知标本抗原含量通过数学模型计算后获得。

（二）双抗原竞争抗体分析模式

双抗原竞争抗体分析模式适合小分子半抗原测定。分析体系中含有两种抗原：一种是生物素标记的已知抗原，一种是标本中的待测抗原；同时，用特异性抗体包被受体微球，制备标记抗体的受体微球溶液。一般而言，分析体系中抗体分子的总结合位点数量需大于待检抗原或生物素标记抗原各自所需的结合位点数量，但小于待测抗原和生物素标记抗原所需结合位点数量的总和。当标本中无待检抗原时，抗体全部与生物素标记抗原结合，并存在游离生物素标记抗原；当标本中含有待检抗原时，待检抗原与抗体结合，致使生物素标记抗原与抗体的结合受到抑制，抑制程度与待测抗原含量呈正比关系。当竞争性反应达到平衡后，加入链霉亲和素标记的供体微球，供体微球通过生物素－链霉亲和素结合促进供体微球和受体微球相互靠拢；当用激发光照射，诱导单线态氧的产生和传递，产生荧光信号，荧光信号强度与待检抗原含量呈反向函数关系。通过标准品建立计量－反应曲线并建立数学模型，未知标本抗原含量通过数学模型计算后获得（图 12 –18）。

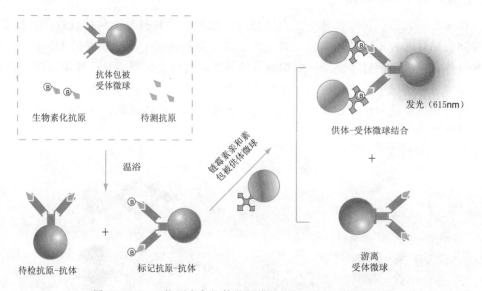

图 12 –18　双抗原竞争抗体分析模式 LOCI 分析原理示意图

三、技术要点

以双抗体夹心分析模式为例，建立基于单线态氧传递均相发光免疫分析体系主要涉及如下几个方面：

1. 抗体匹配　针对双抗体夹心法，需要选择一对相互匹配的抗体。如同为单克隆抗体，则各自所针对的抗原表位不同。也可以将单克隆抗体和多克隆抗体配对使用。分别用于包被受体微球和标记生物素。

2. 受体微球－抗体偶联　与化学发光免疫分析类似。

3. 生物素标记抗体　采用长臂活化生物素（NHS－biotin），具体标记方法详见本教材第十三章。

4. 优化检测体系 包括确定生物素标记抗体和抗体包被受体微球最适比例，确定待测样本、受体微球和生物素标记抗体的体积，优化最适反应条件（温度、时间）等。

四、技术评价

基于活性氧传递的均相发光免疫分析体系是继荧光偏振免疫分析后的又一种新型均相免疫分析技术，其重要特点表现为两个方面：其一，整个检测过程"免洗"，即无需分离结合标记物和游离标记物；其二，示踪物质（感光剂和发光剂）不是标记在生物分子上，而是标记在固相微球表面。上述特征不同于临床实验室的电化学发光免疫分析和化学发光免疫分析，也不同于经典的三大（荧光、放射和酶）标记免疫分析。

LOCI 分析体系具有如下优势：

1. 隶属均相免疫分析 整个测定过程免分离，赋予此项技术的优点包括：①无洗涤环节，缩短测定时间；②不存在洗涤误差，提高分析精密度；③无洗涤操作，易于自动化，仪器故障率低。

2. 受体微球和供体微球性质稳定 酞菁、二甲基噻吩衍生物、镧系元素铕属于化学类物质，性质稳定，受温度、离子强度、酸碱度等影响较小，抗干扰能力较强；同时，上述感光物质和发光物质均标记（或偶联）在固相微球表面，不是标记在抗原或抗体分子表面，示踪物质不会对上述免疫分子产生影响。

3. 三级放大系统赋予较高分析敏感度 整个发光过程是三个相互偶联的光激发过程，各级均具有放大效应，如每个供体微球每秒可释放 60000 个单线态氧离子，经二甲基噻吩衍生物吸收并释放紫外光，激发荧光素铕的逐级光信号的放大，赋予 LOCI 系统较高的分析敏感度，甚至可到达 10^{-17} mol/L。

4. 赋予液相立体的抗原－抗体反应环节 针对双抗体夹心分析模式而言，待检抗原、生物素标记抗体处于液中，而捕获抗体偶联于受体微球表面，但由于不需沉淀微球（无需分离），微球直径只有 100nm 左右（电化学发光的磁性微球约为 800~1000nm），其悬浮性能更好。因此，待检抗原与两种抗体处于近似液相中的立体空间，从而赋予抗原－抗体间较高的相互碰撞和相互作用的几率，从而缩短达到平衡所需时间。

5. 较低背景信号，赋予较高分析敏感度 首先，铕螯合物产生长寿命荧光信号（持续 1秒），自然界非特异荧光寿命较短（持续 100 纳秒），利用时间分辨容易测量到特异性光信号。其次，680 nm 的激发光不能激活天然荧光素，几乎不产生非特异性荧光。再次，因微球浓度较低，供体－受体距离远超过 200 nm，无生物分子作用，单线态氧不能传递。

6. 均相免疫分析适合小分子半抗原测定 针对双抗原竞争抗原分析模式，只需制备生物素标记抗原溶液。因生物素分子很小，标记生物素后不会对小分子抗原产生空间位阻效应。标记抗原与待测抗原性质接近，从而形成理想的竞争性反应。

但是，因整个测定过程无"洗涤"过程，血清中物质有时对检测体系产生影响，所以基质效应对检测结果的影响会高于非均相免疫分析。

第七节 发光免疫分析的临床应用

现代临床医学对医学检验结果的要求越来越高，不仅要有较高特异性和较高敏感性，同时，对测定结果的精密度和检测时间也有更高的要求。并且，检测标本的项目组合具有个性化特点，能够达到急诊标本随机测定的要求。显然，以"板式"测定的酶联免疫吸附试验不能满足上述要求，而发光免疫分析技术能够满足上述要求，发光免疫分析具有快速、简便、灵敏、特异等特点，"单管"操作模式具有灵活性，可实现个性化项目组合、以及急诊标本随时测定的要求，现已广泛应用于各种激素、肿瘤标志物、药物及其他微量生物活性物质的测定。

1. 甲状腺激素 甲状腺激素包括三碘甲状腺氨酸（T3）、甲状腺素（T4）、甲状腺刺激素（TSH）、游离 T4（FT4）、游离 T3（FT3）、抗甲状腺过氧化物酶抗体（anti－TPO）、甲状腺球蛋白、抗甲状腺球蛋白抗体（anti－TG）。

2. 性激素 性激素包括泌乳素（PRL）、促卵泡激素（FSH）、促黄体激素（LH）、黄体酮（Prog）、雌二醇（E2）、睾酮（testo）等。

3. 肾上腺和垂体激素 醛固酮、皮质醇、尿皮质醇、人生长激素、甲状旁腺素、促肾上腺皮质激素。

4. 贫血因子 维生素 B_{12}、叶酸、铁蛋白。

5. 肿瘤标记物 AFP、CEA、PSA、fPSA、CA19－9、CA125、CA15－3 等。

6. 病原体血清标志物 衣原体抗原、弓形体 IgG 抗体、弓形体 IgM 抗体、风疹病毒 IgG 抗体、风疹病毒 IgM 抗体、巨细胞病毒 IgG 抗体、巨细胞病毒 IgM 抗体、HBsAg、抗－HBs、抗－HBc、HBeAg、抗－HBe、抗－HIV1/2、抗－HCV 等。

7. 糖尿病 胰岛素、血清 C－肽等。

8. 心血管疾病 肌酸激酶（CK）、肌酸激酶同工酶（CK－MB）、肌红蛋白、肌钙蛋白 1。

9. 骨代谢 骨胶原酶、脱氧吡啶啉。

10. 过敏性疾病 IgE。

11. 治疗药物监测 茶碱、地高辛、环孢素、巴比妥等。

 本章小结

发光免疫分析（LIA）是以检测"光"信号为基本特征，并结合抗原抗体反应的标记免疫分析技术，具有较高的分析特异性和分析敏感性，同时发光免疫分析仪已实现全自动化检测，赋予其较高的分析精密度，发光免疫分析已经成为医学检验领域的核心技术之一。

根据标记物性质及其发光原理不同，发光免疫分析基本可分为六类，分别是时间分辨荧光免疫分析（TR－FIA）、荧光偏振免疫分析（FPIA）、酶促发光免疫分析（ECLIA）、化学发光免疫分析（CLIA）、电化学发光免疫分析（ECLIA）、活性氧通道均相发光免疫分析（LOCI）。除酶促发光免疫分析以"酶"作为标记物之外，其余五种均以荧光素或发光剂作为标记物；与酶蛋白相比，荧光素或发光剂具有更好的稳定性和抗干扰性能，从而赋予发光免疫分析很高的分析精密度。

发光免疫分析另一重大进步是采用纳米微球作为固相载体以及采用"单管"操作模式。纳米微球赋予捕获抗体足够包被面积，以及近似于液相的反应环境；单管操作模式赋予标本检测更好的灵活性，适合急诊和项目随机组合。此外，荧光偏振免疫分析属于均相免疫分析，没有包被、洗涤等分离过程，属于竞争性免疫分析，适合测定小分子半抗原物质。活性氧通道均相发光免疫分析同样是发光免疫分析的重大进步，其发光物质与固相载体偶联而不与抗原或抗体偶联，均相免疫分析系统无需洗涤分离过程，同样是一种快速检测技术，同时具有较高分析特异性和分析敏感度，随着技术不断成熟有望成为医学检验领域新型检测手段，并开辟新的检测项目。

（李会强）

第十三章　生物素－链霉亲和素标记免疫技术

学习目标

1. 掌握：生物素－亲和素标记技术的基本类型和原理。
2. 熟悉：生物素－亲和素放大系统的特点；生物素—亲和素系统在免疫技术、亲和组化、亲和层析、基因杂交等方面的应用。
3. 了解：生物素、亲和素、链霉亲和素的理化性质与标记物制备。

生物素－亲和素系统（biotin-avidin system，BAS）是以生物素和亲和素具有的独特相互识别和结合特性为基础而发展的一种具有灵敏度高、特异性强和稳定性好等优点的信号放大标记技术。BAS与免疫标记技术的有机结合，极大地提高了免疫测定技术的灵敏度，该技术现已发展出多种标记方法，例如桥－亲和素－生物素标记法、亲和素－生物素－过氧化物酶法、标记生物素-抗生物素法等。目前，BAS已广泛应用于免疫学、分子生物学和组织化学等领域，在分子识别、相互作用、纯化、检测、固定、标记、病毒载体及非放射性药物靶向系统等研究中发挥着重要作用。

第一节　生物素和亲和素

生物素（biotin，B），分子量约244.31 kD，可偶联在许多蛋白质、多糖、核酸等生物大分子上，而不对其理化性质、生物学活性产生明显影响。亲和素（avidin，A），是特异性结合生物素的蛋白。一分子亲和素可与四分子生物素结合，两者间的亲和力极强且不可逆，从而产生多级放大效应，在实际应用中呈现出巨大优越性，因而被广泛应用于免疫学的各个领域。

一、生物素

生物素是一种无色透明的小分子生长因子，又称维生素H，广泛分布于动、植物组织中，在机体内以辅酶形式参与各种羧化反应，等电点为3.5，难溶于水，易溶于二甲基酰胺。生物素可从含量高的卵黄和肝组织中提取，现已能人工合成，制备方便。生物素基本结构为双环结构（图13－1），Ⅰ环为咪唑酮环，是与亲和素结合的部位。Ⅱ环为噻吩环，含一个戊酸侧链，其末端羧基可与生物大分子连接，形成生物素标记抗原、抗体、酶及荧光素等。

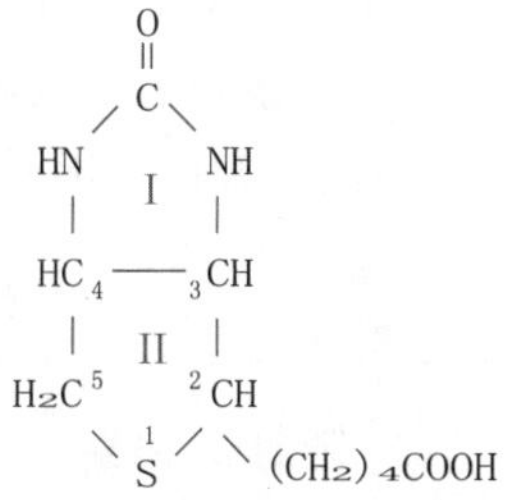

图13－1　生物素结构式

生物素噻吩环上戊酸侧链的羧基需经活化修饰后才能偶联各种其他生物大分子，修饰后的生物素称为活化生物素，也称生物素衍生物（图13－2）。活化生物素及其衍生物可以和各种蛋白质、多糖、同位素、荧光素及胶体金等结合。

笔记

生物素 N-羟基丁二酰亚胺酯（BNHS）、生物素酰肼（BHZ）及肼化生物素（BCHZ）可与蛋白质糖基、醛基、巯基结合；生物素对硝基酚酯（pBNP）、BNHS、活化长臂生物素（BC-NHS）可与蛋白质的氨基结合。其中 BCNHS 依其具有的长臂作用，在结合时可减少位阻效应，增加检测的灵敏性和特异性。在实际应用中以 BNHS 和 BCNHS 最为常见。

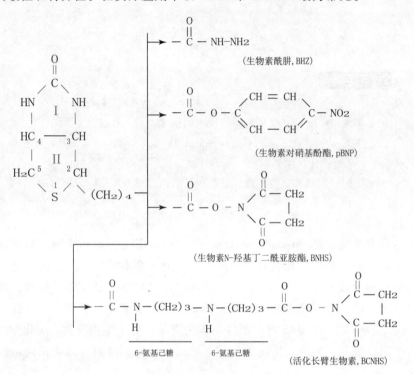

图 13-2　各种活化生物素的结构式

二、亲和素和链霉亲和素

（一）亲和素

亲和素，亦称为抗生物素蛋白，是从卵白蛋白中提取的一种碱性糖蛋白；等电点为 10 ~ 10.5，含有糖基，分子量在 68kD，在 pH 2.913 缓冲液中性质稳定，耐热并耐多种蛋白水解酶的作用。亲和素是由 4 个相同亚基组成的四聚体糖蛋白，每个亚基都可以结合一个生物素分子，即一个亲和素分子上有四个生物素结合位点，这种结合特性赋予生物素 - 亲和素系统的放大效应。亲和素的活性单位是以亲和素结合生物素的量来表示的，即以能结合 1μg 生物素所需要的亲和素量为 1 个亲和素活性单位。一般 1μg 亲和素约含 13 ~ 15 个活性单位。亲和素与生物素具有较高亲和力，亲和常数（K_a）为 10^{15}L/mol，比抗原与抗体间的亲和力（$K_a = 10^{5 \sim 11}$L/mol）至少高 1 万倍，因此二者的结合特异性高和稳定性好。由于亲和素属于碱性蛋白，且富含糖基（可高达 10%），与聚苯乙烯的非特异性吸附较高，会导致试验本底增大，降低检测灵敏度，实际工作中更习惯应用链霉亲和素。

（二）链霉亲和素

链霉亲和素（streptavidin，SA）是由阿维丁链霉菌（streptomyces avidinii）在培养过程中分泌的一种蛋白质，现已可通过基因工程手段生产。链霉亲和素的分子量 65kD，等电点为 6.0，由四条相同的肽链组成，即一个链霉亲和素分子能结合四个生物素分子，活性单位可达到 18。与亲和素相比，链霉亲和素碱性氨基酸含量低，为弱酸性蛋白，且不带任何糖基，检测中出现的非特异性吸附远远低于亲和素。因此，链霉亲和素的应用更为广泛。

第二节　生物素和亲和素标记物的制备

活化的生物素及其衍生物、亲和素可以和各种蛋白质（包括抗体、抗原、葡萄球菌 A 蛋白、酶、激素等）、多糖、多肽、核酸、同位素、荧光素及胶体金等结合，并可借助交联剂与细胞、琼脂糖珠等偶联，广泛应用于免疫学、细胞生物学、细胞组织化学、分子生物学以及生化分离与纯化。以下重点介绍生物素化抗体以及亲和素酶结合物的制备方法。

一、生物素标记物的制备

活化生物素既可以作为标记物直接标记大分子生物活性物质（如抗原、抗体），又可以被其他标记材料（如酶、荧光素、胶体金等）结合后制成新的标记物。这里以制备生物素标记抗体（IgG）为例，介绍生物素标记物制备方法。

1. 基本原理　常用于标记抗体的活化生物素是 BNHS，此种活化生物素的制备方法是将生物素与 $N-$ 羟基丁二酰胺在碳二亚胺的作用下进行缩和，生成 BNHS。BNHS 分子酯键中的—C＝O 基团可与蛋白质分子中赖氨酸的氨基形成肽键，从而使蛋白质标记上生物素。若蛋白质含赖氨酸残基多，且等电点 $PI > 6$ 时，标记效果好。因此，BNHS 适用于对抗体和中性或偏碱性抗原的生物素标记。

2. 技术要点

（1）用二甲基甲酰胺（DMF）将 BNHS 配成 1mg/ml 溶液。

（2）用 0.1mg/L，pH 9.0 NaHCO$_3$ 将纯化的抗体 1g 稀释为 1～2 mg/ml。

（3）按 BNHS：IgG 的容积比为 1:8～1:15，或重量比为 1:7 左右混合，室温搅拌下反应 2～4 小时。

（4）装入透析袋，对 0.05mol/L、pH 7.2 PBS，4℃透析过夜。

（5）结合物内加等体积甘油，小量分装，－20℃冻存备用。

3. 注意事项

（1）依抗体分子所带可标记基团的种类（氨基、醛基或巯基）以及分子的酸碱性，选择相应的活化生物素和反应条件。

（2）标记反应时，活化生物素与待标记抗体应有适当的比例：如生物素：IgG 用量比（mg/mg）宜为 2:1；3～5 个分子生物素/Ab。

（3）为减少空间位阻影响，可在生物素与被标记物之间加入交联臂样结构。

需要特别说明的是：生物素与抗体结合后，不影响后者的免疫活性，但标记酶时结果则有所不同，如 HRP、葡萄糖氧化酶与生物素结合后，酶的活性不受影响；而碱性磷酸酶（AP）和 β 半乳糖苷酶（$\beta-G$）与生物素结合后，酶活性会降低。

二、亲和素标记物的制备

几乎所有用于标记的物质均可同亲和素或链霉亲和素结合，小分子物质有 ^{125}I、胶体金、荧光素和化学发光物，大分子物质有酶、抗原或抗体、铁蛋白和荧光蛋白等，其中应用最广泛的是酶。

亲和素或链霉亲和素均为大分子蛋白，其酶标物的制备除可用普通酶标记蛋白质分子的直接标记法外，由于其特有的与生物素结合的性能，还可以通过与生物素化酶复合物中的生物素结合，间接地与酶形成结合物。以下举例介绍几种制备亲和素（或链霉亲和素）与常用酶形成标记结合物的方法。

（一）亲和素的标记

1. HRP－亲和素结合物的制备

（1）改良过碘酸钠法　新配制的 HRP 溶液中加入过碘酸钠（$NaIO_4$），将酶分子上的糖基中的羟基氧化成醛基；依次用醋酸盐溶液（pH 4.5～5）和碳酸盐缓冲液（pH 9.0）透析，然后在 HRP 醛基溶液中滴加亲和素搅拌，HRP 的醛基即可与亲和素的氨基共价结合；加入硼氢化钠（$NaBH_4$）终止反应，再透析、离心去沉淀，上清液即含 HRP－亲和素结合物。

（2）戊二醛法　用新配制的 HRP 与亲和素溶液充分混匀，加双功能交联剂戊二醛室温反应，后者的两个醛基分别与 HRP 和亲和素分子中的氨基形成 Schiff 碱使二者连接，经充分透析去掉未反应戊二醛，再离心去沉淀等杂质，收集上清液（含 HRP－亲和素结合物）。

2. 亲和素－生物素化 HRP 复合物的制备　利用亲和素与生物素间特异的结合，将亲和素与等体积的生物素化酶（HRP－B）按一定浓度比例混合反应后，亲和素即与 HRP－B 中的生物素结合，形成亲和素－生物素化 HRP 复合物（ABC）。

制备 ABC 复合物时应注意，亲和素和 HRP－B 的浓度应控制不高于 $40\mu g/ml$ 和 $10\mu g/ml$，否则将增加非特异反应。

（二）链霉亲和素的标记

1. HRP－SA 结合物的制备　采用过碘酸钠直接标记：反应在 4℃进行，先在 HRP 中加入 $NaIO_4$，然后直接加链霉亲和素溶液混匀，再用碳酸盐缓冲液（pH 9.0）透析后，用 KBH_4 终止反应；加饱和硫酸铵沉淀，离心后弃上清液，再用 PBS 复溶沉淀即得 HRP－SA 结合物。

2. SA－生物素化 HRP 复合物的制备　按 BNHS 标记抗体法制备生物素化 HRP（HRP－B），再将 HRP－B 适当稀释后，加入等体积的链霉亲和素溶液（HRP－B 与 SA 浓度比约 1:4）反应，即可制得 SA－生物素化酶复合物。

第三节　生物素－亲和素系统的技术方法

生物素－亲和素系统（BAS）在免疫学技术尤其是在免疫酶技术中应用最为广泛。生物素很易与蛋白质（如抗体等）以共价键结合。这样，结合了酶的亲和素分子与结合有特异性抗体的生物素分子之间很容易发生结合，既起到了多级放大作用，又由于酶在遇到相应底物时的催化作用而呈色，达到检测未知抗原（或抗体）分子的目的。

1979 年 Guesdon 等首先建立了两大类方法：一类以游离亲和素居中，分别连接生物素化大分子反应体系和标记生物素，称桥联亲和素－生物素法（biotin-avidin bind，BAB or bridged avidin biotin technique，BRAB），其改良法称亲和素-生物素化酶复合物法（avidin-biotin-HRP complex，ABC）；另一类以标记亲和素连接生物素化大分子反应体系，称标记亲和素－生物素法（labelled avidin－biotin technique，LAB or BA）。BAS 试验系统的基本方法主要有以下几种类型。

一、桥联亲和素－生物素法

将生物素分别标记抗体分子和酶蛋白分子。由于亲和素（或链霉亲和素）存在 4 个生物素结合位点，以亲和素作为中心或桥臂分别将生物标记的抗体（或抗原）与标记生物素的酶桥联起来。分为直接法和间接法：直接法是将第一抗体标记生物素，抗原与生物素化第一抗体作用

笔记

后，再加游离亲和素。由此，抗原抗体复合物通过生物素可与亲和素分子结合，而亲和素又可通过剩余的结合价与随后加入的酶标生物素结合，故使大量酶分子积聚于抗原－抗体复合物周围，当加入相应底物时，会出现强烈的酶促反应（显色）（图 13－3）。所谓间接法是将生物素标记在第二抗体（抗抗体）上，先使抗原特异性抗体（Ab1）与抗原反应，再陆续加入生物素标记第二抗体、亲和素、生物素化酶蛋白等。

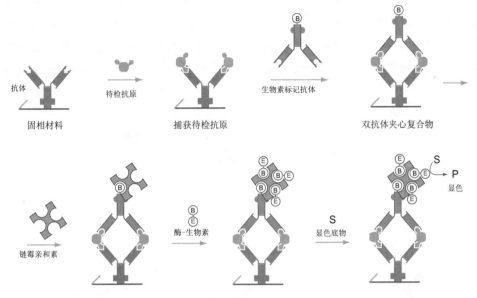

图 13－3　BAB 法（直接法）检测原理示意图

二、标记亲和素－生物素法

LAB 法以标记亲和素为特点，需制备亲和素－酶结合物，同时也需制备生物素标记抗体（第一抗体或第二抗体）。直接法反应模式为先将生物素标记抗体与抗原反应，洗涤去除游离生物素标记抗体，再加入酶标记亲和素（亲和素－酶结合物），最后加入底物显色。与 BAB 法相比，省略加游离亲和素后再加标记生物素的步骤，操作简单（图 13－4）。LAB 法也可以采用间接法，将生物素标记在第二抗体上（抗抗体），用于检测抗体。

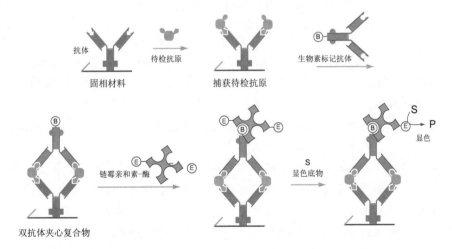

图 13－4　L AB 法（直接法）检测原理示意图

笔记

三、亲和素－生物素化酶复合物法

ABC 是亲和素－生物素化酶蛋白复合物的简称，ABC 法是对 BAB 法的改良，其基本原理就是利用亲和素对生物素的高度亲和力，预先使亲和素和生物素化酶形成复合物。由于酶分子能与多个生物素分子结合，而亲和素含有 4 个结合位点与生物素化酶反应，同时酶蛋白上的多个生物素分子又可成为很多"触手"与亲和素形成晶格样连接的复合物，该复合物中未饱和的亲和素结合位点，再与第一抗体（或第二抗体）分子上的生物素结合，从而使抗原抗体反应与 ABC 标记体系成为一个多级放大的体系，使该方法检测的敏感度明显提高。该复合物的亲和素与生物素化抗体或抗原相结合，再去连接相应的抗原或抗体，经底物显色，即可测定抗原或抗体（图 13－5）。

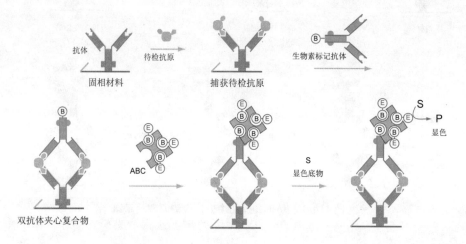

图 13－5　ABC－双抗体夹心 ELISA 检测原理示意图

ABC 反应体系中，亲和素与生物素－酶两种试剂的比例直接关系到反应的敏感性。能产生最佳效果复合物结构模式为亲和素分子的 4 个结合位点在尽量与生物素化酶分子中的生物素结合后，必须保留有一定量与生物素化抗体结合的位点。因此，标准化 ABC 试剂中亲和素与生物素化酶之比为 1:4。

四、酶－抗酶－亲和素－生物素化酶复合物法

PAP 为（辣根）过氧化物酶－抗过氧化物酶复合物的简称，是一种非标记抗体的酶免疫组化技术。PAP－ABC 复合法是在 PAP 法基础上，继续应用 ABC 法，使生物素化二抗（桥连抗体）和 PAP 系统中的抗体（抗过氧化物酶抗体）的 Fc 段结合。这种模式使检测敏感度进一步增高，第一抗体稀释度加大，从而降低了实验成本（图 13－6）。

在生物素－亲和素免疫标记技术中，结合物除了酶之外，还可用荧光素、同位素、凝集素及胶体金等。但只有生物素化酶才能应用 ABC 法。

目前，有学者建立了一种不依赖于抗原－抗体反应的亲和素－生物素系统－SA 双夹心体系，即包被亲和素－生物素标记蛋白－检测亲和素的双夹心体系。该检测方法的特点是不依赖放射性同位素或其他示踪标记物，且具有特异性强、灵敏度高、重复性好且操作简便、安全等优点，适用于外源性蛋白质/多肽类生物分子的体内动态浓度分析。

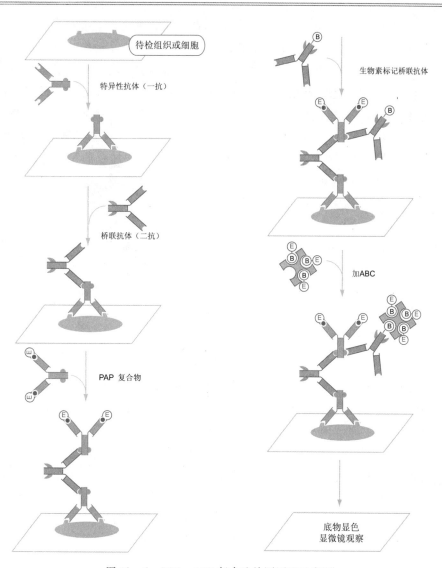

图 13 - 6　PAP - ABC复合法检测原理示意图

第四节　技术评价与应用领域

　　BAS 被广泛应用的原因主要是：①生物素与亲和素之间的亲和力至少是抗原 - 抗体间的一万倍以上，形成的复合物稳定，且不易受外界干扰；②二者均可偶联蛋白质、核酸、多糖和酶等生物活性物质，同时还能与固相材料结合，通过这些特性可将它们偶联起来；③一个蛋白质（或核酸等）分子上可结合多个生物素分子，而一个亲和素又可结合四个生物素，因而生物素与亲和素具有多级放大作用。另外，BAS 具有生物素和亲和素容易获取、反应模式多样化等特点，在实验研究和临床应用中具有广泛的应用前景。

一、技术评价

　　生物素 - 亲和素系统具有以下显著特点：①高度特异性（生物素 - 亲和素结合反应因其亲和力极高而呈现高度专一性，生物素、亲和素一旦结合则很难分离。此系统的高度特异、稳定地结合，使反应试剂可经得起高度稀释，从而明显降低或避免了可能存在的非特异性结合；

②高度灵敏性（亲和素可通过4个结合位点多价桥联生物素的反应物和标记物。一个生物大分子－抗原/抗体可连接多个生物素，生物素化的蛋白、核酸、酶等物质不仅保持其活性不受影响，更因生物素化形成许多"触手"，使整个反应体系出现多级放大效应，赋予检测系统极高的灵敏性）；③应用广泛（生物素或亲和素与多种标记系统如酶、荧光素、放射性核素等联合用于抗原、抗体、蛋白、激素、受体、核酸系统等多种生物学反应体系，也可作为亲和介质用于上述各类反应体系中反应物的分离、纯化）；④简易、快速、稳定（高度特异性及灵敏性，使反应试剂用量极微，故成本低廉。较高亲和常数赋予系统快速反应的性能。生物素标记容易、稳定，可于4℃存放两年而效价不变）。

二、应用领域

生物素－亲和素系统以其独特的生物学特性和多种多样的标记技术，形成了一个完整的新型生物反应放大系统。目前，该系统已与多种检测技术如免疫标记技术、亲和层析、亲和组化、放射免疫显影及免疫－PCR等相互融合，广泛应用于免疫学、微生物学、免疫化学、免疫病理学及分子生物学等多学科的实验研究和临床实践中。

（一）BAS与免疫标记技术

在液相和固相免疫测定中，BAS可用于免疫荧光分析（FIA）、酶免疫测定（EIA）、胶体金技术及放射免疫测定（RIA），使各种液相和固相免疫测定方法的灵敏度和稳定性进一步提高，更加适用于微量抗原、抗体及其他生物活性物质的定性和定量检测。如BAS-ELISA是在常规ELISA原理的基础上，结合生物素与亲和素间的高度放大作用，而建立的一种检测系统。

BAS既可用于ELISA固相化抗原或抗体的制备，又可用于ELISA终反应的放大，前者是先将亲和素或链霉亲和素包被于固相载体，再加入预先生物素化的抗原或抗体，通过生物素－亲和素作用使生物素化的抗原或抗体固相化；后者用生物素化抗体代替常规ELISA中的酶标抗体，然后加入酶标亲和素、亲和素及酶标生物素或ABC试剂，从而使反应信号放大，提高检测灵敏度。

BA-ELISA法或ABC-ELISA法比常规ELISA法的灵敏度提高8~10倍，如采用生物素化第二抗体和链霉亲和素标记的碱性磷酸酶（间接法），测定葡萄球菌内毒素（抗原）低限为0.25ng/ml，比HRP标记的第二抗体法敏感32倍，比用亲和素标记酶法敏感16倍。

（二）BAS与亲和层析技术

生物素－亲和素系统可以与亲和层析的方法结合，大大提高纯化蛋白质的纯度，或者为已知配体寻找受体。操作步骤是首先将生物素共价结合到配体蛋白上，再将生物素化的配体蛋白加入含有受体蛋白的混合物，然后将此混合物通过预先固定了亲和素的层析柱，这时配体受体复合物就通过生物素－亲和素系统停留在层析柱上，最后通过选择性洗脱获得此受体配体蛋白复合物或者受体。这一方法被广泛应用于药物研发行业，例如当人们发现某种药物分子具有疗效但是又不清楚它具体作用靶点时，就可以将其生物素化然后将靶蛋白从成千上万种蛋白质中"捕获"出来。

生物素－亲和素系统还可以用相似的方法分离DNA。方法是在DNA探针的一端挂上生物素，然后用其获得目的DNA片段，再利用固定化的亲和素回收这些DNA。此外，BAS还可用于自身分离纯化，近年来建立的生物素－琼脂糖4B珠亲和层析法，将硫酸铵粗提的鸡蛋清蛋白，经过一次亲和层析可纯化400倍，获得90%以上的纯化亲和素。

（三）BAS 与亲和组织化学技术

亲和组织化学是利用生物素与亲合素等物质之间的高度亲和特性建立的一种组织化学方法，如将结合了生物素的凝集素与细胞表面的特定糖链结合，然后再用被亲和素标记的探针检测，即可对标记细胞进行特定分析。将亲合组织化学与免疫反应结合起来就称为亲和免疫组织化学技术，可加强免疫组织化学方法的灵敏度，减少非特异性反应，提高免疫组织化学定位的专一性。亲和组织化学现今已广泛应用于荧光免疫组化、酶免疫组化、胶体金（银）组化以及免疫电镜的研究。既可用于各种细胞表面标志（抗原、受体）和细胞内微量抗原物质的检测，又有利于微量抗原（或抗体）在细胞或亚细胞水平的定位。此外，在转染蛋白质，糖蛋白或者 DNA 过程中，使用生物素 - 亲和素系统介导染色比传统直接染色方法具有更高的灵敏度。

（四）BAS 与基因杂交

在核酸探针标记技术中，生物素标记的核苷酸是使用最广泛的一种。利用生物素标记的核酸探针进行分析的方法与同位素核酸探针的检测法一样，可采用斑点杂交法、Southern 或 Northern 转印杂交法和原位杂交法。制备生物素标记核酸探针的主要方法有缺口翻译法、光敏生物素和化学法等，前两种已有现成试剂盒供应，化学标记法大多用于短链探针的标记，常用非末端标记法。用生物素标记核酸探针有以下优点：①可长时间保存而不丧失活性；②不需要特殊方法处理；③信号可通过多个亲和素 - 报告分子（化学发光、荧光等）进行检测。

（五）BAS 与放射免疫显像

将 BAS 引入抗体导向的放射免疫造影技术，可用于体内肿瘤定位诊断。根据特异性与生物素或亲和素偶联及放射性同位素标记对象和注射次数的不同，主要有以下两种操作方法。一种为两步法：可先注射抗体与链霉亲和素的偶联物，2~3 天后再注射放射性同位素标记的生物素，以定位肿瘤并显像；也可先注射生物素化抗体，2~3 天后再注射放射性同位素标记的链霉亲和素再显像。另外一种为三步法：先注射生物素化抗体，1~2 天后第二次注射过量的非标记链霉亲和素，再经过 1~2 天后，第三次注射放射性同位素标记的生物素，经 2~6 小时后即显影成像。应用 BAS 标记物对肿瘤预定位，可明显缩短造影时间，已用于甲状腺癌、黑色素瘤、结直肠癌和淋巴癌等疾病的诊断，提高了肿瘤与非靶组织放射性摄取的比值（T/NT）和显像清晰度，在检测小肿瘤、肿瘤复发以及转移瘤方面有较高的敏感性和特异性。

（六）BAS 与免疫 - PCR

在免疫 - PCR 中，通常通过亲和素为桥梁，将生物素化的抗体与生物素化 DNA 连接，形成一个特殊的抗原 - 生物素化的抗体 - 亲和素 - 生物素化 DNA 连接物。作为标记物的 DNA 分子经过 PCR 的扩增，大量特异的 PCR 产物可证实作为标记物的 DNA 分子已与抗原 - 抗体复合物结合，而且易于测定。

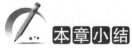 本章小结

生物素是结构简单的小分子，不但可以高比度偶联蛋白质、核酸、多糖等生物大分子以及各种标记材料，而且对其生物学活性无明显影响。此外，多个生物素分子与一个标记物分子以共价键形式结合，其标记产物十分稳定。因此，凡有生物素衍生物的反应层，就是一级稳定放大。亲和素分子可结合四个生物素衍生物，因此，可产生新的放大作用。亲和素可直接偶联各种标记物如酶、荧光素、同位素、胶体金和铁蛋白等。将生物素和亲和素引入免疫学发展成为

笔记

一种新型的生物反应放大系统，即生物素－亲和素系统（BAS）。BAS 与免疫标记技术的融合使得示踪免疫分析的特异性和灵敏性进一步提高，既可用于半抗原，抗原、抗体及受体的定量、定性及定位检测，也可用于抗原的分离和纯化。BAS 与免疫标记技术、亲和层析、亲和组化、放射显像及免疫－PCR 等多种检测技术相融合，在免疫学、组织化学、分子生物学、免疫病理学等领域有着广泛的应用。

（王晓娟）

第十四章 胶体金免疫分析

胶体金免疫分析（colloidal gold immunoassay）是以胶体金作为示踪标记物或显色剂，应用于抗原抗体反应的一种新型的免疫标记技术。该技术是利用金颗粒光学检测的灵敏性及免疫反应的特异性相结合的一种技术。这一技术在 1971 年由 Faulk 与 Taylor 始创，最初仅应用于免疫电镜技术，现今在抗原或抗体检测、免疫转印技术、流式细胞术及芯片技术等方面都有广泛的应用。尤其是胶体金免疫渗滤试验和胶体金免疫层析试验，以其简便、快速、安全等特点在急诊医学、输血医学、现场诊断及个体自我体检等方面广泛应用，是"床旁检验（point of care test，POCT）"的主要技术方法，成为临床医学检验快速诊断领域中的主要检测方法。

第一节 胶体金和金标记物

胶体金（colloidal gold）也称为金溶胶（gold solution），是金盐被还原成金原子后形成的金颗粒悬液。金标记物（immunogold）是指胶体金与抗原或抗体等大分子物质的结合物。

一、胶体金

胶体金颗粒由一个金原子核（原子金 Au）与包围在外面的双离子层构成（内层为负离子层 $AuCl_2^-$，外层是带正电荷的 H^+）。由于静电作用，金颗粒之间相互排斥而悬浮成一种稳定的胶体状态，形成带负电的疏水胶溶液，故称胶体金。

（一）胶体金特性

1. 胶体特性 胶体金颗粒大小多在 1 ~ 100nm，也称为金纳米颗粒（gold nanoparticles），其稳定、均匀、呈单一分散状态悬浮于液体中，成为胶体金溶液。胶体金也因此具备胶体的多种特性，特别是对电解质的敏感性。电解质能破坏胶体金颗粒的外周水化层，从而打破胶体金的稳定状态，使分散的单一金颗粒凝聚成大颗粒，而从液体中沉淀下来，因此胶体金制备时应采用去离子水作为溶剂。某些蛋白质等大分子物质有保护胶体金、加强其稳定性的作用。

2. 呈色性和光吸收性 胶体金颗粒大小不同，呈色不同，光吸收性也不同。最小的胶体金颗粒（2 ~ 5nm）是橙黄色的，中等大小的颗粒（10 ~ 20nm）是橙色的，较大颗粒（30 ~ 80nm）则是紫红色的。胶体金在可见光范围内有一单一光吸收峰，这个光吸收峰的波长

笔记

（λ_{max}）在 510～550nm 范围内，随胶体金颗粒大小而变化，大颗粒胶体金的 λ_{max} 偏向长波长，反之，小颗粒胶体金的 λ_{max} 偏向短波长。根据这一特点，用肉眼观察胶体金的颜色或测定其吸收峰波长的变化可粗略估计金颗粒的大小（表 14－1）。

3. 稳定性 溶胶的稳定性介于小分子离子溶液和粗分散相之间，其颗粒作布朗运动，不易受重力影响而下沉。然而，溶胶又是不稳定体系，当胶粒相互碰撞时，有自动合并成为较大、较重颗粒的倾向，因重力作用而下沉，称作聚沉作用或凝聚、胶凝作用。但是，当稳定因素不受破坏时自身凝聚极慢，可放置数年而不发生凝聚。影响稳定的因素主要有①电解质：由于电解质能中和胶粒电荷，使胶粒带电量减少，疏水性增加，排斥力降低，稳定性破坏，易使胶粒相互聚结而发生聚沉。②溶胶浓度：浓度增大时，粒子间距离缩小，引力增加，容易聚结而发生聚沉，所以制备比较稳定的溶胶，要有一定的合适浓度。③温度：升高温度能减弱胶体对离子的吸附，破坏胶粒的水化膜，使胶粒运动加快，增加胶粒间的碰撞机会，从而使胶粒聚沉，破坏它的稳定性。④稳定剂：标记后胶体金溶液需加入高分子非电解质稳定剂如蛋白质、PEG20000、葡聚糖等，用量要足以在胶粒表面形成饱和的吸附层，如果浓度过低，不但起不到保护作用，还会降低胶体的稳定性。

（二）胶体金的制备

胶体金是氯金酸（$HAuCl_4$）在还原剂作用下，聚合成一定大小的金颗粒，形成带负电的疏水胶溶液。目前常用的还原剂有枸橼酸钠、鞣酸、抗坏血酸、白磷、硼氢化钠等。根据还原剂类型以及还原作用的强弱，可以制备颗粒直径为 0.8～150nm 不等的胶体金。

1. 制备方法 最常用的制备方法为柠檬酸三钠还原法（以制备 16nm 的胶体金为例）：取 0.01% 的氯金酸水溶液 100ml，加热至沸腾，磁力搅动下准确加入 1% 的柠檬酸三钠水溶液 2ml，此时可观察到淡黄色的氯金酸溶液在柠檬酸三钠加入后 2 分钟内很快变灰色，继而转为黑色，随后逐渐稳定成酒红色。继续煮沸 15 分钟，冷却后加蒸馏水恢复到原体积。制备时加入不同剂量的柠檬酸三钠可获得不同粒径的胶体金颗粒（表 14－1）。

表 14－1 100 ml 氯金酸中柠檬酸三钠加入量与胶体金粒径的关系

胶体金粒径（nm）	1% 柠檬酸三钠（ml）	胶体金特性	
		呈色	max（nm）
16.0	2.0	橙色	518
24.5	1.5	橙红色	522
41.0	1.0	红色	525
71.5	0.7	紫红	535

2. 注意事项

（1）氯金酸易潮解，应干燥、避光保存。在配制其水溶液时，最好将整个小包装一次性溶解。1% 氯金酸水溶液在 4℃ 可稳定保持数月。

（2）氯金酸对金属有强烈的腐蚀性，因此在配制氯金酸水溶液时，不要使用金属药匙称量氯金酸并避免接触天平称盘。

（3）用于制备胶体金的蒸馏水应是双蒸馏水或三蒸馏水，或者是高质量的去离子水。

（4）玻璃表面少量的污染会干扰胶体金颗粒的生成，因此制备胶体金的玻璃容器必须绝对清洁，用前应先经酸洗并用蒸馏水冲净。最好是经硅化处理的，硅化方法可用含 5% 二氯甲硅烷的氯仿溶液浸泡数分钟，用蒸馏水冲净后干燥备用。

3. 鉴定和保存 胶体金的主要鉴定指标有粒径大小、粒径的均一程度及有无凝集颗粒等。粒径大小可通过日光下观察胶体金的颜色和用分光光度计测定其最大吸收波长（λ_{max}）来粗略估计，有条件时可作电镜观察并进行显微摄影，可以较精确地测定胶体金颗粒的平均粒径。一般需测量 100 个以上的胶体金颗粒，然后用统计学处理，计算胶体金颗粒的平均直径及标准差，前者反映颗粒的大小，后者说明颗粒是否均匀一致。良好的胶体金是清亮透明的，若制备的胶体金浑浊或液体表面有漂浮物，提示制备的胶体金有较多的凝集颗粒。

胶体金在洁净的玻璃容器中于室温避光无灰尘的环境可放置 3 个月左右，冰箱内半年左右。应避免低温冻存，因为冻存可导致胶体金凝集，破坏了胶体状态。根据胶体金的性质，有不稳定和聚沉的可能性，因此，制备完毕后最好在 20 天以内进行标记。

二、金标记物

金标记物也叫免疫金（immunogold），是指胶体金与抗原或抗体等大分子物质的结合物。

（一）金标记物的制备

金标记物的制备实质上是抗体蛋白等大分子被吸附到胶体金颗粒表面的包被过程。吸附机制目前尚不清楚，一般认为是胶体金颗粒表面的负电荷与蛋白质表面带正电荷的基团借静电吸附而形成牢固的结合。这种结合过程主要是物理吸附作用，不影响蛋白质的生物活性。

1. 制备方法

（1）胶体金溶液 pH 的调整　胶体金对蛋白的吸附主要取决于 pH，在接近蛋白质的等电点或偏碱的条件下，二者容易形成牢固的结合物。如果胶体金的 pH 低于蛋白质的等电点时，则会聚集而失去结合能力。常用 $0.1mol/L$ K_2CO_3 溶液上调或用 $0.1mol/L$ HCl 下调 pH 至选定值。一般标记 IgG 时，pH 调至 9.0；标记 McAb 时，调至 8.2；标记亲和层析抗体时，调至 7.6；标记 SPA 时，调至 5.9～6.2；标记 ConA 时，调至 8.0；标记亲和素时，调至 9～10（链霉亲和素为 7.4 或 6.6）。但通常最适反应 pH 需经多次试验才能确定。

（2）待标蛋白质最适标记量的确定　将待标记蛋白作一系列稀释后各取一定量加入装有定量胶体金的试管中，稍后分别加入 NaCl 溶液，混匀后静置数小时，对照管（未加蛋白）及加入蛋白量不足的管，溶液发生由红变蓝的聚沉现象，蛋白量足够或过量的管保持红色不变。以其中能保持红色不变而蛋白含量最低的一管作为稳定胶体金所必须的最适标记量，在此基础上蛋白含量增加 10%～20% 即为标记全部所需的蛋白总量。

（3）标记过程　确定胶体金与蛋白的最适用量比例后，在磁力搅拌下，将蛋白溶液逐滴加入到胶体金溶液中，数分钟后再加入一定量的稳定剂，如 5% BSA 或 1% PEG（分子量 20kDa），使终浓度分别达到 1% 和 0.5%～0.1%。

（4）金标记物的纯化　目的是除去未标记的蛋白、未充分标记的胶体金以及在标记过程中形成的聚合物。可采用以下两种方法：①超速离心法，根据胶体金颗粒大小、标记蛋白的种类及稳定剂不同，选用不同的离心转速和时间。5nm 胶体金结合物可用 6000g，4℃离心 1 小时；20nm～40nm 胶体金结合物用 14000g，4℃离心 1 小时。离心后仔细吸弃上清，沉淀物用含 1% BSA 的 PBS 液（含 0.02% NaN_3）重悬后再离心，重复洗涤 2～3 次，以彻底除去未结合的蛋白质。为了得到颗粒均一的免疫金试剂，可将上述初步纯化的结合物再进一步用 10%～30% 蔗糖或甘油进行密度梯度离心，分带收集不同梯度的胶体金与蛋白的结合物。②凝胶过滤法，只适用于纯化以 BSA 作为稳定剂的胶体金标记蛋白制剂。将胶体金–蛋白结合物装入透析袋置硅胶中浓缩至原体积的 1/5～1/10，再经 1500r/min 离心 20 分钟，取上清液加至 Sephacryl S – 400 层析柱分离纯化。先流出的是微黄色不透亮的液体（含大颗粒聚合物等杂质），接下来为含纯化的蛋白结合物的洗脱液（红色透亮），最后流出的是略带黄色的未标记蛋白组分。

2. 注意事项

（1）测定胶体金 pH 时应注意，胶体金会阻塞 pH 计的电极，一般用精密 pH 试纸测定或用胶填充的联合电极测定，或者先用终浓度为 0.1% 的 PEG（分子量 20kDa）稳定胶体金后，再用 pH 计检测其 pH。

（2）由于蛋白质溶液含盐量较高或形成聚合物极易影响标记过程，因此标记之前最好将蛋白质溶液用低浓度的盐溶液透析数小时并高速离心除去聚合物。

3. 金标记物的保存 免疫金复合物最终用稀释液配制成工作浓度保存。稀释液通常是含稳定剂的缓冲液。缓冲液常用中性的 PBS 或 Tris 缓冲液。多种蛋白质、葡聚糖、PEG20000、明胶等均为良好的高分子稳定剂，PEG 和 BSA 是最常用的稳定剂。如在结合物内加 50% 甘油置于 −18℃ 可保存一年以上。

第二节 胶体金免疫分析的类型

胶体金免疫分析是以胶体金作为标记物，与膜载体配合，形成特定的测定模式，主要有斑点金免疫渗滤试验和胶体金免疫层析试验两种类型。

一、斑点金免疫渗滤试验

斑点金免疫渗滤试验（dot immunogold filtration assay，DIGFA）是在以硝酸纤维素膜为载体并包被了抗原或抗体的渗滤装置中，依次滴加待测标本、免疫金及洗涤液，因微孔滤膜贴置于吸水材料上，故溶液流经渗滤装置时与膜上的抗原或抗体快速结合，形成大分子胶体金复合物，由于胶体金本身呈红色，从而使阳性结果在膜上呈现红色斑点。

（一）技术类型

1. 双抗体夹心法 将抗体包被在硝酸纤维素膜中央，滴加待测标本，若标本中有待测抗原则在渗滤过程中被膜上抗体捕获，其余无关蛋白等则滤出膜片。随后加入的胶体金标记物也在渗滤中与已结合在膜上的抗原相结合。因胶体金本身呈红色，阳性者在膜中央呈红色斑点（胶体金聚集）。

2. 间接法 将抗原包被在硝酸纤维素膜中央，依次滴加待测标本、洗涤液和胶体金标记抗人 IgG，再加洗涤液洗涤，阳性者即在膜中央呈红色斑点（胶体金聚集）。该法由于人血清标本中非目的 IgG 的干扰，容易因本底过高而产生假阳性结果，故临床上已较少应用。

（二）操作要点

1. 试剂盒组成 ①渗滤装置（或称滴金反应板）：由塑料小盒、吸水垫料和包被了抗原或抗体的硝酸纤维素膜片三部分组成。塑料小盒盖的中央有一直径 0.4～0.8cm 的小孔（图14-1）；②胶体金标记物；③洗涤液；④抗原或抗体阳性对照品。

2. 操作程序 ①将反应板平放于实验台上，于小孔内滴加待测标本 1～2 滴，待完全渗入；②于小孔内滴加胶体金标记物 1～2 滴，待完全渗入；③于小孔内滴加洗涤液 2～3 滴，待完全渗入；④结果观察。膜中央有清晰的红色斑点者判为阳性，反之则为阴性。斑点呈色的深浅相应地提示待测标本的阳性程度。

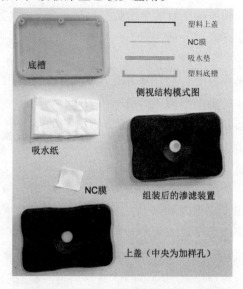

图 14-1 DIGFA 渗滤装置及内部构造

二、胶体金免疫层析试验

胶体金免疫金层析试验又叫斑点金免疫金层析试验（dot immunogold chromatographic assay，DICA），是以硝酸纤维素膜为载体，将胶体金标记技术和蛋白质层析技术结合起来的快速固相膜免疫分析技术，与斑点免疫金渗滤试验的过滤性能不同，DICA 液体的移动不是通过直向的穿流（flow through），而是基于层析作用的横流（lateral flow）。

（一）检测原理

测试时滴加在膜一端的标本溶液受载体膜的毛细管作用向另一端移动，犹如层析一般，在移动过程中被分析物与途经玻璃纤维上干燥的抗体结合形成可溶性复合物，继续层析与固定于载体膜上某一区域的抗体或抗原结合而被固相化，无关物则越过该区域而被分离，然后通过胶体金的呈色条带来判断试验结果。

（二）技术类型

1. 夹心法　夹心法包括双抗体夹心法和双抗原夹心法。经典的方法是双抗体夹心法，主要用于测定分子中至少含有两个抗原表位的多价抗原。以测定尿绒毛膜促性腺激素（HCG）为例（图 14-2），试剂条中 G 区为胶体金标记的抗人 β-HCG 单抗，T 区为包被的抗人 α-HCG 抗体，C 区为包被的羊抗鼠 IgG。

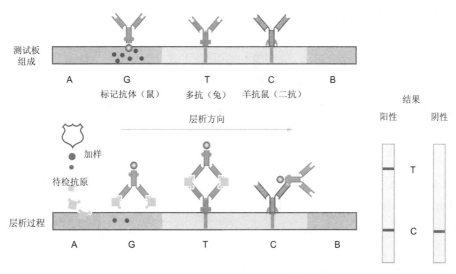

图 14-2　双抗体夹心法测定原理示意图

测试时在 A 区滴加尿液（或将 A 区浸入尿液中），通过层析作用，尿液向 B 区移动，流经 G 区时将胶体金标记的抗 β-HCG 复溶，若尿液中含 HCG，即结合形成胶体金抗 β-HCG-HCG 复合物；继续移行至 T 区时，HCG 复合物与抗 α-HCG 结合，形成胶体金抗 β-HCG-HCG-抗 α-HCG 复合物，胶体金抗 β-HCG 被固定下来，在 T 区显示红色线条，为阳性反应；多余的胶体金抗 β-HCG 继续移行至 C 区时，被羊抗鼠 IgG 捕获，显示红色质控线条。阴性：1 条红线；阳性：2 条红线；无红线出现为试剂失效。

此外，双抗原夹心法也在临床应用广泛，用于检测感染性病原体的相关抗体，如抗 HIV1.2 抗体等。

2. 抑制法　抑制法用于测定小分子抗原。如图 14-3 所示。试剂条中 G 区为干燥的金标记特异性抗体（鼠型），T 区包被标准抗原，C 区包被有羊抗鼠 IgG。测试时待测标本加于 A 区，若待测标本中含有抗原，流经 G 区时结合金标抗体，形成待测抗原和金标记抗体复合物；当复

合物移至 T 区时，因无足够的游离金标抗体与膜上标准抗原结合，T 区无红色线条出现，结果
为阳性；若标本中不含待测抗原，游离金标抗体则与 T 区膜上标准抗原结合，呈现红色条带，
实验结果为阴性。游离金标抗体或金标抗体复合物流经 C 区时，与该区包被的羊抗鼠 IgG 结合
出现红色质控条带，若 C 区无红色条带出现则为试剂失效。

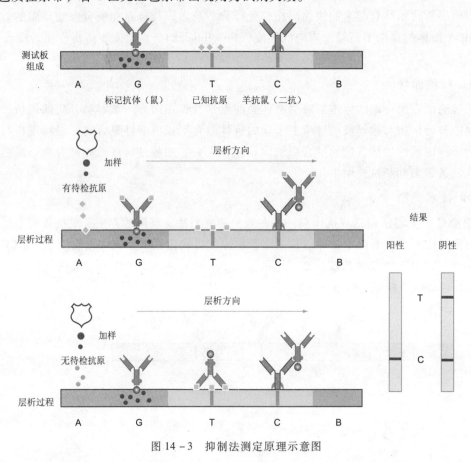

图 14 - 3　抑制法测定原理示意图

3. 间接法　间接法用于测定抗体。为了消除待测血清标本中大量非特异性 IgG 与特异性
IgG 竞争结合胶体金标记的抗人 IgG 的影响，免疫金层析试验间接法常设计成反流免疫层析法
（图 14 - 4）。

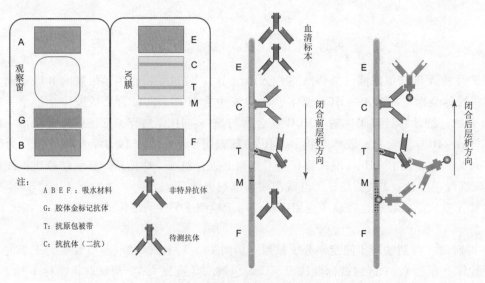

图 14 - 4　间接法测抗体原理示意图

测试卡分成左右折叠的两部分，右面中央纵向贴有硝酸纤维素膜条，T 处固定有已知抗原，C 处固定了羊抗兔 IgG，E 处为含能与蛋白结合的有色染料的标本加样区，G 处为干燥的金标记兔抗人 IgG，A、B、F 处为吸水材料。测定时先将缓冲液加在 B 处，层析至 G 处使金标记物复溶，然后将标本加在 E 处使其与染料一起在膜的层析作用下向 F 端移动，若标本中有待测抗体存在，则与膜上包被抗原结合形成抗原抗体复合物，待有色染料延伸至膜上标记线 M 处时，在 F 处加缓冲液，合上测试卡，A 处强大的吸水作用使膜上液体反向流动，标本中非特异性 IgG 及无关物被洗回 E 处，随后而来的金标兔抗人 IgG 与抗原抗体复合物结合，在 T 处出现红色线条，过量的金标兔抗人 IgG 层析至 C 处，与羊抗兔 IgG 结合，出现红色质控线条。若标本中不含待测特异性抗体，金标兔抗人 IgG 则不能固定在膜上 T 处已知抗原上，故 T 处不出现红色线条，实验结果为阴性，而质控带仍然出现红色线条。该法有效地排除了非特异性抗体对测试的干扰。

（三）操作要点

主要以常用的双抗体夹心法予以介绍。

1. 试剂盒组成 所用试剂全部为干燥试剂，它们被组合在一起成为胶体金试剂条。试剂条底板为单面胶塑料片，层析条可为多孔聚乙烯、硝酸纤维素、玻璃纤维素等，A、B 两端粘贴吸水性强的滤纸等材料。G 处为玻璃纤维材料上有干燥的胶体金结合物，T 处为粘附固定的已知抗体或抗原（检测线），C 处粘附固定有质控品（对照线），T、C 点物质以直线的形式包被在膜上（图 14-2）。以上各组分首尾互相衔接，因此在 A 处滴加液体标本，液流即向 B 处移动。当液体到达 G 处时，金标抗体被溶解，同时与标本中的抗原反应而形成复合物。液流继续前移至 T，金标记的复合物再与膜上的抗体结合而呈现红色的线条，多余的金标抗体继续前移至 C 处。

2. 操作程序 ①将试剂条标记线一端浸入待测标本中 2~5 秒或在标本加样处加一定量待测标本，平放于水平桌面上；②5~20 分钟内观察结果；③结果判断：出现一条棕红色质控条带为阴性，出现两条棕红色条带为阳性，无棕红色质控条带出现标明试剂失效。

第三节 技术要点

胶体金免疫分析技术在试剂形式和操作步骤方面都较为简化，其技术要点主要涉及膜载体、固相抗原或抗体的包被与封闭以及质控设计等三个方面。

一、固相膜

胶体金免疫分析技术主要以固相膜为载体，固相膜的特点在于其多孔性、非共价键高度吸附抗体或抗原和易于漂洗等，固相膜像滤纸一样，可被液体穿过流出，液体也可以通过毛细管作用在膜上面向前移动。

（一）常用的固相膜

固相膜免疫测定中常用的膜为玻璃纤维素（fiberglass）膜、尼龙（nylon）膜、聚偏氟乙烯（PVDF）膜和硝酸纤维素（NC）膜等，其中最为常用的为 NC 膜。

（二）固相膜的技术要求

不同的厂家生产固相膜时使用的聚合物和表面活性剂的来源、类型和数量均大不相同，对生产出的膜的性能产生较大影响——膜的孔径和分布结构不同。膜孔径越小，膜的实际可用表

笔记

面积越大，膜结合蛋白的量也越多；同时层析速度也越慢，金标复合物通过检测线的时间就越长，反应也就越充分，因此灵敏度越高，但是同时也减慢了跑板速度，增加了非特异性结合的机会，也导致假阳性增高。对于固相膜而言，其主要的技术指标有以下几个方面：

1. 孔径 即能通过粒子的大小，以微米表示。用于穿流法的膜一般选择 $0.4\mu m$ 左右，用于横流法的膜可选择 $5\sim10\mu m$。

2. 流速 以 $ml/(cm^2\cdot min)$ 表示。流速与孔径有一定关系，孔径大，流速快。在横流法中选择合适的膜时，流速较孔径更有参考价值。

3. 蛋白质结合力 吸附力很强，以 $\mu g/cm^2$ 表示。

4. 均一性 优质的膜应具有良好的均一性，这样才能保证试剂批内的均一性。

二、包被与封闭

包被是将抗原或抗体结合在固相膜上，封闭则是为了消除由于包被过程中蛋白质浓度过低，产生非特异性显色致本底偏高这些干扰，而采取的再包被方法。

（一）包被

胶体金免疫分析技术是以固相膜为载体进行检测，因此制备固相的抗体或抗原是该技术的基础。固相膜表面的包被过程一般有三种物质的包被处理，即抗金标抗体（质控），单克隆抗体或抗原（检测）和胶体金标抗体或抗原（结合物），质控和检测即 C/T 线上包被的抗体，所有的抗体或抗原均根据需要，配置成合适浓度的溶液进行包被。

对于固相膜的包被，主要采用点样来完成。目前有两种点样方式：划膜式和非接触点膜式。非接触点膜式优于划膜式，划膜式需用软管将抗体划到膜表面，而膜本身的物理性质较为软脆，划管会在其表面留下印痕。划痕容易对层析的金标复合物形成阻力，导致假阳性，同时容易出现跑板时在 T 线位置出现若有若无一条细线，影响结果的判定。点样仪器不仅可以控制 T 线、C 线的点样位置，也可通过点膜仪器各种参数的调控。

对固相膜进行包被时，T 线和 C 线上抗原或抗体的浓度、点膜条件、温度以及包被时间等，需要结合试验实际情况进行反复调整。包被过程中需要特别注意以下两点：①膜上 T 线和 C 线抗原或抗体的包被量要相对饱和；②包被后的膜一定要在适宜的温度下彻底干燥，否则会造成拖带、显色不清晰，灵敏度也大受影响。

（二）封闭

对于膜条来说，是否进行封闭是一个有争议的问题，理论上来说购买的膜基本上都是已经优化处理好的，直接点膜就可使用。如果点膜前将膜浸泡在封闭液内进行封闭处理，必然扰乱了膜内正常的物质分布，由此引发了许多不必要的麻烦。但是如果在实际的试验操作过程中，发现没有进行封闭的膜出现非特异性条带或者出现拖带现象，或遇到膜不封闭就无法将蛋白质或抗体包被在膜上的问题，就应考虑封闭。因此，建议在制作试纸条过程中，根据各自标记物的性质及其在膜上的显色情况来选择封闭与否，如果标记效果比较好且在膜上显色清晰而无拖带及假阳性现象出现，则完全没有必要进行膜的封闭。反之，可进行膜的封闭，查找不理想现象出现的原因。用来对膜进行封闭的物质很多，目前多选用大分子蛋白质如牛血清白蛋白（BSA）、聚乙二醇（PEG20000）等。常用的封闭方法有流动封闭和膜上定点封闭，前者将封闭物处理在样品垫上，后者将作用物质配成溶液喷涂在膜的特定位置上。

三、质控设计

胶体金免疫分析时，商品化的检测试纸条都带有可以作为实验成功与否或检测试纸条是否有效的质控设计。

（一）质控标记

DIGFA 和 DICA 测定时，增加了"对照线"或"对照点"的质控标记，在"对照线"或"对照点"处包被与标记结合物能直接结合的物质。这两者的结合不需待测物的参与，因此，其可以作为实验成功与否或检测试纸条是否有效的对照。根据金标记抗体的来源，质控标记抗体一般采用羊抗兔或羊抗鼠型 IgG，如果金标记抗体是鼠源性的，质控标记抗体就选用羊抗鼠型 IgG，如果金标记抗体是兔源性的，质控标记抗体则选用羊抗兔型 IgG。

（二）质控标记评价

由于 DIGFA 和 DICA 测定时，有"对照线"或"对照点"的质控标记，可以反映试纸条是否失效、层析或渗滤过程是否正常、被测物中有无干扰物等指标。因此，在实际操作过程中容易将呈色的"对照线"或"对照点"误认为质控线（点），但事实上，这类质控标记并不能反映试纸条检测的敏感性、特异性、重复性等质量指标。

临床实验室的全面室内质控应包括检测的敏感性、特异性、重复性这类质量指标，同时由于检测灵敏度的变化最为明显，且最易观察，所以实验室可将敏感性的检测作为室内质控的主要途径。无论是对于不同厂家的试纸条，还是同一厂家不同批号的试纸条，建议在每天检测之前，都应用标准品配制成各自说明书所标识的最低检测限浓度检测其灵敏度。研究发现，灵敏度指标在保证结果的可比性方面有重要作用。

在重复性试验与最佳检测时间试验时发现，高浓度样品在 1 分钟时就可呈色得出结果，而低浓度特别是接近最低检出限时，则需稍长时间（≥3 分钟）才能得出检测结果。在 2 分钟时，观察阳性样品，有可能还未呈色而看似阴性结果；但在 5 分钟时，呈色深浅一致。检验者最好在 5 分钟时观察结果得出准确报告，否则可能出现假阴性结果。

第四节　临床应用

胶体金免疫分析具有操作简便、快速、可单份测定、无需任何仪器设备，试剂稳定、便于保存和运输等特点，因此特别适用于急诊检验、现场检验、家庭检验及需要大面积推广的筛查项目的检验等，是即时检验 POCT 的主要手段之一。其主要优势在于缩短样本周转时间，达到快速诊治的目的。此外，胶体金免疫分析可以在采样现场即刻进行分析，不仅可以减少标本运输过程中诸多的影响因素，还能避免样本在运输途中被降解，达到快速、准确检测的目的。

互联网特别是移动无线互联技术的发展，给胶体金免疫分析的发展带来了前所未有的机遇。患者随时可使用胶体金免疫分析做检测，并将相关检测图片或数据同步上传至后端诊疗服务云平台，线下医师服务团队通过平台调阅图片并判读检测数据，帮助患者诊断并提供用药指导和自我健康管理建议。

目前国内外研发的商品化试剂品种已多达数十种，测定项目涵盖多种类别。包括．激素系列，主要为性激素类，如人绒毛膜促性腺激素（HCG）、促黄体激素（LH）、促卵泡激素（FSH）等；肿瘤标志物系列，如甲胎蛋白（AFP）、癌胚抗原（CEA）等；感染性疾病系列，如人类免疫缺陷病毒（HIV）抗体、乙型肝炎表面抗原（HBsAg）、乙型肝炎表面抗体（HB-sAb）、梅毒抗体、HCV 抗体等；心血管病标志物系列，如心肌钙蛋白 I（Tn－I）、心肌钙蛋白 T（Tn－T）、肌酸激酶（CK）、肌酸激酶同工酶（CK－MB）、肌红蛋白（Mb）等；毒品系列如可卡因、吗啡等。

附：荧光素标记物免疫层析试验

荧光素标记物免疫层析试验是免疫荧光和传统免疫层析相结合发展创新的一种新型检测方法。该技术在保留胶体金免疫层析技术操作简便、检测快速、便携性强的优点外，还通过荧光示踪增强技术实现了检测结果的精确定量。

该技术与传统快速检测技术性能比较，具有如下优势。

1. 灵敏度更高 荧光素标记物免疫层析以功能化纳米微球载体，结合荧光标记物探针，仪器直接检测激发荧光信号，检测信号具有较高的信噪比、更高的信号检测量和检测灵敏度。

2. 检测范围更宽 与传统光度百分率分析及光密度扫描分析技术不同，荧光免疫层析技术采用荧光直接激发发光检测手段，荧光信号强度与荧光微球数量呈直线相关。同时避免了酶催化发光技术存在的催化效率及底物量限制等问题，定量范围与反应体系内参与反应的特异性蛋白量直接相关。与已经在临床应用的全自动化学发光检测技术相比，现有荧光免疫层析技术检出限可达到 0.05pg，产品变异系数（CV%）低于 10%，性能指标远远高于其他快速检测技术，接近全自动化学发光检测技术水平。

3. 价格低廉 与传统定量检测技术相比，该技术具有快速、价格低廉等优点。

本章小结

胶体金免疫分析以微孔膜作为固相，利用微孔膜的多孔性，液体可通过毛细管作用在膜上向前移行，现已建立了多种类型的快速检测方法。

斑点金免疫渗滤试验是将抗原或抗体包被在固相载体硝酸纤维素薄膜上，做成抗原或抗体包被的微孔滤膜，贴置于吸水材料上，依次在膜上滴加待测标本、免疫金及洗涤液等试剂，与硝酸纤维素薄膜上的相应抗体或抗原发生反应，过量试剂很快渗入吸水材料中。抗原抗体反应后，形成大分子胶体金复合物，由于胶体金本身呈红色，从而使阳性结果在膜上呈现红色斑点。

与斑点免疫金渗滤试验的过滤性能不同，免疫层析试验的液体的移动不是通过直向的穿流，而是基于层析作用的横流。遇到相应的抗原或抗体，经抗原抗体反应后，形成大分子胶体金复合物，从而使阳性结果在膜上呈现红色条带。

（郭晓兰）

第十五章 流式细胞术

学习目标

1. 掌握：流式细胞仪的基本结构和流式细胞术分析、分选原理和数据展示方式。

2. 熟悉：流式细胞术在临床免疫学检验中主要应用和标本制备方法。

3. 了解：流式细胞术对照设置和作用。

流式细胞术（flow cytometry，FCM）也称流式细胞分析，是一种能精确、快速、高通量对液相的单个细胞或悬浮颗粒的理化及生物学特征进行多参数定量分析的现代技术，突出特点是可以在细胞保持完整的情况下，逐个对单个细胞进行分子水平的分析。流式细胞术涉及多种现代高科技技术，包括电子、激光、计算机、流体力学、单克隆抗体和免疫荧光标记技术等；并综合运用了免疫学、血液学、细胞生物学和分子遗传学等多学科知识；具备短时间内同时分析多种参数的独特功能，并可对感兴趣的细胞进行分选。1969 年 Van Dilla 研制采用氩离子激光器为激发光源，用鞘液流技术传送细胞的流式细胞仪。1970 年，诞生了可对全血进行吖啶橙染色，并区分其中淋巴细胞、单核细胞和中性粒细胞的流式细胞仪。1972 年，第一台具有分选功能的流式细胞仪问世，1974 年流式细胞仪正式进入市场，20 世纪 80 年代后期 FCM 开始应用于临床。目前，FCM 已广泛应用在微生物感染诊断、自身免疫病诊断、组织器官移植、干细胞治疗、血液系统疾病诊断中，FCM 在白血病的诊断和分型中发挥了独特优势。

第一节 流式细胞仪的基本结构

流式细胞仪由三个主要系统构成：液流系统、光学系统和信号检测与数据分析系统。概括而言，三个系统相互垂直，X 轴方向为激发光轴线，Y 轴方向为荧光信号检测轴线、Z 轴方向为细胞流轴线。三个相互垂直的轴线的交点即为流式细胞仪的检测区（图 15 - 1）。此外，有细胞分选功能的流式细胞仪还配备有细胞分选系统。流式细胞仪分析和分选功能涉及流体力学、光学原理和光电转换等原理，并需要分析软件来处理数据。

一、流式细胞仪的基本结构

（一）液流系统

液流系统由两套紧密联系而又相互独立的液流组成，即鞘液流和细胞流。在流动室内样品流由鞘液流包绕，流体聚焦效应使细胞沿轴心匀速流动（图 15 - 2）。鞘液流和样品流分别由独立的驱动系统控制流速。鞘液在液流系统中的流速通常是不变的，当增大样品流压力时，细胞间距离缩短，单位时间内流经激光照射区的细胞数增多。流动室（flow chamber）是仪器精密的部件之一，其下端的喷嘴口直径很小，可使细胞单个排列（图 15 - 3）。液流系统的作用是把细胞传送到激光束中心，其理想的工作状态是特定的时间内，只有一个细胞或微粒被激光束照射。细胞流的液体必须是符合细胞需要的等渗溶液，如生理盐水和等渗 PBS 等。鞘液通常有商品化试剂供应，自行配制 PBS 可代替鞘液。分选型流式细胞仪要求鞘液必须为等渗溶液，以保证分选细胞的活性。由于鞘液流和细胞流并不混合，分析型流式细胞仪也可使用双蒸水代替鞘液。

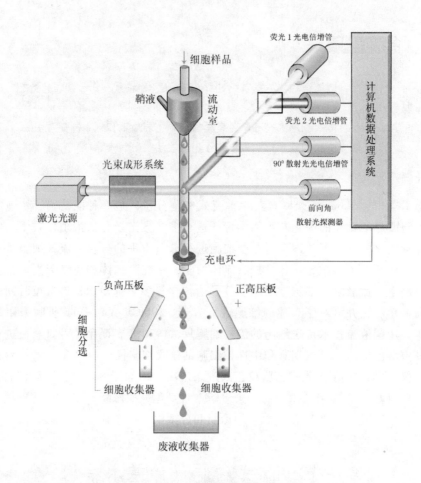

图 15 - 1　流式细胞仪基本结构示意图

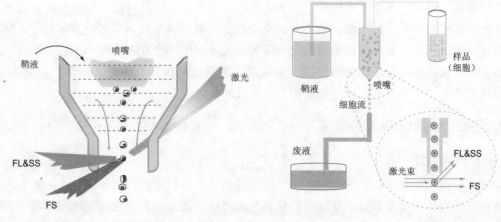

图 15 - 2　流动室工作原理示意图　　　　图 15 - 3　流式细胞仪液流系统示意图

（二）光学系统

流式细胞仪含有一系列光学元件，主要包括：激发光光源、光束成形器和光信号收集通道组成。

1. 激发光光源 气体激光器是目前应用最广的光源。氩离子激光器的激发光波长为488nm（蓝激光器），适合多种常用染料的激发，是流式细胞仪最基本的光源配置。一台仪器还可选配635nm的红激光器，405nm的紫激光器和355nm的紫激光器等。

2. 光束成形器 光束成型器通常由两个十字交叉的圆柱形透镜组成，将激光束聚焦为宽15~25μm，高50~60μm椭圆形光斑。光斑的大小与细胞接近，为了保证样品中细胞所受到的光强度一致，需将样品流与激光束正交。台式机的光路通常在仪器安装时由工程师完成调试，使用者一般无需调试（也称固定光路）；而大型机和分选型流式细胞仪需使用者在工作前校准光路。

3. 光信号收集通道 光信号收集通道主要由多组透镜、光学滤片和小孔组成。核心部件为选择性光学滤片，其中长通滤片（long pass filter，LP）只允许特定波长以上的光通过；短通滤片（short pass filter，SP）只允许特定波长以下的光通过；而带通滤片（band pass filter，BP）则允许通过一定波长范围的光波。同时，需配置长波通二色性反射镜和短波通二色性反射镜，测定侧向角散射光时需加用双向分光滤片（dichroic filters）。不同荧光染料受激发后发射的不同荧光，分别由流式细胞仪的不同通道接受。光学系统的各种光学滤片工作原理如图15-4所示。流式细胞仪通过光学系统可实现两种散射光信号和多种荧光信号的采集。

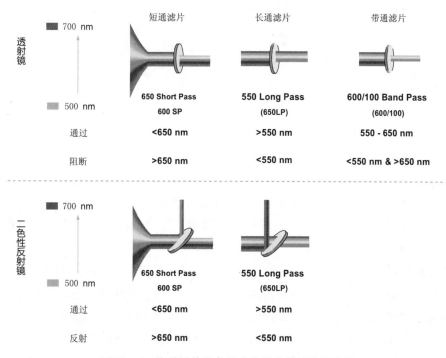

图 15-4 光学系统的各种光学滤片的特性示意图

（三）电子控制系统

电子控制系统由光电转换器、前置放大电路、模数转换电路和数据处理系统组成。每个荧光通道分配一个光电转换器，其作用是将接收的散射光和荧光信号转换为电信号。单个细胞的散射光和荧光信号弱，因此要通过前置放大电路将其放大。信号放大的方式有两种，线性放大和对数放大。前者适用于DNA含量、RNA含量和总蛋白含量等分析，而后者适用于细胞膜分子等免疫荧光信号的检测。模数转换电路将放大的模拟电压峰值（模拟信号）转换为数字信

笔记

号，并以通道数（channels）来表示。数据处理系统主要包括电子计算机和各种应用软件。操作者通过软件完成样本检测、数据采集和结果分析。

（四）细胞分选系统

电荷式分选装置主要由压电晶体、喷嘴、液流充电电路和高压电极板等部件组成。压电晶体位于流动室上端，通过高频电信号使液流产生同频震动并均匀断裂为稳定的小液滴，一般每秒产生4万滴，每个液滴含有一个细胞或不含任何细胞。

二、流式细胞仪检测的信号

流式细胞仪检测的信号包括两类：散射光信号和荧光信号。

（一）散射光

激光束照射细胞时，光以相对小的角度（0.5°~10°）向前方散射的光称为前向散射光（forward scatter，FSC/FS），FSC由设置在激光束前1°~6°方向的前向散射光检测器来检测。激光束照射细胞时，细胞内颗粒成分使光束发生折射，位于激发光轴90°方向的检测器所检测的光信号即为侧向散射光（side scatter，SSC/SS）。FSC信号的强弱与细胞大小呈正比；而SSC由细胞内结构复杂性决定，细胞内颗粒多、结构复杂则SSC信号强（图15-5）。

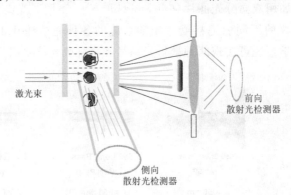

图15-5 散射光与细胞物理特性之间关系示意图

FSC与SSC组成的双参数散点图是目前流式细胞分析中一种常用的测量和显示方式。它能反映细胞群体及其不同亚群的形态学信息。实际工作中常用来识别样品中的不同细胞亚群，如在外周血白细胞中区分淋巴细胞、单核细胞和粒细胞；或在全血样品中设门找出血小板群体等。也用来鉴别细胞碎片和细胞团块，并通过设阈或设门等加以排除。

（二）荧光信号

荧光（fluorescence，FL）信号通常由被检细胞上标记的特异性荧光染料受激发而产生，波长混杂的荧光经多组滤光片分离，被筛选为不同波长的荧光信号，再由对应的荧光通道接收。荧光通道可按照波长或所检测荧光染料来命名，例如FITC（FL1）、PE（FL2）、ECD（FL3）和PerCP（FL4）通道。但一个荧光通道可检测的荧光素不只一个，除FITC外FL1通道还可检测绿色荧光蛋白（green fluorescent protein，GFP）和罗丹明123（rhodamine，Rh123）等发射的荧光信号。流式细胞仪检测和识别多种荧光信号的能力是其在现代医学、生物学、药物学等领域得以日益广泛应用的主要原因。活细胞内某些成分如DNA、RNA可与某些荧光染料特异性结合，细胞膜表面或胞内的抗原可用荧光素耦联的特异性抗体标记。当染料标记的细胞经过流式细胞仪检测区受到激光束照射时，荧光染料被激发产生特定波长的荧光。

三、流式细胞术的分析原理

流式细胞术分析涉及流体力学、光学原理和光电转换等原理，并需要专门的分析软件来处理数据。适当压力下，鞘液包绕着细胞（或微粒）通过喷嘴进入流动室；激发光照射到细胞上，光线发生散射和折射；标记于细胞表面或内部的荧光素被激发并发射出荧光。用检测器检测与激发光束成90°角的SSC、激发光束方向小角度（1°~6°）偏转的前向散射光FSC、以及不同波长荧光。仪器的电子系统将FSC、SSC和各波长的荧光信号转换为电信号（模拟信号）并进行放大，再将模拟信号转换为数字信号，以列表模式（list mode，LSD）数据和图型形式储存于计算机。其中，LSD数据将每一个细胞的多个参数以列表方式存储。如每个细胞产生FSC、SSC、FL1、FL2、FL3和FL4参数，为一组数据，而10000个细胞将产生60000个数据，并且每组数据是关联的。采用分析软件对LSD进行单参数和多参数的组合分析后，显示细胞的各种信息。

四、流式细胞术的分选原理

具有分选功能的流式细胞仪配有分选系统，按工作原理，流式分选可分为两种：通道式分选和电荷式分选。通过分选可将符合特定要求的细胞从混杂群体中分离出来，并进一步培养和研究。例如，人外周血淋巴细胞表达不同的分化抗原（cluster of differentiation，CD），应用荧光素标记的抗CD3或CD19抗体，可分离T细胞或B细胞。

（一）通道式分选

通道式分选的核心装置为机械控制的捕获管。在封闭的流动室内捕获管伸入细胞流，将符合要求的细胞吸入收集管，不符合要求的细胞则流入废液桶。但由于机械惯性的影响，通道式分选速度较慢，分选后的细胞生物活性差，这种方式已经被电荷式分选取代。

（二）电荷式分选

电荷式分选的原理：频震液流由喷嘴喷出，形成分离的小液滴；充电电路由逻辑电路控制，对符合分选条件液滴（含目的细胞）进行充电；液滴经过喷嘴下方的两个高压电极板时，带电荷的小液滴在电场中偏转，落入下方的细胞收集管中，而不带电荷的液滴垂直落下，按废液被收集（见前文图15-1）。

五、液相芯片技术及原理

液相芯片技术以荧光微球作反应载体，将不同的生物探针如核酸、蛋白等标记在微球上，将结合不同探针的不同颜色的荧光微球阵列与被测标本反应，再行流式细胞仪分析，通过分析微球的颜色判定标本中被测物质的性质，通过检测微球的荧光信号强度确定被测物的含量。所谓荧光微球阵列是由一系列含有荧光染料的微球组成，每一组微球含有的荧光染料不同，便于在流式细胞仪检测时区分。每一组微球表面还连接有生物分子探针（抗原、抗体、核酸等），可以同时检测微量液体中的多种可溶性成分。

流式微球捕获芯片技术（cytometric bead array，CBA）等是通过流式细胞仪测定细胞因子的代表技术。CBA法可检测细胞外或体液中游离状态的细胞因子，该技术利用人工合成的微球（如聚苯乙烯微球或乳胶颗粒等）代替细胞，包被抗细胞因子的抗体（捕获抗体），当待测样品中含有相对应的细胞因子时，人工微球上的捕获抗体能与细胞因子结合，然后加入荧光素（例如PE）偶联的抗细胞因子抗体（检测抗体），该抗体可以与微球上的细胞因子结合，形成"夹心"结构（图15-6）。其基本原理与夹心ELISA检测细胞因子具有相似之处，只是ELISA利用的是酶系统，而CBA法利用的是荧光系统。流式细胞仪激发荧光素PE，再分析其发射荧光信号的强弱来定量测定细胞因子含量。做为载体的微球可含有一种或多种荧光物质，依据荧光特性不同对微球进行编码，在多色流式分析可对不同编号的微球设门分析。当不同编码微球包被不同捕获抗体后，与同一份待测样品反应，可实现对多种细胞因子的联合检测。

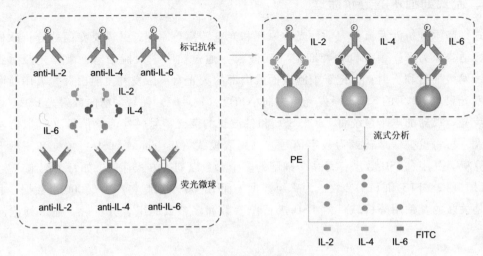

图 15 - 6 CBA 方法原理示意图

第二节 流式细胞术的数据处理

流式细胞仪在收集细胞时，同时记录了细胞的多项信息，以 LSD 数据和图形模式储存。前者将每个细胞的各个检测参数以列表或矩阵方式存储，支持原始数据进行再处理和再分析，但文件体积较大；后者只能记录一次结果的图形数据，可用于显示或打印结果，不能进行再次分析。多种分析软件支持仪器关机后，对保存的 LSD 数据进行离线分析，以图形和数值结合方式显示数据的意义。

一、数据参数

流式细胞仪的数据参数是指仪器参加检测的用于分析的信号，包括：

1. 散射光 即 FSC 和 SSC，分别反映应细胞的大小和内部结构的复杂程度。

2. 荧光 反映细胞自发荧光或被染上荧光部分的数量多少。根据实验目的和标本处理不同，针对同一细胞可检测一种或多种参数。

二、数据分析与显示方式

（一）设门分析技术

流式细胞术通过"设门"（gating）技术选定符合特定参数的细胞群体，并对该群体做分析，"设门"技术是数据收集和分析的关键。所谓门（gate）是指在一张选定的图（例如单参数直方图和双参数散点图）上，按科学意义划分出特定的细胞群体。按形状可分为圆形门、多边形门、矩形门、线性门和十字门等。例如，对抗体 CD3 - FITC、CD19 - PE、CD4 - ECD 和 CD8 - PerCP 抗体标记的外周血数据进行分析，在图中用多边形门可将外周血白细胞分为淋巴细胞，单核细胞和粒细胞分别设为 A 门、B 门和 C 门（图 15 - 7A）。图 15 - 7B 显示不同强度 CD3 - FITC 的细胞数量（单参数显示）。与门同时存在的是区，区在门内，或由门划分。若将 D4 区细胞在 FL3 - CD4 - ECD 和 FI4 - CD8 - PerCP 双参数散点图中展示，CD3$^+$细胞还可被分为 CD8$^+$和 CD4$^+$T 的不同亚群（图 15 - 7C）。

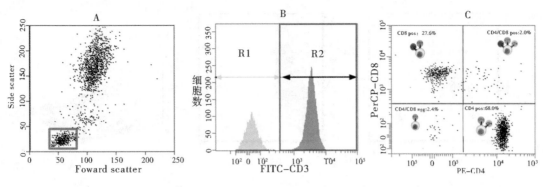

图 15 - 7　外周血细胞设门分选结果

(二) 数据显示方式

1. 单参数直方图　单参数分析时可采用单参数直方图 (single parameter histogram) 来显示实验结果 (图 15 - 8B)。图中的 X 轴代表某荧光检测通道的荧光或散射光强度,用通道数表示;通道数和转换前光信号强度呈对数或线形的对应关系;Y 轴代表检测通道内出现的具有相同光信号强度细胞的频度,即相对细胞数。在直方图内设门分析后,计算机可对选定区域的数据进行定性或定量分析,如区域内的细胞数目 (event/count)、门内百分比 (% gated) 和门内细胞占总检测细胞的百分比 (% total),以及平均荧光强度 (mean)、细胞的荧光变异系数 (CV)、荧光强度中值 (median) 和峰值道数 (peak channel) 等。

2. 二维点图　为了研究两个参数或更多参数间的关系,可用二维或三维散点图 (dot plot) 来显示结果。以双参数散点图为例,图中每个点代表一个细胞,该点在图中有两个参数值 (图 15 - 7C)。若把该图每个点分别投射到 X 轴和 Y 轴可分别得到两个直方图;但两个直方图无法反向转换为一个双参数散点图,因为双参数散点图中每个点联系着两个参数的对应关系,而两个直方图则无法建立这种联系。多个参数间的关联是以 LSD 数据储存的,所占存储空间大。因此,与流式细胞仪联机电脑内不宜存放过多的数据,以免影响软件运行速度。

3. 等高线图　等高线图 (contour plot) 是把代表相同数目的点依次连接起来所形成密闭的曲线,类似地图中所使用的等高线,越往里面的曲线代表细胞数目越多,等高线密集的地方代表着细胞数目变化快 (图 15 - 8A)。当细胞数目变化不大时,等高线间可设为等间距,便于观察局部;当细胞数目变化较大时,等高线间可设为对数间距,便于观察总体。不同等高线代表不同的细胞数量,用不同颜色或标有不同细胞数的名称曲线轮廓表示。与等高线图显示数据原理类似的还有密度图,用不同的色彩显示不同的细胞数 (图 15 - 8B)。

4. 假三维图　假三维图 (pseudo 3D plot) 是在双参数图的基础上,用计算机软件将细胞数目设为 Z 轴,来立体展示不同二维参数的细胞分布情况 (图 15 - 8C)。图中的一维不是参数而是细胞数目,因此仍为二维图,也称为假三维图。

5. 多参数组合分析　当数据的参数多于 3 个时,单张图无法同时显示全部参数。目前多采用组合设门技术,先利用部分参数选定分析细胞群,再用多个双参数散点图和直方图进一步分析细胞群体特征。此外,还可采用多参数矩阵来统计多参数组合细胞的特征,如百分率和平均荧光强度等。

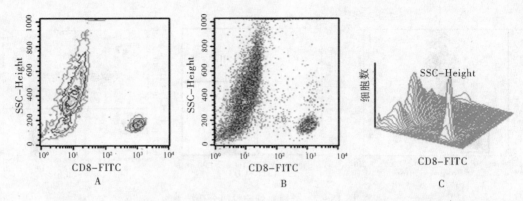

图 15 - 8 二维等高线图 (A)、二维等高密度图 (B)、假三维图 (C) 显示结果

三、流式细胞术对照的设置

FCM 所显示的荧光强度是相对的和可调的。为了确认荧光素标记抗体与细胞膜分子（或细胞内靶点）结合的特异性，需要设置一系列对照，主要包括阴性对照（negative control）、阳性对照（positive control）、同型对照（isotype control）和荧光补偿（compensation）。

1. 阴性对照 未染色细胞发出的荧光称为阴性对照，由于荧光强度弱，在显微镜下常不被注意，或通过观察荧光分布情况判断出是否为自发荧光。流式细胞仪可非常敏感地检测到微弱的荧光，但不能通过形态学特征判断荧光来源。因此不论细胞内自发荧光强或弱，均需要严格设置阴性对照。

2. 阳性对照 FCM 分析最终目的是为了特异地检测细胞特征，故也需要合理设置阳性对照。此外，还要通过荧光试剂种类、工作浓度、孵育时间和洗涤条件等的筛选，使阳性细胞群与阴性细胞群被完全分开。可靠的 FCM 分析，阴性对照和阳性对照缺一不可。

3. 同型对照 检测细胞膜分子时，通常要使用荧光素标记的单克隆抗体与细胞结合。但抗体除通过"高变区"与特定抗原的"抗原表位"结合外，抗体分子的其他区域也可能结合细胞表面的其他结构。因此，为确定抗体与膜分子结合的特异性，通常采用与特异抗体同一种属来源，且 Ig 的类、亚类和型均相同的对照抗体（但不识别待测抗原）做同型对照。同型对照抗体要预先标记上与特异抗体相同的荧光素，工作浓度也与特异抗体相同。凡利用荧光素标记抗体对细胞膜、细胞内或细胞核内分子进行免疫标记时，都需要依据上述原则设置同型对照。

四、荧光补偿调节

当采用两种以上荧光素标记抗体对细胞膜分子（或细胞内分子）分析时，不同荧光素的发射光谱间有不同程度重叠。此时，两种荧光素的部分发射光能被同一个荧光检测通道检测到，将造成相互间的干扰。荧光补偿是指在 FCM 做多色分析时纠正荧光素发射光谱重叠的过程，即从一个被检测的荧光信号中去除其他来源的干扰信号。实验前，需要准备单个荧光素单独染色的样本，通过软件调节流式细胞仪器的电压和增益，扣除每个荧光通道中因重叠而来的荧光信号，因此也叫荧光补偿调节。如检测细胞膜 CD3 和 CD19 两种标志时，可采用抗 CD3 - FITC 和抗 CD19 - PE 抗体与细胞结合，分析 CD19 表达时，FL2 通道内的荧光来源于 PE 和 FITC 两者发射荧光，而且无法判断这两种荧光信号各自的比例。同理，检测 CD3 时，FL1 接收的信号也来源于 PE 和 FITC 两者发射荧光。为了让 FL1 检测的荧光信号代表 FITC 的荧光信号，而 FL2 检测的荧光信号代表 PE 的荧光信号，就需要用软件来调节流式细胞仪的电子控制系统，排除 FL1 和 FL2 通道内受干扰而接受的荧光。如图 15 - 9A 中为 FITC 标记微球，理论上 FL2，即 PE 应无荧光信号出现，但实际在 PE 坐标上出现了阳性信号。这是由于 FITC 荧光漏入 PE 探测器而引起的，通过调节补偿参数，去除该部分干扰，使最终成为图 15 - 9B 状态。做多色标记样本分析时，采用相同的策略调节参数，排除每一个荧光检测通道所受的干扰荧光。

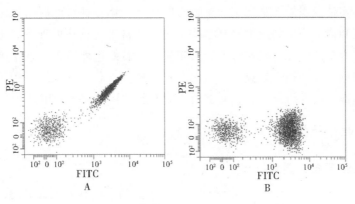

图 15 - 9　荧光补偿调节前（A）后（B）结果

第三节　流式细胞术样品制备和临床应用

FCM 不仅可分析人或动物血液、骨髓中分散的单个细胞，也可分析实体组织经消化处理后所形成的单个细胞。此外，植物细胞、细菌、病毒和人工合成微球等均可用 FCM 分析。临床 FCM 检测前，需先获取单细胞样品。

一、流式细胞术样品制备

（一）外周血和骨髓单细胞样本制备

外周血（peripheral blood）是天然的单细胞样品，含有白细胞（包括淋巴细胞、粒细胞和单核细胞）、红细胞和血小板；淋巴细胞又可分为 T 细胞、B 细胞和自然杀伤（nature killer, NK）细胞等。外周血红细胞和白细胞的比例约为 1000∶1，分析红细胞时取抗 EDTA 或肝素抗凝血，经 300 目尼龙网过滤即可；采用淋巴细胞分离液－密度梯度离心法可获得外周血单个核细胞（含淋巴细胞和单核细胞）；红细胞溶血法可获得白细胞。骨髓中含有分化发育不同阶段的造血干细胞、B 细胞、粒－单核细胞、T 细胞前体、巨核细胞、血小板和红细胞等，也可采用密度梯度离心法自骨髓分离有核细胞。

（二）培养细胞样本制备

体外培养的原代细胞、转化细胞和肿瘤细胞一般以悬浮或贴壁形态生长。悬浮生长细胞可通过吸管吹打使其充分分散，直接收集后低速度离心去除碎片，加入适量缓冲液重悬即可。而贴壁生长细胞需用酶消化或机械刮取等分离后，再行收集和洗涤。

（三）新鲜实体器官单细胞样本制备

将新鲜组织制备为单细胞悬液的关键是水解细胞外胶原纤维和其他蛋白，并尽可能保持细胞结构和功能不受损坏。常采用的方法有机械法、酶消化法和化学消化法。机械法适合结构松散的肝脏、胰腺和脾等器官。胰蛋白酶、胃蛋白酶或胶原酶可水解组织间紧密联结的成分，主要为胶原蛋白和弹力纤维等。钙离子螯和剂 EDTA 和胰蛋白酶共同处理，可在分散组织同时将细胞连接间的钙、镁离子置换出来，从而抑制细胞间黏附。医学研究中新鲜实体器官多来自实验动物，或者临床的组织活检或内窥镜取材的标本，目前已经有专门的样本制备仪来制备单细胞悬液，但部分标本仍然需要人工制备。

（四）其他标本制备

除活检取得的实体组织外，临床工作中也可收集到人体多种自然脱落细胞，主要包括胸水或腹水细胞、尿液和内镜刷检到的细胞。这些细胞经过富集和过滤处理后，也是较好的单细胞悬液。蜡包埋组织为免疫组化的经典标本，近年来，自石蜡包埋组织获取单细胞的技术已较成熟，促进了流式细胞术在回顾性研究中的应用。自石蜡标本获得的细胞可用于膜分子和细胞骨架成分的检测，但部分抗原可能丢失，必要时需要和新鲜标本配合使用。

二、荧光素偶联抗体

（一）荧光素和荧光素偶联抗体

荧光素（fluorochrome）多是一些化学试剂，有天然的、也有人工合成的，还有一些荧光素是蛋白质。不同荧光素有其特定的激发光和发射光，多色流式细胞分析时可采用荧光素不同发射波长的标记细胞，其激发后发射的荧光被不同荧光通道接收。迄今已经有百余种荧光素用于FCM，常用于偶联抗体的荧光素已达 30 种以上，多为有机化合物或蛋白。伴随纳米技术发展，近年来出现了无机荧光素量子点（quantum dots，QDs）。QDs 由半导体纳米晶体组成，目前有 8 种可供 FCM 选用，根据发射的波长来命名，如 QD525、QD565、QD605 和 QD705 等。QDs 具有对激发光要求低、发射光波长集中、光强度高和偶联抗体后的制剂稳定时间长等优点，因此在多色 FCM 分析中受到重视。Alexa Fluor 是近年上市的另一系列荧光染料，多达 17 种，发射光强度高、稳定性好，发射光波长范围为 442～775nm，其中 Alexa Fluor 488 已在部分试剂盒中代替 FITC。

与荧光素偶联抗体可以是多抗或单抗，但均要求预先纯化，抗体亲和力要高，特异性强。荧光素可以通过化学法、物理法和生物素 - 亲和素系统与抗体偶联。荧光素可标记第一抗体（如用 FITC 标记鼠抗人 CD3 抗体，或用 PE 标记鼠抗人 CD19 抗体）；也可标记于识别第一抗体重链或轻链恒定区的第二抗体（如将 FITC 或 PE 标记羊抗鼠 IgG 抗体）。应用荧光素标记第一抗体直接与细胞膜分子结合，为直接免疫荧光标记，而应用非标记的第一抗体和荧光素标记的第二抗体可建立间接免疫荧光标记。单克隆抗体特异性高、试剂稳定性好和试剂批次间差异小，因此，荧光素标记单抗是多色 FCM 分析的首选。

三、流式细胞术在免疫学检查中的应用

目前，临床免疫检验工作中，FCM 主要应用于以下方面。

（一）淋巴细胞及其亚群的分析

淋巴细胞主要包括 T 细胞、B 细胞和 NK 细胞，它们是执行免疫调节和免疫功能的免疫活性细胞。三类淋巴细胞还可分为不同功能亚群，以及活化与静止的不同状态。通过检测细胞表面的标志，可了解疾病过程中各细胞亚群的比例和动态变化，以辅助疾病的诊断、研究发病机制或监测治疗效果。

CD3 是外周血成熟 T 细胞共有的标志，而按 CD4 和 CD8 的表达，可分为 CD3$^+$CD4$^+$CD8$^-$和 CD3$^+$CD4$^-$CD8$^+$两个亚群。前者按功能分为辅助性 T 细胞（Th 细胞），受 MHC Ⅱ 类分子的限制性，根据其释放细胞因子不同，又可分为 Th1、Th2、Th17 等 Th 的亚群，分别辅助细胞免疫应答、体液免疫应答或发挥对免疫应答的调节功能。后者为细胞毒性 T 细胞（Tc 细胞），受 MHC Ⅰ 类分子的限制性，其功能特点是特异性杀伤靶细胞，在抗病毒、抗肿瘤、细胞内寄生菌免疫和移植免疫中发挥重要作用。B 细胞相关的 CD 分子有 29 种，但 BCR（mIg）是其特有的

标志，成熟的 B 细胞还表达 CD19、CD20、CD21 和 CD22。根据 CD5 表达，可将其分为 CD5 阳性的 B1 细胞和 CD5 阴性的 B2 细胞。前者识别细菌等微生物来源的多糖，产生 IgM 为主的抗体，不形成记忆性细胞。而后者是针对 TD－Ag 产生经典体液免疫应答的 B 细胞，在 Th2 细胞辅助下产生不同类抗体，并具有免疫记忆性。NK 细胞约占外周血淋巴细胞的 10%，可通过释放穿孔素、颗粒酶、表达凋亡配体和 ADCC 等途径杀伤靶细胞，发挥抗肿瘤、抗病毒作用，同时也参与免疫调节。目前，通过 FCM 将表型为 CD3$^-$CD16$^+$CD56$^+$ 的淋巴细胞鉴定为 NK 细胞。可检测 20 种以上荧光信号的大型分析型和分选型流式细胞仪的问世，必将促进新淋巴细胞亚群的发现与功能研究。

（二）淋巴细胞功能的分析

不同淋巴细胞亚群，或其活化后，细胞表面标志发生变化，并产生特征性的细胞因子，通过 FCM 检测细胞表面标志和细胞内细胞因子可分析不同淋巴细胞亚群的功能。例如，CD3$^+$ CD4$^+$CD8$^-$细胞，按表达 IL－4 或 IFN－γ 情况可分为 Th1 和 Th2 亚群。

（三）造血系统分化抗原与白血病免疫分型

骨髓造血干细胞分化为不同谱系血细胞的过程伴随着表面白细胞分化抗原的变化，检测细胞表面的分化抗原不仅可鉴定免疫细胞分化，也可辅助检查白血病细胞的来源和异常分化。目前，FCM 在白血病的发病机制、诊断、治疗和预后方面都具有重要的价值。多色免疫分型已成为临床淋巴瘤和白血病的诊断的重要手段，以 5 参数和 6 参数分析最为常用（包括前向 FSC、SSC、3 或 4 个荧光参数）。荧光参数主要用来分析白血病和淋巴瘤细胞的分化抗原、胞质抗原、胞质内免疫球蛋白和髓过氧化物酶等。白血病的分型研究是白血病的准确分型、治疗方案选择和判断预后的重要证据。同时 FCM 可对白血病复发的主要根源——微小残留病变进行高度特异性和敏感性的检测分析。在白血病缓解期进行检测，早检测出微小残留病变而采取措施有助于减少复发。

（四）肿瘤耐药相关蛋白分析

多药物耐药基因编码 P－糖蛋白等产物，将多种化疗药物跨膜运到细胞外，使细胞内药物浓度下降，肿瘤耐药。检测到外周血中的白血病细胞 P－糖蛋白表达增加，说明患者对化疗药物耐药，提示临床医生应修改治疗方案。

（五）艾滋病检测中的应用

AIDS 是由于 HIV 感染人体后，选择性侵犯和破坏 CD4$^+$T 细胞而致。FCM 是 AIDS 免疫功检测的最重要手段，动态监测 T 细胞总数、CD4$^+$ 和 CD8$^+$ 亚群变化，可对 HIV 感染后患者的病情和发病阶段进行判断。HIV 携带者的 CD4$^+$T 细胞无显著变化；当发展为 AIDS 时，CD4$^+$T 细胞显著下降。AIDS 的特征性免疫诊断指标：T 细胞总数减少，T 细胞亚群的 CD4/CD8 比值倒置。发病阶段 FCM 分析可发现 CD4/CD8 比值小于 1，CD8$^+$T 数正常或略增加，NK 细胞减少或活力减弱，B 淋巴细胞亚群基本正常或活力减弱。

（六）自身免疫性疾病相关的人类白细胞抗原的分析

多种自身免疫病存在人类白细胞抗原表达异常，如强直性脊柱炎（ankylosing apondylitis，AS）与 HLA－B27 抗原关联。58%～97% 的强直性脊柱炎患者为 HLA－B27 阳性，而正常人群仅为 2%～7%。通常用 FCM 检测外周血白细胞 HLA－B27/B7 或 HLA－B27/CD3 表达，为诊断 AS 提供特异、敏感的实验室指标。阵发性睡眠性血红蛋白尿（paroxysmal nocturnal hemoglobin-uria，PNH）患者红细胞、粒细胞和淋巴细胞表面 CD59、CD55 表达减少或消失。通过免疫荧光染色和 FCM 检测红细胞、粒细胞和淋巴细胞表面 CD59 和 CD55，可辅助疾病诊断。

（七）移植免疫中的应用

移植排斥反应是影响移植器官存活的主要障碍，其主要靶抗原是 HLA。目前，FCM 主要用

笔记

于交叉配型和群体反应性抗体（panel reactive antibody，PRA）的检测。应用 FCM 进行交叉配型比传统方法更敏感、特异；PRA 可系统地检测受者体内抗体的情况，从而对是否适合移植，及移植的时机提供准确的判断。免疫学指标的变化要早于移植排斥反应发生，因此器官移植后动态检测淋巴细胞亚群的数量和活化状态、细胞因子和趋化因子等变化，可早发现和控制移植排斥反应，延长移植物的存活时间。

 本章小结

FCM 能精确、快速、高通量对单个细胞或悬浮颗粒进行多参数定量分析，并可对感兴趣的细胞进行分选。流式细胞仪由三个主要系统构成：液流系统、光学系统和信号检测与数据分析系统，三个系统相互垂直，交点即为仪器的检测区。检测区内细胞或微粒被激发光照射，FCM 检测细胞发射的散射光信号和荧光信号，数据分析系统将光其转换为电信号并放大。散射光信号分为 FSC 和 SSC，分别反应细胞大小和内部结构复杂性。荧光信号由结合细胞内外成分的探针或荧光素耦联抗体而发射，其强度代表细胞的不同特性。用 LMD 储存数据，分析结果以图形和数值结合方式显示其科学意义。FCM 以单参数直方图、二维散点图、登高线图、密度图和假三维图等展示数据。流式细胞仪可通过电荷式分选将符合特定要求的细胞从混杂群体中分离出来，并进一步培养和研究。FCM 不仅可分析人或动物血液、骨髓中分散的单个细胞，也可分析实体组织经消化处理后所形成的单个细胞，外周血是临床免疫检验检验最常用的样本。FCM 主要应用于临床上淋巴细胞及其亚群的表型和功能分析、白血病的免疫分型、感染性疾病免疫功能的疾病进程监测、自身免疫病的辅助诊断、器官移植相关和肿瘤耐药的监测等。

（李妍）

第十六章　临床免疫学技术的方法学评价

随着经济社会的发展和科学技术的进步，临床免疫学技术日新月异，新的技术方法不断产生和发展，为临床实验室出具可靠、准确的检验结果奠定了基础。临床免疫学检验方法依据其检测原理及自身检测性能特点的不同，其应用范围也相应不同。目前，临床免疫学实验室中所使用的检验方法，多为常规检测方法，一般使用商品化的仪器设备和试剂耗材。由于商品化仪器设备和试剂耗材种类繁多，新的检测项目、方法、设备、试剂也不断投入应用，确保各级各类临床免疫学检验结果的质量和可信性成为实验室必须解决的问题。因此，临床免疫学实验室在建立和应用新的检验方法时，应对待用方法的基本性能进行方法学评价，以掌握方法的特征，进而保证检测质量。

第一节　检测性能评价

对技术方法进行检测性能评价，是将其引入临床免疫学实验室应用的必要条件。临床免疫学技术的检测性能评价一般包括检测精密度评价、检测准确性评价、检测特异性评价、检测敏感度评价、检测线性范围评价、抗干扰性评价等。

一、检测精密度评价

（一）精密度的概念

精密度（precision）是指多次重复测定同一量时各测定值之间彼此相符合的程度，表征测定过程中随机误差的大小。精密度通常用不精密度表示，精密度评价的目的是评价检测设备的总不精密度，是设备在一定时间内的变异性。许多变异源可在不同程度上影响设备的精密度，通常在进行精密度评价时要充分考虑所有影响总不精密度的来源，但不必去评价每个来源的相对大小。

临床免疫学实验室所做的精密度包括批内精密度（within-run precision）、批间精密度（between-run precision）、日内精密度（within-day precision）、日间精密度（day to day precision）。批内精密度是众多种类精密度中最基本的一个，它是在严格的相似条件下，所得到的最佳的精密度。批间精密度指在同一实验室，由同一（组）操作员在同一仪器上，使用同一方法和同种、同一批号试剂，在一段时间内（一般为一个月或 20 个工作日）对同一测试样本（常用质控品）测量结果的精密度。日内精密度是在同一天、同一批样本或用同一批试剂、同一条标准曲线测得的精密度，考察的是方法的重复性。日间精密度表征检测方法在不同时间测定结果的精密度，考察样本测定时仪器的性能、试剂、标准曲线、环境条件等发生微小变化而导致测定结果的变异。

在实际操作中，批内精密度通常采用高、中、低三种浓度的同一样本各 7~10 份，每种浓度的样本按所拟定的检测方法操作，一次开机后，逐一测定。计算每种浓度样本的标准差（standard deviation，*SD*）值及相对标准差（relative standard deviation，*RSD*，是标准差与平均数的比值，也称变异系数，即 coefficient of variation，*CV*）值。批内精密度也可视为日内精密度。所得 *RSD* 应争取达到 5% 以内，不能超过 10%。批间精密度通常采用高、中、低三种浓度的同一样本，每种浓度配制 7~10 份，置冰箱冷冻。自配制样本之日开始，按所拟定的检测方法操作，每天取出一份测定，计算每种浓度样本的 *SD* 值及 *RSD* 值。批间精密度也可视为日间精密度。所得 *RSD* 应控制在 15% 以内。

变异系数 CV 是衡量资料中各观测值变异程度的另一个统计量。当进行两个或多个资料变异程度的比较时，如果度量单位与平均数相同，可以直接利用标准差来比较。如果单位和（或）平均数不同时，比较其变异程度就不能采用标准差，而需采用变异系数来比较。变异系数可以消除单位和（或）平均数不同对两个或多个资料变异程度比较的影响。

（二）精密度评价的基本要求

为减少对结果的影响因素，在进行精密度评价时，全部实验过程中应使用单一批号的试剂和校准物。实验样本可采用稳定化、蛋白基质、也可模拟临床样本特性的产品，必要时，还可采用稳定化的混合冷冻血清。选择样本浓度时应考虑医学决定水平，多使用高、中、低 3 个或以上浓度的样本进行。

（三）精密度评价实验程序

1. 实验准备 实验准备包括人员、设备、质控、样本准备。为得到正确的实验精密度验证结果，实验室质量负责人应选用熟悉仪器和检验方法、责任心强的技术人员进行实验。在开始实验前应检测设备运行状况以及相应项目的质控品，确认质控在控。样本准备可以选用质控品、校准品或者稳定性良好的临床样本。样本应该至少还有高低不同的两个浓度水平，其中要有位于参考范围内和参考范围外的待检样本。

精密度评价包括批内精密度、批间精密度、日内精密度、日间精密度评价。其中在批内精密度评价实验中，应使用同一批号的试剂和校准品；批间精密度使用不同批号的试剂和校准品；日内精密度的实验在同一天之内进行，日间精密度则在不同日期进行。

2. 实验方法

（1）批内精密度 批内精密度必须在使用同一种类、同一批号的试剂和校准物下进行，并只进行一次校准。此时，在同一批内，对样本进行重复测定，至少进行 10 次重复测定。检测时，应该同时至少测一个质控品，当质控失控时，不论实验结果是否满意均属无效，应重新进行实验，取得至少 10 个实验数据。

（2）批间精密度 每天一个批次，每 1 批次对各浓度样本分别重复测量 3 次，连续进行 7-10天。每天均需要根据设备和试剂说明书规定的方法对实验进行校准；每天应该分别进行室内质控样本测量，测量结果需在控。如果取得稳定的样本有困难，也可以改为每天检测 2 个批次，共检测 5 天，同样得到 10 个批次的实验结果。

（四）精密度的计算

精密度的计算即计算标准差 *SD*、相对标准差 *RSD*（变异系数 *CV*）的值。

在进行计算和数据分析之前，检查数据中有无由于偶然差错引起的离群值（outliers）。从收集的 20 个数据中，计算出总平均值和标准差，超出总平均值 ±4 倍标准差时，可以认为是离群值。弃去离群值之后，如果剩余数据不足 20 个，则应增加检测次数直至有至少 20 个有效数据。同时，如果有 2 个或 2 个以上的离群值出现，应该检查检验方法和操作者是否熟悉设备和方法，并重新开始实验。

1. 批内精密度 批内精密度估计值的计算方法如下：

（1）求出均值

$$\overline{X} = \frac{\sum Xi}{n}$$

（2）求出批内标准差估计值的标准差

$$S_r = \sqrt{\frac{\sum (\overline{X} - X_i)^2}{(n-1)}}$$

根据检测次数，查统计表，可得到批内精密度的 95% 置信区间。置信区间与所测次数相关，次数越多，可信限范围越小。

（3）求出变异系数

$$CV = \frac{5}{\overline{X}} \times 100\%$$

2. 批间精密度 批间精密度估计值的计算方法同批内精密度。在进行精密度的报告时，应该同时说明实验相关的以下内容：实验进行的工作日数、批次数、每个批次重复检测数、试剂种类和批号、校准品种类、批号和校准次数、设备种类和型号、操作者信息等。

二、检测准确性评价

（一）准确性的概念

准确性（accuracy）也称准确度，是指测定值与真值的接近程度。一般用偏差和偏差系数表示。在进行准确性分析时，一般得不到实际的真值，而是采用相对的真值，即使用更准确和精密的参考方法所测得的平均值。

检验结果的准确性，是临床医生对疾病进行诊断和治疗的重要依据。通常，在检验过程中使用可溯源性校准品是保证检验结果准确性的前提，而参加室间质量评价活动，可以发现实验室结果准确性的偏倚。

图 16-1 显示了临床免疫学实验结果的精密度和准确性的概念。精密度是指重复进行检测时，其检测结果的差异程度，准确性是指检测结果与待测指标"真值"的差异程度。

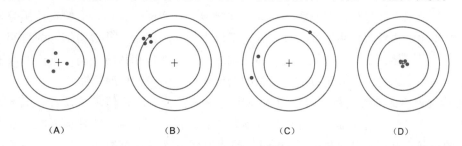

（A）　　　　　　（B）　　　　　　（C）　　　　　　（D）

图 16-1　检测结果的精密度与准确性示意图

（A）精密度差，准确性好；（B）精密度好，准确性差；（C）精密度差，准确性差；（D）精密度好，准确性好

（二）临床免疫学实验方法学及标准物质分类

1. 方法学分类　临床免疫学实验中使用的实验方法可以分为决定性方法（definitive method）、参考方法（reference method）和常规方法（routine method）。其中，决定性方法指经详尽研究尚未发现不准确度或不确定性原因的方法；参考方法指经详尽研究证实其不准确度与不精密度可以忽略的方法；常规方法指可满足临床或其他目的需要的日常使用的方法。

2. 临床免疫学实验的标准物质分类　标准物质（reference material）又称参考物质，是一类充分均匀、并具有一个（或多个）确定的特性值的材料或物质，用以校准仪器设备、评价测量方法，或给其他物质赋值。标准物质的定值结果一般表示为：标准值 ± 总不确定度。

"标准物质证书"是介绍标准物质的技术文件，是研制单位向用户提出的质量保证书和使用说明。附有证书的标准物质称为有证标准物质（certified reference material，CRM），其特性值由建立了溯源性的程序确定，每个标准值都附有给定置信水平的不确定度。

（1）一级标准物质（primary reference material）　稳定、均一，采用高度准确、可靠的方法定值，可用于校准决定性方法及为二级标准物质定值的物质。在我国，一级标准物质是测量准确度达到国内最高水平的有证标准物质，由国家技术监督局批准、颁布并授权生产。如：人血清无机成分分析标准物质（GBW09135）和血清胆固醇标准物质（GBW 09138）。

（2）二级标准物质（secondary reference material）　用一级标准物质校准、用于参考方法定值的物质。如：红细胞微粒标准物质 – GBW（E）090001、胆红素标准物质 – GBW（E）090002、氰化高铁血红蛋白溶液标准物质 – GBW（E）090004 和纯化血红蛋白标准物质 – GBW（E）09001i 等。

（3）校准物（calibrator）　用二级标准物质校准、用于常规方法定值的物质。用于对常规方法和仪器的校准。

（4）质控物（control material）　具有与检测过程相适应的特性，其成分与检测样本的基质相同或相似的物质。临床免疫学实验中，应使用充分均一和稳定的质控物，其瓶间变异必须小于监测系统预期的变异，其常规检测应有助于确认报告范围。为了保证质控方法对系统性能提供独立的评价，必须将质控物与校准物区分开来。

（三）准确性评价实验程序

在临床免疫学实验室的日常工作中，需要每天对质控物质进行检测，各级临床检验主管部门还会定期或不定期地对一线实验室进行质控检测，这些工作都是为了使临床免疫学实验室进行的每一项测试"受控"，每一份报告合规，这些均属于准确性评价的内容。

1. 分析系统和可溯源性　分析系统是指检验方法所涉及的仪器、试剂、检测程序（参数）、校准品和消耗品等。分析系统的检验结果经一系列合理实验的验证，能够满足厂家声明和临床应用的要求，其量值能够溯源到高级标准物质。在实际工作中，实验室使用分析系统进行检验，其检验结果具有可溯源性。改变分析系统中的任一因素，其检验结果的可溯源性将可能被打断。如果必须改变分析系统中的某种因素，实验室在应用该方法前，则应对改变后的系统做出适当的性能评价，以确定方法准确胜的偏倚和检验结果的可溯源性。

2. 准确性评价的实验过程　对于引入临床免疫学实验室的任何新的设备、试剂、检测方法，均需进行准确性评价。准确性评价的基本过程，是以更高级别的方法或者标准物质、现有临床公认的设备、试剂的"金标准"，对同样的待检样本（或标准物质）进行平行检测。统计两种方法（或设备、试剂）的测得结果，当两种方法（或设备、试剂）的测得结果之间没有显著性差异，则认为两种方法的准确性没有显著性差异，新方法可以在临床实验室使用。

在临床实践中，准确性评价常通过室内质控和室间质评来进行。在进行室内质控时，对于定量检测指标，当质量控制品的检测结果超出 ±3 倍标准差范围时判断为失控。对于定性检测指标，在实验检测同时往往设有内对照作为质控，也可使用阴性和弱阳性样本检测来进行室内质控。室间质评一般由各级临床检验中心负责统一进行，通过样本发放、检测结果收集归类和统计学处理，得到各临床实验室检测质量合格或者不合格的结论。

三、检测特异性和敏感度评价

（一）基本概念

1. 特异性与敏感度　特异性（specificity）是指由金标准确诊为无病的对照组内所检测出阴性人数的比率（%），即本诊断实验的真阴性率。

误诊率是指用金标准确诊为无病的对照组中，被评价的试验判断为阳性的比例。特异性和误诊率是互补的，特异性越高，误诊率就越低。即：误诊率 = 1 − 特异性 = 假阳性/对照组总数。假阳性率等于误诊率，因此，特异性越高的检验诊断方法用于疾病诊断时，其发生误诊的机会就越少。

敏感度（sensitivity）是指由金标准确诊为有病的实验组内所检测出阳性病例数的比率（%）。即本诊断实验的真阳性率。

漏诊率是指用金标准确诊为患某病的病例组中，被待评价的诊断试验判断为阴性的比例。敏感度与漏诊率是互补的，敏感度越高，漏诊率就越低。即：漏诊率 = 1 − 敏感度 = 假阴性/病例组总数。假阴性率等于漏诊率，因此，敏感度越高的实验诊断方法用于疾病诊断时，漏诊的机会就越少。

2. 准确性　准确性是指临床诊断检测出的真阳性和真阴性例数之和占总研究病例数的比例。准确性反映实验诊断的基本特性即敏感度和特异性。也就是说，准确度高的实验诊断方法，其敏感度和特异性之和也较高，假阳性和假阴性之和较小。即：准确性 =（真阳性 + 真阴性）/（病例组总数 + 对照组总数）。

3. 阳性预测值与阴性预测值　阳性预测值（postive predictive value）即预测为阳性的正确率，是指待评价的诊断试验结果判为阳性例数中，真正患某病所占的比例，即从阳性结果中能预测真正罹患某病的百分数。

由于多数临床免疫学检验结果与相应疾病并非是唯一对应的关系，且不同疾病的患病率相差明显，因此，单纯的特异性和敏感度在特定疾病的项目选择方面存在不足。阳性预测值的高低受到特定疾病患病率的影响，因此，临床实验诊断研究的阳性预测值能在不同的患病率情况下指导临床医师合理运用实验诊断项目。即：阳性预测值 = 真阳性/（真阳性 + 假阳性）。

与阳性预测值对应的指标，即阴性预测值（negative predictive value）又称预测阴性结果的正确率，是指临床诊断实验检测出的全部阴性例数中，真正没有患本病的例数所占的比例。一般情况下（患病率）敏感度越高的实验诊断项目，其阴性预测值越高，相反，特异性越高的临床实验诊断阳性预测值越好。患病率对预测值的影响比敏感度和特异性的影响更为重要。即：阴性预测值 = 真阴性/（真阴性 + 假阴性）。

4. 阳性似然比与阴性似然比　阳性似然比（positive likelihood ratio）是指临床诊断检测出的真阳性率与假阳性率之间的比值，即阳性似然比 = 敏感度/（1 − 特异性）。该指标可用来描述在诊断试验阳性时，患病与不患病的机会比。LR（+）提示正确判断为阳性的可能性是错误判断为阳性的可能性的倍数。LR（+）数值越大，提示能够确诊患有该病的可能性越大。该指标不受患病率影响，比敏感度和特异度指标更为稳定。利用这一指标可以计算出不同患病率的阳性预测值。阳性似然比 = 敏感度/（1 − 特异性）

阴性似然比（negative likelihood ratio）是指临床实验诊断检测出的假阴性率与真阴性率之比值，此值越小，说明该诊断方法越好。可用以描述诊断试验阴性时，患病与不患病的机会比。LR（－）提示错误判断为阴性的可能性是正确判断为阴性的可能性的倍数。LR（－）数值越小，提示能够否定患有该病的可能性越大。阴性似然比 =（1－敏感度）/特异性

5. 敏感度和特异性之间的关系 对于一项诊断试验，可以通过调整临界值来提高敏感度或特异性，但二者不能同时提高。提高一个，必然降低另一个，因此，选择临界值时必须权衡，使两者得到兼顾。

在大多数情况下，如单独使用敏感度很高的诊断试验，虽然漏诊率低，但由于其特异性相对较差，结果误诊率必然较高；如单独使用特异性很高的试验诊断，虽然误诊率低，但由于其敏感度相对较低，结果漏诊率必然较高。因此，在方法选择时需要将敏感度与特异性指标相结合；而在确定临界值时，往往也需要考虑检测指标的特点以及检测目的。例如在进行健康体检时，可以适当提高检测项目的敏感度，以最大可能降低假阴性，对相关指标疑似阳性的体检者进行复查；而在进行临床诊断的时候，往往选用不同的检测指标以及不同的检测方法相结合，来尽可能提高检验的准确性。

（二）诊断试验四格表

在对临床免疫学检验方法进行前述指标的评价时，常常用到诊断试验四格表（图16-2）。表中以"金标准"的检测结果为参比，这里的"金标准"检测结果，在对某个检测项目的临床意义进行评价时，是指既有的临床诊断的结果；而在进行不同的检验项目比较时，则往往是已被确认的或者更高一级的检测方法的结果。在一定例数的患者组和对照组入组以后，经由待评测的方法进行检测，得到表中的4个原始数据 a、b、c 和 d，分别指代真阳性TP、假阳性FP、假阴性FN和真阴性TN。在这4个原始数值的基础上，可以通过计算得到一系列的方法评价指标。如图16-2中的敏感度、特异性、患病率、准确性、阳性预测值、阴性预测值等。

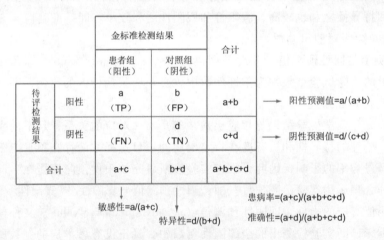

图16-2 诊断试验临床诊断性能分析四格表

（三）受试者工作特征曲线

受试者工作特征曲线（receiver operating characteristic curve，ROC）是根据一系列不同的二分类方式（分界值或决定阈），以真阳性率（灵敏度）为纵坐标，假阳性率（1－特异度）为横坐标绘制的曲线。

1. ROC曲线的绘制 在获取前述诊断试验四格表的原始数据之后，可以藉此绘制ROC曲线。如图16-3所示，特定的临界值反映为不同的敏感度、特异性（即不同的TP、FP、FN和TN值），在ROC曲线上则表现为曲线上的某个点。在确定检测方法的临界值时，一般选取敏感度和特异性综合的最大值相应的点作为最佳临界值，在ROC曲线上，反映为最接近左上方的点。

使用 SPSS、medcalcs 等统计学分析软件可以较为方便地进行 ROC 曲线的绘制。

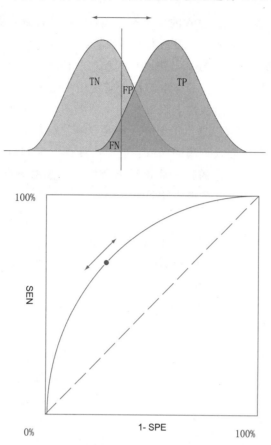

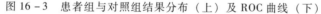

图 16 - 3　患者组与对照组结果分布（上）及 ROC 曲线（下）

2. ROC 曲线的主要作用　ROC 曲线主要用于确定某种特定检测方法的最佳临界值。ROC 曲线能很容易地查出任意界限值时对疾病的识别能力，即相应的敏感度、特异性等性能评价指标。ROC 曲线用于选择最佳的诊断界限值。

ROC 曲线能够用于两种或两种以上不同诊断试验对疾病识别能力的比较。在对同一种疾病的两种或两种以上诊断方法进行比较时，可将各试验的 ROC 曲线绘制到同一坐标中，以直观地鉴别优劣，靠近左上角的 ROC 曲线所代表的受试者工作最准确。亦可通过分别计算各个试验的 ROC 曲线下的面积（AUC）进行比较，哪一种试验的 AUC 最大，则哪一种试验的诊断价值更佳。

四、线性范围和检出限评价

（一）线性范围和检出限的概念

线性范围（linear range）是指检测系统的输出数值（浓度或活性）与被检测物的浓度或活性成比例的范围。线性范围的测量即测定浓度曲线接近直线的程度，它反映整个系统的检测特性和范围。

检出限（limit of detection，LOD）是评价一个检测方法及测试仪器性能的重要指标，是指某一特定检测方法在给定的显著性水平内，可以定性地从样本中检出待测物质的最小浓度或最小量。所谓"检出"是指定性检出，在检出限附近一般不能进行准确的定量。检出限可分为测量方法检出限和仪器检出限。仪器检出限指检测仪器能够检测的被检测物的最低量或最低浓度；方法检出限不仅与仪器的噪音有关，还取决于样本测定的整个环节。

（二）线性范围和检出限评价的一般要求

1. 人员和设备要求 执行检测过程的实验人员必须掌握仪器操作和维护程序、样本准备方法和校准。在进行实验和收集数据时，设备必须在控。

2. 样本选择 线性范围实验应使用与患者样本相似的样本或注明样本的基质类型，且不含有对测定方法具有明确干扰作用物质的样本。最少应使用 4 个浓度水平，推荐选用 5 个或以上的水平。待检高值样本应高于预期线性上限 30%，低值样本应低于预期线性低限。

（1）样本类型　样本类型可以是：①患者样本混合液：患者样本混合液是理想的实验样本类型。用接近预期线性范围上限、下限的高值、低值浓度样本配制所有实验样本。②稀释液稀释的患者样本：使用试剂厂商推荐的稀释液稀释患者样本。③患者样本混合液中添加检测物：应注意添加检测物的来源、纯度、预期影响等。④处理过的低浓度物质或混合物质稀释的患者样本。

（2）样本数目　①验证某种方法的线性范围时，需要 5 ~ 7 个不同浓度水平的样本，每个样本重复测量 3 ~ 4 次。②验证新方法的线性范围则需要 7 ~ 11 个不同浓度水平的样本，实验样本的浓度应该比预期的线性范围宽 20% ~ 30%。

（三）线性范围和检出限评价的基本过程

1. 线性范围评价 以患者样本混合液为例，不同浓度水平的样本可以通过将高浓度样本与低浓度样本进行不同比例的稀释得到，制备时应该注意防止样本蒸发，以避免影响实际浓度。

进行检测时，应测定 7 ~ 11 个不同的浓度水平，每个浓度水平重复测定 3 ~ 4 次，全部实验和数据采集应在同一工作日内完成。检测序列应为随机排列。有显著携带污染时，应用空白隔开样本。每个浓度样本可重复测定 2 ~ 4 次。记录测定结果。

2. 检出限评价 检出限包括仪器检出限和方法检出限。仪器检出限不考虑任何样本制备步骤的影响，以溶剂空白测定检出限，其测得值比方法检出限低。

仪器检出限一般用于不同仪器的性能比较，以仪器检测的相对于背景的可靠最小信号，即信噪比（S/N）≥3 时的信号定义为仪器检出限。

方法检出限即某方法可检测的最小浓度。在评定时应该注明具体的实验条件。选择三个不同的低浓度（C1、C2、C3），对每一浓度水平分别重复测定，求出其标准偏差 S1、S2、S3，用线性回归法计算出样本浓度为零时空白样品的标准偏差。将这一标准偏差的 3 倍作为方法检出限。

（四）线性范围和检出限评价的结果分析

1. 线性范围评价 实验数据必须经过可接受性和有用性评估。评估步骤有：①检查数据是否存在明显大的差异；②检查每个实验样本重复测定的结果是否存在离群点。如果某测定值明显偏离组内其他数据的表现，可以判断其为离群点；③线性分析前必须将离群点从数据组中删除。如果发现两个或两个以上不可解释的离群点时，就应怀疑系统的性能并查找问题产生的原因。④如果发现明显的偏差，在纠正偏差产生的原因后重新测定整批实验样本。在线性模型中，各相邻样本段的斜率大致相等，如果存在斜率增加或降低的趋势则提示非线性。

收集完所有数据后，对数据进行多项式回归分析，并对回归方程进行线性检验。可以选用 SPSS 等统计软件完成。例如，对数据同时进行一次、二次和三次多项式回归分析，回归方程分别为 $y = b_0 + b_1x$、$y = b_0 + b_1x + b_2x^2$、……以此类推。一次回归多项式为线性模型；二次、三次回归多项式为非线性模型。线性检验就是对每个非线性系数做 t 检验，判断回归系数与 0 是否有显著性差异。

t 值的计算公式为：

$$t = \frac{b_i}{SE_i}$$

自由度的计算公式为：

$$df = L \times R - Rdf$$

公式中 L 为线性实验的样本数，R 为每个样本重复测定次数，Rdf 为回归自由度，即回归方程中 b_x 的个数。例如，一次、二次、三次多项式回归分析的 Rdf 分别为 2、3、4。

查 t 值表，以双侧检验且 $\alpha = 0.05$。将 t 值与界值比较，如果 $P > 0.05$，说明数据组具有线性，可进一步做精密度检验。如果 $P < 0.05$，则数据组为非线性，这表明检测方法在实验样本的浓度范围内为非线性，并不意味着一定影响到患者的结果。

做出线性范围评价时，需要在评价报告中包含线性评价的实验室、设备、方法、试剂名称以及批号等信息。

2. 检出限评价 一般以空白测量加 3 倍标准差作为定性检出限，10 倍标准差作为定量测定下限。当测定结果不大于检出限时报告为未检出；当测定结果大于定性检出限且不大于定量测定下限时，报告为定性检出；当测定结果大于定量测定下限时，报告定量结果。

在定量样本时，样本的定量结果应在标准曲线范围内，不可做外推计算，外推结果没有经过方法学验证，无法确定其准确性。样本太浓应稀释，太稀则应浓缩，使之落在标准曲线范围内。

五、抗干扰性评价

（一）基本概念

临床免疫学实验中的干扰是指由于非目标检测物的存在，影响了样本的特性，引起了目标检测物的浓度发生有临床意义的偏倚或改变。干扰物是指待测样本中不同于待测物质并能引起测量偏倚的成分。抗干扰性的标准则是干扰物所允许的最大的结果偏倚。

临床免疫学实验方法多以抗原抗体反应为基础，抗原抗体反应的优势是高度的特异性，但这种特异性也会受到反应条件和反应干扰物的限制。反应条件包括反应介质、反应时间、反应温度等，反应干扰物包括内源性干扰物和外源性干扰物。内源性干扰物是指样本中的一些生理物质例如胆红素、血红蛋白等；外源性干扰物是指药物及其代谢产物、防腐剂、污染物等。

（二）抗干扰性评价方法

在抗干扰性评价中，选用临床检测可能会遇到的一系列浓度的干扰物质加入待测样本，检测能够引起待检样本发生有临床意义改变的最低干扰物质浓度。在基本方法上，临床免疫学检测的评价方法与临床生物化学及其他检测的方法一致。

在干扰物的选择方面，除了一些生化干扰物例如胆红素、血红蛋白、三酰甘油以外，对于临床免疫学实验而言，纳入的重要干扰物是在检测过程中可能存在的交叉反应以及抗体和样本中存在的其他检测物的亲和性。临床免疫学检测的特异性也依赖于检测特定环境下抗体对检测物的特异性。此外，由于不同批次的抗体制备的生物系统的改变，在评价免疫学检测方法时，应该验证每一批的标记抗体之间的交叉反应性。

在临床免疫学检验的样本中，可能存在针对检测物或者试剂抗体的内源性人类抗原或抗体。由于动物组织在疫苗、治疗药物以及药理和放射检查中的应用，在人体血清中可能存在异嗜性抗体，这可能会改变试剂抗体的反应性，继而影响到检测结果。

在 CLSI 的干扰测试指南中指出：①干扰物的交叉反应性在不含检测物和检测物在有效药物浓度范围上限的两个标本中进行检测；②抗体的交叉反应性应分析所有预期产生干扰或协同作用的药物及其代谢产物；③在患者血清中的相关药物处于可能产生干扰的治疗浓度时，进行

笔记

交叉反应性检测；得到交叉反应百分率；④应该调查可能在部分患者血清中存在的异嗜性抗体是否有干扰作用。

第二节 临床免疫学技术检测的影响因素

临床免疫学技术已经成为当前临床实验技术中发展最快的组成部分。在当前的临床实验室中，除了免疫相关性疾病的众多检测项目以外，相当比例的生物化学指标、感染性疾病检测指标、血液性疾病检测指标都是基于免疫学技术原理。因此，熟悉免疫学技术检测的影响因素，对于临床免疫学和其他实验室内的检测方法选择以及取得及时准确的检测结果以用于临床诊断参考而言意义重大。

临床免疫学技术检测的影响因素主要包括抗原因素（抗原异质性）、抗体因素（抗体异质性）、钩状效应及基质效应等。

一、抗原因素

抗原抗体反应中，抗原除了其理化性状、表位种类和数目外，抗原异质性也是影响抗原抗体反应的结果因素。

（一）抗原异质性的概念和原因

抗原异质性（antigen heterogeneity）又称抗原的非均一性，是指在人群中相同抗原之间的差异，这是由遗传因素和后天因素共同决定的。对于侵入人体的病原体以及抗原性异物而言，也包括其种系之间的变异，因为这些变异均能影响到基于抗原抗体反应的免疫学检测方法的准确性和实用价值。

抗原异质性的原因和机制主要包括遗传方面和环境方面。在遗传方面，包括基因的突变、基因表达的改变、基因的重组以及病原体抗原的相位变异。在环境方面，抗原的特异性也会受到人体内环境以及免疫学检测方法和体系中的 pH、温度、气体环境等影响。

（二）抗原异质性对临床免疫学实验的影响和应对措施

在临床免疫学实验检测中，抗原检测常常用于人体抗原以及感染性病原体的测定，对于病原体而言，抗原变异不仅使其抗原不再由宿主的免疫系统识别，实现对机体应答的免疫逃避，而且直接影响到基于病原体抗原的免疫学检测。

为此，在免疫学检测方法设计时，就需要考虑到待测抗原的保守表位。对于人体抗原，应进行大样本的筛查，以确定用于抗原检测的抗体系统；对于病原体的抗原变异，则需要开发出针对各型别抗原的检测系统，并进行广泛的流行病学调查，以选用最合适的检测系统，实现免疫学检测的效益最大化。

二、抗体因素

抗原抗体反应中，抗体方面的影响因素主要是抗体异质性，即抗体所识别抗原表位的差别，也包括多克隆抗体动物之间和批次之间的差别所致。

（一）抗体异质性的概念和原因

抗体异质性（antibody heterogenety）即抗体的非均一性。抗体极为复杂，是由成千上万、多种多样的免疫球蛋白（Ig）分子组成的。这些免疫球蛋白分子在形状、大小、结构以及氨基酸的组成和排列上，既相似又有差别。因此，抗体因素（抗体异质性）是免疫球蛋白在结构和功能上的差异总和。不同抗原表位刺激产生的免疫球蛋白分子，其识别抗原的特异性不同，重链类别和轻链型别也有差异；即使是同一抗原表位也可诱生不同类型的免疫球蛋白。抗体分子本身的抗原性也各有差异，呈现出抗体的异质性。

根据免疫球蛋白重链 C 区的氨基酸组成和抗原特异性的不同，可将重链分为 5 类，即 γ、α、μ、δ 和 ε，相应的免疫球蛋白也分为 5 类，分别是 IgG、IgA、IgM、IgD、IgE。在同一类的 Ig 中，根据其重链抗原性和二硫键的数目和位置的不同，又可分为不同的亚类（subclass）。IgG 有 IgG1～IgG4 四个亚类；IgA 有 IgA1 和 IgA2 两个亚类；IgM 有 IgM1 和 IgM2 两个亚类；IgD 和 IgE 尚未发现亚类。在同种属的所有个体内，根据免疫球蛋白轻链 C 区的氨基酸组成和抗原特异性的不同，可将免疫球蛋白的轻链分为两种：κ 链和 λ 链，与此对应的免疫球蛋白分为 κ 型和 λ 型。并可分出亚型（subtype）。

对抗体多样性的遗传控制曾提出 3 种学说：①种系学说（又称胚系学说）：抗体形成细胞具有编码免疫球蛋白分子的全部基因（即有限数量的 C 基因和未知数量的 V 基因，它是通过长期进化形成并通过生殖细胞从亲代传给子代；②体细胞突变学说：在生殖细胞内只继承了数量有限的 V 基因，免疫球蛋白分子多样性的形成，是由于体细胞在发育过程中发生突变或基因重组，从而产生许多不同的 V 基因，体细胞突变可能对免疫球蛋白分子的多样性发生重要作用；③V 区基因相互作用学说：免疫球蛋白分子可变区是由 V 基因片段、J 基因片段和 D 基因片段组成，V、D、J 基因相互连接对免疫球蛋白分子多样性的产生，是极为重要的。免疫球蛋白的多样性不可能简单地归因于上述的某一学说，它可能与上述多种机制有关，也可能还与基因片段连接点上的连接多样性以及 VL 和 VH 链的不同配对有关。

（二）抗体异质性对临床免疫学实验的影响和应对措施

抗体与抗原的结合具有特异性，而抗体本身是一种蛋白质，具有自身的氨基酸组成、排列和立体结构，对异种动物来说，它也是抗原。各类免疫球蛋白都具有可用血清学方法检出的抗原特异性，它们表现出不同的血清学类型。正常人血清中的抗体是由成千上万的、多种多样的、具有各种独特型抗原性的免疫球蛋白分子混合物所组成。κ 链和 λ 链可以和各类、各亚类配合。重链、轻链本身又有各种异型，每一克隆产生的免疫球蛋白又具有自身的独特型。

在临床免疫学实验检测中，常检测人体免疫反应的产物——特异性抗体来确定病原体的感染以及自身抗体的存在。与抗原异质性类似，抗体异质性会影响与免疫学检测试剂盒中的相应抗原/抗体的结合能力，继而影响检测效能。另一方面，目前临床免疫学实验绝大多数是应用特异性抗体来检测抗原（或者抗体），作为检测试剂的单克隆抗体来源于杂交瘤细胞。培养细胞的生长条件、筛选条件也会导致抗体的异质性。此时，应该优化和固化抗体生产条件和程序，尽可能减少抗体异质性的产生，以保证产品质量以及临床免疫学实验检测的稳定性。

三、钩状效应

（一）概念和原因

钩状效应（hook effect）又称比例关系是指免疫检测中由于抗原、抗体浓度比例不合适而致检测结果呈假阴性的现象。以临床免疫学实验常用的沉淀反应为例，当抗原浓度较低，抗体浓度相对较高时，沉淀反应不明显；当抗原浓度增加到与抗体浓度比例合适时，沉淀反应明显；继续增加抗原浓度时，沉淀反应反而减弱。据此绘出双相应答曲线，在曲线高峰区域，抗体、抗原浓度呈最适比，沉淀反应明显，称等价带。高峰区域左侧，由于抗体浓度过高，沉淀反应不明显，称前带；高峰区域右侧由于抗原浓度过高，沉淀反应也不明显，称后带（图 16 - 4）。此现象称为钩状效应，包括了前后带现象。

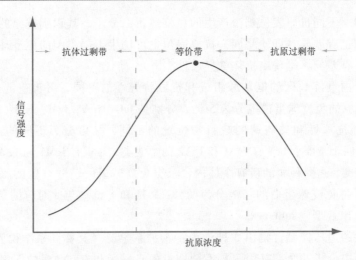

图 16-4 免疫检测体系钩状效应示意图

钩状效应出现原因是基于抗体与抗原的饱和曲线上。也就是说，抗原抗体反应存在一个最适比例的问题。传统的单向或双向琼脂扩散实验可以很直观地理解抗原抗体反应的最适比，单向琼脂扩散实验中的沉淀环以及双向琼脂扩散实验中的沉淀线，均表明在抗原抗体比例最佳的情况下，产生的沉淀最明显也最稳定。一般认为，沉淀系由抗体的巨大网格聚合抗原而形成，当抗原或抗体过量时，由于其结合价不能相互饱和，就只能形成较小的沉淀物或可溶性抗原抗体复合物。

（二）钩状效应对临床免疫学实验的影响和应对措施

由于临床免疫学实验中是依据测得信号的强度来换算检测结果的，即根据图 16-4 中的 Y 轴数据来推算出 X 轴的浓度数据，那么在进行实际的检测实验时，如果不同检测反应同时存在抗原过剩和抗体过剩的情况，就无法得出唯一的抗原浓度值。为此，在应对钩状效应时，往往采取在实验体系中，保持抗体试剂过量，在必要时对抗原样本进行稀释，来避免出现待测抗原过量的情况。

钩状效应对临床免疫学相关检测项目的影响是非常显著的。因为免疫学指标的检测结果范围非常宽泛。如 C 反应蛋白在样本间的检测范围可达 100 倍，一些肿瘤标记物的检测范围更可达万倍以上。此时，将样本进行不同稀释度的稀释，观察其检测值与稀释度的匹配可以了解到钩状效应的存在和影响。

在临床免疫学检测中，一些自动化的检测仪具有用于识别待测抗原过量而对其进行稀释的系统。自动检测仪对于抗原过量的样本可以发出警告，并对抗原样本进行稀释。其次，通过引入胶乳颗粒作为载体在其上的检测物（抗原）和抗体之间的反应，可有效减少钩状效应。第三，可以通过捕获抗体与待测抗原反应之后的洗涤步骤除去多余的抗原，再以示踪抗体与抗原或捕获抗体进行反应来减少钩状效应的影响，可以通过增加捕获和示踪抗体的量，并通过减少所需的检测样本的量来减少钩状效应。

四、基质效应

（一）基质效应的概念和原因

化学检测中，基质指的是样本中被检测物以外的组分。基质常常对检测物的检测过程有显著的干扰，并影响检测结果的准确性，这些影响和干扰被称为基质效应（matrix effect）。

基质效应与临床免疫学实验的主要检测样本——血清或血浆有关。血清或血浆样本是脂质、蛋白质、碳水化合物、盐和水的混合物。所有样本组分对靶检测物的干扰的总和形成基质效应，使得检测试剂与靶检测物的亲和性降低。引起基质效应的样本组分还包括血浆样本中的抗凝剂成分。例如，肝素以及 EDTA 可能影响到肌钙蛋白的检测，因此心脏标志物肌钙蛋白在急诊时仍应以血清样本检测。此外，血清或血浆组分中的药物成分也可能引起基质效应。

（二）基质效应对临床免疫学实验的影响和应对措施

1. 基质效应对临床免疫学实验的影响　基质效应是指检测系统检测样本中的检测物时，处于检测物周围的所有非检测物质对检测物参与反应的影响。产生基质效应的原因与以下四个主要因素的相互作用密切相关：仪器的设计、试剂的组成成分、测试方法的原理、质控材料的组成及处理技术等。

2. 基质效应评价　通过回收实验可以评估检测方法是否受基质效应的影响，而 CLSI 的 EP14A 文件介绍的方法则是评估经过物理或化学方法处理过的样本在检测过程中是否存在基质效应。

在以回收实验评估基质效应时，需要待评估检测系统、对比检测系统、新鲜的患者样本和处理过的样本。样本内的检测物浓度或活性的分布范围应覆盖已处理样本的检测物浓度或活性。实验中分别用待评估方法和对比方法对新鲜样本和已处理样本进行检测。分别计算两种方法的回收率，可以对待评估检测系统进行基质效应的方法学评价。在评价时要注意到，即便所有已处理样本均存在预期区间的恒定偏差，也不能排除其可能存在基质效应。

3. 去除基质效应方案　可以通过校正曲线来减少基质效应。即通过已知检测物浓度的标准样本，同时尽可能保持样本中基质不变，建立校正曲线（calibration curve）。对于复杂的或者未知组分基的影响，可以采用标准添加法（standard addition method，图 16 - 5）。在这一方法中，需要测量和记录样本的响应值。进一步加入少量的标准溶液，再次记录样本的响应值。实验过程中使用的标准样本的体积应该尽可能小，尽量降低过程中对基质的影响。

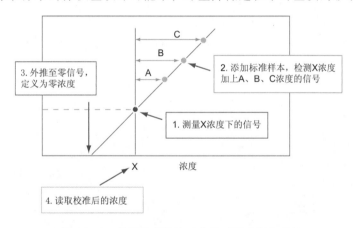

图 16 - 5　基质效应的校正曲线（标准添加法）

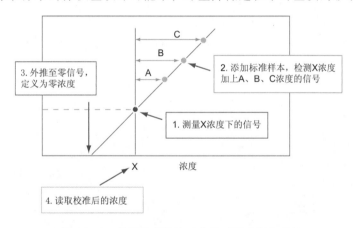

本章小结

临床免疫学实验的方法学评价是任何实验方法进入临床应用的必然要求。在免疫学实验室实践中，任何新的检测设备、检测试剂、检测人员介入实验时，均应该进行方法学评价。方法学评价还是临床室内和室间质量控制的重要内容。

临床免疫学方法学评价的内容包括检测性能评价和影响因素分析。检测性能评价包括精密度、准确性、特异性和敏感性、线性范围和检出限、抗干扰性评价；检测反应的影响因素包括

笔记

抗原异质性、抗体异质性、比例关系、基质效应。

在诊断试验四格表中，可以明确地阐述敏感性、特异性、阳性预测值、阴性预测值等基本概念，可用于分析检测方法的临床意义以及不同检测方法的比较。ROC 曲线主要用于确定检测反应的临床临界值。

抗原抗体反应存在最适比例问题，即钩状效应，它对免疫学检测结果的影响巨大。可以通过样本稀释、抗体竞争、调整试剂和样本反应比例来减少和避免钩状效应的发生，保证临床免疫学检测的准确性。

（李擎天）

第十七章 免疫细胞的分离与功能检测

学习目标

1. 掌握：密度梯度离心法、T 细胞增殖实验 MTT 法、流式细胞术计数免疫细胞的原理、免疫磁珠分离细胞的原理。

2. 熟悉：血清免疫球蛋白水平测定、ELISPOT 法测定细胞分泌细胞因子功能的原理。

3. 了解：CTL 细胞毒效应评价、NK 细胞和吞噬细胞的功能测定。

用体外方法对机体免疫细胞（主要包括：T 细胞、B 细胞、NK 细胞、单核 - 巨噬细胞、树突状细胞、粒细胞、红细胞和肥大细胞等）分别作鉴定、计数和功能测定，是观察机体免疫状态的重要手段。为此，须将各种具有不同功能的免疫细胞从血液或脏器中分离出来。由于检测的目的和方法不同，分离细胞的需求和技术各异。免疫细胞分离、分类计数以及功能测定是免疫学研究及临床应用中最常用、最基本的核心技术之一。分离免疫细胞选用的方法应力求简便可行，并能获得高纯度、高获得率、高活力的细胞。目前分离细胞群通常根据其各类免疫细胞的表面标志物及生物学特性不同，而采用相应的检测技术进行对免疫细胞群加以选择性分离。

临床常借助不同淋巴细胞表面所具有的特定的表面标志，对各类淋巴细胞及其亚群进行细胞的数量或功能检测，为相关疾病的诊断、治疗、疗效评估等提供依据。

第一节 免疫细胞的分离技术

免疫细胞的分离方法很多，主要是根据细胞表面标志、理化性状以及功能等方面的差异而设计的。采用何种方法，应根据实验的目的及所需细胞的种类、纯度及数量等要求来确定。分离细胞选用的方法应力求简便可行，收获细胞后应尽量保持其活性，保证较高的纯度和较高的获得率。免疫细胞的分离技术曾经采用过沉降法、E 花环分离法、尼龙棉柱分离法、补体细胞毒法、亲和板结合分离法等，但由于操作复杂，分离效果不佳，更由于技术进步，目前，免疫细胞分离技术正向着越来越精细化和尖端化的方向发展，如免疫磁珠、流式细胞仪分离细胞亚群及表达特定抗原的免疫细胞群体等。不过，常规的密度梯度离心法分离外周血单个核细胞等技术仍因其简单、快捷、实用而被广泛使用，且常常作为免疫磁珠、流式细胞仪等技术分离细胞前必不可少的基础准备和细胞富集。

一、密度梯度离心法

外周血单个核细胞（peripheral blood mononuclear cell，PBMC），包括淋巴细胞和单核细胞，是免疫学实验中最常用的细胞群。获取高纯度高活力的 PBMC 是进一步分离纯化 T、B 淋巴细胞的基础，是开展免疫细胞检验的重要前提条件。采用得最多的，也是最简便实用的方法是密度梯度离心法。

密度梯度离心法，是将样品加在梯度介质中进行离心沉降，在一定的离心力下把颗粒分配到梯度中某些特定位置上，形成不同区带的分离方法。该法的优点有：①分离效果好；②适应范围广；③颗粒不会挤压变形，可保持颗粒活性，并防止已形成的区带由于对流而引起混合。

（一）Ficoll-Hypaque 分层液法

聚蔗糖–泛影葡胺分层液法是一种单次差数密度梯度离心分离法。聚蔗糖（Ficoll）分子量为 40kD，具有高密度、低渗透压和无毒性的特点。常用的聚蔗糖溶液浓度为 6%，密度为 1.020。由于高浓度的 Ficoll 溶液黏性高，常在聚蔗糖溶液中加入适量密度为 1.200、浓度为 34% 的泛影葡胺（urogarfin，商品名 Isopaque 或 Hypaque）以增加密度，配制成密度合适的聚蔗糖–泛影葡胺分层液，故又称为 Ficoll–Hypaque 分层液，其密度为 1.077±0.002，可作为常规的淋巴细胞分层液。

分离人外周血细胞时，将肝素抗凝全血用 PBS 或 Hanks 稀释后，沿管壁缓慢叠加在等量（或 1/2 量）的分层液上面，使两者形成一个清晰的界面，2000 r/min，20 分钟水平离心后，由于血液中各种有形成分的密度存在差异，便可形成不同层次的液体和细胞区带。红细胞密度为 1.093，粒细胞密度为 1.092，均大于分层液，沉积于试管最下层；血小板密度最小，为 1.030～1.035，故悬浮于最上层血浆内；中间层是分层液；血浆层与分层液交界处可见到灰白色混浊薄层即为单个核细胞层，是密度为 1.075～1.090 的淋巴细胞和单核细胞（图 17–1）。沿管壁吸出单个核细胞，经洗涤、离心、计数、台盼蓝染色检查细胞活力后稀释备用。分离实验动物 PBMC 使用的分层液密度为大鼠 1.084～1.087，小鼠 1.080。

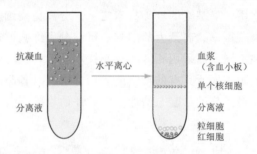

图 17–1 Ficoll 分层液分离单个核细胞示意图

本法分离的细胞纯度可达 95%，细胞获取率可达 80% 以上。但细胞得率与室温有关，当室温超过 25℃ 时可影响得率。另外在获取细胞后的试验操作应尽量在低温（4℃～8℃）条件下或置冰块中进行。

（二）Percoll 密度梯度离心法

Percoll 是经聚乙烯吡咯烷酮（PVP）处理的大小不一的硅胶颗粒混悬液，原液密度为 1.135，对细胞无毒性和刺激性，可高压灭菌，但压力过高可形成凝胶。长期储备有时会析出结晶，但不影响其使用。

1. Percoll 连续密度梯度离心法 分离细胞时，先将 Percoll 原液与等量 PBS 均匀混合，置 15ml 锥形离心管内，高速离心（21000g，40 分钟），因硅胶颗粒大小不一，故使分层液形成一个从管底到液面密度逐渐递减的连续密度梯度；再将已制备的 PBMC 悬液（或抗凝全血）轻轻叠加在液面上，低速离心（1000g，20 分钟），可使密度不等的细胞分离纯化。此时可见试管中的细胞分成 4 层，顶层不透明细胞带为死细胞、残片和少量血小板，其下为单核细胞层，再下为淋巴细胞层，底层为粒细胞和红细胞，可按需收集相应的细胞群。该法是分离淋巴细胞和单核细胞的一种较好的方法，淋巴细胞纯度可高达 98%，单核细胞纯度可达 78%，但操作流程较长，步骤较烦琐，设备条件要求较高，试剂耗费亦较大。此外，硅胶颗粒也有活化单核细胞的可能。

2. Percoll 不连续密度梯度离心法　将 Percoll 原液用 Hanks 液配制成不同浓度的分离液，再按浓度大小依次叠加至离心管中，形成不连续密度梯度分层液，然后加入待分离细胞悬液离心，可进一步分离 PBMC 悬液中的各细胞组分。

二、免疫磁性微球分离法

免疫磁性微球（immunomagnetic microspheres，IMMS）或称免疫磁珠（immunomagnetic beads，IMB），是表面结合有特异性抗体的磁性微球。该法是将特异性抗体交联于磁性颗粒（磁珠）表面形成 IMB，再与细胞悬液反应，磁珠借抗体结合于相应细胞群或亚群表面，将细胞悬液置外加磁场中，结合免疫细胞的 IMB 被磁场吸引，使磁珠结合的细胞与未结合的细胞分离。目前，通过磁珠分选细胞越来越简便，且纯度和获得率越来越高，而对细胞的影响也越来越小。该技术分为阳性和阴性选择，且都能由直接或间接抗体标记方法完成。

1. 直接法　将特异性抗体直接与磁珠（平均直径小于 1.5 μm）交联形成 IMB，再与表达相应膜抗原的细胞结合，对特定细胞进行阳性或阴性分选（图 17 - 2）。例如，常采用直接法阳性分选 B 淋巴细胞。分选时将偶联抗 CD19 抗体的免疫磁珠与淋巴细胞悬液或 PBMC 悬液混合，充分振荡，用磁性装置或强磁铁将磁珠吸至管壁，在管底收集未结合细胞后，将培养瓶或离心管脱离磁场，重悬磁珠，解离与 B 细胞结合的磁珠，即可得到高纯度的 B 细胞。

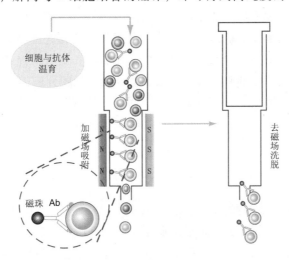

图 17 - 2　免疫磁珠（直接法）分离淋巴细胞示意图

2. 间接法　用羊（或兔）抗鼠 IgG 抗体（第二抗体）包被磁珠，可与任何已结合鼠源性单克隆抗体（第一抗体）的细胞发生反应，从而对细胞进行分离。例如，间接法阴性分选 T 细胞亚群。分选时将羊（或兔）抗鼠 Ig 抗体（第二抗体）包被磁珠形成 IMB。将 T 细胞悬液与针对某种需去除的 T 细胞亚群表面抗原的特异性单克隆抗体温育，再与 IMB 温育，则需去除的 T 细胞亚群与 IMB 结合，在外加磁场的作用下，IMB 连同结合的细胞一起快速高效地沉降而被去除，留下的悬浮细胞即为所需的 T 细胞亚群。

该法还广泛地用于其他多种细胞的分离纯化，如①单核细胞的分离：用鼠抗人 CD14 免疫磁珠，经阳性分选从 PBMC 中获得单核细胞；②NK 细胞的分离：用羊抗鼠 IgG 免疫磁珠，经阴性选择从已包被 CD3、CD4、CD19、CD14 单抗的 PBMC 中去除 T 淋巴细胞（CD3$^+$/CD4$^+$）、B 淋巴细胞（CD19$^+$）、单核细胞（CD14$^+$），从而分离 NK 细胞；③造血干细胞的分离等。近年来，免疫磁珠技术还与生物素 - 亲合素系统（biotin - avidin system，BAS）结合，利用生物素与亲和素间的高亲和力及生物放大作用，可增强 IBM 与靶细胞的特异性结合，进一步提高分离效率。如：生物素化单抗 – 亲和素/链霉亲和素 – 生物素结合磁珠（BAB 法）。

免疫磁珠分离法的优点还在于可同时进行细胞的阳性分选和阴性分选，所获细胞的纯度可达 95% ~ 99%，得率高达 90%，活细胞率大于 95%，其分离效果可与流式细胞术媲美，但比后者省时且费用低，操作简便、快速，无需特殊设备。缺点是阳性分选中抗体可导致细胞活化或细胞凋亡。目前，全自动磁性细胞分选仪（auto-magnetic activated cell sorter, autoMACS）已问世，可通过直接和间接细胞分选方法对所有类型的细胞进行分选，操作简单，只需磁性标记细胞后，再选择分选程序，其他都将自动进行。autoMACS 还可与流式细胞仪兼容，同时对细胞进行磁性和荧光标记，用作流式分选前的磁性预选。例如将抗 – FITC 或者抗 – PE 微型磁珠加到经 FITC 或 PE 染色了的细胞上，先经 autoMACS 磁性分选出阳性和阴性组份，再用于流式分选。通过 autoMACS 预选，甚至可对罕有细胞进行精确的分析和定量。

三、流式细胞仪分选法

如前所述，从 PBMC 分离所需细胞的方法很多，如离心、免疫磁珠等，但在对目的细胞进行高速、高纯度、高精度分选、单个细胞分析，特别是需进行多分子标记、多参数分析才能确认目的细胞时，流式细胞仪（flow cytometer, FCM）则更具优势。用来分离、鉴定细胞的流式细胞仪又被称为荧光激活细胞分类仪（fluorescence activated cell sorter, FACS），流式细胞仪的工作原理是以激光作为激发光源，根据待测细胞的生物学特性或细胞生化成分，选择特定荧光染料或与荧光染料耦联的单克隆抗体标记细胞，利用显微荧光光度测定技术、光电技术、以及计算机技术测定流动相中细胞单个来分析细胞的大小、核、胞浆情况，特别是分化抗原等多种特性同时进行分析，从而鉴定细胞、分类计数、甚至进行细胞分选。

FCM 是一种能精确、快速、高通量对液相的单个细胞或悬浮颗粒的理化及生物学特征进行多参数定量分析的现代技术，突出特点是可以在细胞保持完整的情况下，逐个对单个细胞进行分子水平的分析。

四、细胞活力检测

细胞活力即指细胞存活的数量，一般用百分比表示。活力的大小直接影响实验结果，故分离得到的细胞需经活力检测，通常细胞活力应 >95%。细胞活力检测最常用的是一种染料拒染法，即台盼蓝染色法。台盼蓝（trypan）是一种阴离子型染料，活细胞具有完整的细胞膜染料不能通过（拒染）而不着色，死细胞细胞膜不完整，通透性增加，染料可进入细胞而着色呈蓝色。取 2 滴细胞悬液与 1 滴台盼蓝染液混合，室温或 37℃ 孵育 3 ~ 5 分钟，取 1 滴计数 200 个细胞，计算细胞存活百分率。细胞存活率（%） = （细胞总数 – 死亡数）/细胞总数 × 100%。

该方法简单、快速、无需特殊仪器。但存在的问题是：由于活力检测是由细胞膜的完整性来间接反映，因此，即使细胞膜是完整的，通过细胞生长能力或功能检测所反映的真正细胞活力也可能很弱；相反，细胞膜不完整时，细胞可通过自我修复而具活力。另外胞膜破坏不严重而染色浅时容易被忽略。与台盼蓝染料拒染法相比，荧光染料拒染法能更多地检测到没有活力的细胞，必要时可采用通过细胞对光的散射能力和对碘化丙啶（PI）的摄取来检测细胞混合物中死细胞的数目。

第二节　免疫细胞的分类计数和功能测定

正常情况下，机体各部分各类淋巴细胞的数量保持相对稳定，一些免疫性疾病或异常原因均可导致这些细胞数量的变化。临床常借助不同淋巴细胞表面所具有的特定的表面标志，对各类淋巴细胞及其亚群进行数量检测，为相关疾病的诊断、治疗、疗效评估等提供重要依据。同时，为了进一步深入了解机体免疫状态，开展对各类淋巴细胞的功能检测是非常必要的。

一、淋巴细胞的分类计数

由于 T、B、NK 淋巴细胞在不同发育阶段，以及不同的发育谱系，其分化抗原的表达各有特点，故可以通过识别其特征性表面分化抗原来实现对淋巴细胞的计数（表 17-1）。由于实验室技术的进步，某些曾经用于临床的淋巴细胞计数方法目前已经少用或者不用，如：免疫组织化学法、微量细胞毒法等，取而代之的是采用适当的荧光素（单色、双色、三色等）标记 CD 的特异性单抗，对淋巴细胞进行直接荧光染色，通过流式细胞仪测定，即可快速、准确的检测出相应淋巴细胞的阳性百分率、细胞荧光强度和绝对细胞数（细胞浓度），还可对淋巴细胞进行分选。

表 17-1　淋巴细胞亚群及特征性分化抗原

淋巴细胞及其亚群	特征性分化抗原
辅助性 T 细胞	$CD3^+$ / $CD4^+$ / $CD8^-$
细胞毒性 T 细胞	$CD3^+$ / $CD4^-$ / $CD8^+$
调节性 T 细胞	$CD3^+$ / $CD25^+$
B-1 细胞	$CD19^+$ / $CD5^+$
B-2 细胞	$CD19^+$ / $CD5^-$
NK 细胞	$CD3^-$ / $CD56^+$ / $CD16^+$

二、T 细胞的功能测定

（一）T 细胞增殖试验

T 细胞在体外受到有丝分裂原或特异性抗原刺激后，可引起胞内蛋白质、核酸合成增加和细胞增殖，向淋巴母细胞转化，故该试验又称为淋巴细胞转化试验（lymphocyte transformation test, LTT）。淋巴细胞转化率的高低可直接反映机体的细胞免疫水平。

常用于体外刺激 T 细胞增殖反应的刺激物可分为非特异性有丝分裂原和特异性抗原，前者包括植物血凝素（PHA）、刀豆蛋白（ConA）、美洲商陆（PWM）等。后者包括白喉类毒素、破伤风类毒素、纯蛋白衍生物（PPD）和白假丝酵母菌等。此外，同种异体组织抗原、自身非 T 细胞及抗 CD3 单抗等也可刺激 T 细胞增殖。需要注意的是不同种属的 T 淋巴细胞对有丝分裂原的敏感性不同，如人 T 淋巴细胞对 PHA 较敏感，鼠淋巴细胞对 ConA 较敏感。用特异性抗原刺激只能使相应抗原致敏的淋巴细胞发生转化，故转化率较非特异性转化率低。

MTT 比色法：是测定细胞增殖最常用的方法。MTT 是一种可溶性四氮唑盐类黄色染料，化学名为 3-（4, 5-二甲基-2-噻唑）-2, 5-二苯基溴化四唑 [3-（4, 5-dimethylthiazol -2-yl）-2, 5-diphenyl tetrazolium bromide]。淋巴细胞受到刺激增殖时，活细胞可摄取 MTT，在细胞内 MTT 被线粒体琥珀酸脱氢酶还原为不溶于水的蓝紫色结晶甲䐶（formazan）沉积于细胞内或细胞周围，其生成量与细胞增殖水平呈正相关（图17-3）。将细胞裂解并用有机溶剂（二甲基亚砜、盐酸异丙醇或无水乙醇）溶解甲臜后，用酶标仪测定细胞培养物的 A_{570nm} 值，间接定量分析细胞增殖水平，以刺激指数（SI）判断淋巴细胞增殖程度。

$$SI = 试验孔 A_{570nm} 均值 / 对照孔 A_{570nm} 均值$$

本方法无需特殊仪器、操作简便、结果准确、无放射性污染，灵敏度高。但甲臜需被溶解后才能检测，从而增加了处理样品的时间和工作量以及出错的几率，同时有机溶剂对实验者也有损害。近年来，MTT 的类似物即水溶性裂解产物 XTT、MTS、WST-1 等试剂盒已问世，尽管这些新型产品比 MTT 昂贵，但其甲臜性质均为水溶性无需溶解等后续步骤即可分析，且灵敏度与 MTT 相当或更高，使得它们具有明显的优势。

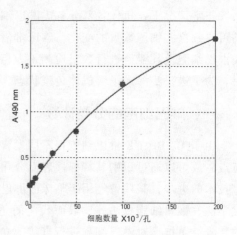

图 17-3　MTT 法测定细胞增殖程度
（细胞数量-吸光度值关系曲线）

XTT 是一种与 MTT 类似的四唑氮衍生物，可被活细胞还原形成水溶性的橘黄色甲臜产物，不形成颗粒，可直接用酶联免疫分析仪检测吸光度，从而检测细胞的增殖和活性，加上电子耦合剂如硫酸酚嗪甲脂（PMS）后可大大提高 XTT 的检测效率。

抗原肽四聚体法：在使用特异性抗原激活 T 细胞而进行的功能测定实验中存在着一定的困难，一是难以获得足够量的待检特异性 T 细胞，二是 T 细胞识别抗原有 MHC 限制性。MHC-肽四聚体技术可以解决后者带来的难题。四聚体（tetramer）是借助生物素-抗生物素蛋白（或亲和素）级联放大原理构建由 1 个荧光素标记的抗生物素蛋白/亲和素与 4 个 MHC Ⅰ类分子-抗原肽复合物形成的复合体，即 MHC Ⅰ类分子-抗原肽四聚体（图17-4）。它能同时结合 1 个抗原特异性 T 细胞的 4 个 TCR，亲和力大大提高。制备特异性抗原肽段四聚体，直接染色抗原特异性 T 细胞，然后，通过流式细胞仪即可定量检测外周血及组织中抗原特异性 T 细胞种群的数量及所占比率，并且用于抗原特异性 T 细胞增殖功能检测。当然，该方法也有其不足之处，由于 MHC-抗原肽在生产中需要完全清楚所用抗原肽的序列，所以并非所有情况下均能使用这种方法。

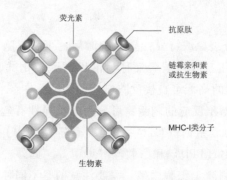

荧光素
抗原肽
链霉亲和素
或抗生物素
MHC-Ⅰ类分子
生物素

图 17-4　多肽-MHC 分子四聚体示意图

（二）T 细胞分泌细胞因子功能测定

T 细胞经各种丝裂原或者特异性抗原刺激活化后，能分泌不同类型的细胞因子，可以通过生物活性检测、免疫学测定和分子生物学检测等多种方法对其含量、活性、基因表达水平等进行检测，以间接反映 T 细胞的功能。

ELISPOT 为酶联免疫斑点检测（Enzyme - linked Immunospot Assay），它结合了细胞培养技术与酶联免疫吸附技术（即 ELISA 技术）的优势，能够在单细胞水平检测细胞因子的分泌情况（见第十一章相关内容）。其检测原理是：细胞受到抗原刺激后局部产生细胞因子，此细胞因子被特异单克隆抗体捕获。细胞分解后，被捕获的细胞因子与生物素标记的二抗结合，其后再与碱性磷酸酶标记的亲和素结合。与碱性磷酸酯酶显色试剂 BCIP/NBT 底物孵育后，聚偏氟乙烯（PVDF）孔板出现"紫色"的斑点，表明细胞产生了细胞因子，通过 ELISPOT 酶联斑点分析系统对斑点的分析得出结果。该方法具有灵敏度高、可重复性强，因此目前在临床上用于特异性 T 细胞分泌细胞因子功能的检测。

（三）T 细胞介导的细胞毒试验

T 细胞介导的细胞毒性是被抗原致敏的细胞毒性 T 细胞（CTL）再次遇到相应的靶细胞后，使之破坏溶解的反应。其破坏靶细胞的机制主要是通过释放穿孔素裂解靶细胞，以及释放颗粒酶与表达 FasL 使细胞凋亡。所以，CTL 的细胞毒功能既可通过靶细胞被破坏后发生形态学变化或各类释放性试验来反映，也可通过对 CTL 颗粒酶的胞泌作用进行分析或用细胞凋亡来检测。该试验是评价机体细胞免疫水平的一种常用指标，可对病毒性疾病、体内细胞免疫功能，特别是肿瘤患者 CTL 杀伤肿瘤细胞的能力进行了解，常作为判断这些疾病预后和观察疗效的重要指标。

将靶细胞（如肿瘤细胞）与同源性的 CTL 混合一段时间后，可通过以下实验来观察靶细胞被杀伤的情况。

1. ^{51}Cr 释放法　用 $Na_2^{51}CrO_4$ 标记靶细胞，若待检细胞能杀伤靶细胞，则 ^{51}Cr 从靶细胞内释放出来，用 γ 计数仪测定靶细胞释放的 ^{51}Cr 放射活性（cpm）。靶细胞溶解破坏越多，^{51}Cr 释放越多，上清液的放射活性越强，通过计算 ^{51}Cr 特异释放率，判断淋巴细胞的杀伤活性（图 17 - 5）。此法在测定数目少于 2000 个抗原致敏的 CTL 时是不敏感的，故必需在体外对离体细胞先行刺激扩增。

$$特异性释放率（\%）= \frac{实验孔 cpm 均值 - 自发释放孔 cpm 均值}{最大释放对照孔 cpm 均值 - 自发释放孔 cpm 均值} \times 100\%$$

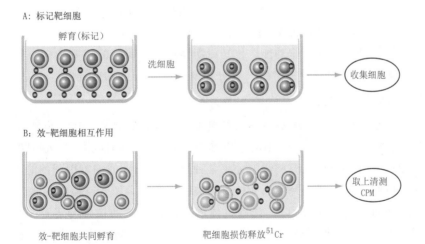

图 17 - 5　^{51}Cr 释放法原理示意图

2. 流式细胞术　在 CTL 的作用下，靶细胞出现凋亡，用检测细胞凋亡的方法，可判断 CTL 对靶细胞的杀伤能力。处于不同增殖周期时相（G_0/G_1、S、G_2/M）的细胞，其 DNA 含量分布在 2 ~ 4n 之间。凋亡细胞因核断裂，DNA 裂解成许多小片段，小分子量的 DNA 片断可通过细胞膜渗透到细胞外，使细胞原有的 DNA 部分丢失，仅剩下大片段 DNA，呈亚二倍体。由此可导致对 DNA 染料着色能力下降，用流式细胞仪检测其 DNA 含量时会在 G_1 峰前出现亚二倍体峰（DNA 含量 <2n），称为亚 G_1 峰，处于亚 G_1 峰的细胞代表样品中的凋亡细胞。结果分析可见在直方图上 G_1 峰前出现一个呈正态分布的亚 G_1 峰（图 17-6），分析峰的百分率即可得出凋亡细胞的百分比，正常细胞无亚 G_1 峰。或有些细胞系可有自发性细胞凋亡发生，但其百分率不超过5%；发生坏死的细胞或机械性损伤的细胞在 G_1 峰前不出现呈正态分布的亚 G_1 峰，但可出现一个连续的 DNA 小片段分布曲线，以此可与凋亡区分开来。

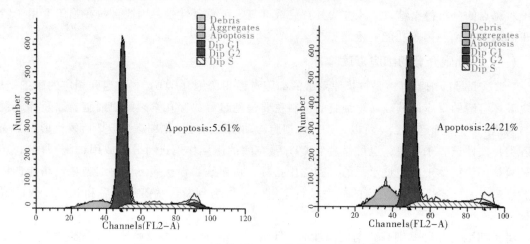

图 17-6 Jukat 细胞凋亡亚二倍体（亚 G_1 峰）分析

三、B 细胞的功能测定

B 细胞受抗原刺激可分泌抗体 Ig 参与体液免疫应答。同时，与 T 淋巴细胞一样，B 细胞在有丝分裂原的刺激下可分化增殖为淋巴母细胞（有丝裂原反应），故实验室多采用检测 B 细胞产生和分泌 Ig 的能力、Ig 含量及体外 B 细胞增殖能力等来评价 B 细胞的功能状态。

（一）血清免疫球蛋白水平测定

B 细胞功能减低或缺陷，可表现为体内 Ig 和血型抗体量下降或缺乏，患者对外源性抗原的应答能力减弱或缺乏，仅产生极低或不能产生特异性抗体。故临床定量测定受检者血清中各种 Ig 量和相应血型抗体可判断 B 细胞功能，也是诊断体液免疫缺陷的重要指标。反之，如血清中一种或多种 Ig 或轻、重链片段异常增高，表明 B 细胞产生 Ig 的功能异常。

（二）分泌抗体能力试验

无论是 T 淋巴细胞增殖试验还是 B 淋巴细胞增殖试验都只是从总体上反映其对有丝分裂原或某种特定抗原刺激的反应能力，而不能反应其产生效应分子的能力，ELISPOT 则可检测淋巴细胞（或某种亚群）在特异性抗原刺激下分泌某种抗体（Ab）或细胞因子的能力。

检测原理（以间接法为例）是用已知抗原包被固相载体，加入待检的抗体产生细胞（如已被抗原致敏的人外周血单个核细胞），诱导抗体的分泌，分泌的抗体与迅速被包被抗原捕获，在抗体分泌细胞周围形成抗原抗体复合物，去除细胞并洗涤，再加入生物素标记的兔抗人免疫球蛋白（生物素标抗抗体），此抗体与分泌抗体（待检抗体）结合，形成已知抗原-特异抗体-生物素标抗抗体复合物，洗涤后再通过生物素-亲和素系统显色在低倍镜下计数着色的斑点形成细胞（spot-forming cells，SFC），每个着色斑点代表一个独立细胞分泌抗体的情况（图 17-7）。若使用相差显微镜观察则有利于区分阳性和假阳性斑点。该方法既可通过测定斑点的数目来检测抗体分泌细胞的数量，以及利用双色法可检测分泌两种不同抗体的细胞数量，又可通过斑点的大小和染色程度来反映淋巴细胞分泌抗体的水平。其优点是：①稳定、特异、抗原用量少；②可同时检测不同抗原诱导的不同抗体分泌，并可定量；③可检测组织切片中分泌抗体的单个细胞。

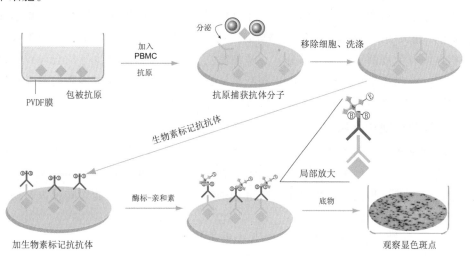

图17-7　外周血B细胞分泌抗体功能（ELIPOT法）原理示意图

四、NK细胞功能测定

NK细胞具有细胞介导的细胞毒作用，能直接杀伤靶细胞，在抗病毒、抗肿瘤、免疫调节等方面发挥重要作用。人NK细胞典型的表面标志为$CD3^-$、$CD16^+$（80%～90%）、$CD56^+$（>95%），通过这些表面标志可将大多数的NK细胞与T细胞区分开来。血细胞中NK细胞的数量很少，要获得足够量纯化的NK细胞来完成功能试验是很困难的。目前，国内外多采用检测NK细胞活性来研究不同疾病状态下NK细胞的杀伤功能。测定人NK细胞活性多以K562细胞株作为靶细胞，而测定小鼠NK细胞活性常采用YAC-1细胞株作为靶细胞。主要基于这两种细胞表面缺乏MHC-I类分子，而致使NK细胞表现为有效的杀伤效应。

观察NK细胞的杀伤功能，以前多采用形态学法、酶释放法、$^{125}I-UdR$释放法，但目前多采用MTT法（如前述）、化学发光法和流式细胞术。

（一）化学发光法

NK细胞杀伤靶细胞时发生呼吸爆发，产生大量活性氧自由基，包括超氧阴离子（O_2^-）、过氧化氢（H_2O_2）、羟自由基（OH^-）和单态氧（$^1O_2$）等。它们与细胞内某些可激发物质发生反应，产生微弱的发光现象。在反应体系中加入鲁米诺（luminol）能起增强效应，因其受活性氧自由基作用后成为电子激发态分子氨基肽酸盐，此分子以光量子辐射形式返回基态时即可产生化学发光（chemiluminescence，CL），从而使发光强度大大增强，发光强度与NK细胞活性呈正相关。化学发光测定法操作简便快速，样品用量少，是氧化爆发检测中最为敏感，并可直接定量的方法。

（二）流式细胞仪法

选用K562细胞为测定人NK细胞活性的靶细胞，利用碘化丙啶（PI）只能渗透到死亡细胞内与DNA和RNA结合，在488nm波长的荧光激发下产生红色荧光；同时，NK细胞体积及光散射特性均不同于靶细胞。据此，可用FCM检测靶细胞受NK细胞作用后的死亡率来反映NK细胞的活性。

NK细胞活性（%）=NK细胞实验组靶细胞死亡率（%）-靶细胞自然死亡率（%）

五、吞噬细胞功能测定

吞噬细胞主要包括大吞噬细胞（血液中的单核细胞和组织中的巨噬细胞）和小吞噬细胞（中性粒细胞）两大类。它们均具有非特异性吞噬杀灭病原体和衰老、损伤的细胞或癌细胞的功能，是机体固有免疫的重要组成部分，吞噬细胞功能障碍、数量减少等均会导致机体固有免疫缺陷，所以，吞噬细胞功能检测有助于判断机体固有免疫水平。吞噬细胞的吞噬运动大致分为趋化、吞噬和胞内杀伤作用三个阶段，可分别对这三个阶段进行功能检测。

（一）中性粒细胞功能检测

1. 趋化功能检测　中性粒细胞（neutrophil granulocyte，NPG）对趋化刺激物产生强烈的反应，能在趋化因子如微生物细胞成分及其代谢产物、补体活性片段 C5a、C3a、某些细胞因子等作用下产生趋化运动。趋化运动是整个吞噬过程的第一步，对吞噬功能影响很大，检测其趋化强度有助于了解吞噬细胞的趋化功能。

（1）滤膜渗透法　现多用一种 Transwell 小室进行，Transwell 室分上下两室，中间隔以一定孔径的微孔滤膜。检测时于上室加白细胞悬液，下室加趋化因子，白细胞受趋化因子的吸引，向下层小室迁移穿过微孔滤膜进入下层膜面，经染色计数从滤膜穿过来的白细胞数，计算趋化指数（chemotactic index，CI）即可测出趋化因子的趋化活性及白细胞的趋化功能（图 17-8）。该法适用于能趋化性主动迁移的各类细胞如单核 - 巨噬细胞、中性粒细胞、淋巴细胞等。

趋化指数（CI）＝试验孔趋化细胞数/阴性对照孔趋化细胞数

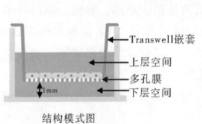
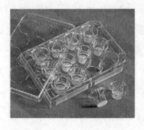
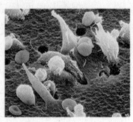

结构模式图　　　　　　12 mm Transwell 嵌套　　　　多孔膜上的巨噬细胞（扫描电镜）

图 17-8　微孔小室趋化试验装置示意图

（2）琼脂糖平板法　在趋化因子的吸引下，NPG 向趋化因子作定向移动，根据其在琼脂糖胶板上移动的距离，计算趋化指数即可判断趋化功能。将融化的琼脂糖溶液倾倒在玻片上制成琼脂糖凝胶平板，每份检样打 3 个孔径 3mm，孔距 2mm 的小孔（图 17-9）。左侧（A）孔加趋化因子，中孔（B）加白细胞悬液，右侧（C）孔加对照液。孵育反应后，通过固定和染色，用测微器测量白细胞向 A 孔移动距离（mm）即趋化移动距离（A）和向 C 孔移动距离即随机移动距离（B），计算趋化指数（A/B），判断细胞的定向移动能力。通常新生儿趋化指数为 2.0～2.5 左右，成人为 3.0～3.5 左右。

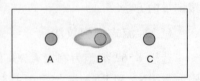

2. 吞噬和杀菌功能测定

（1）显微镜检查法　将白细胞与白假丝酵母菌（或葡萄球菌）悬液混合温育后，滴片，加入亚甲蓝染液作活体染

图 17-9　白细胞趋化运动示意图

色，油镜观察白细胞对该菌的吞噬情况，如白假丝酵母菌（或葡萄球菌）被染成蓝色，说明已被杀死，而活菌对染料排斥不着色。计数 100 个吞噬和未吞噬白假丝酵母菌（或葡萄球菌）的白细胞及

所吞噬的细菌数。按下式计算吞噬率（phagocytic rate）和吞噬指数（phagocytic index），还可根据被吞噬的细菌是否着色测定杀菌率。参考值：吞噬率（91.0±5.8）%；杀菌率（32.7±7.8）%。

$$吞噬率\% = \frac{吞噬细菌的白细胞数}{计数的白细胞数} \times 100\%$$

$$吞噬指数 = \frac{吞噬的细菌总数}{计数的白细胞数}$$

$$杀菌率（\%）= \frac{胞内含着染菌体的细胞数}{计数的白细胞数} \times 100\%$$

（2）溶菌法 将白细胞悬液与经新鲜人血清调理过的细菌（大肠杆菌或金黄色葡萄球菌）按一定比例混合，温育。定时（0、30、60、90 分钟）取定量培养物，于蒸馏水中使细胞溶解后，取一定量接种于固体平板培养基。37℃ 培养 18 小时，计数生长菌落数，以判断中性粒细胞的杀菌能力。参考值：正常情况下，对大肠埃希菌的杀菌率 >90%；对金黄色葡萄球菌的杀菌率 >85%。本法还可测定待测血清的调理活性；若在共育 15~30 分钟后涂片检测，可测定白细胞吞噬率。

$$杀菌率（\%）= （1 - \frac{30、60、90 分钟菌落数之和}{0 分钟时的菌落数}）\times 100\%$$

（3）硝基蓝四氮唑还原试验 中性粒细胞在吞噬杀菌过程中，能量消耗剧增，细胞内氧化代谢明显增强，磷酸己糖旁路的代谢活性增强，6 - 磷酸葡萄糖脱氢酶使葡萄糖的中间代谢产物 6 - 磷酸葡萄糖氧化脱氢转变为戊糖，释放的氢被摄入吞噬体的硝基蓝四氮唑（nitroblue tetrazolium，NBT）所接受，使原来呈淡黄色的 NBT 还原成点状或块状的蓝黑色甲䐶颗粒，沉积于中性粒细胞胞质中，称 NBT 阳性细胞。NBT 阳性细胞百分率可反映中性粒细胞杀菌功能，正常参考值为 7%~15%，平均为 10%，慢性肉芽肿病患者 NBT 阳性细胞百分率显著降低，甚至为零。

（4）化学发光测定法 该法可用于中性粒细胞吞噬功能、巨噬细胞吞噬功能的测定，敏感性高于 NBT 还原试验，其发光原理见 NK 细胞活性测定。

（5）流式细胞仪检测 中性粒细胞在活化、吞噬过程中，通过呼吸爆发使无荧光的二氢若丹明 123（dihydrorhodamine 123，DHR）还原为具有高强度绿色荧光的若丹明 123（rhodamine 123，Rho123），通过流式细胞仪检测，可直观地检测中性粒细胞被佛波酯醇（PMA）等刺激后的吞噬和氧化功能。

（二）巨噬细胞功能检测

巨噬细胞的功能检测也同样经历了技术上的更新。炭粒廓清试验、斑蝥敷贴法、巨噬细胞溶酶体酶测定、比色法、细胞毒作用测定等方法，均存在着操作繁琐、误差大等缺点。

1. 巨噬细胞促凝血活性测定 激活的巨噬细胞可产生一种与膜结合的凝血活性因子，加速正常血浆的凝固。取 37℃ 预温的正常兔血浆和 $CaCl_2$ 混合液，加入经黏附有单层巨噬细胞的试管中，移置 37℃，即时记录血浆凝固时间。巨噬细胞与 LPS、肿瘤相关抗原或 HBsAg 等混合温育后，可使血浆凝固时间明显缩短。本法稳定方便，也是检测不同疾病患者巨噬细胞功能的指标之一。

2. 流式细胞仪检测 通过检测小鼠腹腔巨噬细胞吞噬荧光微球的能力来评价巨噬细胞功能。基本方法是先将荧光微球经 BSA 预调理，再与已激活的巨噬细胞 37℃ 避光共孵育，弃上清，刮下贴壁的巨噬细胞，收集细胞悬液用 PBS 定容后，FCM 分析。在流式细胞仪散点图上，根据前向角散射（FSC）与侧向角散射（SSC）两个参数设"门"，圈定巨噬细胞群并排除细胞碎片，然后对巨噬细胞作 FITC 荧光强度检测，数据显示于 FL1 - FSC 二维散点图和 FL1 直方图中，分析吞噬不同荧光微球的巨噬细胞比例，计算吞噬百分率和吞噬指数。该法比镜下检测获取的细胞数多，样本的代表性大，克服了形态学检测的主观性，具有灵敏、精确、重复性好、操作简便、快速的特点。

吞噬百分率（%）=（吞噬荧光微球的巨噬细胞数）/（计数的巨噬细胞数）×100

吞噬指数 =（被吞噬的荧光微球总数）/（计数的巨噬细胞数）

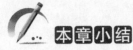

本章小结

由于免疫系统或其他系统的疾病，或由于某些临床治疗措施及某些外界环境因素的影响，免疫细胞的数量或功能均可能发生变化。因此，进行免疫细胞检测，对于某些疾病的诊断和发病机理研究、免疫治疗或预防接种的效果评估及环境因素对机体免疫功能的影响，都具有重要的意义。免疫细胞的检测方法很多，必须根据要达到的目的和条件进行选择。

随着免疫学研究的进展，白细胞分化抗原（CD分子），成为了免疫细胞分离和检测的主要指示分子。虽然，某种CD分子和某种细胞并没有完全一一对应，但某一类细胞中的绝大多数会相对特异地表达CD抗原。因此，利用该特性，可以将免疫细胞进行分离、计数，甚至进行功能检测。

保质保量分离免疫细胞是检测的首要条件。传统方法是利用外周血液中血细胞比重不同进行离心分离，而免疫微球法和流式细胞术则利用CD抗原将免疫细胞进行精细分离。流式细胞术还可在分离细胞的同时将数量统计出来。在进行免疫细胞功能检查时，主要采用体外试验的方法。根据所用刺激物的性质不同，可将试验分为特异性反应功能和非特异性反应功能检测两类。

（张冉）

临床免疫性疾病及检测 << 下篇

第十八章　超敏反应性疾病与免疫学检测

学习目标

1. 掌握：超敏反应定义、Ⅰ、Ⅱ、Ⅲ、Ⅳ型超敏反应的常用的免疫学检测方法。
2. 熟悉：Ⅰ、Ⅱ、Ⅲ、Ⅳ型超敏反应的发生机制。
3. 了解：常见的Ⅰ、Ⅱ、Ⅲ、Ⅳ型超敏反应性疾病。

超敏反应（hypersensitivity）是机体受到抗原持续刺激或再次受到相同抗原刺激后产生的以组织损伤或功能紊乱为特征的免疫应答，其本质是一种特异性再次免疫应答。1963 年，Gell 和 Coombs 根据超敏反应发生的机制和临床特点，将其分为Ⅰ、Ⅱ、Ⅲ和Ⅳ型。Ⅰ、Ⅱ和Ⅲ型超敏反应由抗体介导，可经血清被动转移。Ⅳ型超敏反应由 T 细胞介导，可经细胞被动转移。超敏反应性疾病的全球发病率已达 20% ~30%，且呈现升高趋势。

第一节　发生机制

Gell 和 Coombs 根据超敏反应发生的机制和临床特点，将其分为Ⅰ、Ⅱ、Ⅲ和Ⅳ型。Ⅰ、Ⅱ和Ⅲ型超敏反应由抗体介导，可经血清被动转移。Ⅳ型超敏反应由 T 细胞介导，可经细胞被动转移。

一、Ⅰ型超敏反应

Ⅰ型超敏反应（type Ⅰ hypersensitivity）又称过敏反应（anaphylaxis），是指由 IgE 类抗体介导，肥大细胞和嗜碱粒细胞释放的活性介质引起的生理功能紊乱和（或）组织损伤。Ⅰ型超敏反应发生速度快，一般在再次接触抗原后数分钟内出现反应，故又称速发型超敏反应（immediate hypersensitivity），其所致疾病称为特应症（atopy）。人群中有些个体对变应原具有产生高水平 IgE 类抗体的遗传倾向，称为特应性个体。

（一）抗原

能引起Ⅰ型超敏反应的抗原性物质称为变应原（allergen）。变应原的种类繁多，可通过不同途径进入机体。通过呼吸道吸入的变应原有花粉、动物皮屑或羽毛、真菌孢子和菌丝、尘螨等，其中豚草花粉为强变应原，主要见于欧美，我国以蒿属花粉较常见；通过消化道摄入的变应原有牛奶、鸡蛋、鱼、虾、蟹、果仁、食品添加剂等；某些药物或化学物质如青霉素、阿司匹林和有机碘等通过肌肉或静脉进入机体；昆虫毒液通过皮肤或血液进入机体。

（二）抗体

引起Ⅰ型超敏反应的抗体主要是 IgE 类抗体，亦称变应素（allergins）。IgE 主要由鼻咽、扁桃体、支气管和胃肠黏膜等固有层浆细胞产生，这些部位也是变应原易于侵入并引发Ⅰ型超敏反应的部位。正常人血清中 IgE 水平极低，而过敏症患者血清 IgE 可高于正常人 1000～10 000 倍。IgE 的产生和调节是产生 I 型超敏反应的关键因素。正常人血清 IgE 含量很低，特应性个体血清 IgE 含量明显增高；Th 细胞分泌的 IL－4、IL－5、IL－13 能促进 IgE 合成，而 IFN－γ 能抑制 IgE 合成。

IgE 具有亲细胞特性，能与肥大细胞（mast cell）、嗜碱粒细胞（basophil）表面的 IgE 高亲和力受体（FcεR I）结合，使机体处于致敏状态。

（三）参与 I 型超敏反应的细胞

参与 I 型超敏反应的细胞主要有肥大细胞、嗜碱粒细胞和嗜酸粒细胞（eosinophil）等。

1. 肥大细胞和嗜碱粒细胞 肥大细胞和嗜碱粒细胞均来源于髓样干细胞，肥大细胞主要分布于皮肤、黏膜下层结缔组织中的微血管周围。嗜碱粒细胞主要分布于血液中，在细胞因子和其他炎性介质的作用下，可迁移至过敏反应部位发挥作用。肥大细胞和嗜碱粒细胞形态类似，胞质内含有相似的嗜碱颗粒，当被变应原激活后释放的生物活性介质也大致相同。

肥大细胞和嗜碱粒细胞表面均具有高亲和性的 FcεR I，故可与 IgE 的 Fc 段结合。FcεR I 由一条 α 链、一条 β 链和两条 γ 链组成。其中，α 链与 IgE 结合，β 链和 γ 链胞浆内 C 端含有免疫受体酪氨酸活化基序（ITAM），可介导信号转导（图 18－1）。

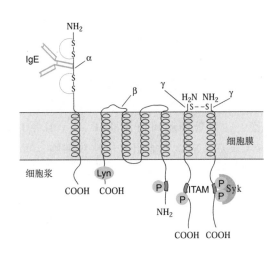

图 18－1 高亲和性 FcεR I 结构示意图

2. 嗜酸粒细胞 嗜酸粒细胞主要分布于呼吸道、消化道和泌尿生殖道黏膜组织中，血循环中仅有少量存在。在静息状态下，嗜酸粒细胞不表达 FcεR I，具有较高的脱颗粒阈值。在肥大细胞释放的 IL－3、IL－5、GM－CSF 等细胞因子作用下，嗜酸粒细胞可被招募至炎症局部并被活化，上调 FcεR I 的表达，导致细胞脱颗粒，释放生物活性介质。

嗜酸粒细胞具有双重生物学效应：①嗜酸粒细胞可合成和释放多种炎症介质和毒性蛋白如白三烯（leukotrienes，LTs）和血小板活化因子（platelet activating factor，PAF）、嗜酸粒细胞阳离子蛋白（eosinophil cationic protein，ECP）、嗜酸粒细胞过氧化物酶（eosinophil peroxidase，EPO）、主要碱性蛋白（major basic protein，MBP）和神经毒素等，参与 I 型超敏反应的迟发相反应；②嗜酸粒细胞通过直接吞噬肥大细胞释放的颗粒，或通过释放组胺酶、芳基硫酸酯酶、磷脂酶 D 分别灭活组胺、白三烯和血小板活化因子（PAF），在 I 型超敏反应中发挥负反馈调节作用。

（四）参与 I 型超敏反应的介质

参与 I 型超敏反应的介质主要包括肥大细胞和嗜碱粒细胞颗粒内预存的介质和受刺激后新

合成的介质。

1. 颗粒内预存的介质

（1）组胺（histamine） 组胺释放速度快，在数分钟内发挥作用，维持时间短，是引起Ⅰ型超敏反应速发相反应的主要介质。其主要作用是使血管扩张和通透性增加；刺激支气管、胃肠道平滑肌收缩；促进黏膜腺体分泌；刺激皮肤中感觉神经末梢，引起瘙痒。

（2）激肽原酶（kininogenase） 激肽原酶作用于血浆激肽原使之生成激肽（kinin）。其中缓激肽（bradykinin）的主要作用是使血管扩张和通透性增加；刺激平滑肌收缩，使支气管痉挛；刺激痛觉神经纤维，引起疼痛。

（3）嗜酸粒细胞趋化因子（eosinophil chemotactic factor，ECF）和中性粒细胞趋化因子（neutrophil chemotactic factor，NCF） 分别使嗜酸粒细胞、中性粒细胞趋化至炎症部位。

2. 新合成的介质 主要是细胞膜磷脂代谢产物。

（1）白三烯（LTs） 白三烯是花生四烯酸经脂氧合酶途径形成的介质，包括LTC4、LTD4、LTE4。白三烯释放和发挥作用较缓慢，效应持续久，是引起Ⅰ型超敏反应迟发相反应的主要介质。其主要作用是使支气管平滑肌强烈而持久地收缩；使毛细血管扩张和通透性增加；促进黏膜腺体分泌。

（2）前列腺素 D_2（prostaglandin D_2，PGD_2） PGD_2是花生四烯酸经环氧合酶途径形成的介质，其主要作用是刺激支气管平滑肌收缩；使血管扩张和通透性增加。

（3）血小板活化因子（PAF） PAF是羟基化磷脂在磷脂酶 A_2（phospholipase A_2，PLA_2）和乙酰转移酶作用下形成的产物，主要参与Ⅰ型超敏反应迟发相反应。其主要作用是凝聚和活化血小板，使之释放组胺、5-羟色胺等血管活性物质，引起血管扩张和通透性增加。

（4）细胞因子 肥大细胞、嗜碱粒细胞可分泌 TNF-α、IL-1、IL-4、IL-5、IL-6、CSF等细胞因子，既可直接参与炎症反应，亦能招募中性粒细胞、嗜酸粒细胞等炎症细胞至炎症局部，在迟发相反应中起重要作用。

（五）Ⅰ型超敏反应的发生过程

Ⅰ型超敏反应的发生可分为两个阶段，即致敏阶段和效应阶段（图18-2）。

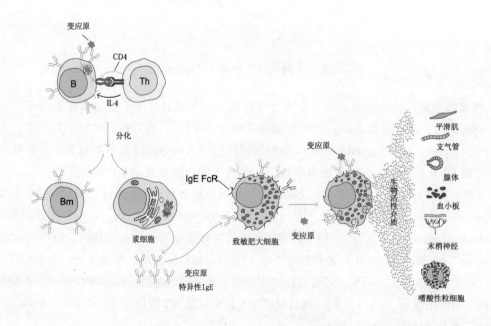

图18-2 Ⅰ型超敏反应的发生机制示意图

1. 致敏阶段 抗原初次进入机体，诱发能合成 IgE 的 B 细胞产生 IgE 类抗体。IgE 的 Fc 段与肥大细胞、嗜碱粒细胞膜表面的 FcεR I 结合，使机体处于致敏状态。

2. 效应阶段 相同抗原再次进入机体时，与肥大细胞、嗜碱粒细胞膜表面的 IgE Fab 段结合，使 FcεR I 交联。所产生的信号通过 FcεR I γ 链转导，激活信号转导级联反应，使肥大细胞、嗜碱粒细胞活化。活化的细胞脱颗粒（degranulation）及合成新的活性介质。颗粒中生物活性介质和新合成的活性介质作用于相应的效应器官，引起效应器官病理改变（图 18－3）。

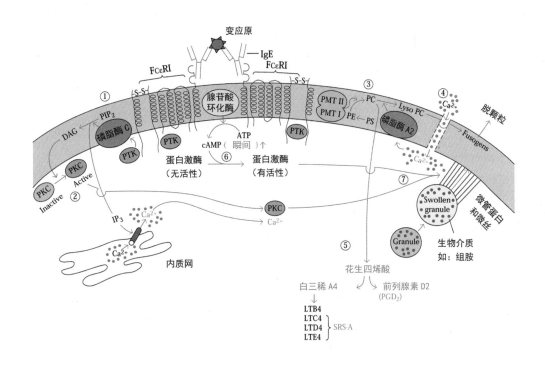

图 18－3 肥大细胞活化的机制示意图

（1）肥大细胞（嗜碱粒细胞）的活化 肥大细胞、嗜碱粒细胞脱颗粒和合成释放活性介质的机制主要有：①FcεR I 交联聚集，通过其胞浆内 γ 链 ITAM 的磷酸化作用，使胞内蛋白酪氨酸激酶（protein tyrosine kinase，PTK）活化，活化的 PTK 激活磷脂酰肌醇特异性磷脂酶 Cγ（phospholipase Cγ，PLCγ），PLCγ 催化磷脂酰肌醇二磷酸（phosphatidylinositol 4，5 – bisphosphate，PIP$_2$）水解产生三磷酸肌醇（inositol 1，4，5 – trisphosphate，IP$_3$）和甘油二酯（diacylglycerol，DAG）。IP$_3$ 可激发胞内钙库（内质网）开放，使胞浆内 Ca^{2+} 浓度升高；DAG 和 Ca^{2+} 协同作用使蛋白激酶 C（protein kinase C，PKC）活化。活化的 PKC 使胞浆肌球蛋白磷酸化，颗粒与胞膜融合，从而导致脱颗粒，释放组胺等预存介质；②FcεR I 交联聚集，使丝裂原激活的蛋白激酶（mitogen – activated protein kinase，MAP kinase）活化，活化的 MAP 激酶与 Ca^{2+} 协同作用使磷脂酶 A$_2$（PLA$_2$）活化。活化的 PLA$_2$ 使膜磷脂酰胆碱（phosphatidylcholine，PC）分解产生花生四烯酸（arachidonic acid），进而通过环氧合酶、脂氧合酶途径合成前列腺素 D$_2$（PGD$_2$）和 LTs；活化的 PLA$_2$ 使羟基化磷脂分解生成 LYSO – PAF，后者经乙酰转移酶作用生成 PAF；③活化的 MAP 激酶使 NFAT、NF – κB、AP – 1 活化，这些转录因子促进 IL – 4、IL – 5、IL – 6、TNF 等细胞因子的转录，合成细胞因子。

（2）生物活性介质对效应器官的作用 肥大细胞和嗜碱粒细胞的生物学效应基本相同，按发生的时间顺序分为速发相和迟发相反应（图18-4）。速发相反应（immediate phase reaction）在接触变应原后几秒钟至几分钟内发生。机体接触变应原后立即产生的症状由速发相反应引起。该种反应最早由组胺介导，5~30分钟后LTs和PGD₂介入，其主要特点是毛细血管扩张和通透性增强、平滑肌收缩、腺体分泌增加等，一般不引起明显的组织损伤；迟发相反应（late phase reaction）在接触变应原4~6小时后发生，可持续1~2天。机体接触变应原后几小时产生的症状由迟发相反应引起。该种反应主要由Th2型细胞因子、趋化性细胞因子、脂类介质引起。其特点是嗜酸粒细胞和中性粒细胞浸润。嗜酸粒细胞脱颗粒并合成释放炎症介质和毒性蛋白如LTs、ECP、MBP、神经毒素等，中性粒细胞产生LTs、PAF和溶酶体酶，引起炎症反应和组织损伤。

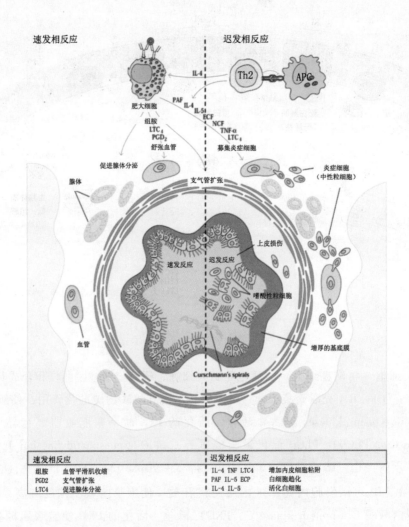

图18-4　Ⅰ型超敏反应的速发相和迟发相反应示意图

二、Ⅱ型超敏反应

Ⅱ型超敏反应（type Ⅱ hypersensitivity）由抗细胞表面抗原的IgG或IgM类抗体介导，补体活化、抗体和补体的调理作用及ADCC造成细胞损伤，因此，又称细胞溶解型（cytolytic type）或细胞毒型（cytotoxic type）超敏反应。

（一）抗原

诱发Ⅱ型超敏反应的抗原主要有：①细胞表面的同种异型抗原：如ABO血型抗原、Rh抗原和 HLA 等；②正常组织细胞上的与同外源性抗原具有共同抗原：如链球菌胞壁成分与人肾小球基底膜、心瓣膜组织之间的共同抗原；③由于感染、理化因素改变了的自身抗原；④吸附于组织细胞上的外来抗原、半抗原或抗原抗体复合物：如药物半抗原，可结合于血液有形成分的表面成为完全抗原。

（二）抗体

介导Ⅱ型超敏反应的抗体主要是 IgG 和 IgM 类抗体，这些抗体的来源包括免疫性抗体（如新生儿溶血症）、自身抗体（如自身免疫性溶血性贫血、甲状腺功能亢进、重症肌无力）等。

（三）效应机制

抗体与细胞膜表面的相应抗原结合后，可通过以下途径杀伤靶细胞（图 18 – 5）或导致靶细胞功能紊乱。

1. 补体介导的细胞毒作用 IgM 或 IgG 类抗体与靶细胞表面抗原特异性结合后，通过激活补体经典途径，形成膜攻击复合物，直接引起膜损伤，使靶细胞溶解死亡。

2. 免疫调理作用 抗体与靶细胞表面抗原特异性结合后，通过其 Fc 段与吞噬细胞表面的 Fc 受体结合，发挥抗体的调理作用，促进吞噬细胞吞噬破坏靶细胞；或激活补体产生 C3b，通过与吞噬细胞表面 C3b 受体结合，发挥补体的调理作用，促进吞噬细胞吞噬破坏靶细胞。

3. ADCC 作用 抗体与靶细胞表面抗原特异性结合后，通过其 Fc 段与 NK 细胞、Mφ、中性粒细胞表面 Fc 受体结合，溶解破坏靶细胞。

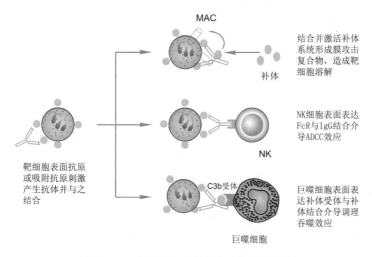

图 18 – 5 Ⅱ型超敏反应的发生机制示意图

4. 刺激或阻断靶细胞受体功能 某些抗细胞表面受体的自身抗体与相应受体结合后，并不引起靶细胞破坏，而是刺激受体功能，导致靶细胞功能紊乱。例如甲状腺功能亢进患者产生抗甲状腺刺激素（thyroid stimulating hormone，TSH）受体的自身抗体，此抗体能高亲和力结合甲状腺细胞表面的 TSH 受体，并持续激活 TSH 受体，使甲状腺细胞产生大量甲状腺素，出现甲状腺功能亢进。某些抗细胞表面受体的自身抗体与相应受体结合后，阻断受体功能，导致靶细胞功能紊乱。例如重症肌无力患者体内产生抗乙酰胆碱受体的自身抗体，该抗体与乙酰胆碱受体结合后，由于受体的内吞和胞内的降解，受体数目减少，阻断了乙酰胆碱介导的神经 – 肌肉信号传导，引起进行性肌肉萎缩，导致肌无力。

三、Ⅲ型超敏反应

Ⅲ型超敏反应（type Ⅲ hypersensitivity）由免疫复合物（immune complex，IC）介

笔记

导，补体活化、中性粒细胞释放溶酶体酶和血小板活化导致血管性炎症和组织损伤，因此又称免疫复合物型（immune complex type）或血管炎型（vasculitis type）超敏反应。其发病机制如下。

（一）抗原

引起Ⅲ型超敏反应的抗原种类很多，根据其来源分为两类：①内源性抗原，如类风湿关节炎的变性 IgG、系统性红斑狼疮的核抗原、肿瘤抗原等；②外源性抗原，如微生物及其代谢产物、异种血清、药物等。

（二）抗体

介导Ⅲ型超敏反应的抗体主要是 IgG、IgM 和 IgA 类抗体。

（三）免疫复合物的形成和沉积

血液循环中的可溶性抗原与相应抗体结合，形成可溶性抗原抗体复合物即免疫复合物。免疫复合物的形成是免疫应答常见的现象，大多被免疫系统清除，无致病作用。只有在特定的情况下，免疫复合物才沉积于毛细血管基底膜，引起炎症反应和组织损伤。免疫复合物的形成和沉积是Ⅲ型超敏反应的始动环节，受诸多因素的影响。

1. 免疫复合物的数量　长期反复感染、长期用药、长期接触外源性抗原，或自身抗原长期存在于体内，均可形成较大量免疫复合物，不易完全被清除。

2. 免疫复合物的性质　免疫复合物的大小、电荷、亲和力等均可影响免疫复合物的沉积。抗原与相应抗体结合时，当抗原抗体比例相当时，形成大分子免疫复合物，它易被吞噬细胞捕获吞噬清除；当抗体远多于抗原时，易形成小分子可溶性免疫复合物，能通过肾小球滤膜被排出体外。这种复合物对机体均无致病作用；当抗原略多于抗体时，可形成中等大小、沉降系数为 19S 的可溶性免疫复合物，它既不容易从肾排出，又不容易被吞噬细胞清除，长期存在于血循环中，又称循环免疫复合物（circulating immune complex，CIC）。它容易沉积于毛细血管基底膜；带正电荷的抗原和抗体容易沉积于带负电荷的肾小球基底膜上；有些组织对某些抗原具有特别的亲和力，例如肾小球基底膜的胶原蛋白对 DNA 亲和力较强，因此细胞分解后释出的胞核 DNA 可与肾小球基底膜结合，并在基底膜处与抗核抗体结合形成免疫复合物。

3. 毛细血管通透性　毛细血管通透性是免疫复合物沉积的首要条件。免疫复合物可通过以下两方面使血管通透性增加，有利于免疫复合物沉积：①免疫复合物可通过激活补体产生过敏毒素 C3a 和 C5a，使肥大细胞、嗜碱粒细胞活化，释放组胺等血管活性介质；②免疫复合物通过与血小板表面 IgG Fc 受体结合使血小板活化，释放组胺等血管活性物质。由于这些血管活性介质使毛细血管通透性增加，内皮间隙加大，有利于免疫复合物沉积和嵌入间隙之中。

4. 局部血流动力学因素的作用　免疫复合物容易沉积在血管静水压高、血管迂曲、产生血流漩涡的组织，例如肾小球基底膜和关节滑膜等处毛细血管迂回曲折，血流缓慢，易产生涡流，而且该处毛细血管内血压较一般毛细血管内血压高，因此有利于循环免疫复合物沉积和嵌入到血管内皮细胞间隙之中。

5. 机体清除免疫复合物的能力　免疫复合物在组织中的沉积与机体清除它们的能力呈反比。免疫复合物的清除由单核－吞噬系统和补体的功能决定。吞噬细胞和补体的缺陷均可促进免疫复合物持续存在，继而在组织中沉积。

（四）免疫复合物引起组织损伤的机制

免疫复合物通过以下机制引起组织损伤（图 18 - 6）：

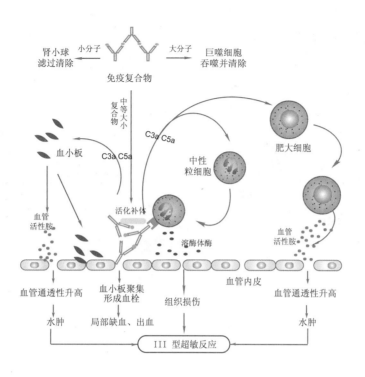

图 18 - 6　Ⅲ型超敏反应的发生机制示意图

1. 补体的作用　免疫复合物通过经典途径激活补体系统，产生 C3a 和 C5a 等活性片段。C3a 和 C5a 能与嗜碱粒细胞、肥大细胞上的 C3a 和 C5a 受体结合，使其释放组胺等炎性介质，导致局部毛细血管通透性增加，渗出增多，出现水肿。

2. 中性粒细胞的作用　补体系统活化产生的 C3a、C5a 是趋化因子，能趋化中性粒细胞至免疫复合物沉积部位。中性粒细胞在吞噬免疫复合物的过程中可释放多种酶类如蛋白水解酶、胶原酶、弹性纤维酶等，使血管基底膜和周围组织细胞损伤。局部形成以中性粒细胞浸润为主的炎症是Ⅲ型超敏反应的特征。

3. 血小板的作用　免疫复合物通过与血小板的 IgG Fc 受体结合，使血小板聚集活化并释放 5 - 羟色胺等血管活性物质，引起血管扩张、血管通透性增加，导致渗出和水肿；血小板聚集能激活凝血系统，形成微血栓，造成局部组织缺血、出血、坏死。

四、Ⅳ型超敏反应

Ⅳ型超敏反应（type Ⅳ hypersensitivity）由 T_{DTH} 细胞介导，单核细胞浸润、活化及产生的细胞因子引起炎症反应和组织损伤。此型反应发生较慢，一般在接触抗原 24 小时后才出现反应，故又称迟发型超敏反应（delayed type hypersensitivity，DTH）。

（一）抗原

引起Ⅳ型超敏反应的抗原有：①胞内寄生菌、病毒、寄生虫；②化学物质：重金属、有毒植物、化妆品、染料、油漆等；③细胞抗原：肿瘤细胞、移植组织细胞。其中，胞内寄生菌（如分枝杆菌属）是最常见引起Ⅳ型超敏反应的抗原。

（二）细胞

Ⅳ型超敏反应由 T 细胞介导，主要是 CD4$^+$Th1 细胞和 CD8$^+$CTL 细胞。CD4$^+$Th1 也称为迟发型超敏反应 T 细胞（delayed type hypersensitivity T cell），简称 T_{DTH} 细胞。此外，Mφ 和中性粒

笔记

细胞也参与介导Ⅳ型超敏反应中的组织损伤。

（三）Ⅳ型超敏反应的发生过程

Ⅳ型超敏反应的发生过程分为两个阶段，即致敏阶段和效应阶段（图18-7）。

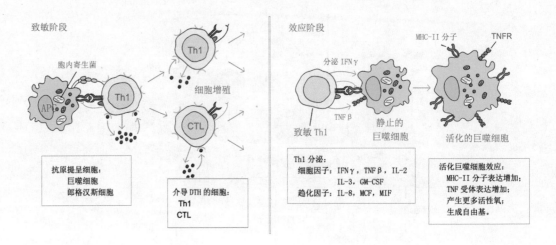

图18-7　Ⅳ型超敏反应的发生机制示意图

1. 致敏阶段　抗原经抗原提呈细胞（APC）摄取、加工处理成抗原肽-MHC分子复合物并表达于APC表面，经T细胞表面的TCR识别后，T细胞活化、增殖分化为致敏T细胞。

2. 效应阶段　当致敏T细胞再次与相应抗原接触时，可迅速增殖分化为效应T细胞，即$CD4^+Th1$细胞（T_{DTH}细胞）和$CD8^+CTL$。

（1）T_{DTH}细胞介导的炎症反应和组织损伤　T_{DTH}细胞再次与APC表面相应抗原作用后，可释放IFN-γ、TNF-β、IL-3、GM-CSF、MCP-1和IL-2等细胞因子，吸引和活化Mφ，在局部产生以T细胞和Mφ浸润为主的炎症反应。其中，IFN-γ可活化Mφ，使之产生TNF-α、IL-1、IL-6和IL-8。IFN-γ、TNF-β、TNF-α和IL-1能上调血管内皮细胞黏附分子的表达，使单个核细胞和中性粒细胞从血管渗出，进入抗原入侵部位，导致炎症反应；IL-8可趋化中性粒细胞和T细胞至抗原入侵部位；TNF-β可直接破坏靶细胞；IL-3和GM-CSF可促进局部粒细胞和单核细胞的增殖和分化；MCP-1可趋化单核细胞和T细胞到达抗原入侵部位。

（2）$CD8^+CTL$介导的细胞毒作用　$CD8^+CTL$与靶细胞表面相应抗原结合作用后，通过释放穿孔素和颗粒酶等介质，使靶细胞溶解破坏或凋亡；致敏$CD8^+CTL$细胞活化后也表达FasL，与靶细胞表面表达的Fas分子结合，诱导靶细胞发生凋亡。

第二节　常见疾病

Ⅰ型超敏反应可表现为全身或局部超敏反应性疾病，多表现为生理功能的紊乱，可以没有严重的组织细胞损伤。Ⅱ型超敏反应涉及血液系统疾病和自身免疫病。Ⅲ型超敏反应涉及局部和全身免疫复合物病。Ⅳ型超敏反应涉及感染性迟发型超敏反应性疾病和自身免疫病等。

一、过敏性哮喘和过敏性鼻炎

吸入花粉、尘螨、真菌、动物羽毛或皮屑等均可引起呼吸道过敏反应。常见的表现为过敏性哮喘（allergic asthma）和过敏性鼻炎（allergic rhinitis）。

1. 过敏性哮喘　过敏性哮喘是由于支气管平滑肌痉挛而引起的哮喘和呼吸困难。其发病机制是：变应原进入下呼吸道，使支气管平滑肌收缩、黏膜血管扩张和血浆渗出以及腺体分泌增加，引起支气管管腔变窄、呼吸困难。支气管哮喘有速发相反应和迟发相反应两种类型，前者发生快，消失也快；后者发生慢，持续时间长，同时局部出现以嗜酸粒细胞和中性粒细胞浸润为主的炎症。

2. 过敏性鼻炎　过敏性鼻炎又称花粉症或枯草热（hay fever），具有明显的季节性和地区性特点。其发病机制是：致敏个体再次吸入变应原后，变应原与鼻腔和眼结膜中肥大细胞表面的特异性 IgE 结合，引起肥大细胞脱颗粒，释放组胺等活性介质。组胺可使鼻黏膜血管扩张、通透性增强、黏膜分泌增加，产生鼻塞、流涕、喷嚏等症状。组胺作用于球结膜和睑结膜的血管，产生流泪、眼睑肿胀、畏光等症状。

二、食物过敏症

食物过敏症可由鱼、虾、蟹、鸡蛋、牛奶、坚果或药物等引起，表现为恶心、呕吐、腹痛、腹泻。严重者也可发生过敏性休克。患者胃肠道黏膜表面 sIgA 含量明显减少以及蛋白水解酶缺乏可能与食物过敏症发生有关。

三、急性输血反应

多发生于 ABO 血型不符的输血。其发生机制为：A 和 B 血型抗原主要表达于红细胞表面。血型为 A 者体内存在针对 B 的 IgM 天然抗体，血型为 B 者体内存在针对 A 的 IgM 天然抗体，O 型个体体内存在针对 A 和 B 的 IgM 天然抗体。如果 A 型供血者的血误输给 B 型受血者，由于 A 型血红细胞表面有 A 抗原，B 型血清中含抗 A 抗体，两者结合后激活补体，可使红细胞溶解破坏，引起溶血反应。

输血反应也可发生其他血型不合的输血中，由于其他血型系统多为 IgG，故反应程度低于 ABO 系统。

四、新生儿溶血症

新生儿溶血症（hemolytic disease of the newborn，HDNB）可因母子间 Rh 血型不符引起。Rh 血型抗原中 RhD 抗原最重要。母亲为 RhD 阴性，由于输血、流产或分娩等原因接受了 RhD 阳性红细胞表面 RhD 抗原刺激后，可产生 RhD 抗体。此类抗体为 IgG 类抗体，可通过胎盘。当体内产生有 Rh 抗体的母亲妊娠或再次妊娠时，母体内的 RhD 抗体便可通过胎盘进入胎儿体内，如胎儿血型为 RhD 阳性时，RhD 抗体与其红细胞结合，使之溶解破坏，引起流产或发生新生儿溶血症（图 18-8）。如果对初产妇分娩后 72 小时内注射 RhD 抗体，及时清除进入母体内的 RhD 阳性红细胞，可有效预防再次妊娠时发生新生儿溶血症。

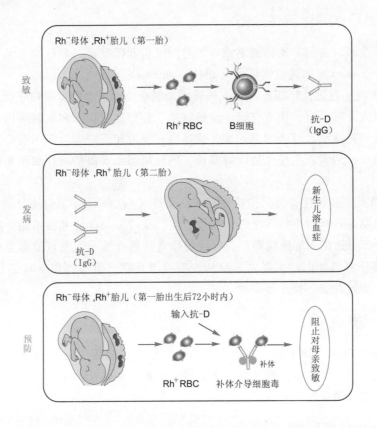

图 18-8　新生儿溶血症的机制及其预防示意图

母子间 ABO 血型不符引起的新生儿溶血症发生率较高。母子间 ABO 血型不符引起的新生儿溶血症多发生于母亲为 O 型，胎儿为 A 型、B 型或 AB 型。ABO 溶血症可发生在初次妊娠，分娩次数越多，发病率越高，且一次比一次严重。其原因是：O 型血母亲在第一胎妊娠前，已受到自然界 A 型或 B 型物质（某些植物、寄生虫、伤寒疫苗等）的刺激，产生 IgG 类抗 A 或抗 B 抗体。在母子 ABO 血型不合的妊娠中，仅 1/5 发生 ABO 溶血症，且症状较轻。其原因为：①胎儿红细胞抗原性强弱不同，导致抗体产生量的多少各异；②除红细胞外，A 或 B 抗原存在于许多其他组织，只有少量通过胎盘的抗体和胎儿红细胞结合，其余的被组织或血浆中的可溶性的 A 或 B 物质吸收。

第三节　免疫学检测

Ⅰ 型超敏反应性疾病的免疫学检测包括血清 IgE 测定和特异性过敏原嗜碱粒细胞激活试验。Ⅱ 型超敏反应型疾病的免疫学检测主要针对抗血细胞抗体、抗肾小球基底膜抗体及抗 TSH 受体抗体等，其检测方法主要有抗球蛋白试验、荧光免疫技术等，参见第五章、第九章相关内容。Ⅲ 型超敏反应性疾病的免疫学检测主要是循环免疫复合物测定，包括循环免疫复合物和组织固定免疫复合物的检测。Ⅳ 型超敏反应性疾病的免疫学检测主要有 T 细胞的功能检测，分体内检测法和体外检测法。

一、血清总 IgE 检测

（一）方法类型

血清总 IgE 是指血清中针对各种变应原的 IgE 的总和。测定血清总 IgE 的方法如下：

1. 放射免疫吸附试验（radioimmunosorbent test，RIST）　采用双抗体夹心模式。其原理是将抗 IgE 抗体偶联到滤纸上，使其与待测血清和 IgE 参考标准品反应，再与 ^{125}I 标记的抗人 IgE 抗体反应，形成双抗体夹心复合物。最后测定滤纸片的放射活性。其放射活性与血清 IgE 含量呈正相关。利用标准曲线可得出待测血清总 IgE 的含量（图 18 - 9）。该法敏感性较高，但需要特殊仪器（γ 计数仪）且存在放射性核素污染。

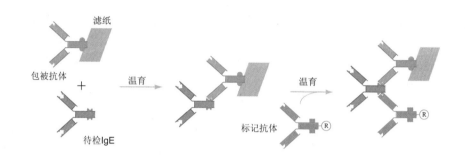

图 18 - 9　RIST 检测血清总 IgE 原理示意图

2. 免疫比浊法　采用微粒增强散射免疫比浊法。其原理是用鼠抗人 IgE 单克隆抗体包被聚苯乙烯微粒，与血清中 IgE 结合使聚苯乙烯微粒靠近和聚集，此种聚集导致穿过血清的光束发生散射，散射光的强度与待测血清中 IgE 浓度呈正比。

3. 化学发光免疫法　采用双抗体夹心模式。其原理是包被抗 IgE 抗体的磁颗粒首先与待测血清和 IgE 参考标准品反应，再与吖啶酯标记的抗 IgE 抗体反应形成双抗体夹心复合物。最后根据化学发光强度和标准曲线，仪器可以自动计算出 IgE 含量。此法敏感性高、特异性强、稳定性好、测定自动化、操作简便迅速，临床多采用。

（二）临床意义

正常人血清 IgE 含量极微，约 20 ~ 200U/ml（1U = 2.4ng）。IgE 升高常见于 I 型超敏反应性疾病，如支气管哮喘、过敏性鼻炎、特应性皮炎等，IgE 含量与病情发作及缓解呈平行关系。某些非超敏反应性疾病 IgE 水平也可升高，如寄生虫感染、天疱疮、胸腺发育不良病、骨髓瘤、高 IgE 综合征等。免疫功能缺陷者可能测不出 IgE。

二、血清特异性 IgE 检测

（一）方法类型

血清特异性 IgE 是血清中针对某一变应原的 IgE。测定血清特异性 IgE 的方法如下：

1. 放射变应原吸附试验（radioallegosorbent test，RAST）　1967 年由 Wide 建立，其原理是吸附于固相载体的变应原与待测血清和 IgE 参考标准品反应，再与放射性核素标记的抗 IgE 反应，最后测定固相载体的放射活性。其放射活性与血清 IgE 含量呈正相关。利用标准曲线可得出待测血清中特异性 IgE 的含量（图 18 - 10）。

该方法敏感性高、特异性强，其结果与皮肤试验、支气管激发试验的符合率高达 80%，且安全性好，但不能完全代替后两种试验，因后两种试验更能反映机体的整体情况。缺点是需要特殊仪器（γ计数仪），有放射性核素污染的可能，待测血清存在相同特异性 IgG 时会对结果产生干扰。

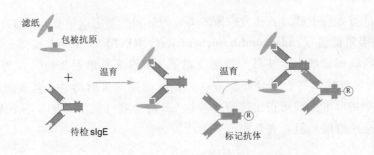

图 18-10 RAST 检测血清特异性 IgE 原理示意图

2. 免疫印迹法 采用固相已知抗原测定未知抗体的间接分析模式。将多种特异性变应原包被在 NC 膜上，与待测样本中的 sIgE 反应，再与酶标记的鼠抗人 IgE 抗体结合。加入底物后显色形成肉眼可见的颜色。

3. 荧光酶免疫测定 该方法采用内含多孔弹性纤维素粒的帽状新型载体结合变应原，与待测血清和 IgE 参考标准品反应，然后再与 β - 半乳糖苷酶标记的抗人 IgE 反应。β - 半乳糖苷酶作用于荧光底物 4 - 甲基伞桂 - β - 半乳糖苷（4 - methylumbelliferyl - β - O - galactoside）产生荧光。荧光强度与 IgE 含量呈线性关系。根据标准曲线可得出待测血清中特异性 IgE 的含量。该方法敏感性高、特异性强、测定自动化、操作简便迅速，是目前公认的检测特异性 IgE 的金标准。

（二）临床意义

血清特异性 IgE 检测对 I 型超敏反应疾病的诊断有重要价值，可以确定变应原的种类。其试验的敏感度和特异度都很高，特别是对花粉、螨类、动物毛皮屑、牛奶、鸡蛋、坚果等变应原的特异性 IgE 测定，敏感度和特异度都可在 90% 以上，有的甚至可接近 100%。应该注意的是变应原具有明显的地域性和同属不同种现象，此外，某些小分子变应原（半抗原）特异性 IgE 测定敏感度不高，如青霉素降解产物，对这些变应原，如测不出特异性 IgE 并不排除发生 I 型超敏反应的可能。

三、特异性过敏原嗜碱粒细胞激活试验

传统特异性过敏原嗜碱性粒细胞激活试验是通过检测细胞激活后释放组胺和白三烯的量来实现。随着溶酶体相关膜糖蛋白 3（LAMP - 3）即分化抗原 63（CD63）的发现，以及对这种分泌性颗粒相关蛋白随着嗜碱粒细胞脱颗粒而表达增强这一特点的认识，人们开发设计用流式细胞术检测嗜碱粒细胞膜表面 CD63 的变化，并以此来辅助诊断过敏性疾病，用于确认过敏原或评估脱敏治疗的效果。外周血嗜碱粒细胞表面不表达 HLA - DR 分子，但高表达 CD123 分子。因此，可联合应用不同荧光素标记的抗 CD123 和抗 HLA - DR 来鉴别外周血中的嗜碱粒细胞。同时，当嗜碱粒细胞处于静息状态时，CD63 只表达于胞内颗粒中，很少表达于膜表面；而在激活状态时，嗜碱粒细胞脱颗粒，引发 CD63 易位，高表达于细胞膜表面。CD63 可作为活化的嗜碱粒细胞的特异性标志物，采用荧光素标记的抗 CD63 抗体即可鉴别激活的嗜碱粒细胞。综上所述，外周血与特异性过敏原温育后，分别加入三种不同荧光素标记抗体，先以 CD123$^+$ 和 HLA - DR$^-$ 细胞设门，圈选嗜碱粒细胞，再通过测定 CD63 的表达即可定量检测活化的嗜碱粒细胞。

体外特异性过敏原嗜碱粒细胞激活试验，采用流式细胞术定量检测表达有特异性标志物的嗜碱粒细胞，可精确反映嗜碱粒细胞的活化程度和功能状态，是一个高特异性的过敏原诊断方法。同时此方法也可间接评价过敏性疾病的严重程度，对过敏性疾病的发生风险进行评估，动态监测过敏性疾病的发展，指导临床治疗，在过敏性疾病具有较高的诊断价值。

四、循环免疫复合物测定

随血液循环的免疫复合物称为循环免疫复合物（CIC），CIC 的检测技术可分为抗原特异性和非抗原特异性检测技术两类。前者通过区别游离的抗原和与抗体结合的抗原，选择性测定含有某种特定抗原的免疫复合物，如 DNA - 抗 DNA、HBsAg - HBsAb 等。检测免疫复合物中抗原特异性比较困难，目前还没有建立常规、实用的检测方法；后者则不考虑免疫复合物中抗原的性质，而是根据免疫球蛋白分子在结合抗原以后发生的物理学和生物学特性的改变进行检测。由于体内形成的循环免疫复合物涉及多种抗原 - 抗体系统，所以临床多检测非抗原特异性免疫复合物。

（一）非抗原特异性循环免疫复合物的检测方法

非抗原特异性循环免疫复合物的检测方法种类繁多，根据其原理不同可分为：①根据免疫复合物的理化性质而设计的检测技术，例如：聚乙二醇（polyethylene glycol，PEG）沉淀法、冷沉淀法、选择性超滤法、超速离心法等；②根据免疫复合物能与某些活性分子上的补体和 Fc 受体结合原理而设计的分子受体法，例如：C1q 结合试验、抗补体试验、胶固素结合试验等；③根据某些细胞上具有补体受体和（或）Fc 受体能与免疫复合物结合原理而设计的细胞受体法，例如：Raji 细胞法、巨噬细胞法、血小板凝聚试验等；④根据免疫复合物能与抗球蛋白结合而设计的抗球蛋白技术，如抗球蛋白试验、mRF 固相抑制试验、mRF 凝胶扩散试验等。常用的方法如下：

1. PEG 沉淀法　PEG 是一种无电荷的直链大分子多糖，可非特异性沉淀蛋白质。沉淀具有可逆性，对蛋白质的生物活性无影响。在 pH、离子强度等条件固定时，蛋白质分子量越大，用以沉淀的 PEG 浓度越小。分离血清免疫复合物一般采用最终浓度为 3% ~4% PEG。PEG 6000 对蛋白质沉淀具有良好的选择性，所以在测定中采用 PEG 6000。PEG 使免疫复合物沉淀的机制可能是使免疫复合物自液相析出，此外，PEG 还可控制循环免疫复合物解离，促进循环免疫复合物进一步聚合成更大的凝聚物而被沉淀。利用透射比浊法或散射比浊法可测出循环免疫复合物的存在与含量。参考值为 4.3 ± 2.0，以 ≥8.3 为阳性，或以不同浓度热聚合人 IgG（heat agglutination human IgG，HAHG）按以上方法操作制备校正曲线，也可得出免疫复合物含量（相当于 HAHG 的 mg/L）。PEG 沉淀法检测循环免疫复合物敏感度达 20mg/L HAHG，方法简便易行，国内已广泛使用，但不能反映小分子循环免疫复合物的情况，而且结果易受多种大分子蛋白质的干扰，因而特异性较差。

2. 固相 C1q 结合试验　该法利用循环免疫复合物具有与 C1q 结合的特性，包被 C1q 于固相载体，加入待测血清，免疫复合物与 C1q 结合，再用放射性核素或酶标记的抗人 IgG 检测免疫复合物中 IgG。根据其放射活性或酶活性判断免疫复合物含量。固相 C1q 结合试验敏感度较高，可达 0.1mg/L HAHG，C1q 制品不易精制而且纯品不稳定，使结果稳定性受影响。

3. 抗补体试验　将抗 C3 抗体包被固相载体，循环免疫复合物在体内已结合了 C3，通过 C3 介导循环免疫复合物与固相抗 C3 连接，加酶标记抗人 IgG 检测复合物中 IgG，加底物显色，根据颜色深浅判断免疫复合物含量。抗补体试验敏感度较高，达 0.1mg/L HAHG，重复性好，操作比固相 C1q 结合试验简便，但有些免疫复合物上未固定补体，或补体性质不稳定，故这部分循环免疫复合物测不出来。反之，血清中补体含量过多，游离的 C3 分子结合固相抗体，则循环免疫复合物结合不上，影响其结果。故待测血清应去除游离补体。

4. Raji 细胞法　Raji 细胞是从 Burkitt 淋巴瘤患者分离建立的 B 细胞株，可在体外长期传代。其表面有大量 C1q、C3b 和 C3d 受体，故能吸附已结合补体的循环免疫复合物。将待测血清与 Raji 细胞反应，再与放射性核素标记的抗人 IgG 反应，最后测定沉淀细胞的放射活性。以热聚合 IgG 作为参考标准绘制标准曲线，根据标准曲线可得出待测血清中免疫复合物的含量。Raji 细胞试验敏感性较高，达 6～12mg/L HAHG。但 Raji 细胞培养操作繁琐。此外，Raji 细胞表面具有 Fc 受体，待测血清中游离的 IgG 也可通过 Fc 段与 Raji 细胞结合，造成假阳性。

5. mRF 固相抑制试验　该法利用类风湿因子（RF）与变性 IgG、热聚合 IgG、免疫复合物具有较强亲和力的特性，将单克隆 RF（mRF）吸附于固相载体，加入待测血清，再加入放射性核素标记的热聚合 IgG。如果待测血清中含有免疫复合物，则与固相 mRF 结合，从而抑制放射性核素标记的热聚合 IgG 与 mRF 的结合。固相载体的放射活性与免疫复合物的含量呈负相关。mRF 固相抑制试验敏感性较高，但 mRF 需从特发性冷球蛋白血症的血清中提取，来源困难，因此该方法较难常规应用。

目前尚无一种对所有种类的循环免疫复合物均能有效检测的方法，各种方法只能检测某一类或某个范围的免疫复合物，例如，PEG 沉淀法不能反映小分子循环免疫复合物的情况，补体参与技术不能检测出 IgA、IgE 和 IgD 类抗体形成的循环免疫复合物（不能激活补体）。而且，不同方法检测原理各异，其检测结果有时不相关。因此，在检测非抗原特异性循环免疫复合物时，最好用几种方法同时进行，以提高阳性检出率。

（二）非抗原特异性循环免疫复合物检测的临床意义

免疫复合物的检测对于疾病的诊断、病情演变、发病机制的探讨、疗效观察和预后判断等具有重要意义。某些自身免疫病如 SLE、RA、链球菌感染后肾小球肾炎、慢性活动性肝炎及血管炎等患者血清中都可检出循环免疫复合物。

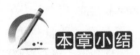

本章小结

超敏反应是机体受到抗原持续刺激或再次受到相同抗原刺激时，出现生理功能紊乱或组织损伤等异常的适应性免疫应答。根据发生机制及临床特点，将其分为 I、II、III、IV 共四型。I、II、III 型均由抗体介导，IV 型由细胞介导。I 型超敏反应主要由 IgE 类抗体介导，以肥大细胞和嗜碱粒细胞释放生物活性介质导致机体生理功能紊乱为主。II 型超敏反应主要由 IgG 或 IgM 类抗体直接与靶细胞表面结合，在补体、吞噬细胞和 NK 细胞参与下，导致靶细胞溶解。III 型超敏反应因抗原与相应抗体结合，形成中等大小可溶性免疫复合物，沉积于血管基底膜，激活补体，活化血小板，使中性粒细胞聚集，引起以小血管为中心的炎症反应。IV 型超敏反应相对发生迟缓，由致敏的 Th1 和 CTL 再次接触相同抗原后释放细胞因子和发挥杀伤作用所致，表现为以单个核细胞浸润为主的炎性损伤。

常见的超敏反应疾病有过敏性哮喘、过敏性鼻炎、食物过敏症、急性输血反应、新生儿溶血症。其免疫学检测主要包括血清总 IgE 检测、血清特异性 IgE 检测、特异性过敏原嗜碱粒细胞激活试验和循环免疫复合物测定。血清总 IgE 检测有 RIST、化学发光免疫测定法和散射比浊法。血清特异性 IgE 检测有 RAST、斑点印迹试验和荧光酶免疫测定。特异性过敏原嗜碱粒细胞激活试验采用流式细胞术。循环免疫复合物测定可采用 PEG 沉淀法、固相 C1q 结合试验、抗补体试验、Raji 细胞法和 mRF 固相抑制试验。

（曾常茜）

笔记

第十九章 自身免疫病与免疫学检测

学习目标

1. 掌握：自身免疫病的概念、基本特征和免疫学（尤其是自身抗体）检验方法。
2. 熟悉：诱发自身免疫病的因素，常见的自身免疫病。
3. 了解：自身免疫病的分类和病理损伤机制。

正常机体免疫系统能够识别异物并产生免疫应答，以清除外来抗原、衰老或畸变的细胞，发挥免疫防御、免疫监视和免疫自身稳定的生理功能。正常的免疫应答有利于维持机体的免疫稳态（immune homeostasis）。自身免疫病（autoimmune diseases，AID）是当机体免疫系统受到某些内、外因诱发下，自身免疫耐受状态被打破，持续迁延的自身免疫对自身抗原产生过度的免疫应答，或造成自身细胞破坏、组织损伤或功能异常导致的临床病症。

第一节 诱发自身免疫病的因素

正常情况下，免疫系统对自身的组织和细胞不产生或仅产生微弱的免疫应答，此现象称为自身免疫耐受（autoimmune-tolerance）。自身免疫耐受是机体维持免疫平衡的重要因素，其机制与胚胎期的免疫接触有关。根据 Burnet 的克隆选择学说，在胚胎期或新生期免疫系统尚未发育成熟时，抗原刺激不会引起免疫应答，只引起相应的淋巴细胞克隆抑制，被抑制的细胞群称为禁忌克隆。通常胚胎期免疫系统能够接触到的抗原都是自身物质；另一方面，几乎所有可暴露的自身抗原都在胚胎期接触过免疫系统，因此出生后免疫系统对自身抗原表现为天然免疫耐受。

当某些原因使自身免疫耐受遭到破坏时，免疫系统就会对自身组织成分发生免疫应答，产生针对自身成分的自身抗体（autoantibody）或自身反应性 T 淋巴细胞（autoreactive T lympho-cyte），此现象称为自身免疫（autoimmunity）。自身免疫属于正常的生理现象，在健康人体内都有一定量的自身抗体和自身反应性 T 细胞的存在，它们在维持免疫自身稳定中发挥重要作用，大多数自身抗体的效价较低，不足以引起自身组织的损伤，但可协助清除衰老蜕变的自身成分，故亦称为"生理性自身抗体"。

大部分自身免疫病的发病原因和发病机制尚不清楚。但无论何种原因使机体产生了针对自身抗原的自身抗体和（或）自身反应性 T 细胞，都可以通过各种途径导致免疫炎症，使机体发生组织损伤或器官功能障碍，导致自身免疫病的发生。

一、自身抗原因素

1. 隐蔽抗原的释放　隐蔽抗原（sequestered antigen）是指体内某些与免疫系统在解剖位置上隔绝的组织成分，如精子、眼内容物、脑、心肌和子宫等。正常情况下，其终身不与免疫系统接触，机体对这些组织细胞的抗原成分无免疫耐受性。在手术、外伤、感染等情况下，隐蔽抗原得以释放，与免疫活性细胞接触进而诱导相应的自身免疫应答，导致自身免疫病的发生。例如：因眼外伤使眼晶状体蛋白和眼葡萄膜色素隔离抗原进入血液和淋巴液，刺激机体免疫系统产生特异性的 CTL，CTL 可对健侧眼睛的细胞发动攻击，引发自身免疫性交感性眼炎（图19-1）。临床上常见的还有甲状腺球蛋白抗原释放后，可引起桥本甲状腺炎；精子抗原释放可引起男性不育；脑脊髓和神经髓鞘蛋白抗原释放可引起脱髓鞘脑脊髓炎和外周神经炎等。

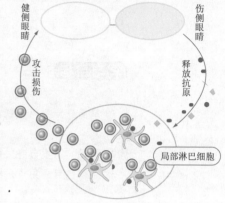

图 19-1　交感性眼炎发生示意图

2. 自身抗原的改变　生物（如细菌、病毒、寄生虫等）、物理（如冷、热、电离辐射等）、化学（如药物）等因素均可影响自身细胞抗原的性质，诱导自身免疫应答，导致自身免疫病。如：多种药物可改变血细胞的抗原性引起自身免疫性溶血性贫血和血小板减少性紫癜；变性的自身 IgG 可刺激机体产生抗变性 IgG 的自身抗体，这类抗体又称为类风湿因子（rheumatoid factor，RF）。RF 与变性 IgG 结合形成的免疫复合物可导致类风湿关节炎等多种免疫性疾病。

3. 共同抗原的存在　感染是诱发自身免疫的重要因素。某些病原微生物具有与宿主正常细胞或细胞外基质相似的抗原表位，宿主针对该病原微生物产生的免疫效应产物能与其共同抗原发生交叉反应，引起炎症和组织破坏，导致自身免疫病。例如：A 群溶血性链球菌细胞壁 M 蛋白与人的肾小球基底膜或心肌组织具有共同抗原表位，因此链球菌感染后容易发生肾小球肾炎或心肌炎；大肠埃希菌 O_{14} 和结肠黏膜具有共同抗原表位，可以引发溃疡性结肠炎；柯萨奇病毒感染激发的免疫应答、可攻击胰岛的 β 细胞，引发糖尿病。

4. 表位扩展　一个抗原分子可存在有优势表位（dominant epitope）和隐蔽表位（cryptic epitope）。正常情况下，优势表位是众多表位中首先激发免疫应答的表位，隐蔽表位并不引起免疫应答。在异常情况时，免疫系统在针对一个优势表位发生免疫应答后，可能对隐蔽表位相继引发免疫应答，此种现象称为表位扩展（epitope spreading）（图 19-2）。随着疾病的进程，机体的免疫系统不断扩大所识别自身抗原表位的范围，因而使自身抗原不断受到新的免疫攻击，使疾病迁延不愈并不断加重。表位扩展与类风湿关节炎、系统性红斑狼疮、多发性硬化症、胰岛素依赖性糖尿病的发病相关。

二、免疫调节机制紊乱因素

1. 淋巴细胞的多克隆活化　某些超抗原或微生物成分可多克隆激活淋巴细胞。而自身反应性 B 细胞被多克隆活化、即可产生自身抗体，引发自身免疫病。如多克隆刺激剂（如巨细胞病毒、EB 病毒、HIV、某些革兰阴性细菌等）和超抗原（金黄色葡萄球菌外毒素 TSST-1、肠毒素 SEA 等）均可多克隆激活 B 细胞。研究发现：AIDS 患者体内可检查到高水平的抗红细胞抗

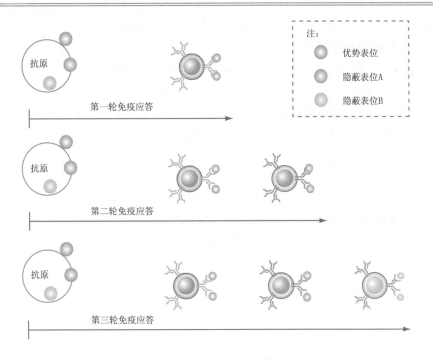

图 19 - 2　表位扩展示意图

体和抗血小板抗体，EB 病毒感染者体内可出现抗 T 细胞抗体、抗 B 细胞抗体、抗核抗体和类风湿因子等自身抗体。

2. 清除自身反应性淋巴细胞克隆的异常　自身反应性 T 细胞及 B 细胞分别在胸腺和骨髓中经历过阴性选择而被"克隆清除"；即使少数逃避了"克隆清除"的自身反应性 T 细胞及 B 细胞，在外周免疫器官受自身抗原刺激被活化的过程中，通过活化诱导的细胞死亡机制继续被"克隆清除"。但是，若胸腺/骨髓的微环境基质细胞缺陷，阴性选择出现障碍，造成自身反应性 T 细胞及 B 细胞的"克隆清除"异常，则可能产生对自身抗原的免疫应答，而产生自身免疫病。如：人的 Fas/FasL 表达异常，Fas 属 TNFR/NGFR 家族成员，普遍表达于多种细胞包括淋巴细胞表面，其配体 FasL（Fas ligand）通常出现于活化的 T 细胞，如 CTL 和 NK 细胞膜上，又可以分泌脱落至细胞外。无论是膜结合型或游离型的 FasL，与细胞膜上的 Fas 结合后均可诱导细胞凋亡。Fas/FasL 基因缺陷的患者，胸腺基质细胞不表达功能 Fas/FasL，阴性选择功能下降，易发生系统性红斑狼疮。多发性硬化症、桥本甲状腺炎等多种自身免疫病的发生也与 Fas/FasL 表达异常有关。

3. Th1 和 Th2 细胞的功能失衡　不同的病原微生物感染或组织损伤等因素所产生的炎症反应，能通过分泌细胞因子而影响 Th0 细胞向 Th1 或 Th2 细胞分化。Th1 和 Th2 细胞的比例失调和功能失衡与自身免疫病的发生相关。Th1 细胞功能亢进可促进某些器官特异性自身免疫病的发生，如胰岛素依赖性糖尿病。Th2 细胞的功能过高，可促进抗体介导的全身性自身免疫病的发生，如系统性红斑狼疮。

4. MHC - Ⅱ类抗原的表达异常　正常情况下，大多数组织细胞仅表达 MHC - Ⅰ类抗原，而不表达 MHC - Ⅱ类抗原。在某些因素（如 IFN - γ）作用下，组织细胞表面可异常表达 MHC - Ⅱ类抗原，从而可能将自身抗原提呈给 Th 细胞，启动自身免疫应答，导致自身免疫病。已发现原发性胆汁性肝硬化的胆管上皮和糖尿病的胰岛 β 细胞表面均表达 MHC - Ⅱ类抗原。

5. 淋巴细胞的突变　由于理化因素、生物因素或某些原发因素的影响，可能导致淋巴细胞突变，其抗原识别能力异常，对自身抗原产生免疫应答，从而引发自身免疫病。

三、生理因素

1. 自身免疫病发病率随年龄的增长而升高　临床上，老年人自身抗体的检出率较高，可能是老年人胸腺功能低下或衰老导致免疫系统功能紊乱的缘故所致。

2. 某些自身免疫病与性别有关 某些自身免疫病好发于女性，如类风湿关节炎的患者的女性与男性之比为4:1。女性发生系统性红斑狼疮和多发性硬化（MS）的可能性比男性大10~20倍。有些自身免疫病好发于男性，如患强直性脊柱炎的男性约为女性的3倍。

3. 某些自身免疫病与性激素变化有关 系统性红斑狼疮患者的雌激素水平普遍升高。实验显示给系统性红斑狼疮小鼠应用雌激素可加重其病程。

四、遗传因素

许多自身免疫病的发生与个体的MHC基因型有关。不同型的MHC分子结合提呈抗原的能力不同。有些个体的MHC分子适合提呈某些自身成分的抗原肽，因此易患某些自身免疫病。例如，携带HLA-DR3的个体易患系统性红斑狼疮、重症肌无力、胰岛素依赖性糖尿病；HLA-DR4与类风湿关节炎有关；强直性脊柱炎患者中90%以上为HLA-B27阳性。

第二节 自身免疫病的病理损伤机制

引起自身免疫病的原因和机制是多种多样的，自身免疫病实际上是由自身抗体，自身反应性T淋巴细胞，或二者共同引起的针对自身抗原的超敏反应性疾病。其自身组织损伤的机制类似于Ⅱ型、Ⅲ型、Ⅳ型超敏反应。针对自身抗原引起的免疫应答，可通过一种或几种方式共同作用导致免疫损伤，继而引发自身性免疫性疾病。

一、自身抗体引起的免疫损伤

在这种自身免疫病的发生过程中，由针对自身细胞表面或细胞外基质抗原物质的IgG类和IgM类自身抗体启动细胞和组织的损伤。

（一）抗细胞表面抗原的自身抗体引起的免疫损伤

自身抗体直接与靶抗原结合，通过激活补体、吸引中性粒细胞和单核细胞、促进吞噬作用及局部释放炎症介质等，导致细胞和组织损伤。例如：某些药物可吸附在红细胞、血小板或中性粒细胞等血细胞的表面、并改变细胞的抗原性，进而刺激机体产生抗红细胞、血小板或中性粒细胞等血细胞的自身抗体，自身抗体与血细胞结合并激活补体系统，可直接导致靶细胞的裂解。临床常见的有药物引起的溶血性贫血、自身免疫性血小板减少性紫癜、中性粒细胞减少症等疾病。

（二）抗细胞表面受体的自身抗体引起的细胞和组织功能障碍

自身抗体与细胞表面特异性受体结合后，可通过以下机制导致该受体功能障碍。

1. 模拟配体作用 自身抗体与受体结合，模拟其配体的作用，刺激靶细胞功能亢进。例如：甲状腺功能亢进（Graves病）患者血清中存在抗促甲状腺激素受体（thyroid stimulating hormone receptor, TSHR）的自身IgG类抗体，此抗体与TSHR结合，可模拟促甲状腺激素的作用，刺激甲状腺细胞分泌过量甲状腺激素，导致甲状腺功能亢进；某些低血糖症患者体内产生抗胰岛素受体的（激动剂样）自身抗体，此类抗体与胰岛素受体结合，可发挥类似于胰岛素样的效应，引起低血糖症。

2. 竞争性阻断效应 自身抗体与受体结合，可阻断天然配体与受体结合，或改变受体结构，从而抑制受体功能。例如：某些胰岛素耐受性糖尿病患者体内产生抗胰岛素受体（拮抗剂样）的自身抗体，此类抗体可竞争性抑制胰岛素与受体结合，引发糖尿病。

3. 介导受体内化与降解 自身抗体与受体结合后，介导受体内化并降解，或通过激活补体系统而引发细胞损伤。例如：重症肌无力（myasthenia gravis，MG）患者体内存在抗神经肌肉接头部位乙酰胆碱受体的自身抗体，该抗体可竞争性抑制乙酰胆碱与受体结合，并促使乙酰胆碱受体内化、降解，从而降低骨骼肌细胞对运动神经元所释放乙酰胆碱的反应性，出现以骨骼肌无力为特征的临床表现。

二、免疫复合物引起的免疫损伤

可溶性自身抗原与相应抗体结合可形成循环免疫复合物，随血流抵达某些组织部位并沉积下来，激活补体，促进炎性细胞浸润，造成组织损伤，干扰相应器官的正常生理功能，此类疾病属于Ⅲ型超敏反应引起的自身免疫病。系统性红斑狼疮乃此类疾病的代表，患者体内持续产生针对自身细胞核抗原的自身IgG类抗体，形成大量循环免疫复合物，沉积在肾小球、关节、皮肤及其他器官的毛细血管，进而引起肾小球肾炎、关节炎、皮肤红斑及多部位脉管炎等多器官、多系统病变，最终导致广泛而严重的小血管炎性损伤。其他的免疫损伤机制也可参与系统性红斑狼疮的发病。

三、自身反应性 T 细胞引起的免疫损伤

自身反应性 T 细胞在多种自身免疫病（尤其是器官特异性自身免疫病）的免疫损伤中起重要作用。$CD8^+$ CTL 和 $CD4^+$ Th1 细胞均可介导自身组织细胞损伤，其机制为Ⅳ型超敏反应，主要引起淋巴细胞和单核细胞浸润为主的炎性病变。在胰岛素依赖性糖尿病（IDDM）发病中，$CD8^+$ 和 $CD4^+$ T 细胞浸润胰岛组织，CTL 特异性杀伤胰岛 β 细胞，Th1 细胞产生细胞因子引起炎症反应损伤胰岛细胞，致使胰岛素的分泌严重不足。在实验性自身免疫性脑脊髓炎（EAE）发病中，髓鞘碱性蛋白（MBP）特异性 Th1 细胞介导中枢神经系统损害，过继转移 MBP 特异性 Th1 细胞克隆给正常动物，可成功诱发 EAE。此外，自身反应性 T 细胞在慢性淋巴细胞性甲状腺炎、恶性贫血及自身免疫性心肌炎等自身免疫病的发病中也起重要作用。

第三节　自身免疫病的分类及基本特征

自身免疫病种类繁多，目前分类尚无统一的分类标准；自身免疫病的临床特征各异，但都具有一些共同特征。

一、自身免疫病的分类

自身免疫病的分类多以受累组织器官的范围、解剖系统及发病原因等方法进行分类。

（一）按自身抗原的分布范围分类

按自身抗原的分布范围分类，可分为器官特异性自身免疫病和非器官特异性自身免疫病（表 19 - 1）。

1. 器官特异性自身免疫病（organ specific autoimmune disease）　指病变局限于某一特定器官或组织，其自身抗原为该器官组织的特定成分。

2. 非器官特异性自身免疫病（non-organ specific autoimmune disease）　又称"全身性或系统性自身免疫病"，是指侵犯多种器官组织的自身免疫病，其自身抗原为多种器官组织所共有的成分，如细胞核成分、线粒体等，由于其常累及结缔组织，故又称"结缔组织病"或"胶原病"。通常，器官特异性自身免疫病的预后较好，而非器官特异性自身免疫病的病变广泛，预后不良。

表 19 - 1　常见的自身免疫病

类别	疾病名称	自身抗原
器官特异性	桥本甲状腺炎	甲状腺球蛋白和甲状腺微粒体
	甲状腺功能亢进（Graves 病）	甲状腺细胞 TSH 受体
	原发性肾上腺皮质功能减退症（Addison 病）	肾上腺皮质细胞、ACTH 受体
	溃疡性结肠炎	结肠黏膜细胞
	重症肌无力	乙酰胆碱受体
	交感性眼炎	眼晶状体蛋白
	青少年型胰岛素依赖性糖尿病	胰岛 β 细胞 GAD（酪氨酸磷酸酶）
	胰岛素抵抗性糖尿病	胰岛素受体
	原发性胆汁性肝硬化	小胆管上皮细胞
	自身免疫性溶血性贫血	红细胞膜表面分子
	特发性血小板减少性紫癜	血小板膜蛋白
	特发性白细胞减少症	白细胞
非器官特异性	系统性红斑狼疮	核抗原（DNA、组蛋白、核糖核蛋白等） 细胞浆成分（线粒体、微粒体）
	类风湿关节炎	变性 IgG、中间丝相关蛋白、纤维蛋白
	混合性结缔组织病	核糖核蛋白（RNP）
	多发性肌炎	肌肉抗原、氨酰 tRNA 合成酶
	系统性血管炎	中性粒细胞

（二）按发病部位的解剖系统分类

按发病部位的解剖系统分类，可分为结缔组织（系统性红斑狼疮、类风湿关节炎、干燥综合征、混合性结缔组织病等）、内分泌系统（桥本甲状腺炎、Graves 病、Addison 病、胰岛素依赖性糖尿病等）、消化系统（萎缩性胃炎、溃疡性结肠炎、原发性胆汁性肝硬化等）、血液系统（恶性贫血、自身免疫性溶血性贫血、特发性血小板减少性紫癜、特发性白细胞减少症等）等自身免疫病。

（三）按发病先后分类

1. 原发性自身免疫病　大多数自身免疫病的发生与遗传因素密切相关，原发病因不明，称为"原发性自身免疫病"，此类疾病可以是器官特异性的，也可以是非器官特异性的。

2. 继发性自身免疫病　某些自身免疫病由特定的外因所致，如药物、外伤、感染等，而与遗传无关，一般愈后良好，称为"继发性自身免疫病"，如慢性活动性肝炎、交感性眼炎等，此类疾病多属器官特异性自身免疫病。

二、自身免疫病的基本特征

自身免疫病种类繁多，但都具有如下一些共同特征：①多数病因不明，往往女性高发，且具有遗传倾向性；②患者体内可检出高效价的自身抗体和（或）自身反应性 T 淋巴细胞；③一般病程较长，多呈反复发作和慢性迁延不愈，疾病转归与自身免疫应答的强度密切相关；④肾上腺皮质激素等免疫抑制治疗可缓解症状；⑤常有其他自身免疫病同时存在；⑥可在体外复制出相关动物病理模型。

第四节　常见的自身免疫病

自身免疫病种类繁杂，各种不同的自身免疫病所累及的器官、组织和部位也不尽相同。本章以临床常见的系统性红斑狼疮、类风湿关节炎、弥漫性甲状腺肿和系统性血管炎等四种自身免疫病为代表作简要介绍。

一、系统性红斑狼疮

系统性红斑狼疮（systemic lupus erythematosus，SLE）是最常殃及年轻女性的多系统疾病。多发生在 20～30 岁的女性，男女的发病比例约 1∶10。关节炎、皮肤红斑、血细胞减少、中枢神经系统功能障碍及肾病是最常见的临床表现。疾病的严重性往往随病程呈复发与缓解交替起伏，该病高死亡率主要由肾病引起，治疗原则主要是延长存活期。

SLE 病因不清，发病机理复杂，但是患者体内存在有多种抗核抗体，也可产生抗红细胞、血小板、白细胞和凝血因子等自体抗体。这些自身抗体和抗原形成的大量免病复合物，可沉积在皮肤、肾小球、关节、脑等部位的小血管，激活补体及 ADCC，造成组织细胞免疫损伤。被损伤的细胞释放的核抗原又刺激 B 细胞产生更多的自身抗体，进一步加重病理损伤。不同的自身抗体致病机制各异，但多数尚待阐明。

二、类风湿关节炎

类风湿关节炎（rheumatic arthritis，RA）是一种以关节组织慢性炎症病变为主要表现的全身性疾病，呈世界性分布，男女患者比例为 1∶3，任何年龄均可发病，但高发期在 40 多岁。RA 病程与 SLE 相似，时缓时重，甚至痊愈，但是炎症常持续加重。RA 的病变主要发生在手与脚的对称性小关节，晚期常导致进行性关节破坏、变形患者除关节疼痛和活动障碍，还常产生系统性病症，如皮下结节、贫血、胸膜炎、心包炎、间质性肺病、血管炎等。

三、系统性血管炎

血管炎（vasculitis）是指发生于血管壁及其血管周围的炎症性疾病，可发生于大动脉、小动脉、静脉等血管床，病谱可从急性坏死性血管炎到慢性血管炎，患者多伴有倦怠、发热、体重减轻等症状。累及小血管，多表现为明显紫癜、多神经炎、巩膜外层炎、溶血或镜下血尿；累及中等大小血管，则可导致心脏、肾脏、肠道、肢端甚至脑组织的梗死；累及大血管，可表现为主动脉弓综合征或者是血栓性静脉闭塞。检测抗中性粒细胞胞浆抗体对某些小血管炎有一定诊断价值。

四、弥漫性甲状腺肿

弥漫性甲状腺肿（Graves，disease）是一种病因未明的自身免疫病，多发生于 30～40 岁人群，男女比例 7∶1。患者血清中出现针对促甲状腺激素受体（thyroid stimulating hormone receptor，TSHR）的抗体，它与 TSHR 结合能持续刺激甲状腺细胞分泌过量的甲状腺素，从而引发患者出现甲状腺功能亢进（hyperthyroidism）。由于它的效应与促甲状腺激素（TSH）相似，但作用时间较长，故又称为长效甲状腺刺激抗体（long-activating thyroid – stimulating antibody，LATSA），属于 IgG 类抗体。LATSA 还可通过胎盘转移导致新生儿甲状腺功能亢进，但此症状可随来自母亲的 IgG 抗体水平下降而逐渐消失。此类抗体结合 TSHR 的部位及其作用机制均与 TSH 相同，即激活 TSHR 的腺苷酸环化酶，使胞内 cAMP 水平上升，从而导致甲状腺素合成和分泌增加。LATSA 与多种组织细胞（如脂肪细胞）存在明显交叉反应，可使眼眶内脂肪细胞增生而致突眼症状。此外，也有人从甲状腺组织中检出 IgM 和 IgE 类自身抗体，提示本病可能还涉及其他体液免疫应答机制。LATSA 几乎只存在于弥漫性甲状腺肿患者中，检出阳性率及滴度最高，在其他甲状腺疾病中常为阴性。

笔记

第五节 自身免疫病的免疫学检测

自身免疫病的免疫学检测，应首选间接免疫荧光法（indirect immunofluoresence assay，IIF）作为理想的筛选实验，主要是检测血清中的自身抗体，也可检测淋巴细胞、免疫球蛋白、免疫复合物和补体等，这些检测为自身免疫病提供临床诊断依据，判断疾病活动程度，观测疗效，指导临床用药有重要意义。

一、自身抗体的检测

自身免疫病患者体内存在的高效价自身抗体和（或）自身反应性 T 淋巴细胞是自身免疫病的重要特征，也是临床诊断的重要依据。自身免疫病常检测的自身抗体主要有抗核抗体、类风湿因子、抗中性粒细胞胞浆抗体等。许多自身免疫病可产生多种自身抗体，而同一种自身抗体可涉及多种自身免疫病，因此临床需要结合多项指标进行综合判断。

（一）抗核抗体检测

抗核抗体（antinuclear antibody，ANA）是泛指针对真核细胞核成分的一类自身抗体的总称。检测 ANA 是诊断 SLE 重要指标，但是 ANA 并非 SLE 所特有，很多疾病也 ANA 阳性，如药物诱导性狼疮、混合性结缔组织病、皮肌炎等疾病（表 19 - 2）。ANA 是活动性 SLE 非常敏感的指标，阳性率 >99%，ANA 阴性基本上可以排除 SLE。此外 ANA 滴度、荧光着色模式及不同类型 ANA 检测对 SLE 与其他系统性自身免疫病的鉴别诊断、SLE 病情观测等也有重要意义。

表 19 - 2 抗核抗体阳性常见的疾病

疾病名称	阳性率（%）
系统性红斑狼疮	95 ~ 100
药物诱导性狼疮	100
混合性结缔组织病	100
系统性硬化症	85 ~ 98
多发性皮肌炎/皮肌炎	40 ~ 78
原发性干燥综合征	50 ~ 95
类风湿关节炎	20 ~ 40
各种肿瘤	10 ~ 30

1. 常见抗核抗体类型

（1）抗 DNA 抗体 抗 DNA 抗体包括抗双链 DNA（double stranded DNA，dsDNA）抗体（抗天然 DNA 抗体）和抗单链 DNA（single stranded DNA，ssDNA）抗体（抗变性 DNA 抗体）两大类。抗 dsDNA 抗体是 SLE 的特征性标志之一，阳性率为 60% ~ 90%，其滴度高低与疾病活动性相关，可作为监控治疗的指标。此外，在 MCTD、RA、SS 等自身免疫病中也可有部分阳性。抗 ssDNA 抗体常见于 SLE 患者（70% ~ 95%）、其他结缔组织病和少数非结缔组织病患者，特异性较差，因此通常不检测抗 ssDNA 抗体。

（2）抗 ENA 抗体 可提取性核抗原（extractable nuclear antigen，ENA）是用盐水或磷酸缓冲液提取的核抗原的总称，是非组蛋白核蛋白，属酸性蛋白抗原，由许多小分子 RNA 与各自对应的特定蛋白质组成核糖核蛋白颗粒（RNP），该组成使其各自的抗原性得以增强，分子中不含 DNA，对核糖核酸酶敏感。主要包括 U1 - RNP、Sm、SS - A、SS - B、Scl - 70、Jo - 1、

Rib 等抗原，不同的自身免疫病可产生不同的抗 ENA 抗体。

抗 U1－RNP 抗体：U1－RNP 由 U1－RNA 和蛋白质组成，高滴度的抗 U1－RNP 抗体为混合结缔组织病（mixed connective tissue disease，MCTD，Sharp 综合征）的特征性抗体，阳性率为 95%～100%。在其他结缔组织病的阳性率较低，SLE 约 30%。

抗 Sm 抗体：Sm 抗原属于 snRNP，抗 Sm 抗体对 SLE 具有高度特异性，与抗 dsDNA 抗体一起，被认为对 SLE 具有确诊价值，阳性率为 20%～40%。

抗 SS－A（Ro）抗体：SS－A 抗原为一个小核糖核蛋白，由一个 RNA 分子和两种不同的蛋白质（52kD 和 60kD）组成。抗 SS－A 抗体最常见于干燥综合征（40%～95%），也见于 SLE（20%～60%）以及原发性胆汁性肝硬化（20%），偶见于慢性活动性肝炎。此外，发现抗 SS－A 抗体在新生儿红斑狼疮的发生率几乎 100%。

抗 SS－B（La）抗体：SS－B 为 SS 的 B 抗原，属于 SnRNP，是 DNA 和蛋白质的混合物，可被胰蛋白酶、轻度加热或改变溶液 pH 而破坏，抗 SS－B 抗体几乎仅见于女性患者，男女的发病比例约 1：29，可出现于干燥综合征（40%～95%）以及 SLE（10%～20%）患者中。在干燥综合征，抗 SS－B 阳性患者，几乎同时出现抗 SS－A 抗体，反之则不然。

抗 Scl－70 抗体：Scl－70 抗原是 DNA 拓扑异构酶 I 的降解产物，抗 Scl－70 抗体是进行性系统性硬化症（弥散型）的标志性抗体，25%～70% 的患者抗 Scl－70 抗体阳性。

抗 Jo－1 抗体：Jo－1 是组氨酰 tRNA 合成酶，属于细胞浆磷酸蛋白。抗 Jo－1 抗体见于多发性肌炎（伴有间质性肺纤维化），阳性率为 25%～35%。

抗 Rib 抗体：核糖体（ribosome，Rib）在核仁合成，然后转入胞质，抗 Rib 抗体主要见于 SLE，阳性率为 10%～20%，是 SLE 的特异性抗体之一，可能与 SLE 的精神症状有关（存在争议），但与小儿 SLE 的相关性已被证实。

（3）抗组蛋白抗体（AHA）：在 SLE（30%～70%）、药物诱导性狼疮 DIL（90%～95%）和其他自身免疫病、神经性和感染性疾病中常检出 AHA，与抗核小体抗体不同，AHA 在发病中不发挥作用，且患者血清中的 ANA 不具有诊断或预后价值。

（4）抗 PCNA（增殖细胞核抗原）：对 SLE 有很好的特异性。但灵敏度仅为 3%。

（5）抗 Ki 抗体：在 SLE 的灵敏度为 6.7%～21.4% 的 SLE 患者中可以检测到。

（6）核糖体蛋白 P 抗体：几乎只对 SLE 特异，但灵敏度仅为 10%～20%。

（7）抗磷脂抗体：阳性见于原发性抗磷脂综合征（APS）。在 SLE 中阳性率可达 17%～70%，存在高滴度抗磷脂抗体的 SLE 患者，与动静脉血栓、习惯性流产、血小板减少、Coombs 阳性的溶血性贫血和某些罕见症状相关。

2. 检测方法 ANA 大多数属于 IgG 型的抗体，也有部分属于 IgM、IgA、IgD 和 IgE 类。ANA 无器官特异性和种属特异性，可与不同动物来源的细胞核发生反应。ANA 主要存在于血清中，也可存在于其他体液如滑膜液、胸水和尿液中。

目前已知 ANA 至少有百种以上，检测时先进行总 ANA 的筛查，阳性者再进一步检测个别 ANA，对鉴别诊断、病情观测、疗效评价及预后均具有重要意义。ANA 主要采用 IIF 检查，抗原基质片常用人喉癌上皮细胞（Hep－2）制作，也可用其他细胞系或动物组织（如鼠肝）制作；检测 dsDNA 抗体的抗原基质片，常采用马疫锥虫或绿蝇短膜虫制作，因为虫体内鞭毛动基体由纯环状 dsDNA 构成，不含有其他核抗原。抗原基质片与适当稀释的受检病人血清进行反应，再用荧光标记的抗人免疫球蛋白抗体或其 F（ab')$_2$ 染色，然后在荧光显微镜下观察细胞核荧光着色情况，判断荧光核型。

ENA 可用盐水或磷酸盐缓冲液从细胞核中提取，检测抗 ENA 抗体的方法较多，早期常采用双向免疫扩散和对流免疫电泳的方法检测，但是特异性和敏感性较低，目前常采用免疫印迹法和斑点酶免疫法进行检测。

3. 临床意义 ANA 的滴度以及荧光核型对于 SLE 等疾病的自身抗体检测具有重要意义。常见的荧光核型有：均质型、斑点型（核颗粒型）、核膜型（周边型）、核仁型、着丝点型等。

（1）均质型（homogeneous，H） Hep-2 细胞核均匀着染荧光，分裂期细胞的浓缩染色体荧光着色增强，染色体周围荧光较弱（图19-3）。与均质型相关的自身抗体主要有抗组蛋白抗体及抗核小体抗体。高滴度均质型主要见于 SLE 患者，低滴度均质型可见于 RA、慢性肝脏疾病、传染性单核细胞增多症或药物诱发的狼疮患者。

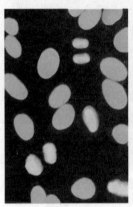 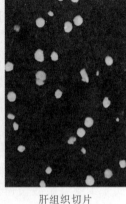 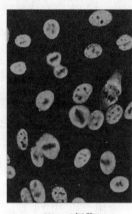 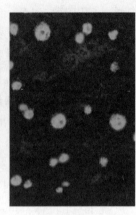

Hep-2 细胞	肝组织切片		Hep-2细胞	肝组织切片

图 19-3 均质型抗核抗体图 　　　　　　　　　图 19-4 斑点型抗核抗体图
（左图为 Hep-2 细胞，右图为猴肝组织切片）　　（左图为 Hep-2 细胞，右图为猴肝组织切片）

（2）斑点型（speckled，S） 细胞核内出现颗粒状荧光，胞浆部分无荧光着色。分裂期细胞染色体无荧光显色，染色体以外显示颗粒荧光（图19-4）。抗 ENA 抗体、抗 PCNA 抗体呈现斑点型着色，常见于 MCTD、SLE、硬皮病、SS 等自身免疫病。

（3）核膜型（membranous，M） 主要在细胞核的周边荧光着色，核轮廓鲜明，核中心荧光弱或无；分裂期细胞染色体区出现荧光着色；在灵长类肝组织切片中显现出特征明显的沿核膜走向的环状荧光（图19-5）。核膜型相关的抗体主要是抗 dsDNA 抗体。常见于活动性 SLE，有时可见于慢性活动性自身免疫性肝炎。

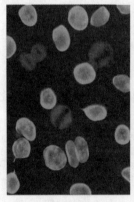 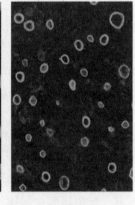 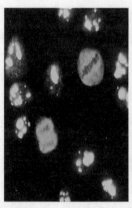 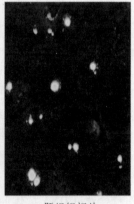

Hep-2 细胞	肝组织切片		Hep-2细胞	肝组织切片

图 19-5 核膜型抗核抗体图 　　　　　　　　　图 19-6 核仁型抗核抗体图
（左图为 Hep-2 细胞，右图为猴肝组织切片）　　（左图为 Hep-2 细胞，右图为猴肝组织切片）

（4）核仁型（nucleolar，N） 荧光均匀着色主要在核仁区，分裂期细胞染色体无荧光着色（图19-6）。相关抗体是抗核仁特异低分子量 RNA、抗 RNA 聚合酶-1、抗 U3RNP、抗 PM

－Scl 等。核仁型在硬皮病中出现率最高，尤其高滴度对诊断硬皮病具有一定特异性，也见于重叠综合征和雷诺现象者。

此外，ANA 滴度高低常与 SLE 临床症状平行。在活动期滴度常高于 1∶80，缓解时降低，加重时升高；且先于疾病活动而升高，后于疾病缓解而降低。ANA 滴度变化也与及其他检测指标如补体、狼疮细胞、血沉、尿蛋白等变化相一致。滴度高于 1∶160 的 SLE 患者应加紧药物治疗，小于 1∶40 可减至维持量。

（二）类风湿因子及相关抗体检测

1. 类风湿因子检测 类风湿因子（rheumatoid factor，RF）是一种存在于人或动物体内抗变性 IgG Fc 的自身抗体，常见的有 IgM、IgG、IgA、IgE 型，其中 IgM 型被认为是 RF 的主要类型。检测 RF 是诊断类风湿关节炎的重要指标之一，但是在其他许多疾病甚至生理情况下亦常出现 RF（表 19 - 3）。

表 19 - 3 类风湿因子阳性常见的疾病

疾　病	阳性率（%）
类风湿关节炎	70 ~ 90
系统性红斑狼疮	15 ~ 35
干燥综合征	75 ~ 95
混合结缔组织病	50 ~ 60
Ⅱ 型混合性冷球蛋白血症	100 *
系统性脉管炎	5 ~ 20
慢性肝病，如慢性活动性肝炎、原发性胆汁性肝硬化	15 ~ 70
慢性活动性肺病（肺纤维化、硅肺、石棉沉着症）	10 ~ 50
细菌感染	5 ~ 60
寄生虫感染	20 ~ 90
病毒感染	15 ~ 65
肿瘤，特别是放/化疗后健康人 < 50 岁	5 ~ 25 < 5
健康人 > 70 岁	10 ~ 25

* 单克隆 IgM 类 RF

检测 RF 目前主要是使用 RIA、ELISA 或免疫浊度方法，与过去常用的胶乳凝集试验比较，敏感性和特异性有明显提高。70% ~ 90% RA 患者 RF 为阳性，高滴度 RF 对 RA 的诊断具有特异性。RF 并非 RA 所特有，因此 RF 阴性并不能排除 RA，RF 阳性也不能简单断定是 RA，应综合分析。此外，临床检测 RF 也可用于以下三个方面：①用于 RA 病情判断和预后，血清 RF 阳性者关节炎程度较阴性者重；RF 阳性率及滴度越高，RA 患者的关节损伤程度越重；而且 RF 滴度越高，患者越易发生血管炎、皮下结节，且预后较差。②用于 RA 患者疗效观测，有效治疗后 RF 滴度会下降。③用于鉴别诊断，如 SLE、硬皮症、皮肌炎等亦可 RF 阳性，但常见的关节病变如痛风、骨性关节炎等 RF 为阴性。

2. 相关自身抗体 近年发现数种自身抗体对 RF 诊断有较大意义，简要介绍。

（1）抗角蛋白抗体（anti keratin antibody，AKA） 又称为抗丝聚蛋白抗体（anti - filaggrin antibody，AFA）或抗角质层抗体（anti corneum antibody，ASCA）。主要见于 RA，阳性率为 36% ~ 59%，特异性为 95% ~ 99%，因此其阴性不能排除 RA 诊断。可先于临床表现而出现，对 RA 早期患者和 RF 阴性患者有较高诊断价值。AKA 与 RA 活动度有关，高滴度预示 RA 较严重。

笔记

（2）抗环瓜氨酸肽抗体（anti‑cyclic citrullinated peptide，抗‑CCP）　研究发现聚丝蛋白中的瓜氨酸是抗原表位的主要成分，用合成的环化瓜氨酸多肽（CCP）作为抗原基质检测抗‑CCP，是用于 RA 早期诊断的一个高度特异的新指标。阳性患者比阴性患者易发展为影像学可见的骨关节损害。

（3）抗核周因子（anti‑perinuclear，APF）　与 RA 活动度有关，尤其对 RA 早期患者和 RF 阴性患者有较高诊断价值。

（三）抗中性粒细胞胞浆抗体

抗中性粒细胞胞浆抗体（antineutrophil cytoplasmic antibodies，ANCA）是一组以人中性粒细胞质成分为靶抗原，与临床多种小血管炎性疾病密切相关的抗体，是系统性血管炎的标志性抗体。除了系统性坏死性血管炎，ANCA 也可见于慢性炎性肠病和自身免疫性肝炎。常采用间接免疫荧光法检测 ANCA，主要有三种荧光图形。

1. 胞浆型 ANCA　胞浆型 ANCA（cytoplasmic ANCA，cANCA）主要针对的靶抗原是中性粒细胞胞浆颗粒中的一种丝氨酸蛋白酶，与存在于中性粒细胞嗜天青颗粒中的丝氨酸蛋白酶‑蛋白酶 3（proteinase 3，PR3）非常相似，所以 cANCA 能与 PR3 发生特异性反应。阳性见于韦格纳肉芽肿（Wegener's granulomatosis，WG）、变应性肉芽肿性脉管炎、微细型多动脉炎、坏死性肾小球肾炎等（图 19‑7）。

2. 核周型 ANCA（perinuclear ANCA，pANCA）　主要针对的靶抗原是中性粒细胞嗜天青颗粒中的髓过氧化物酶（myeloperoxidase，MPO）。阳性见于微细型多动脉炎、变应性肉芽肿性脉管炎、肺出血肾炎综合征（goodpasture syndrome，GP）、肼屈嗪诱导的红斑狼疮等（图 19‑8）。

3. 非典型 ANCA（atypical ANCA，aANCA）　主要针对的靶抗原有待进一步研究。相关疾病为慢性炎症性肠病（克罗恩病、溃疡性结肠炎）、原发性硬化性胆管炎等。

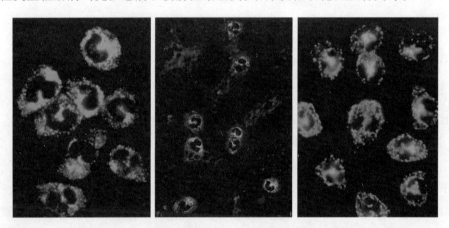

图 19‑7　胞浆型抗中性粒细胞胞浆抗体 cANCA
（左、中、右分别为乙醇固定的中性粒细胞、猴肝组织切片、甲醛固定的中性粒细胞）

（四）其他自身抗体

自身免疫病患者的血清中除存在上述自身抗体外，还有许多其他临床疾病相关的自身抗体，常用采用标记技术进行检测（表 19‑4）。

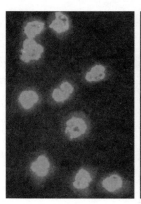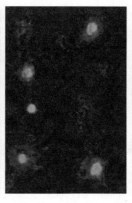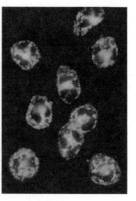

图 19-8　核周型抗中性粒细胞胞浆抗体 p ANCA

（左、中、右分别为乙醇固定的中性粒细胞、猴肝组织切片、甲醛固定的中性粒细胞）

表 19-4　其他自身抗体的检测方法及其相关疾病

自身抗体	检测方法	相关疾病
抗甲状腺球蛋白抗体	IIF、ELISA、RIA	桥本甲状腺炎
抗甲状腺过氧化物酶抗体	ELISA	桥本甲状腺炎
抗乙酰胆碱受体抗体	ELISA、RIA	重症肌无力
抗平滑肌抗体	IIF、ELISA、	原发性胆汁性肝硬化、慢性活动性肝炎
抗心肌抗体	IIF	心脏术后综合征、心肌梗死后综合征、风湿性心脏病
抗线粒体抗体	IIF、ELISA、	原发性胆汁性肝硬化、慢性活动性肝炎、长期持续性肝阻塞
抗胰岛 β 细胞抗体	ELISA	胰岛素依赖性糖尿病
抗精子抗体	IIF、ELISA	不育症、不孕症
抗心磷脂抗体	ELISA、RIA	SLE、自发性流产、抗磷脂综合征
抗肝特异性脂蛋白抗体	ELISA、放射免疫沉淀法、放射免疫自显影法	自身免疫性肝炎
抗中性粒细胞浆抗体	IIF、ELISA、RIA、IBT	系统性血管炎、Wegener 肉芽肿
抗子宫内膜抗体	IIF、ELISA、双向免疫扩散法	不孕症、流产、子宫内膜异位症
抗卵巢抗体	IIF、ELISA、RIA、	卵巢早衰、不孕症、流产、子宫内膜异位症
抗胃壁细胞抗体	IIF	恶性贫血、Graves 病、桥本甲状腺炎、萎缩性胃炎
抗肾小球基底膜抗体	IIF	Goodpasture 综合征、狼疮肾炎、增殖性肾炎
抗红细胞抗体	Coombs 试验	自身免疫性溶血性贫血
抗血小板抗体	ELISA	原发性血小板减少性紫癜

二、其他相关的免疫学检测

（一）淋巴细胞检测

虽然自身免疫病多与自身抗体有关，但仍有部分疾病不存在相关的自身抗体，而与致敏淋巴细胞有关，还可能与免疫调节异常或其他因素有关。淋巴细胞数量和功能的改变是介导免疫病理损伤的重要因素。检测淋巴细胞数量及功能可反映患者体内免疫细胞状况，为临床治疗提供参考指标。

1. 特异性致敏淋巴细胞　检测致敏淋巴细胞可用器官特异性抗原作诱导剂，进行淋巴细胞增殖试验或吞噬细胞移动抑制试验等；皮肤试验也能反映机体致敏情况，但有诱导超敏反应的危险，实验结果需结合临床或其他检查进行综合分析。溃疡性结肠炎、外周神经炎及实验性变态反应性脑脊髓炎等疾病可能与自身反应性致敏淋巴细胞有关。

2. 淋巴细胞数量和比值 在免疫缺陷或免疫失调时易发自身免疫病，因此进行淋巴细胞数量和亚群比例的检测有一定的意义。检测内容包括淋巴细胞总数、T 细胞和 B 细胞分类计数及 CD4/CD8 比值测定等。SLE、RA、MG 和自身免疫性溶血性贫血等疾病 CD4/CD8 比值升高，原发性胆汁性肝硬化患者 CD4/CD8 比值降低。

（二）狼疮细胞试验

狼疮细胞（lupus erythematosus cells，LE cells）是胞质内含有大块聚合 DNA 的中性粒细胞。狼疮病人血清中的抗核抗体可诱导 LE 的形成，因此称为"LE 因子"。用病人血清与正常人中性粒细胞一起培养，可使后者变成 LE，该试验称为"狼疮细胞试验"。SLE 病人有 75% ~80% 狼疮细胞试验阳性。在 RA、PSS、部分肝炎、结节性多动脉炎、多发性硬化症和 DM 等偶尔也可呈阳性。

（三）免疫球蛋白、补体和免疫复合物

自身免疫病患者由于体内产生了大量自身抗体，故血清中免疫球蛋白含量往往高于正常值，尤以 IgG 升高明显。免疫球蛋白含量的波动与疾病的活动性相关，故动态观察血清或局部体液中免疫球蛋白量的变化，可协助判断疾病进程。

在以 Ⅱ、Ⅲ 型超敏反应机制发生的自身免疫病中，补体可通过经典或替代途径参与反应。在疾病活动期时消耗大量补体，其总补体活性（CH_{50}）及单一补体含量均可明显降低；而当疾病缓解期，补体含量又可逐渐恢复正常。但致敏性 T 细胞引起的自身免疫性损伤疾病，补体不参与发病，故此类患者血清补体含量无明显变化。

同时自身免疫病的活动期尚可出现循环免疫复合物增加等情况。故在病程中检测补体活性和含量以及免疫复合物对于了解疾病的进程和疗效具有重要意义。

（四）细胞因子

由于自身免疫病的发生与免疫调节紊乱有重要关系，尤其表现为 Th1 细胞与 Th2 细胞平衡的失调。由于 Th1 细胞活化分泌大量 IFN-γ、IL-2、TNF-β 等细胞因子，这些细胞因子可促进 T_{DTH}、$CD8^+$CTL 产生，而抑制 Th2 细胞。Th2 细胞活化可分泌大量 IL-4、IL-5、IL10、IL-13，这些细胞因子可促进 B 细胞活化，产生大量自身抗体，抑制 Th1 细胞。这些异常表达的细胞因子在介导免疫病理损伤中起重要作用。此外，近年来发现 Th17 细胞在介导自身免疫病的发生中起重要作用。

临床上已开始尝试用基因工程制备的抗细胞因子抗体治疗某些自身免疫病，其目的就是阻断异常表达过程，降低过高的免疫应答、缓解免疫病理损伤，如用抗 IL-10 单抗治疗 SLE 有一定疗效，用抗 TNF-α 抗体治疗类风湿关节炎有显著效果，均说明自身免疫病的发生、发展与多种细胞因子有关。故在疾病进程中检测某些细胞因子不但对研究疾病发生机制有作用，也可了解病程。

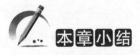

本章小结

自身免疫病是机体免疫系统对自身抗原成分发生异常的免疫应答而导致的疾病状态，其发病机制可能与隐蔽抗原的释放、自身抗原发生改变、Th1 和 Th2 细胞功能失衡、Fas/FasL 表达异常等因素有关。

自身免疫病种类繁多，分类尚无统一的分类标准，自身免疫病的主要特征是患者血液中可检出高效价的自身抗体和（或）自身反应性 T 淋巴细胞，并伴有表达相应抗原的组织细胞损伤

或功能障碍。自身免疫病的组织损伤机制类似于Ⅱ型、Ⅲ型、Ⅳ型超敏反应。

　　自身免疫病的免疫学检测，首选间接免疫荧光法作为筛选实验，自身免疫病的血清学诊断主要是检测血清中的自身抗体，常见的有 ANA、抗 dsDNA、抗 ENA、RF、抗 CCP 抗体等，主要采用间接免疫荧光、ELISA、免疫印迹等技术。

（李丽）

第二十章　免疫增殖性疾病与免疫学检测

学习目标

1. 掌握：免疫增殖性疾病的概念、免疫增殖性疾病的免疫学检测。
2. 熟悉：免疫增殖性疾病的发病机制、常见免疫增殖性疾病的临床特征和免疫学特征。
3. 了解：免疫增殖性疾病的分类。

免疫增殖性疾病（immunoproliferative disease，IPD）是指免疫系统的免疫器官、免疫组织或免疫细胞异常增生所引起机体病理损伤的一组疾病。这类疾病表现为免疫功能异常及免疫球蛋白质和量的变化。正常情况，免疫球蛋白的多克隆增殖多为良性；单克隆增殖多呈恶性发展趋势。单克隆免疫球蛋白增殖病产生的大量异常免疫球蛋白，无正常功能及完整结构，可导致相应器官的功能障碍。本类疾病包括多发性骨髓瘤、原发性巨球蛋白血症、重链病和轻链病等。免疫增殖性疾病的免疫检测方法有血清区带电泳、免疫电泳、免疫固定电泳、血清免疫球蛋白定量等。本章主要介绍与单克隆浆细胞恶性增殖相关的免疫增殖性疾病及其免疫学检验。

第一节　免疫增殖性疾病的概念与分类

免疫增殖性疾病是指免疫系统异常增殖所导致的一组疾病。这类免疫增殖的表现可以是反应性（良性）的，也可以是恶性肿瘤。免疫球蛋白多克隆增殖多为良性反应性增殖或可继发某一疾病，多数预后较好；免疫球蛋白的单克隆增殖多呈恶性发展趋势，预后不佳。在少数情况下，反应性增殖还可以转化为恶性增殖。

一、免疫增殖性疾病的概念

免疫增殖性疾病是指免疫器官、免疫组织或免疫细胞（包括淋巴细胞、浆细胞、单核-巨噬细胞）异常增生（包括良性或恶性）引起机体病理损伤的一组疾病。这类疾病的表现有免疫功能异常及免疫球蛋白质和量的变化。

与免疫学检验关系最为密切的免疫增殖性疾病是浆细胞异常增殖所引起的免疫球蛋白异常增加，称为免疫球蛋白病（immunoglobulinopathy）。由于免疫球蛋白电泳位置多在丙种球蛋白区域，故亦称丙种球蛋白病（gammopathy）。严格上讲这并不是一种疾病，而是一组复杂的病理现象，主要表现为单克隆免疫球蛋白血症或其多肽链亚单位异常增多即高免疫球蛋白血症（hyperimmunoglobulin – emia），使血清蛋白总量超过 100g/L 以上。这些超常增多的免疫球蛋白多数没有正常的生物学活性，只会增加血液的黏滞度，发生高血黏度综合征，而正常的免疫球蛋白水平降低。

按照异常增加的免疫球蛋白的性质，可将丙种球蛋白病分为多克隆丙种球蛋白病（polyclonal immunoglobulinopathy）和单克隆丙种球蛋白病（monoclonal immunoglobulinopathy）。多克隆丙种球蛋白病是两个克隆以上的浆细胞同时增生，血清中多种免疫球蛋白异常增多和（或）尿中出现游离轻链或重链的病理现象，多为良性反应性增殖或继发于与免疫球蛋白产生有关的疾病，如肝病、结缔组织病、感染性疾病等，是机体受某些抗原物质长期刺激而出现的一种免疫应答状态。

二、免疫增殖性疾病的分类

免疫增殖性疾病以前多依据增殖细胞的形成和疾病的临床表现分类，现在主要是按增殖细胞的表面标志进行分类（表 20 – 1）。

表 20 – 1　按细胞表面标志不同对免疫增殖病的分类

增殖细胞	疾病
T 细胞	急性淋巴细胞白血病（20%）、淋巴母细胞瘤 部分非霍奇金淋巴瘤、Sezary 综合征 蕈样真菌病
B 细胞	慢性淋巴细胞性白血病、原发性巨球蛋白血症 多发性骨髓瘤、重链病和轻链病 传染性单核细胞增多症 Burkitt 淋巴瘤及大多数淋巴细胞淋巴瘤
裸细胞	急性淋巴细胞性白血病（80%）、部分非霍奇金淋巴瘤
组织 – 单核细胞	急性单核细胞白血病、急性组织细胞增多症
其他（分类不一）	霍奇金淋巴瘤、毛细胞白血病

单克隆丙种球蛋白病是以单株浆细胞过度增殖为特征的免疫增殖性疾病，单克隆丙种球蛋白增殖多呈恶性发展趋势，故免疫球蛋白异常增殖性疾病多专指单克隆丙种球蛋白异常增殖的疾病。按其病因和病因性质分为原发性和继发性两类，原发性又有良性和恶性之分（表 20 – 2）。

表 20 – 2　单克隆丙种球蛋白按病因及病情分类

病因及病情	疾病名称
源发性恶性单克隆丙种球蛋白病	多发性骨髓瘤、原发性巨球蛋白血症 孤立性浆细胞瘤、淀粉样变性 重链病、半分子病、轻链病
原发性恶性单克隆丙种球蛋白病	恶性淋巴瘤、慢性淋巴细胞白血病
原发性良性单克隆丙种球蛋白病	一过性单克隆丙种球蛋白病 持续性单克隆丙种球蛋白病
继发性单克隆丙种球蛋白病	非淋巴网状系统肿瘤、单核细胞白血病 风湿性疾病、慢性炎症、冷球蛋白血症 原发性巨球蛋白血症性紫癜 丘疹性黏蛋白沉积症、家族性脾性贫血

第二节　免疫增殖性疾病的发病机制

　　机体在正常情况下，淋巴细胞接受特异性抗原刺激后增殖分化、扩增的淋巴细胞克隆受机体一系列反馈机制控制。然而当淋巴细胞发生恶性突变，使其逃脱正常的反馈控制机制而异常增殖，一旦增殖失控则表现为免疫病理状态，即免疫增殖病。淋巴细胞异常增殖主要成免疫系统的直接损害或通过其分泌的有关物质进一步损伤正常的免疫细胞和其他正常组织，从而引起疾病。免疫增殖性疾病的发病机制主要是由于患者的浆细胞异常增殖、体液免疫抑制和病理损伤所致。

一、浆细胞异常增殖

　　浆细胞异常增殖是指单克隆浆细胞异常增殖并伴有单克隆免疫球蛋白或其多肽链亚单位合成异常。其增殖的原因与其他血液病及肿瘤相似，是内因和外因两大因素相互作用的结果。内因包括遗传、HLA 抗原和染色体变异等。外因则包含物理、化学及生物等因素。

二、体液免疫抑制

　　正常的体液免疫是 B 细胞的增殖分化产生效应的过程，一系列细胞因子将有序地启动上述过程，IL-4 可启动休止期的 B 细胞进入 DNA 合成期；IL-5 促进 B 细胞继续增殖；IL-6 促使 B 细胞分化为浆细胞，正常条件下 IL-6 可以反馈抑制 IL-4 控制 B 细胞的增殖分化过程，上述过程构成了一个生物信息调节回路，恰到好处地控制体液免疫应答过程的有序进行。如 IL-6 异常增高，直接效应是抑制了 IL-4 的正常产生，抑制了体液免疫反应的过程而致病。而临床检测表明骨髓瘤患者血清 IL-6 确有异常升高。因此高水平的 IL-6 是浆细胞瘤发生的原因之一。

三、病理损伤

　　免疫增殖性疾病的单克隆的浆细胞异常增殖产生大量无正常免疫活性和功能的单克隆免疫球蛋白（M 蛋白）或免疫球蛋白片段，如重链或轻链。大量的异常免疫球蛋白沉积在机体的组织上导致组织变性和淋巴细胞浸润，从而使相应器官发生功能障碍，产生一系列的临床表现（表 20-3）。

表 20-3　异常免疫球蛋白增殖所造成的病理损伤及相关临床表现

病理损伤	临床表现
轻链的沉积→淀粉样变性	巨舌，唾液腺肿大，吸收不良，充血性心力衰竭，肾功能衰竭，神经功能紊乱
轻链蛋白尿，高钙血症与高尿酸血症，淀粉样变性，浆细胞浸润→肾性尿毒症	氮质血症，成人范可尼综合征（糖尿，氨基酸尿，肾小管性酸中毒）
单克隆蛋白浓度过高→血黏稠度过高	视力障碍，脑血管意外
纤维蛋白聚合的障碍，M 蛋白包裹血小板→血液凝固障碍	紫癜，鼻出血，其他出血现象
正常球蛋白减少，迟发过敏反应降低→感染	肺炎球菌与葡萄球菌导致的肺炎，流感杆菌菌血症，革兰阴性脓毒症，带状疱疹

第三节 常见疾病

免疫增殖性疾病的单克隆丙种球蛋白病是指患者血清和尿中出现异常增多的理化性质均一的单克隆蛋白（monoclonal protein，MP，M蛋白）。M蛋白是一类免疫球蛋白或免疫球蛋白一种轻链的异常增多，但多无免疫活性。若κ或λ轻链的合成超过重链时，则轻链游离于血清中，由于分子量较小，容易通过肾小球从尿中排出，而这种在尿中检出的免疫球蛋白的轻链由Bence-Jones于1987年测知故称为本-周蛋白（Bence-Jonce protein，B－J蛋白）。

一、多发性骨髓瘤

免疫增殖性疾病的多发性骨髓瘤（multiple myeloma，MM）也称为浆细胞骨髓瘤（plasmocytoma），是浆细胞异常增殖的恶性肿瘤。目前其发病率已超过白血病，仅次于淋巴瘤，是血液系统第二大常见恶性肿瘤。

（一）主要临床特征

多发性骨髓瘤病人可表现出如下一系列临床症状。

1. 骨痛 70%～80%的患者出现腰背部和肋骨痛，可能是由于骨髓瘤细胞分泌IL－1、淋巴细胞毒素、肿瘤坏死因子激活破骨细胞，造成骨质疏松病理性骨折而引起。骨骼X线一般表现为弥漫性骨质疏松，基质出现穿凿样溶骨性病变，以颅骨最为典型。

2. 肾脏损害 90%的患者可出现蛋白尿，几乎全为轻链，仅含少量白蛋白，免疫电泳或免疫固定电泳检测本－周蛋白尿的阳性率为80%。

3. M蛋白增多 病人出现大量的M蛋白、导致血液黏度增高，形成高黏滞综合征，或沉积于肾小管中，肾小管上皮细胞淀粉样变性，发生肾病综合征。

4. 血液成分变化 患者常出现贫血和血小板减少。

5. 神经系统症状 骨髓瘤细胞浸润骨髓可引起感觉功能障碍甚至瘫痪，高黏度导致病人头痛、视力障碍及视网膜病变。

6. 免疫缺陷 病人的多克隆免疫球蛋白减少及中性粒细胞减少，易发生感染。

7. 多发于老年人 肾功能衰竭和感染常为本病的死因。

（二）主要免疫学特征

多发性骨髓瘤病人的血液及骨髓中可发生异常变化。

（1）血清中出现大量的M蛋白 IgG $> 3.5 \times 10^3$ g/L，或IgA $> 2.0 \times 10^3$ g/L，或尿中本－周蛋白 > 1 g/24h。

（2）血清中正常免疫球蛋白减少50%以上 IgM < 0.5 g/L，IgA < 1 g/L，或IgG < 6 g/L。

（3）骨髓中不成熟浆细胞增多或组织活检证实有浆细胞瘤。

（4）原发性溶骨损害或广泛性骨质疏松。

（三）分型

多发性骨髓瘤的分型结合免疫固定电泳，根据血清中M蛋白的类别不同，MM可以分为IgG型、IgA型、IgD型、IgE型、IgM型，其中IgG型最为常见，IgA型次之，IgD型少见，而IgM型和IgE型则罕见（表20－4）。

笔记

表20 - 4　不同类型的多发性骨髓瘤

类型	发生率（%）	本 - 周蛋白尿阳性率（%）	临床特点
IgG	50～60	50～70	典型症状
IgA	20～25	50～70	高黏综合征多见
IgD	1～2	90	骨髓外病变、溶骨病变多见、44%淀粉样变
IgM	<1	90	高黏综合征最常见
IgE	0.01	少见	
非分泌型	1～5	无	溶骨病变较少，神经系统损害较多见

多发性骨髓瘤少数骨髓瘤患者由两个克隆的浆细胞同时恶变，可出现双 M 蛋白。例如两个 IgM 类 M 蛋白并存或 IgG 与 IgM 类 M 蛋白并存，这种双 M 蛋白血症患者在临床上多表现为巨球蛋白血症或淋巴瘤。还有一部分患者由于恶变的浆细胞合成功能不全，只合成与分泌某类免疫球蛋白分子的部分片段，如轻链或重链，从而表现为轻链病或者重链病。还有一种类型是由于恶变的浆细胞分泌功能缺陷而在血和尿中均无 M 蛋白所以称为非分泌型骨髓瘤。浆细胞白血病是 MM 变异型，其恶性浆细胞不仅在骨髓中可见，在血液中也可见，由此可与一般的骨髓瘤相鉴别。

二、原发性巨球蛋白血症

原发性巨球蛋白血症（primary macroglobulinemia）是一种起源于能分化为成熟浆细胞的 B 淋巴细胞的恶性增殖性疾病，主要表现为骨髓中有浆细胞样淋巴细胞浸润，并合成单克隆 IgM。

（一）主要临床特征

原发性巨球蛋白血症具有如下特征：

（1）发病年龄偏大，平均 63 岁，男性稍多于女性。

（2）疾病进展前数年可出现雷诺现象及周围神经症状，进展时多以肝、脾、淋巴结肿大为突出特征。

（3）病人血液中为大量的 IgM、其浓度过高易引发血液高黏滞综合征。

（4）患者出现贫血，血沉增快及出血倾向。

（二）主要免疫学特征

原发性巨球蛋白血症患者的单克隆 IgM 明显增高、主要为 19S 五聚体，含量一般大于 10g/L、常致血清黏度 >4，发生高黏滞综合征；病人的尿中有本 - 周蛋白、常为 κ 型，血清呈胶冻状难以分离、电泳时血清有时难以泳动、集中于原点；病人的骨髓中可出现浆细胞样淋巴细胞浸润。

三、重链病

重链病（heavy chain diseases，HCD）是突变的浆细胞所产生的重链异常增多或质量异常不能与轻链结合，导致血清重链过剩，血清和尿中出现大量游离的无免疫功能的免疫球蛋白重链所引起的疾病。

（一）主要免疫学特征

患者的血象及骨髓象能提供 HCD 线索，重链蛋白鉴定是确诊 HCD 的关键。HCD 患者血清、尿液中 HCD 蛋白量往往较低，有时蛋白电泳和免疫电泳无法检测而常需结合更敏感的免疫固定电泳、免疫荧光、免疫组化等进行鉴定。

（二）分型及各型临床表现

1. γ – HCD　乏力、发热、贫血、软腭红斑及红肿，肝、脾、淋巴结肿大，骨质破坏罕见。轻度红细胞、白细胞和血小板减少，外周血及骨髓中嗜酸性粒细胞增多，并可见不典型淋巴样浆细胞。血清及尿液免疫电泳仅见单克隆 γ 重链，而轻链缺如，尿中出现重链片段。

2. α – HCD　HCD 中最常见的类型。慢性腹泻、吸收不良和进行性消耗。外周血及骨髓可见异常淋巴细胞或浆细胞。血清、浓缩尿、空肠液免疫电泳仅有单克隆 α 重链，轻链缺如。

3. μ – HCD　多伴发于慢性淋巴细胞白血病或者恶性淋巴细胞疾病。肝、脾肿大而浅表淋巴结肿大常不明显。血清蛋白免疫电泳仅见 μ 重链，而轻链缺如。

4. δ – HCD　本病较为罕见。其临床表现与多发性骨髓瘤相似，骨髓浆细胞明显增多及颅骨溶骨性病损。在血清蛋白电泳中证实有 M 成分，该成分可与单一特异性 IgD 的抗血清起反应，而不与抗重链或抗轻链的其他抗血清起反应。无蛋白尿。

5. ε – HCD　ε – HCD 至今未见报道。

四、轻链病

轻链病（light chain disease，LCD）是由于浆细胞发生突变和异常增生，产生大量的异常轻链，致血浆中轻链异常增多，经肾脏从尿中排出，部分过多的轻链蛋白沉积于肾脏和其他内脏组织，引起淀粉样变性而导致的疾病。

（一）主要临床特征

轻链病的发病的特征表现为：发病年龄轻，以发热、贫血、严重的肾功能损害为主要症状，多数患者溶骨性损害严重。

（二）主要免疫学特征

主要免疫学特征为：血清中免疫球蛋白水平轻度降低或处于正常水平低限、但免疫球蛋白 κ/λ 型比值明显异常，血清和尿中可同时检测出同类型的免疫球蛋白轻链片段，血清蛋白电泳几乎无 M 带、但尿蛋白电泳显示 M 带、位于 β ~ γ 区间，尿中可检测出本 – 周蛋白。

（三）分型

根据轻链蛋白类型可分为 λ 型和 κ 型，λ 型肾毒性较强，肾功能衰竭是本病致死的重要原因之一。

五、冷球蛋白血症

冷球蛋白（cryoglobulin）是指血浆温度降至 4℃ ~ 20℃ 时发生沉淀或胶冻状，温度回升 37℃ 时又溶解的一类球蛋白，如冷免疫球蛋白（cryoimmunoglobulin）、冷纤维蛋白原及 C 反应性蛋白（C – reactive protein）等。正常血清仅含微量冷球蛋白，当血清冷球蛋白浓度超过 0.1g/L 时，称为冷球蛋白血症（cryoglobulinemia）。根据是否伴有原发病，可以将冷球蛋白血症分为原发性冷球蛋白血症和继发性冷球蛋白血症。

1. 主要临床特征

（1）皮肤症状　紫癜为最常见的皮肤症状，其他如寒冷性荨麻疹、雷诺现象、肢端发绀和网状青斑，皮肤坏死和溃疡。

（2）关节痛　是混合性冷球蛋白血症患者的常见症状，常发生在手、膝关节，为多关节痛，对称或不对称，偶有关节红肿。

（3）肾损害　可表现为急性和慢性肾炎，也可为肾病综合征、肾衰。

（4）其他　神经系统主要为周围神经病变。另外如肝脾肿大、严重腹痛、心包炎和全身淋巴结肿大等。

2. 分型及各型免疫学特征 根据免疫化学特性，将冷球蛋白血症分为三种类型：

（1）Ⅰ型 单克隆型冷球蛋白血症。免疫球蛋白中以 IgM 为最多见，依次为 IgG、IgA 及轻链蛋白，常见于多发性骨髓瘤及原发性巨球蛋白血症（占 50%），其他淋巴细胞增生性疾病及少数自身免疫性疾病占 25%，原发性约占 25%。

（2）Ⅱ型 单克隆-多克隆型冷球蛋白血症。血清中含有一种单克隆免疫球蛋白，具有抗多克隆免疫球蛋白的活性，此种单克隆免疫球蛋白多为 IgM，其次为 IgG 及 IgA，故构成 IgM-IgG 型、IgG-IgG 型及 IgA-IgG 型免疫复合物，多见于多发性骨髓瘤、原发性巨球蛋白血症及其他淋巴细胞增生性疾病（60% ~70%），自身免疫性疾病占 30%，原发性者占 10%。

（3）Ⅲ型 多克隆型冷球蛋白血症。血清中含有两种或两种以上的单克隆免疫球蛋白，构成 IgM-IgG 及 IgM-IgG-IgA 等复合物。多见于慢性感染及自身免疫性疾病（30% ~50%），淋巴细胞增生性疾病占 10% ~15%，原发性者占 40%。就冷球蛋白本身而言，Ⅱ型及Ⅲ型冷球蛋白血症易并发肾损害。

第四节 免疫学检测

单克隆丙种球蛋白病的实验室诊断主要依靠血液学和免疫学手段，其中免疫学检测尤为重要。对免疫球蛋白异常增殖的检测，其目的是早期发现疾病、监控病情和判断预后，常用的免疫学方法有血清蛋白区带电泳、免疫球蛋白定量测定、免疫电泳和免疫固定电泳等。

一、血清蛋白组分分析

血清蛋白组分分析血清区带电泳是测定 M 蛋白的一种定性实验，醋酸纤维薄膜和琼脂糖凝胶是目前最常采用的两大介质。蛋白质在碱性条件下带不同量的负电荷，在电场中由阴极向阳极泳动。由于等电点的差异，电泳后由正极到负极可分为白蛋白、α_1-球蛋白、α_2-球蛋白、β_1球蛋白、β_2球蛋白和 γ 球蛋白五个区带。根据形成的不同区带以及与正常的电泳图谱相比较，可了解血清中的各种蛋白质的组分。将这些区带电泳图谱扫描，还可计算出各种蛋白的含量和百分比。

正常人血清 γ 区带较宽而且着色较淡，扫描图显示出低矮蛋白峰。γ-球蛋白区域主要由 IgG 免疫球蛋白组成。单克隆丙种球蛋白增高时常在 γ 区（有时在 β 或 α 区），呈现浓密狭窄的蛋白带，经扫描显示为高尖蛋白峰（高：宽 >2:1），这是由于 M 蛋白的化学结构高度均一，因而其电泳迁移率十分一致。而多克隆丙种球蛋白增高时，如肝病、慢性感染和自身免疫病等，γ 区带宽而浓密，扫描图显示为宽大的蛋白峰（图 20-1）。

在某些情况下可出现假狭窄区带，易与 M 蛋白混淆，应注意区别。例如溶血标本中血红蛋白形成的 β 位区带，陈旧血清中聚合 IgG 形成的近原位狭窄区带，以及由类风湿因子形成的位于 γ 区中间的细区带易于与 M 区带相混淆，遇到这些可疑情况时，应进一步做免疫电泳等分析加以区别。

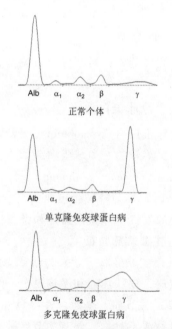

图 20-1 血清蛋白区带电泳扫描图谱

二、血清免疫球蛋白定量

血清免疫球蛋白定量测定较常用的方法有单向扩散法与免疫浊度法，前者较为简便，后者更为准确迅速。恶性单克隆丙种球蛋白病常呈现某一类丙种球蛋白的显著增高，大多在 30g/L 以上；而正常的免疫球蛋白，包括与 M 蛋白同类的丙种球蛋白的含量则显著降低。在良性丙种球蛋白病的血清标本中，M 蛋白的升高幅度一般没有恶性单克隆丙种球蛋白病那么高，多在 20g/L 以下；M 蛋白以外的免疫球蛋白含量一般仍在正常范围之内。如在单向扩散试验中出现双圈状沉淀环，则标本中可能存在某种免疫球蛋白片段的 M 蛋白。多克隆丙种球蛋白病患者的血清中常有多种类型的免疫球蛋白水平同时升高，每种类型上升的幅度不太大，但总的丙种球蛋白水平增高比较明显。

血清免疫球蛋白的定量检测，有时会由于不同实验室所用抗血清特异性的差异，而造成 M 蛋白定量结果的不同，特别在使用某一株 M 蛋白制备的抗血清检测其他患者的 M 蛋白时。如能配合作用区带电泳光密度扫描，常可纠正这种误差。

进行免疫球蛋白的定量检测，不仅有助于丙种球蛋白病的诊断，并对丙种球蛋白病的良、恶性鉴别具有一定的帮助。如做动态观察，对丙种球蛋白病的病情和疗效的判断有一定的价值。M 蛋白含量的多少常可反映病情的轻重，尤其对同一患者，M 蛋白含量明显增高常提示病情恶化；经有效治疗后，M 蛋白含量逐渐下降，而正常免疫球蛋白的含量则由降低趋向正常。

三、M 蛋白检测

M 蛋白检测是将患者血清在琼脂糖凝胶介质上经电泳分离后，将固定剂和各型 Ig 及其轻链抗血清加于凝胶表面的各自泳道上，经孵育让固定剂和抗血清在各自泳道对应的凝胶内渗透并扩散，若有对应抗原存在，则在适当位置形成抗原抗体复合物并沉淀下来。电泳凝胶在洗脱液中漂洗，去除未结合蛋白质，仅保留贮存在凝胶内的抗原抗体复合物。经染色后蛋白质电泳参考道和抗原抗体沉淀区带被 Acide Violet 染液着色。根据电泳移动距离分离出单克隆组分。

M 蛋白在免疫固定电泳上显示狭窄而界限分明的区带，而多克隆增生或正常血清则显示为宽大、弥散深染的区带（图 20 - 2）。

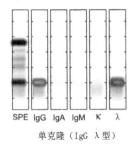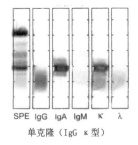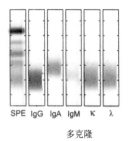

SPE IgG IgA IgM κ λ	SPE IgG IgA IgM κ λ	SPE IgG IgA IgM κ λ
单克隆（IgG λ型）	单克隆（IgG κ型）	多克隆

图 20 - 2　单克隆和多克隆免疫增殖病免疫固定电泳结果

该技术的最大优势是敏感性达 0.5 ~ 1.5g/L，操作周期短，仅需数小时，分辨率高，结果易于分析。目前已经取代了传统的免疫电泳技术，成为单克隆蛋白（M 蛋白）鉴定和分型的首要方法。

四、本 - 周蛋白的检测

本 - 周蛋白的检测对轻链病的诊断是必不可少的项目，并对多发性骨髓瘤、原发性巨球蛋白病、重链病等疾病的诊断、鉴别和预后判断均有一定帮助。

笔记

本-周蛋白在 pH 5.0 加热至 50℃~60℃时发生沉淀，继续加热至 90℃后又重新溶解，再冷却又重现沉淀。根据这种理化性质，又将其称为凝溶蛋白，故可根据这一特点，用化学方法进行检测。这种加热沉淀法简便易行，但敏感度较低，也不能确定轻链的型别。

对怀疑为本-周蛋白阳性的标本应该做进一步的确证实验，可以对尿中 κ 链和 λ 链用定量检测方法进行分析，也可以将尿液透析浓缩 50 倍后做免疫固定电泳分析（图 20-3）。

轻链病患者尿中可测得本-周蛋白，但由于其分子量较小，易迅速自肾排出，故血中反而呈阴性，检测时应该注意。

本-周蛋白检测主要诊断多发性骨髓瘤。当浆细胞恶性增殖时，可能有过多的轻链产生或重链的合成被抑制，致使过多的轻链通过尿液排出；部分的多发性骨髓瘤及巨球蛋白血症患者，其尿液可出现本-周蛋白；肾淀粉样变、慢性肾盂肾炎及恶性淋巴瘤患者等，亦可出现本-周蛋白。

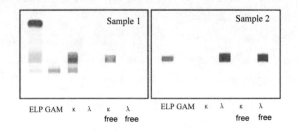

图 20-3　尿本-周蛋白免疫固定电泳结果

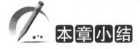本章小结

免疫增殖性疾病是由免疫系统异常增殖引起机体病理损伤的一组疾病。免疫球蛋白的多克隆增殖多为良性，单克隆增殖多呈恶性发展趋势。免疫细胞异常增殖主要造成免疫系统的直接损害或通过其分泌的有关物质进一步损伤正常的免疫细胞和其他正常组织，从而引起疾病。这种损伤主要包括浆细胞异常增殖、体液免疫抑制及病理损伤等。单克隆免疫球蛋白增殖病产生的免疫球蛋白又称 M 蛋白。M 蛋白的轻链由于分子量较小、易透过肾小球排出而在尿中被检测称为本-周蛋白。异常增高的免疫球蛋白具有重要的免疫病理意义。多发性骨髓瘤、原发性巨球蛋白血症、重链病、轻链病和冷球蛋白血症是常见而又重要的免疫增殖性疾病。对免疫球蛋白异常增殖的检测，其目的在于早期发现疾病、监控病情及判断预后，常用的免疫学检测方法包括血清蛋白组分分析、血清免疫球蛋白定量、M 蛋白免疫固定电泳及本-周蛋白检测等。

（秦　雪）

第二十一章　免疫缺陷病与免疫学检测

　　免疫缺陷病（immunodeficiency disease，IDD）是由于遗传因素或其他因素造成免疫系统先天发育障碍或后天损伤的免疫成分缺失、免疫功能障碍所引起的多种临床综合病症。免疫缺陷病患者可出现免疫系统发育、分化、代谢、调节障碍，并引起机体免疫功能缺陷或低下，临床表现为反复或持续感染，并易伴发过敏性疾病、肿瘤、自身免疫病等。IDD 的检测主要是运用免疫学、分子生物学等方法对机体的体液免疫、细胞免疫、补体和吞噬细胞功能等进行综合评价。

第一节　免疫缺陷病的分类

　　免疫缺陷病按其病因不同分为原发性免疫缺陷病（primary immunodeficiency disease，PIDD）和获得性免疫缺陷病（acquired immunodeficiency disease，AIDD）两大类。

一、原发性免疫缺陷病

　　原发性免疫缺陷病是由于免疫系统遗传基因异常或先天性免疫系统发育障碍而导致免疫功能不全引起的疾病（图 21 - 1）；PIDD 又称先天性免疫缺陷病（congenital immunodeficiency disease，CIDD）。

　　原发性免疫缺陷病在人群中总的发病率约为 0.01%，种类较多，迄今共发现 200 余种，其中 150 余种已明确致病基因。按其累及的免疫成分不同，又可分为原发性 B 细胞免疫缺陷病（体液免疫缺陷）、原发性 T 细胞免疫缺陷病（细胞免疫缺陷）、原发性联合免疫缺陷病（T、B 细胞缺陷）、原发性吞噬细胞缺陷病和原发性补体缺陷病。各型所占比例分别为：原发性 B 细胞免疫缺陷病占 50%、原发性 T 细胞免疫缺陷病占 18%、原发性联合免疫缺陷病占 20%、原发性吞噬细胞缺陷病占 10%、原发性补体缺陷病占 2%。

　　原发性 T 细胞缺陷是由于 T 细胞的发生、分化受阻而导致的 T 细胞功能障碍。T 细胞缺陷不仅使细胞免疫功能受损，而且由于 T 细胞对 B 细胞产生抗体有辅助调节作用，也会在一定程度上影响体液免疫功能，如先天性胸腺发育不全、T 细胞活化和功能缺陷可导致 B 细胞不能对 TD 抗原产生应答抗体。原发性 B 细胞缺陷是由于 B 细胞发育、分化受阻，或 B 细胞不能接受

Th 细胞传递的信号，导致抗体合成或分泌障碍，如性联无丙种球蛋白血症、性联高 IgM 综合征和选择性 IgA 缺陷。

原发性联合免疫缺陷病是指 T 细胞和 B 细胞均有分化发育障碍，导致细胞免疫和体液免疫联合缺陷所致的疾病，如重症联合免疫缺陷病和毛细血管扩张性共济失调综合征。

原发性补体缺陷属最少见的原发性免疫缺陷病，大多为常染色体隐性遗传，少数为常染色体显性遗传。缺陷可发生在补体系统中几乎所有的成分，如遗传性血管神经性水肿、补体固有成分缺乏等。

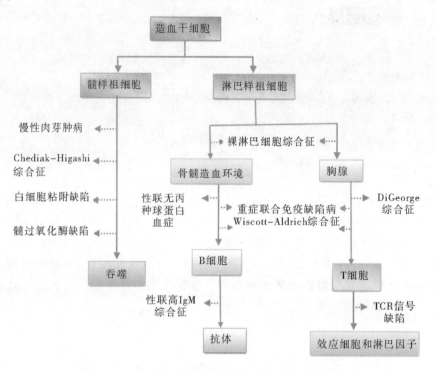

图 21 - 1　免疫细胞的发育异常与原发性免疫缺陷病

二、获得性免疫缺陷病

获得性免疫缺陷病是后天各种因素所致，继发于某些疾病或使用药物后产生的免疫缺陷病，又称为继发性免疫缺陷病（secondary immunodeficiency disease，SIDD）。按其免疫功能受损类型可分为继发性 T 细胞功能缺陷、继发性低丙种球蛋白血症、继发性吞噬细胞缺陷和继发性补体缺陷。

获得性免疫缺陷病的诱发因素有营养不良、恶性肿瘤、长期或大剂量使用糖皮质激素、免疫抑制剂、或受放射损伤，或某些病毒、细菌和寄生虫感染等，其中对人类危害最大的是感染人类免疫缺陷病毒（human immunodeficiency virus，HIV）后诱发的获得性免疫缺陷综合征（acquired immunodeficiency syndrome，AIDS）。

第二节　常见的免疫缺陷病

免疫缺陷病包括原发性免疫缺陷病和获得性免疫缺陷病两大类，PIDD 主要有：性联无丙种球蛋白血症、先天性胸腺发育不全、慢性肉芽肿病、重症联合免疫缺陷病和遗传性血管神经性水肿；AIDD 主要是获得性免疫缺陷综合征。

一、性联无丙种球蛋白血症

性联无丙种球蛋白血症（X - linked agammaglobulinemia，XLA）是最常见的以抗体缺陷为主的先天性 B 细胞缺陷病。1952 年由 Bruton 首次报道，又称 Bruton 病，为原发性 X 性联锁遗传病，多见于男性婴幼儿，缺陷的基因位于 X 染色体。患儿多于出生后 9～12 月开始发病，由于婴儿自身不能合成免疫球蛋白，最突出的症状为频发化脓性细菌感染，如肺炎、支气管炎、中耳炎、鼻窦炎、肠炎、脓皮病等。常见的病原菌为葡萄球菌、链球菌、肺炎链球菌、流感嗜血杆菌、大肠杆菌等。肠道病毒感染较正常儿童严重、粪排毒期远较正常儿童为长。接种脊髓灰质炎活疫苗后，有可能发生脑膜炎及脊髓灰质炎所引起的麻痹，粪排毒期可达 2 年以上。如感染人类肠道致细胞病变的孤儿病毒（enteric cytopathic human orphan virus，ECHO virus），常发生脑炎，伴有全身红疹，死亡率较高。患者细胞免疫功能正常，对水痘、麻疹等病毒，以及胞内感染仍有较强的抵抗力。免疫学主要特征：血清中各类 Ig 含量明显降低（IgG < 2g/L，总 Ig < 2.5g/L），外周血成熟 B 细胞和浆细胞几乎为零，淋巴结无生发中心，患者接种抗原后不产生抗体应答，但 T 细胞数量和功能正常。

二、先天性胸腺发育不全

先天性胸腺发育不全亦称为 DiGeorge 综合征，是典型的 T 细胞缺陷性疾病。其发病是由于妊娠早期胚胎第三、四咽囊发育障碍，导致起源于该部位的器官，如胸腺、甲状旁腺、主动脉弓、唇、耳等发育不全。该病属非遗传性疾病，但 90% 以上的患者染色体 22q11.2 区域有缺失。据报道，母体酒精中毒与 DiGeorge 综合征有关。

患儿表现有特殊面容：眼距增宽，双耳下移，"鱼形"嘴（人中短），颌小畸形等，并常伴有心脏和大血管畸形。由于甲状旁腺发育不全，患儿出生后 24 小时内可发生低钙性手足抽搐。临床表现为易发生病毒、真菌、胞内寄生菌等反复感染，接种卡介苗、麻疹疫苗等可发生严重不良反应。免疫学特征表现为：外周血 T 细胞显著减少，细胞免疫功能严重受损，B 细胞数量正常，但对 TD 抗原刺激不产生特异性抗体。

三、慢性肉芽肿病

慢性肉芽肿病（chronic granulomatous disease，CGD）多属性联隐性遗传，少数为常染色体隐性遗传。其发病机制是由于编码还原型辅酶Ⅱ（NADPH）氧化酶系统的基因缺陷，使吞噬细胞呼吸爆发受阻，不能产生足量的有氧杀菌物质，如超氧离子、过氧化氢、单态氧离子等，使得吞入细胞内的微生物，尤其是能产生过氧化氢酶的微生物非但不能被杀死，反而得以继续存活、繁殖，并随吞噬细胞游走播散，造成反复的慢性感染。持续的感染可刺激 $CD4^+$ T 细胞增殖形成肉芽肿。患者表现为反复的化脓型细菌感染，淋巴结、皮肤、肝、肺、骨髓等器官有慢性化脓性肉芽肿或伴有瘘管形成。

四、重症联合免疫缺陷病

重症联合免疫缺陷病（severe combined immunodeficiency disease，SCID）较为罕见，是性联或常染色体隐性遗传病，发病率约十万分之一。患儿在出生后 6 个月即表现严重的细胞和体液免疫功能缺陷，对各种病原体、机会菌易感，常因严重感染死亡。临床常见的 SCID 有性联重症联合免疫缺陷病和腺苷脱氨酶缺陷症。

1. 性联重症联合免疫缺陷病（X - linked SCID，XLSCID） 约占 SCID 的 50%，属 X 连锁隐性遗传。其发病机制是 IL - 2 受体 γ 链（IL - 2Rγ）基因突变。IL - 2Rγ 链是多种细胞因子受体（IL-2R、IL-4R、IL-7R、IL-9R、IL-15R）共有的亚单位，它参与多种细胞因子的信号转导并调控 T 细胞、B 细胞的分化发育和成熟，γ 链突变使 T 细胞发育停滞于祖 T（pro-T）细胞阶段，从而发生 SCID。患者成熟 T 细胞和 NK 细胞缺乏或严重减少，B 细胞数量正常但功能受损，血清 Ig 水平降低，对特异性抗原应答能力下降。

2. 腺苷脱氨酶缺陷症 腺苷脱氨酶（adenosine deaminase，ADA）缺陷症是一种常染色体隐性遗传病，约占 SCID 的 20%。其发病机制是由于定位于第 20 对染色体的 ADA 基因突变导致 ADA 缺乏，使腺苷和脱氧腺苷分解障碍，造成核苷酸代谢产物 dATP 和 dGTP 在细胞内大量累积，对发育早期 T、B 细胞有毒性作用而影响其发育成熟。该病主要表现为 T 细胞和 B 细胞缺陷，患者反复出现病毒、细菌和真菌的感染。

五、遗传性血管神经性水肿

遗传性血管神经性水肿（hereditary angioneurotic edema，HANE）是最常见的补体缺陷病，为常染色体显性遗传。其发病是由于 C1 抑制因子（C1 inhibitor，C1 INH）基因缺陷所致。由于 C1 INH 缺乏，不能控制 C1 酯酶活性，使 C2 的裂解过多，产生过多的 C2a，使血管通透性增高，引起遗传性血管神经性水肿。它分为 I 型（C1 抑制蛋白的生成较低）和 II 型（C1 抑制因子有功能缺陷，而血浆水平正常）。临床表现为反复发作的皮肤黏膜水肿，如发生在咽喉可致窒息死亡。

遗传性血管神经性水肿主要的免疫学特征为 C4 和 C2 减少，血清补体滴度明显降低，血清 C1INH 含量减少或仅有无活性的 C1INH。测定血清 C1INH 活性可特异性诊断 C1INH 缺陷。

六、获得性免疫缺陷综合征

获得性免疫缺陷综合征又称艾滋病，是一种最常见的 AIDD，是由于 HIV 侵入机体，引起细胞免疫严重缺陷，导致以机会性感染、恶性肿瘤及神经系统病变为特征的综合征。其特点是：患者以 CD4$^+$T 细胞减少、细胞免疫功能严重缺陷为主要特征，临床表现为反复机会性感染、伴发恶性肿瘤及中枢神经系统退行性病变。自 1981 年在美国首次报道该病以来，全球感染人数不断上升，蔓延范围越来越广。我国自 1985 年发现第一例患者至今，感染人数也在不断增加。其传播方式通过：性传播、血液传播和母婴垂直传播。目前尚无有效治疗方法，已成为人类最棘手的疾病之一。

（一）病原学

1983 年，法国病毒学家 Montagnier 等从 AIDS 患者体内首次分离出一种 RNA 逆转录病毒，WHO 于 1987 年将该病毒正式命名为 HIV。HIV 属逆转录病毒科慢病毒属，可分为 HIV-1 和 HIV-2 两型。目前，全球流行的 AIDS 主要由 HIV-1 所致，约占 95%；HIV-2 主要在西非流行。两者的基因结构相似，但核苷酸和氨基酸序列有区别，对抗体的反应也有不同。

成熟的病毒颗粒直径为 100~120nm，由病毒核心和外膜组成（图 21-2）。病毒内部为 20

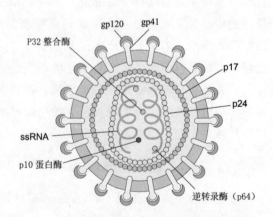

图 21-2　HIV 结构模式图

面体对称的核衣壳，核心为圆柱状，含有病毒 RNA、逆转录酶和核心蛋白（p24、P17）。包膜上嵌有病毒编码的刺突状结构的糖蛋白，其中 gp120 和 gp41 与 HIV 入侵宿主细胞有关。HIV 在体内增殖速度很快，每天可产生 10^9~10^{10} 个病毒颗粒，且易发生变异（突变率约为 $3×10^5$），因此容易逃避宿主免疫系统的作用。

（二）致病机制

HIV 的传染源主要是 HIV 携带者和 AIDS 患者。HIV 存在于血液、精液、阴道分泌物、乳汁、唾液和脑脊液中。传播方式主要有：①性传播；②血液传播，输入 HIV 感染者的血液或被 HIV 污染的血制品，以及静脉毒瘾者共用 HIV 污染的注射器和针头等，均可造成传播；③垂直传播，HIV 可经胎盘或分娩时母亲血液传播，产后可通过乳汁传播。

进入机体的 HIV 主要侵犯 CD4$^+$T 细胞，此外，表达 CD4 分子的单核巨噬细胞、树突细胞、神经胶质细胞等也是其侵犯的重要细胞。HIV 通过其包膜上 gp120 与靶细胞表面 CD4 分子高亲和性结合，同时也与表达在靶细胞表面的趋化因子受体 CXCR4 和 CCR5 结合，再由 gp41 插入细胞膜，介导病毒包膜与靶细胞膜融合，使病毒的核衣壳进入靶细胞（图 21 – 3）。HIV 感染靶细胞后，病毒 RNA 逆转录产生的 DNA 可与宿主细胞 DNA 整合，形成潜伏感染，潜伏期可达数月甚至数年。当宿主受到微生物感染、细胞因子等刺激时，受感染的靶细胞转录因子 NF – κB 和 SP1 被激活，启动病毒复制，HIV 在细胞内大量复制，最终导致靶细胞死亡。此外，HIV 感染细胞表面表达的 gp120 分子可与未感染细胞表面的 CD4 分子结合，导致细胞融合形成多核巨细胞，加上抗 HIV 抗体和特异性 CTL 对靶细胞的攻击，使 CD4$^+$T 细胞进行性减少，从而导致患者全身性、渐进性细胞免疫功能下降。

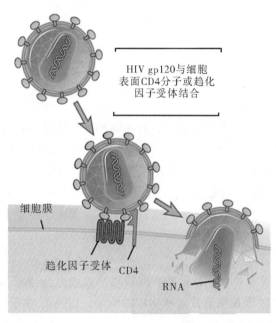

图 21 – 3 HIV 侵入免疫细胞机制示意图

（三）临床特点

多数 HIV 感染者初期无症状或仅表现为流感样症状，潜伏期一般为 6 个月至 4~5 年，随后可出现 AIDS 相关综合征，患者表现为持续发热、体重减轻、腹泻、全身淋巴结肿大等，进一步发展为典型的 AIDS，常出现三大典型临床表现：①机会性感染，常见病原体是卡氏肺囊虫和白色念珠菌，其他有巨细胞病毒、带状疱疹病毒、隐球菌和鼠弓型虫等，是 AIDS 死亡的主要原因。②恶性肿瘤，AIDS 患者易伴发 Kaposi 和恶性淋巴瘤，也是 AIDS 死亡的常见原因。③神经系统损害，可出现神经系统疾病，如 AIDS 痴呆症等。

（四）免疫学特征

AIDS 的主要免疫学特征是：①CD4$^+$T 细胞数量明显减少，CD4/CD8 细胞比例倒置，常低于 0.5；②T 细胞功能严重障碍，细胞激活和应答能力降低、Th1 和 Th2 细胞平衡失调、潜伏期患者 Th1 细胞占优势、分泌 IL－2 刺激 CD4$^+$T 细胞增殖，至 AIDS 期患者 Th2 细胞占优势，分泌 IL－4 和 IL－10 抑制 Th1 功能，同时减弱 CTL 的细胞毒效应；③抗原提呈细胞功能降低，HIV 侵犯巨噬细胞和树突细胞后，可损伤其趋化、杀菌和处理抗原能力，此外，感染 HIV 的巨噬细胞和树突细胞不能有效杀死 HIV，反而成为其庇护所，成为晚期 AIDS 患者血中高水平病毒的主要来源；④B 细胞功能异常，表现为多克隆激活、高 Ig 血症、并可产生多种自身抗体。这是由于 gp120 属超抗原，加上 HIV 感染者易合并 EBV 感染，造成多克隆 B 细胞被激活所致。

AIDS 常用的实验室诊断方法和指标见表 21－1。近年发展的基因扩增技术可直接检查微量血液中的 HIV 基因，快速而正确，效果良好。

表 21－1 HIV 感染的临床分期和各期特点

临床分期	HIV 抗原血症	淋巴细胞培养分离病毒	HIV 的血清抗体	CD4/CD8 细胞比值 1.5~2.5	细胞免疫功能
急性	+/-	+	-	近乎正常	正常
无症状带毒	-	+	+++	近乎正常	正常
前艾滋病期	++	+++	++	降低 <0.5	明显降低
艾滋病期	+++	++++	++	极度降低 0.01~0.5	极度降低

第三节　免疫学检测

免疫缺陷病的病因和临床表现多种多样，其缺陷涉及免疫系统的多种成分，因此检测也是多方面、综合性的。实验室检测的内容主要包括体液免疫、细胞免疫、补体和吞噬细胞等方面，如 T 细胞、B 细胞、吞噬细胞数量和功能的测定，免疫球蛋白、补体、细胞因子含量的测定等。检测方法主要采用免疫学方法和分子生物学方法。此外，一些常规和特殊的检测手段，如血液检查、胸腺、皮肤、淋巴结活检等对确诊和明确分型也十分重要。

一、B 细胞缺陷病的检测

B 细胞缺陷病主要表现为 B 细胞数量减少或缺陷导致体内 Ig 水平降低，以及抗体产生功能障碍。因此，其检测主要包括 B 细胞数量和功能的检测，以及 Ig 水平的检测等。

（一）B 细胞数量的检测

1. B 细胞表面膜免疫球蛋白（SmIg）的检测　SmIg 是 B 细胞最具特征的表面标志。检测 SmIg 不仅可以测算 B 细胞的数量，还可以根据 SmIg 的类别判断 B 细胞的成熟情况。所有体液免疫缺陷患者都有不同程度的 B 细胞数量和成熟比例的异常。其检测方法常采用免疫荧光法和流式细胞分析法。

2. B 细胞表面 CD 抗原的检测　B 细胞表面存在着 CD10、CD19、CD20、CD22 等抗原。CD10 只出现于前 B 细胞，CD19 和 CD20 在不同成熟度 B 细胞表面均存在，CD22 只在成熟 B 细胞表面表达。检测 B 细胞表面 CD 抗原可了解 B 细胞的数量、亚型、分化成熟情况。其检测方法主要采用流式细胞术。

（二）血清 Ig 的测定

1. 血清各类 Ig 的测定　Ig 测定的方法很多，IgG、IgM 和 IgA 多采用免疫浊度法，缺乏仪器设备的条件下也可采用单向免疫扩散法；IgD 和 IgE 由于含量低，多采用 RIA 或 ELISA 等技术测定；IgG 亚类可用 ELISA 和免疫电泳法测定。B 细胞缺陷患者均存在着不同程度的 Ig 水平降低。Ig 缺陷有两种，即所有 Ig 都缺陷和选择性 Ig 缺陷。前者血清中 IgG、IgM、IgA、IgE 均降低，而 IgD 可正常。后者最常见的是选择性 IgA 缺陷，其血清中 IgA < 0.05g/L，外分泌液中测不出 IgA，IgG 和 IgM 正常或偏高。

判断体液免疫缺陷病时应注意：①血清中 Ig 总量的生理范围较宽，不同测定方法检测的结果差异较大，对 Ig 水平低于正常值下限者，应在一段时间内反复测定，才能判断有无体液免疫缺陷；②患者多为婴幼儿，应注意其正常生理水平及变化规律。

2. 同种血型凝集素的测定 同种血型凝集素，即 ABO 血型抗体（抗 A 抗体和抗 B 抗体）。已知它不是先天产生的，而是出生后针对红细胞表面 A 物质和 B 物质应答产生的抗体，因此，检测其滴度是判定机体体液免疫功能简单而有效的方法。通常，除婴儿和 AB 型血外，其他体液免疫功能正常的人，均含有 1:8（抗 A）或 1:4（抗 B）或更高滴度的天然抗体。这种天然抗体属 IgM 类，可帮助诊断 Bruton 症、SCID、选择性 IgM 缺陷症等。

（三）抗体产生能力的测定

1. 特异性抗体产生能力的测定 正常人接种某种疫苗或菌苗后 5 ~ 7 天可产生特异性抗体（IgM 类），若再次接种会产生更高效价的抗体（IgG 类）。因此，接种疫苗后检测特异性抗体产生情况可判断机体是否存在体液免疫缺陷。常用的抗原为伤寒疫苗和白喉类毒素，可在接种后 2 ~ 4 周测定相应抗体。接种伤寒疫苗常用直接凝集试验测定抗体效价，接种白喉类毒素常用锡克试验检测相应抗体。

2. 噬菌体试验 人体清除噬菌体的能力被认为是目前观察抗体应答能力最敏感的指标之一。正常人甚至新生儿，均可在注射噬菌体后 5 天内将其全部清除。抗体产生缺陷者，清除噬菌体的时间明显延长。

二、T 细胞免疫缺陷病的检测

T 细胞缺陷病主要表现为 T 细胞数量减少和功能缺陷，导致机体细胞免疫功能缺陷，并影响机体体液免疫功能。因此，其检测主要包括 T 细胞数量和功能的检测。

（一）T 细胞数量的检测

1. T 细胞总数的测定 T 细胞占外周血淋巴细胞总数的 60% ~ 80%，当 T 细胞总数低于 1.2×10^9/L 时，提示可能存在细胞免疫缺陷。通常采用免疫荧光技术或流式细胞术检测 T 细胞标志 CD3 以反应外周血中 T 细胞总数。

2. T 细胞亚群的测定 T 细胞按其功能不同分为许多亚群，如 CD4$^+$T 细胞、CD8$^+$T 细胞等，可通过检测 CD3/CD4 和 CD3/CD8 对其亚群进行检测，并观察 CD4$^+$T 细胞/CD8$^+$T 细胞比例。正常情况下，外周血 T 细胞中 CD4$^+$T 细胞约占 70%，CD8$^+$T 细胞约占 30%。

（二）T 细胞功能的检测

1. 皮肤试验 皮肤试验可检测体内 T 细胞的迟发性超敏反应能力，从而反映受试者的细胞免疫功能。常用于皮试的抗原是在自然界中易于接触而使机体致敏的物质，包括结核菌素、白色念珠菌素、毛发菌素、链激酶 - 链道酶（SK - SD）、腮腺炎病毒等。为避免个体差异、接触某种抗原的有无或多少、以及试剂的质量和操作误差等因素影响，试验常用几种抗原同时进行。凡 3 种以上抗原皮试阳性者为细胞免疫功能正常，2 种或少于 2 种阳性或在 48 小时反应直径小于 1cm，提示细胞免疫缺陷或低下。但 2 岁以下儿童可能因未曾致敏而出现阴性反应，只需对一种抗原反应阳性，即可判定细胞免疫功能正常。

2. T 细胞增殖试验　是体外检测 T 细胞功能的常用技术，用非特异性刺激剂（最常采用的是 PHA）或特异性抗原刺激淋巴细胞，通过观察淋巴细胞增殖和转化能力来反映机体的细胞免疫功能。T 细胞缺陷患者会表现增殖应答能力降低，且增殖低下程度与免疫受损程度一致。新生儿出生后不久即可表现出对 PHA 的反应性，因而，出生一周以后的新生儿若出现对 PHA 的刺激反应，即可排除严重细胞免疫缺陷的可能。

三、吞噬功能缺陷病的检测

吞噬细胞包括单核细胞、巨噬细胞和中性粒细胞，其缺陷可表现为细胞数量减少和功能缺陷，包括细胞吞噬能力、胞内杀菌作用、趋化运动等减弱或消失。

（一）白细胞计数

外周血中性粒细胞计数，当成人 $< 1.8 \times 10^9/L$，儿童 $< 1.5 \times 10^9/L$，婴儿 $< 1.0 \times 10^9/L$ 时，可认为是中性粒细胞减少。在排除其他外来因素的情况下，应考虑是遗传因素的作用。

（二）趋化功能检测

趋化运动是吞噬细胞发挥功能的前提。常采用滤膜渗透法（Boyden 小室法），用微孔滤膜将趋化因子和白细胞分开，观察白细胞穿越滤膜的能力，从而判断其趋化功能。对于懒惰白细胞综合征、家族性白细胞趋化缺陷征等有诊断价值。

（三）吞噬和杀伤试验

吞噬和杀伤试验是检测吞噬细胞功能的经典试验。可将白细胞与一定量的细菌悬液混合孵育，取样涂片、染色、镜检，观察白细胞对细菌的吞噬和杀伤情况，用吞噬率和杀伤率表示。慢性肉芽肿患者由于吞噬细胞缺少过氧化物酶而无法杀菌，表现为吞噬率正常，但杀菌率显著降低。

（四）NBT 还原试验

NBT 还原试验是一种检测吞噬细胞还原杀伤能力的定性试验。吞噬细胞杀菌时，能量消耗剧增，耗氧量也随之增加，氢离子的传递使添加的淡黄色 NBT 被还原成蓝黑色甲䐶颗粒，沉积于胞质中，称 NBT 阳性细胞。正常值为 7%～15%，低于 5% 表明杀菌能力降低，可用于检测慢性肉芽肿病和 6 - 磷酸葡萄糖脱氢酶缺乏症。

四、补体缺陷病的检测

补体系统的检测包括总补体活性和补体单个成分的测定。补体溶血试验可反应补体系统总的活性，单个补体成分常检测 C3、C1q、C4、B 因子、C1 酯酶抑制物等含量。由于补体缺陷涉及成分多，又有多条激活途径，对补体缺陷的分析较为困难。测定 C1 酯酶抑制物可协助诊断遗传性血管神经性水肿。

五、基因检测

采用分子生物学手段，对一些原发性免疫缺陷病患者的染色体 DNA 进行序列分析，检测是否存在与缺陷相关的基因突变或缺失。常见的原发性免疫缺陷病的致病基因的染色体定位（表 21 - 2）。

表 21 - 2   常见的原发性免疫缺陷病致病基因染色体定位

疾病	致病基因的染色体定位
X - SCID	Xq13. 1 ~ 13. 3
XLA	Xq21. 3
XLHM	Xq26. 3 ~ 27. 1
ADA 缺乏	20q13. 2 ~ 13. 11
PNP 缺乏	14q13. 1
X - CGD	Xp21. 1

笔记

六、AIDS 的免疫学检测

AIDS 的免疫学检测主要包括针对 HIV 感染后产生抗原、抗体的检测和 T 淋巴细胞的检测。

（一）HIV 循环抗原的检测

抗原检测适用于以下几种情况：①HIV - 1 抗体不确定或窗口期的辅助诊断；②HIV - 1 抗体阳性母亲所生婴儿早期的辅助鉴别诊断；③第四代 HIV - 1 抗原/抗体 ELISA 试剂检测呈阳性反应，但 HIV - 1 抗体确认阴性者的辅助诊断；④监测病程进展和抗病毒治疗效果。

常用抗体夹心 ELISA 法检测 HIV 的核心抗原 p24。其原理是将针对 p24 抗原的单克隆抗体吸附在固相载体上，当加入的待检样品中含有 p24 抗原时，会与该抗体结合，经过洗涤后，加入生物素标记的高滴度检测抗体。孵育后加入链亲和素过氧化物酶，最后加入酶的底物（四甲基联苯胺）显色，测定光密度值。

感染 HIV 后，血液中最先出现 HIV - p24 抗原，持续 4 ~ 6 周后消失。P24 抗原出现于急性感染期和 AIDS 晚期，其定量检测可作为早期或晚期病毒量的间接指标。在潜伏期，该抗原检测常为阴性。结果解释：①HIV - 1 P24 抗原筛选试验有反应的标本必须经过中和试验确证以后才能判断阳性或阴性；②HIV - 1 P24 抗原阳性仅作为 HIV 感染的辅助诊断依据，不能据此确诊；③HIV - 1 P24 抗原阴性结果不能排除 HIV 感染；④监测病程进展或抗病毒治疗效果应进行 HIV - 1 P24 抗原的定量检测。

（二）HIV 抗体的检测

1. HIV 抗体初筛检测   HIV 抗体初筛检测可用明胶颗粒凝集试验、酶联免疫吸附法和胶体金法检测。

（1）明胶颗粒凝集试验   明胶颗粒凝集试验是一种快速的 HIV 血清抗体检测方法。先将样品稀释，然后加入已包被抗原的明胶颗粒，混匀后保温（室温即可）。如血清或血浆中有 HIV 抗体，HIV 抗原致敏的明胶颗粒即与抗体发生抗原 - 抗体相互作用，产生肉眼可见的凝集反应。

（2）酶联免疫吸附法   酶联免疫吸附法（ELISA）是最常用的 HIV 抗体检测方法，它具有准确性高、价格低廉、判断结果客观、结果便于记录和保存等优点，适合于大批量标本的检测，是献血员筛选和临床诊断最常用的方法。此法是将 HIV 抗原包被到微孔板或其他固相载体上，如标本中有 HIV 抗体，则抗体就与固相载体上的 HIV 抗原结合，洗涤去除未结合的非特异性抗体，加入酶标记的抗人免疫球蛋白抗体与 HIV 抗体结合，形成 HIV 抗原 - HIV 抗体 - 酶标记的抗人免疫球蛋白抗体复合物，最后加入底物发生酶催化的显色反应，测定光密度值（optical density，OD），再与标准值进行比较，就可以得出标本中 HIV 抗体是阳性或阴性的结果。

（3）胶体金法   胶体金法检测 HIV 抗体是一种不需要任何仪器设备的血清或血浆抗体检

测法。它利用免疫层析分析原理来快速检测血清或血浆中是否含有 HIV 抗体，从而判断人体是否受到 HIV - 1 型或 HIV - 2 型病毒感染。

测试时，血标本滴入试剂盒加样孔（S）内，血标本中的 HIV 抗体与预包被在膜上的 protein A 胶体金结合物反应，然后，混合物随之在毛细管向上层析，在测试区（T）与固定在膜上的重组 HIV 抗原反应。如果血清中含有 HIV - 1 抗体或 HIV - 2 抗体，在 T 区内会出现一条红色条带，表明是阳性结果。如果在 T 区内没有出现红色条带，则血清中不含有 HIV 抗体，表明是阴性结果。

2. HIV 抗体确认试验　可采用免疫印迹实验、放射免疫沉淀试验和免疫荧光试验检测。

（1）免疫印迹实验（western blot，WB）　WB 是最常用的 HIV 抗体确认实验，这是由于 WB 基于 HIV 不同抗原组分的分离以及浓缩和纯化，能够检测针对不同抗原成分的抗体，具有较高的敏感性和特异性。基本原理是 HIV 全病毒抗原经过 SDS - PAGE 电泳，按分子量大小分离不同的蛋白带，通过电转移法将凝胶中的蛋白转移到硝酸纤维素膜上。将此膜切割成条状，每一条硝酸纤维素膜上均含有经电泳分离过的 HIV 病毒抗原。将待检血清样品加到硝酸纤维素膜上使其充分接触反应，血清中若含有抗 HIV 抗体，就会与膜条上的抗原带相结合。然后与抗人的 IgG 酶结合物反应，最后加入底物，已结合的抗原 - 抗体带即可呈现紫色，根据出现条带情况判定结果。

（2）放射免疫沉淀试验（radio immuno precipitation assay，RIPA）　将放射性同位素标记的氨基酸加到感染 HIV 的细胞培养基中，随着病毒的复制，标记的氨基酸可进入病毒的蛋白中，收集含有同位素的病毒颗粒，用去垢剂将细胞溶解，再用抗 IgG A 蛋白琼脂糖去除有反应的细胞抗原。将所得的上清液（含有病毒蛋白）与待检血清混合，如有 HIV 抗体，则同位素标记的 HIV 抗原与之结合形成沉淀。用 SDS - PAGE 电泳将沉淀物中的病毒蛋白按照分子量大小分离开来，并与已知的分子量标准比较。用这个方法可以将 HIV - 1 的 160、120、66、51 ~ 55、41、31、24 和 17kD 的蛋白抗体检测出来。这是目前最具敏感性和特异性的 HIV 抗体检测方法。

（3）免疫荧光试验（immuno - fluorescence assay，IFA）IFA 的原理和操作类似于间接 ELISA，区别在于固相载体和指示系统不同。IFA 以固定于玻片上的感染细胞（一般应用 H - 9 或 HUT - 78 细胞）内的 HIV 作为抗原，与待检血清反应以后，加入荧光素标记的抗人免疫球蛋白，洗去未结合的荧光抗体，在荧光显微镜下观察结果，如果在标本孔的胞浆内出现特异性荧光，而对照孔没有特异性荧光，就可诊断为 HIV 抗体阳性；胞浆内若没有荧光出现，则认为 HIV 抗体阴性；感染和对照细胞均发生荧光、或荧光出现在细胞核内、或对照孔细胞荧光强度大于感染孔细胞，可以认为 HIV 抗体不确定，即中间型，提示为非特异性反应，可能是存在自身抗体的缘故。

IFA 操作的技术要点是检测之前玻片要在室温下开启，避免因凝结而造成细胞的溶解。操作中避免直接接触细胞层以免损伤细胞。避免同一玻片孔与孔之间的交叉污染等等。IFA 曾被 FDA 推荐用于 WB 不确定样品的诊断，但需要昂贵的荧光显微镜，需要受过良好训练的技术人员，对结果的观察和解释易受主观因素的影响，结果也不宜长期保存，因而不宜在一般的实验室开展和应用。

（三）淋巴细胞检测

AIDS 患者淋巴细胞总数减少，常 $< 1.5 \times 10^9/L$；$CD4^+ T$ 细胞数绝对值下降，$< 0.5 \times 10^9/L$ 易发生机会感染，$0 < .2 \times 10^9/L$ 则发生典型 AIDS；CD4/CD8 比值下降，常 < 0.5，比值越

低，细胞免疫功能受损越严重。

（四）其他检测

主要是指不直接针对病原体 HIV，但与其感染及 AIDS 病情进展相关的非特异性检测项目，如其他相关微生物检查、Ig 检测、T 细胞增殖反应、皮肤迟发型超敏反应、红细胞计数、血沉等。

AIDS 还可作病原学检测，直接从 HIV 感染者体内分离出病毒或检测出 HIV 组分。但病毒分离培养和鉴定需要时间较长，对实验技术和条件要求较高，目前多采用分子生物学技术从患者外周血单个核细胞、骨髓细胞或血浆中检测 HIV – cDNA、HIV – RNA 等。

 本章小结

免疫缺陷病（IDD）是免疫系统先天发育障碍或后天损伤所致疾病，分为原发性免疫缺陷病（PID）和获得性免疫缺陷病（AIDD）两大类。临床共同特征是易感染、好发恶性肿瘤和自身免疫病。XLA 和 DiGeorge 综合征分别是原发性 B 细胞缺陷病和原发性 T 细胞缺陷病的代表性疾病，选择性 IgA 缺陷和 SCID 分别是最常见和最严重的 PID。营养不良、感染、肿瘤等可诱发 AIDD 。AIDS 是一种最常见的 AIDD，由 HIV 感染引起的、主要破坏机体细胞免疫功能的严重的 AIDD。IDD 的检测主要是通过免疫学、分子生物学等方法综合评价机体的体液免疫、细胞免疫、补体、吞噬细胞等功能。

（伊正君）

第二十二章　肿瘤免疫与免疫学检测

学习目标

1. 掌握：肿瘤抗原和肿瘤标志物的概念和分类，常用肿瘤标志物的临床意义，肿瘤标志物的应用及肿瘤标志物检测的影响因素。
2. 熟悉：机体抗肿瘤免疫效应机制及肿瘤的免疫逃逸机制。
3. 了解：肿瘤标志物检测的质量控制。

肿瘤免疫学（tumor immunology）是研究肿瘤抗原及其免疫原性、机体的免疫功化、异能与肿瘤发生、发展的关系以及肿瘤免疫诊断和防治的一门学科。肿瘤是严重危害人类健康的常见病、多发病，是自身组织细胞的某些调控基因突变导致的细胞恶性转常增生的结果。

尽管肿瘤细胞来源于宿主自身，但人们很早就意识到肿瘤细胞可能存在着与正常组织细胞不同的抗原成分，直到 20 世纪 50 年代，科学家通过近交系小鼠间肿瘤移植的实验研究，初步证实了由化学致癌剂甲基胆蒽（methycholanthrene，MCA）诱导小鼠发生肉瘤所表达的移植排斥抗原具有肿瘤特异性。随后，又发现多种化学、物理和生物致癌因素所诱发的肿瘤均存在肿瘤抗原并能够诱导机体产生抗肿瘤的免疫应答。据此，Thomas 于 1959 年首先提出了"免疫监视"（immune surveilance）的理论。随着单克隆抗体技术、分子生物学技术和分子免疫学的发展及相互渗透，各种肿瘤抗原被相继发现。20 世纪 90 年代以来，人类多种肿瘤抗原基因的成功克隆、基因工程抗体和基因工程细胞因子的成功制备，极大地丰富了肿瘤免疫学理论，拓宽了肿瘤免疫学诊断和治疗的思路和范围。目前临床上已广泛开展对肿瘤相关标志物的检测，在肿瘤的早期筛选、辅助诊断、病情监测和预后评估等发挥着越来越重要的作用。

第一节　肿瘤抗原

肿瘤抗原（tumor antigen）是指细胞在发生恶变的过程中新出现的或异常表达的抗原物质。人们已在动物及人类肿瘤细胞表面发现了多种肿瘤抗原。肿瘤抗原的分类尚不统一，目前，被普遍接受的有两类，即按肿瘤抗原的特异性和肿瘤发生的情况的不同，分为肿瘤特异性抗原（tumor specific antigen，TSA）和肿瘤相关抗原（tumor associated antigen，TAA）。肿瘤抗原是肿瘤特异性免疫应答的主要靶抗原。

一、肿瘤特异性抗原

肿瘤特异性抗原是指仅表达于某种肿瘤细胞表面的新抗原，多为突变基因的产物，此类抗原可在近交系小鼠间通过肿瘤移植排斥试验得到证实（图 22 - 1），又称为肿瘤特异性移植抗原（tumor specific transplantation antigen，TSTA）或肿瘤排斥抗原（tumor rejection antigen，TRA），已用单克隆抗体在人类黑色素瘤、乳腺癌、结肠癌等肿瘤细胞表面检测出。

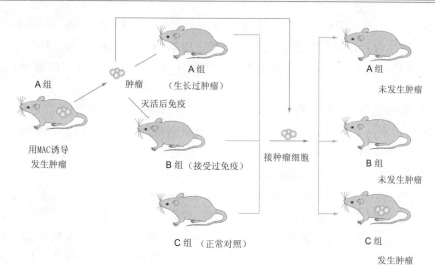

图 22-1　同系动物移植排斥实验证明肿瘤特异性抗原的存在

1. 理化因素诱发的肿瘤抗原　化学致癌物（如甲基胆蒽、氨基偶氮染料、二乙基亚硝胺等）或物理因素（如紫外线、X 射线、放射性粉尘等）均可导致机体细胞 DNA 受损，使某些基因发生突变、染色体断裂和异常重排，从而使细胞表达新抗原。此类肿瘤抗原特异性强，但免疫原性弱，常表现出明显的个体特异性，即用同一化学致癌物或同一物理因素在不同的宿主体内，甚至在同一宿主不同部位诱发的肿瘤，其抗原特异性和免疫原性也有差异。

由于理化因素主要为随机诱导正常基因的点突变，因此其所诱导的肿瘤抗原间很少有交叉成分，故难以用免疫学技术诊断和治疗此类肿瘤。但人类很少暴露于这种强化学、物理的诱发环境中，因此，大多数的人类肿瘤抗原不属于这类抗原。

2. 生物因素诱发的肿瘤抗原　研究已证实病毒感染与人类肿瘤的发生有密切的关系，已发现 600 余种动物病毒与人类肿瘤相关（表 22-1）。病毒通过其 DNA 或 RNA 整合到宿主靶细胞基因组中，诱发细胞发生恶性转化，并表达病毒基因编码的蛋白、即病毒诱导的肿瘤抗原。该抗原经处理后形成病毒肽-MHC-I 类分子复合物，并表达在肿瘤细胞表面，刺激机体产生针对肿瘤的特异性免疫应答。同一病毒诱导的肿瘤，在不同动物种属或不同组织来源，均表达相同的肿瘤抗原。当小鼠接种某一病毒诱发的已灭活的肿瘤细胞后，就能排斥所用由该病毒诱发的肿瘤细胞的攻击。

表 22-1　与肿瘤相关的病毒

肿瘤	病毒
人类原发性肝癌	乙型肝炎病毒（HBV）、丙型肝炎病毒（HCV）
人类宫颈癌	人乳头瘤病毒（HPV）、单纯疱疹病毒（HSV）
人 T 细胞白血病	I 和 II 型人类嗜 T 细胞白血病病毒
人鼻咽癌和 Burkitt 淋巴瘤	EB 病毒（EBV）

3. 基因突变产生的肿瘤抗原　自发性肿瘤表达的抗原大部分为突变基因的产物，在不同致癌因素和特定条件作用下，原癌基因科被激活，抑癌基因科发生突变，由此可导致正常细胞癌变。

（1）癌基因编码的蛋白　如突变的 ras 基因编码的一种含有 189 个氨基酸残基的蛋白质，其分子量为 21kD，称 P21。人类许多肿瘤中均存在突变的 ras 基因，突变主要发生在第 12、13 和 16 密码子，其编码蛋白显示肿瘤抗原性，与恶性肿瘤的发展密切相关。

（2）突变的抑癌基因编码蛋白　如抑癌基因 P53 编码一种含有 393 个氨基酸残基、分子量

53kD 的蛋白质，称 P53。P53 的功能是作为转录因子控制静止细胞从 G0 至 G1 期的转变，在 G1 期的生长限制性位点控制细胞进入周期后增殖。在多种肿瘤组织中均能检测到 P53 基因的多种突变及其产物，这类异常的 P53 蛋白不仅被机体 T 细胞所识别，也可激活 B 细胞产生 IgG 抗体。

（3）染色体易位产生的融合蛋白　机体组织细胞中某些染色体发生易位可形成新的基因，如某些急性淋巴细胞白血病患者第 9 号染色体上的原癌基因 $c - abl$ 易位到第 22 号染色体上，与 bcr 基因形成一个新的融合基因 $bcr - abl$，显示新的氨基酸顺序和形成新的空间构象，编码表达 BCR - ABL 融合蛋白，成为 T 细胞识别的特异性肿瘤抗原。

（4）正常静止基因表达的肿瘤抗原　肿瘤细胞中某些肿瘤抗原由一些正常状态下额的静止基因（silent gene）所表达，除人的正常睾丸细胞（属于免疫豁免器官，不表达 MHC 分子）外，这类基因只在恶性细胞中被激活而高表达，其编码蛋白可被免疫细胞所识别，因此又被称为肿瘤 - 睾丸抗原（cancer - testis antigen，CTA）。CT 是目前鉴定的肿瘤特异性抗原中最多的一类，在多种恶性肿瘤组织中广泛表达，可诱发机体内自发性细胞和体液免疫应答，是最有希望作为免疫治疗用途的一类抗原。CT 抗原中如黑色素抗原（Melanoma antigen - encoding，MAGE）家族至少有 14 个成员（MAGE - 1 ~ MAGE - 14），其中 MAGE - 1、MAGE - 3 和 NY - ESO - 1（New York - esopagus）在肿瘤疫苗方面的应用研究已进入临床试验阶段。

二、肿瘤相关抗原

TAA 是指非肿瘤细胞所特有、正常组织或细胞中也可表达的抗原物质，但其在肿瘤细胞的表达量远远超过正常细胞。TAA 在肿瘤组织或细胞与正常组织和细胞之间，仅显示出量的变化而无严格的肿瘤特异性。检测 TAA 对某些肿瘤的诊断、预后判断及治疗有一定价值。

1. 胚胎抗原　胚胎抗原（fetal antigen）是在胚胎发育阶段由胚胎组织产生的正常成分，在胚胎后期减少，胎儿出生后逐渐消失或仅存量极微。但当有细胞恶性转化时，相应的编码基因可被激活而重新表达。该抗原可表达于肿瘤细胞表面，也可分泌或脱落到血液等体液中，成为诊断肿瘤的重要标志物。目前在人类肿瘤中已发现多种胚胎性抗原（表 22 - 2），研究最多的是甲胎蛋白（alphafetoprotein，AFP）、癌胚抗原（carcinoembryonic antigen，CEA）等。

表 22 - 2　与人类肿瘤有关的胚胎性抗原

抗原	相关肿瘤
甲胎蛋白（AFP）	原发性肝癌、畸胎瘤、肺癌、胃癌
癌胚抗原（CEA）	结肠癌等消化道肿瘤、肺癌、乳腺癌、胰腺癌
胚胎硫糖蛋白抗原（FSA）	胃癌
$\alpha_2 - H$ 铁蛋白	小儿畸胎瘤、肝癌、淋巴瘤、神经母细胞瘤、肾母细胞瘤
异型（或丙种）胎儿蛋白（γFP）	结肠、卵巢、肾、肌肉、骨、神经等的实体瘤
B_S 胎蛋白	肝癌、胆管癌、胃癌、白血病、淋巴肉瘤
S_2 肉瘤抗原	肉瘤、巨细胞瘤、乳腺癌、肺癌、卵巢癌、消化道肿瘤、黑色素瘤
胎盘碱性磷酸酶	肿瘤组织
胰癌胎儿抗原（胰腺癌胚抗原，POA）	胰腺癌（孕妇血清中也可出现）
βs 胎蛋白	肝癌、胆管癌、胃癌、白血病、淋巴瘤等
时相专一性胚胎抗原（SSEA - 1）	多种人体肿瘤（正常人除粒细胞和单核细胞外，皆不表达）
Tenna Gen 抗原	肿瘤患者血清含量增高（正常人 < $5.0\mu g/ml$）

2. 分化抗原　分化抗原（differentiation antigen）又称组织特异性抗原（tissue - specific antigen），是组织细胞在分化、发育的不同阶段表达或消失的正常分子。不同来源、不同分化阶

段的细胞表面表达不同的分化抗原。恶性肿瘤细胞通常停留在细胞发育的某个幼稚阶段，其形态和功能均类似于未分化的胚胎细胞，称为肿瘤细胞的去分化（dedifferentiation）或逆分化（retrodifferentiation），故恶性肿瘤细胞可以表达其他正常组织的分化抗原，如某些胃癌细胞可表达 ABO 血型抗原。由于这些抗原是正常细胞的成分，因此不能刺激机体产生免疫应答，但可作为免疫治疗的靶分子和肿瘤组织来源的诊断标志（表 22 - 3）。

表 22 - 3　某些组织特异性肿瘤抗原

组织细胞来源	肿瘤	抗原
B 细胞	B 细胞白血病和淋巴瘤	CD10、Ig
T 细胞	T 细胞白血病和淋巴瘤	IL - 2R、TCR、CD45R、CD4/CD8、TL 抗原
前列腺	前列腺癌	前列腺特异性抗原、前列腺酸性磷酸酶
上皮细胞	多种癌	细胞角蛋白
神经嵴	黑色素瘤	S - 100 等黑色素瘤相关抗原

3. 其他 TAA 除上述常见的两类 TAA 外，糖链抗原（carbohydrate antigen，CA）、组织多肽抗原（tissue polypeptide antigen，TPA）、免疫抑制酸性蛋白（immunosuppressive acidic protein）、铁蛋白（FER）、唾液酸（sialic acid，SA）、β_2 - 微球蛋白（β_2 - microglobulin，$\beta_2 m$）等在一些肿瘤患者也可升高，可作为相应肿瘤的诊断指标，甚至是早期诊断的指标。

三、肿瘤细胞的免疫原性

目前尽管发现部分肿瘤细胞表达肿瘤抗原，然而大部分肿瘤细胞的免疫原性仍然比较弱，并不能诱导患者机体产生针对这些肿瘤抗原的有效免疫应答。研究最多的肝癌细胞产生的甲胎蛋白与结肠癌的癌胚抗原，这两种抗原曾出现在胚胎期，因而宿主对抗原形成免疫耐受性，很难引起宿主免疫系统对肿瘤细胞形成有效的杀伤效应。

第二节　机体抗肿瘤的免疫效应机制

机体的免疫功能与肿瘤的发生发展密切相关，当宿主免疫功能低下或受抑制时，肿瘤发生率增高，而在肿瘤进行性生长时，肿瘤患者免疫功能受到抑制，两者互为因果，双方各因素的消长直接影响肿瘤的发生和发展。

目前认为机体抗肿瘤的免疫功能主要由细胞免疫所介导。发挥免疫效应的细胞主要有 T 细胞、NK 细胞、巨噬细胞等，体液免疫通常仅在某些情况下起协同作用，而宿主机体对肿瘤免疫应答效应是细胞免疫和体液免疫综合发挥的免疫效果。

一、机体抗肿瘤的细胞免疫机制

在抗肿瘤免疫中主要由细胞免疫发挥作用，除 CD8$^+$CTL、CD4$^+$Th 及固有免疫细胞包括 NK 细胞、巨噬细胞、NKT 细胞外，目前，认为中性粒细胞、嗜酸粒细胞等也参与了抗肿瘤作用。

（一）T 细胞介导的抗肿瘤免疫效应

1. 细胞毒性 T 细胞　细胞毒性 T 细胞（cytoxic T lymphocyte，CTL）TCL 表达 CD8，通常称 CD8$^+$CTL 即指 CTL。CTL 是抗肿瘤免疫的主要免疫效应细胞，其通过识别肿瘤细胞表面的 MHC - I 类分子 - 肿瘤抗原肽复合物而被激活，并在 CD4$^+$T 细胞分泌的一些辅助因子的作用下分化成为具有特异性杀伤活性的 CTL。CTL 杀伤肿瘤细胞的机制主要有两种途径。一是 CTL 与靶细胞接触产生脱颗粒作用，释放穿孔素（perforin）和颗粒酶（gramzymes），穿孔素插入靶细胞膜上，并使其形成通道，而颗粒酶经穿孔素在靶细胞膜上形成的孔道进入胞内后，可使其 DNA 断裂，引起程序性细胞死亡（programmed cell death，PCD），即凋亡（apoptosis）；二是通过 Fas - FasL 和肿瘤坏死因子 - 肿瘤坏死因子受体或称死亡受体途径，CTL 激活后 CTL 的 FasL（Fas 配体）与靶细胞表面的 Fas 分子结合，启动肿瘤细胞的死亡信号转导途径，活化靶细胞内的 DNA 降解酶，引起靶细胞凋亡（图 22 - 2）。T 细胞介导的免疫应答在抑制具有免疫原性肿瘤细胞的生长中起重要作用。肿瘤抗原在体内主要诱发两类 T 细胞亚群发生反应：一类是 MHC - Ⅱ类抗原限制性的 CD4⁺T 细胞；另一类是 MHC - Ⅰ类抗原限制性的 CD8⁺T 细胞。

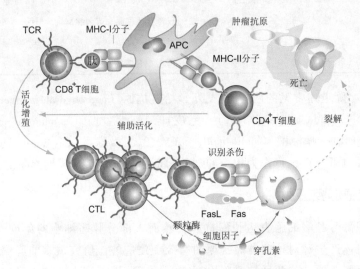

图 22 - 2　CTL 活化和杀伤肿瘤细胞机制示意图

2. CD4⁺T 细胞　肿瘤细胞表面脱落的抗原，被抗原递呈细胞（APC）摄取、加工成多肽分子，以肿瘤抗原肽 - MHC - Ⅱ分子复合物的形式表达在 APC 表面。肿瘤抗原特异性 CD4⁺T 细胞识别该复合物并通过双信号的产生而被激活，分泌 IL - 2、IFN - γ 和 TNF 等细胞因子，从而激活 B 细胞、单核 - 巨噬细胞、NK 细胞，并增强 CTL 的杀伤功能，而 IFN - γ、TNF 等本身具有直接或间接的杀瘤活性，进而发挥抗肿瘤作用。近期还发现，体内存在一类 CD4⁺ CTL，也具有直接杀伤肿瘤细胞的作用，其杀伤效应受 MHC - Ⅱ类分子活化机制限制。

（二）固有免疫细胞的抗肿瘤免疫效应

抗肿瘤免疫效应另一类细胞是固有免疫细胞，这些细胞有 NK 细胞、巨噬细胞及 NKT 细胞等。

1. NK 细胞　NK 细胞它不依赖抗体或补体、不需预先活化即可直接杀伤肿瘤细胞，且不受 MHC 限制是早期抗肿瘤的重要细胞，是抗肿瘤的第一道防线。NK 细胞可通过五种方式杀伤靶细胞：①释放穿孔素和颗粒酶介导溶细胞作用，引起肿瘤细胞坏死或凋亡；②释放 NK 细胞毒因子（NK cytotoxicity factor，NKCF）和 TNF 等可溶性介质，通过与肿瘤细胞表面相应受体结合而杀伤之；③通过 Fas/FasL 途径诱导肿瘤细胞凋亡；④NK 细胞表面的活化受体与瘤细胞表面的糖类配体结合，而激活 NK 细胞杀伤肿瘤细胞；⑤释放 IL - 1、IL - 2、IL - 15 和 IFN 等细胞因子杀伤靶细胞（图 22 - 3）。

2. 巨噬细胞　巨噬细胞是机体抗肿瘤免疫的主要效应细胞之一。已发现，肿瘤灶中浸润的巨噬细胞与肿瘤的转移率成负相关，即肿瘤组织周围有明显的巨噬细胞浸润者，肿瘤扩散转移的发生率较低，预后较好；反之，则肿瘤扩散、转移率高，预后差。

巨噬细胞介导的抗肿瘤作用：①通过其细胞表面的 FcR 与特异性抗体介导的 ADCC 效应杀伤肿瘤细胞；②活化的巨噬细胞分泌 TNF、蛋白水解酶、一氧化氮、IFN 和氧自由基等细胞毒性分子，直接杀伤肿瘤细胞；③作为 APC 将肿瘤抗原提呈给 T 细胞，并通过分泌 IL - 10、TGF - β 等促进其激活，以诱导特异性抗肿瘤免疫应答，被激活的巨噬细胞与肿瘤细胞结合后，通过释放溶酶体酶直接杀伤肿瘤细胞（图 22 - 4）。

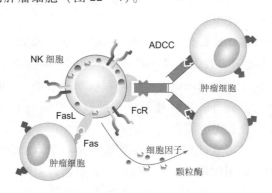

图 22 - 3 NK 细胞和杀伤肿瘤细胞机制示意图

但必须指出：在某些情况下肿瘤组织局部浸润的巨噬细胞若不能杀伤肿瘤细胞，反而会通过产生某些促进肿瘤细胞生长的物质（如转化生长因子、表皮生长因子等），从而造成肿瘤细胞的生长和转移。

此外，抗肿瘤的细胞免疫还涉及 NKT 细胞、树突状细胞、中性粒细胞和多种细胞因子的作用。

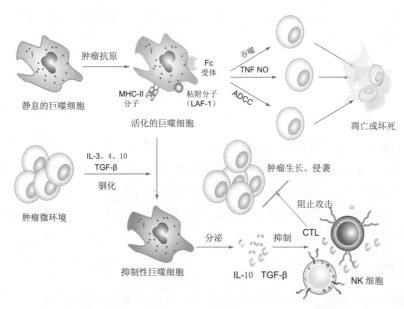

图 22 - 4 巨噬细胞在肿瘤免疫中双重作用示意图

二、机体抗肿瘤的体液免疫机制

免疫细胞产生的免疫分子及一些酶类分子等也参与机体的抗肿瘤作用。据研究发现荷瘤动物或肿瘤患者血清中存在能与肿瘤细胞反应的抗体。

（一）抗体抗肿瘤的体液免疫

免疫细胞在肿瘤抗原的诱导下产生具有抗肿瘤作用的免疫分子，它们是通过如下机制发挥抗肿瘤作用：

1. 提呈肿瘤抗原　B 细胞以其 BCR 捕捉肿瘤细胞释放（分泌或脱落）的可溶性抗原，经加工处理后与 MHC - Ⅱ类分子结合，诱导 CD4$^+$T 细胞对肿瘤的免疫应答。

2. 补体依赖的细胞毒作用　细胞毒性抗体 IgM 和某些 IgG 亚类与肿瘤细胞表面抗原结合，通过激活补体经典途径而形成膜攻击复合物，溶解肿瘤细胞，但是补体依赖的细胞毒作用仅可杀伤单个瘤细胞，对实体瘤无效。

3. 抗体依赖的细胞介导的细胞毒作用　抗肿瘤 IgG 抗体的 Fab 段与肿瘤细胞表面结合，而 Fc 段激活巨噬细胞、NK 细胞后直接发挥 ADCC 效应，溶解肿瘤细胞。

4. 抗体的免疫调理作用　抗肿瘤 IgG 类抗体与吞噬细胞表面 FcγR 结合，可明显增强吞噬细胞对肿瘤细胞的吞噬能力。此外，抗肿瘤抗体与肿瘤抗原结合能活化补体，借助所产生的 C3b 与吞噬细胞表面 CR1 结合，促进其吞噬作用。

5. 抗体的封闭作用　抗体可通过封闭肿瘤细胞表面某些受体而影响肿瘤细胞的生长。

6. 抗体干扰肿瘤细胞的黏附作用　抗肿瘤抗体与肿瘤细胞表面抗原结合后，可阻断瘤细胞与血管内皮细胞表面黏附分子之间的相互作用，使肿瘤细胞黏附特性发生改变甚至丧失，抑制肿瘤细胞的生长、黏附和转移。

但由于肿瘤抗原免疫硬性较弱，在肿瘤患者体内产生的抗体并不是抗肿瘤的重要效应因素。相反，在一定情况下，肿瘤特异性抗体反而会干扰特异性细胞免疫应答对肿瘤细胞的杀伤作用。

三、其他免疫效应分子在抗肿瘤免疫中的作用

肿瘤坏死因子、干扰素等细胞因子、补体及各种酶类也具有非特异性的抑制或杀伤肿瘤细胞的作用。也是机体抗肿瘤的免疫机制之一。

第三节　肿瘤的免疫发生机制

尽管机体内具有一系列的免疫监视机制，但仍有一定比例的原发性肿瘤在宿主体内生长、发展、转移和复发。肿瘤细胞可通过多种机制免疫逃逸，即肿瘤细胞通过自身或微环境的改变等多种方式来逃避机体免疫系统的识别和攻击，导致肿瘤的形成。肿瘤肿细胞的免疫逃逸机制十扰复杂，在肿瘤发生、发展的不同阶段，发挥作用的主要机制可能各异，目前未完全明了。主要是如下原因所致。

一、肿瘤细胞的免疫逃逸

肿瘤细胞的免疫"逃逸"（sneaking through）是指突变细胞生长过程中，部分免疫原性强的细胞被机体的免疫系统所识别和杀伤，而部分突变细胞通过多种机制逃避机体免疫系统的识别和清除，导致肿瘤的形成。肿瘤细胞能通过自身的改变适应宿主的内环境，不仅不能诱导宿主机体的免疫系统产生有效的免疫应答反应，而且能够抵宿主机体免疫系统的清除。

二、肿瘤细胞的抗原缺失和抗原调变

TSA 大多为基因表达产物，其与正常蛋白（抗原）差异很小，甚至仅有几个氨基酸不同，故免疫原性较弱，无法诱发机体的抗肿瘤免疫应答。肿瘤细胞虽能表达各种 TAA，但表达量较低，故在肿瘤生长的早期难以激发机体产生有效的抗肿瘤免疫应答；此外，宿主对肿瘤抗原的

免疫应答，可导致肿瘤细胞其表面抗原表位减少或丢失，从而逃逸免疫系统的识别和攻击，此现象称为抗原调变（antigen modulation）。

三、肿瘤细胞表面"抗原覆盖"或"封闭"

肿瘤细胞表面抗原可被某些物质（如黏多糖）覆盖，从而干扰宿主淋巴细胞对肿瘤细胞的识别和杀伤。此外，肿瘤患者血清中存在封闭因子（blocking factor），可封闭肿瘤细胞表面抗原表位或效应细胞的识别受体，使肿瘤细胞逃脱效应细胞的识别和攻击。封闭因子可以是：①封闭抗体（blocking antibody），可封闭肿瘤细胞表面抗原；②肿瘤抗原 - 抗体复合物，既可以通过其抗原部分封闭效应细胞表面抗原受体，有可通过抗体封闭肿瘤细胞表面抗原。

四、肿瘤细胞 MHC - I 类分子表达异常

某些肿瘤细胞表面 MHC - I 类分子 β 链或 β - 2 微球蛋白、抗原加工转运蛋白 TAP 或蛋白酶体的亚单位（如 LMP）合成减少或突变，均可导致 MHC - I 类分子表达降低或缺失。使 CD8$^+$T 细胞识别肿瘤细胞表面的抗原受阻，不能产生有效的杀伤效应。

五、肿瘤细胞协同刺激分子表达异常

协同刺激分子的缺乏和异常表达也是肿瘤逃逸的原因。T 细胞表面的多种黏附分子如 CD28，LFA - 1，LFA - 2 等分别可与肿瘤靶细胞表面对应的配体 B7、ICAM - 1、LFA - 3 等结合，提供 T 细胞活化的第二共刺激信号。某些肿瘤细胞不表达或很少表达协同刺激分子如 B7、ICAM - 1、LFA - 3 和 VCAM - 1 等导致协同刺激信号的缺乏，T 细胞无法激活，无法诱导机体产生有效的免疫应答，从而使肿瘤细胞逃避 T 细胞的免疫攻击。

六、肿瘤细胞表达 FasL 诱导免疫细胞凋亡

T 细胞表面均表达 Fas 分子，许多肿瘤细胞则高表达 FasL，可与浸润到肿瘤周围的特异性 T 细胞上表达的 Fas 分子结合，从而诱导肿瘤特异性 T 细胞的凋亡。肿瘤患者 Fas/FasL 系统的改变影响机体抗肿瘤免疫效应，而 Fas/FasL 的反击作为肿瘤逃避免疫系统攻击这一机制的阐明，为肿瘤的免疫治疗提供了新策略。

七、肿瘤细胞导致免疫抑制

肿瘤细胞能直接侵犯免疫器官而引起免疫抑制作用，也可通过产生、释放一系列抑制性因子如转化生长因子（TGF - β）、IL - 10、血管内皮生长因子（VEGF）和前列腺素 E2（PGE2）等物质，在肿瘤局部聚集，形成一个较强的免疫抑制区，使进入其内的免疫细胞失活，直接抑制机体产生抗肿瘤免疫应答。

八、宿主免疫功能的影响

机体免疫功能的高低也是肿瘤细胞能造成免疫逃逸的关键，如宿主长期服用免疫抑制剂、HIV 感染，机体抗原提呈细胞功能低下或缺陷。这些都有助于肿瘤逃避宿主免疫系统的攻击。肿瘤也能导致宿主免疫功能抑制，从而抑制宿主免疫系统的抗肿瘤功能。

总之，宿主免疫的功能状态与肿瘤发生、发展有着密切的关系，一方面，机体抗肿瘤免疫机制极为复杂并可受多种因素干扰；另一方面，肿瘤细胞也可能通过多种机制逃避机体的免疫攻击。因此，肿瘤发生与否及其转归，取决于上述两方面作用的综合效应。同时，在肿瘤发生、发展的不同阶段，发挥作用的主要机制也不尽相同。

第四节 肿瘤标志物的检测

肿瘤标志物（tumor marker，TM）是指在肿瘤发生发展过程中，由肿瘤本身或由机体对肿瘤细胞反应而产生的一类物质。肿瘤标志物可存在于细胞膜、细胞质、血液和体液中，TM 主要包括肿瘤抗原、激素、酶（同工酶）及代谢产物等。肿瘤标志物的分类和命名尚无统一标准，一般分为胚胎性抗原、糖链蛋白类、激素类、酶和同工酶类、癌基因产物类等。

肿瘤抗原可以是肿瘤标志物，但肿瘤标志物不一定是肿瘤抗原。肿瘤的免疫学检验主要涉及肿瘤的免疫学诊断和肿瘤患者免疫功能状态的评估。检测肿瘤抗原是目前最常用的肿瘤免疫诊断方法。

一、常见的肿瘤标志物

1. 胚胎类抗原 胚胎类抗原由胚胎组织合成，存在于胎儿血清和羊水中，出生以后会降低，但在某些肿瘤发生时会大幅度升高的抗原，称为胚胎抗原。胚胎类肿瘤标志物包括甲胎蛋白（alpha-fetoprotein，AFP）和癌胚抗原（carcinoembryonic antigen，CEA）。

（1）AFP AFP 是一种分子量为 70kD 的糖蛋白，电泳时位于白蛋白和 α_1 球蛋白之间。在胚胎期由肝细胞和卵黄囊合成，存在于胎儿血清中，4~5 月的胎儿血清含量最高，以后随胎龄增长而逐渐下降，出生后迅速下降几乎消失。正常成人血清中含量极低，AFP 参考值 <20ng/ml（放免法）。

AFP 含量升高常见于：①原发性肝癌，当原发性肝癌发生时，约 70% 的患者血清中 AFP 含量增高 >300ng/ml，但有部分患者 AFP 含量正常；②肝硬化及病毒性肝炎，患者血清中 AFP 含量会有不同程度的升高，但一般 <300ng/ml；③妊娠，妇女妊娠 3 个月后，血清 AFP 含量升高，7~8 个月时达到高峰，一般 <400ng/ml，分娩后 3 周恢复正常；④生殖系统肿瘤和胚胎肿瘤，畸胎瘤、睾丸癌患者 AFP 水平常升高。

（2）CEA CEA 是一种分子量为 180kD 的糖蛋白，等电点 4.8，沉降系数 7.8S，电泳位于 β 球蛋白区。CEA 存在于 2~6 个月胎儿的胃肠管、胰腺和肝脏，出生后组织内含量很低（<2.5ng/ml）。CEA 升高常见于：胃肠道（结肠、直肠、胰腺）恶性肿瘤、乳腺癌、肺癌等恶性肿瘤患者。

2. 糖链抗原类 糖链抗原类（carbohydrate antigen，CA）是用各种肿瘤细胞株制备单克隆抗体，来识别的肿瘤相关抗原，大多数属糖蛋白，多存在于肿瘤细胞表面。如 CA50，CA125，CA15-3，CA19-9，CA72-4 等。

3. 激素类 不产生激素的组织发生恶变时，能产生释放一些肽类激素（异位内分泌激素并导致相应的综合征，如绒毛膜细胞癌患者血清中 HCG 明显升高、甲状腺髓样癌患者血清降钙素（calcitonin，CT）明显升高、小细胞肺癌患者血清促肾上腺皮质激素（ACTH）明显升高等。

（1）人绒毛膜促性腺激素（human chorionic gonadotropin，HCG） 是胎盘滋养层细胞分泌的一种糖蛋白激素，完整的 hCG 全部是由胎盘绒毛膜的合体滋养层产生。其主要功能就是刺激黄体，有利于雌激素和黄体酮持续分泌，以促进子宫蜕膜的形成，使胎盘生长成熟。hCG 在受孕后 10~14 天开始分泌，60~70 天达到高峰。hCG 检测是监测早孕的重要指标。在异常情况下，滋养层肿瘤和生殖细胞肿瘤，如葡萄胎和恶性葡萄胎，绒毛膜上皮癌及睾丸畸胎癌等，hCG 可显著增高。

（2）降钙素（Calcitonin，CT） 主要是由甲状腺滤泡 C 细胞分泌的多肽激素，降钙素的主要生理功能是降低血钙含量，通过抑制骨钙的释放和肠道对钙磷的吸收，促进肾脏对钙的排泄，来调节血钙，从而使血钙降低。降钙素升高常见于：甲状腺髓样癌、小细胞肺癌、胰腺癌、子宫癌、乳腺癌、前列腺癌、甲状腺细胞良性腺瘤和急性或慢性肾功能衰竭等患者。降钙素减低常见于重度甲状腺功能亢进和甲状腺发育不全等。由于降钙素的半衰期较短，标本采集后应及时处理，冷冻保存备用。

4. 酶和同工酶类 酶及同工酶类肿瘤标志物包括前列腺特异性抗原、前列腺酸性磷酸酶、神经特异性元烯醇化酶和 $\alpha-L$ 岩藻糖苷酶等。酶是较早并用于临床诊断的肿瘤标志物之一。当机体某一组织发生肿瘤时，肿瘤细胞往往出现代谢异常，某些酶及其同工酶的合成增加，或由于肿瘤组织引起浸润和压迫，使某些酶的外排受阻，引起肿瘤患者血清中某些酶或同工酶的异常升高。

（1）前列腺特异性抗原（prostate specific antigen，PSA） 是一种前列腺上皮细胞分泌的单链糖蛋白酶，正常人血清中 PSA 含量极微，当前列腺癌发生时，正常腺管结构遭到破坏，患者血清中 PSA 含量升高。PSA 在血清中有两种存在形式：① 5%～40% 是以低分子量（33kD）的游离 PSA（f-PSA）形式存在；② 60%～90% 是以 PSA 与 β_1-抗胰蛋白酶、β_2-巨球蛋白等结合形式存在，称为复合 PSA（c-PSA）。实验室测定总 PSA（t-PSA）包括 f-PSA 和 c-PSA。

血清 PSA 升高见于前列腺癌和前列腺肥大，但如果对患者进行直肠指诊、前列腺按摩、导尿也会导致血清 PSA 升高，血液标本采集前，应注意避免。

（2）前列腺酸性磷酸酶（prostatic acid phosphatase，PAP） 是前列腺分泌的一种酶，属糖蛋白，主要分布于前列腺、肝、脾、乳汁、红细胞、血小板及骨骼等，以前列腺含量最为丰富，所以检测血清酸性磷酸酶主要用于前列腺癌的诊断。PAP 和 PSA 是诊断前列腺癌、监测疗效和术后复发转移的辅助诊断指标。

（3）神经特异性元烯醇化酶（neuron specific enolase，NSE） 是烯醇化酶的一种同工酶，是一种酸性蛋白酶，参与糖酵解，主要作用是催化 2-磷酸甘油变成烯醇式磷酸丙酮酸。目前认为它是小细胞肺癌和神经母细胞瘤的肿瘤标志物。血清中 NSE 水平升高常见于：小细胞肺癌、神经母细胞瘤、神经内分泌细胞肿瘤和缺氧缺血性脑损伤等患者。NSE 也存在于正常红细胞中，标本溶血会影响测定结果，因此采血时要特别注意避免溶血。

（4）$\alpha-L$-岩藻糖苷酶 $\alpha-L$-岩藻糖苷酶（$\alpha-L$-fucosidase，AFU）是一种溶酶体酸性水解酶，广泛存在于人体各种组织细胞的溶酶体和体液中，其主要生理功能是参与含岩藻基的各种糖脂、糖蛋白、黏多糖等大分子物质的分解代谢。以往测定 $\alpha-L$-岩藻糖苷酶主要用于遗传性 AFU 缺乏症的诊断，并借以与其他遗传性黏多糖贮积病的鉴别。原发性肝癌、慢性肝炎、肝硬化、胆管癌、结肠癌、子宫癌、乳腺癌、肺癌患者血清 AFU 显著升高。妇女妊娠期间血清 AFU 也会升高，但分娩后可迅速下降。

5. 蛋白质类 主要有 CA 50、CA125、CA15-3、CA19-9、CA72-4、HE4 等 6 种。

（1）CA50 是一种以唾液酸脂和唾液酸糖蛋白为主的糖脂抗原，对正常细胞的信息传递、生长和分化具有重要作用。主要用于胰腺癌、结肠直肠癌、胃癌的辅助诊断和进展监测。

（2）CA125 是一种糖蛋白，存在于上皮性卵巢癌组织和病人的血清中，主要用于辅助诊断卵巢癌，但在卵巢囊肿、子宫内膜异位症、肺癌、良性和恶性胸腹水中也可见到阳性反应。

（3）CA15-3 属糖蛋白，是一种乳腺癌相关抗原，对乳腺癌的诊断和术后随访监察有一定的价值，但在乳腺癌的早期敏感性较低。

（4）CA19-9 是唾液 Lewisx-α 的物质，又称胃肠癌相关抗原（gastrointestinal cancer-associated antigen，GICA），存在于胎儿的胰腺、胆囊、肝、肠等组织，正常人体组织中含量极微。消化道恶性肿瘤患者血清中 CA19-9 含量明显升高，检测血清 CA19-9 可作为胃癌、胰腺癌、胆囊癌等恶性肿瘤的辅助诊断指标。

（5）CA72 - 4 是一种由 cc49 和 B72.3 两株单抗识别的黏蛋白样的高分子量糖蛋白，正常人血清中含量 <6 U/ml，异常升高见于各种消化道肿瘤、卵巢癌等患者。

（6）HE4 是附睾上皮组织的一种分泌性糖蛋白，属于蛋白酶抑制剂 WFDC 基因家族。HE4 卵巢癌和子宫内膜癌等组织中高表达。HE4 对卵巢癌的早期诊断具有重要的价值；对于鉴别卵巢良恶性肿瘤的诊断价值优于 CA125。

6. 特殊蛋白质类 特殊蛋白质类包括 β_2 - 微球蛋白和铁蛋白。

（1）β_2 - 微球蛋白（β_2 - microglobulin，β - 2 - MG）是由淋巴细胞合成的一种单链小分子多肽，位于所有有核细胞的细胞膜上，是有核细胞表面完整相容性抗原的一部分。是人白细胞抗原（HLA）的轻链蛋白，β_2 - MG 以相对稳定的速率合成并由细胞膜上释放。通过肾脏代谢，β_2 - MG 易被肾小球过滤，在近端肾小管被重吸收并完全分解，因而，健康人尿液中、血清中其浓度甚微且相对稳定。

血清 β_2 - MG 升高常见于：恶性肿瘤（如恶性淋巴瘤、慢性淋巴细胞白血病、非霍奇金淋巴瘤、多发性骨髓瘤、肝癌、肺癌、胃癌、结肠癌、直肠癌等）、肾脏疾病（急性肾盂肾炎、慢性肾盂肾炎、先天性肾小管酸中毒、肾小管药物损害）、糖尿病、肾移植和疫性疾病（类风湿关节炎、系统性红斑狼疮、干燥综合征、艾滋病）等，患者血清及尿液中 β_2 - MG 明显升高。

（2）铁蛋白（ferritin，Ferr） 是动植物体内广泛存在的一类贮存铁的蛋白。在哺乳类动物的肝和脾中含量最多。结合铁的铁蛋白是"溶"于水的，血浆铁蛋白的浓度与体内储存的铁成正比。血清铁蛋白升高还与肿瘤有关，癌细胞具有较强的铁蛋白合成能力，因此，铁蛋白也是一种肿瘤标志物。铁蛋白为机体内一种贮存铁的可溶组织蛋白，正常人血清中含有少量铁蛋白。血清铁蛋白水平升高常见于：恶性肿瘤（如肝癌、肺癌、胰腺癌、乳腺癌、白血病、淋巴瘤）、各种炎症（急性心肌梗死、反复输血）等患者。肝癌患者治疗有效者血清铁蛋白下降，而恶化和再发者升高。

7. 癌基因产物类 癌基因的激活或抑癌基因的表达，均可使正常细胞发生恶变，癌基因表达的蛋白可作为肿瘤标志物，如，肿瘤中的 $p21^{ras}$ 蛋白、*myc* 基因蛋白、*p53* 抑癌基因蛋白等。

8. 其他肿瘤标志物 近年来新的肿瘤标志物不断发现，已达上百种，仅列出部分（表 22 -4），大多已有试剂盒供应。

表 22 - 4　其他肿瘤免疫学标志物

肿瘤标志物	性质	相关肿瘤
鳞状细胞癌抗原（SCC）	分子量 48kD，糖蛋白	子宫颈癌、肺及头颈部的鳞癌
黏液癌抗原（MCA）	350kD，糖蛋白	乳腺癌、卵巢癌、胃肠肿瘤
唾液路易 X 抗原（SLEX）	唾液 Lewisx - I 物质	肺癌、乳腺癌、胃肠肿瘤
终末脱氧转化酶（TdT）	脱氧转化酶	急性白血病
胸腺嘧啶核苷激酶（TK）	胸腺嘧啶 5′磷酸转移酶	急性白血病、恶性淋巴瘤、小细胞肺癌
细胞角蛋白 19 片段（CYFRA21 - 1）	分子量 40kD，酸性蛋白	非小细胞肺癌
凝血酶原前体（PIVKA Ⅱ）	脱羧基凝血酶	肝细胞癌
肝癌相关胰蛋白酶抑制因子（T I）	6kD，多肽	胃肠肿瘤、卵巢癌、黏液型肺癌
组织多肽抗原（TPA）	多细胞角蛋白 8、18、19	膀胱癌、胆管瘤、乳腺癌

二、肿瘤标志物的免疫学检测

1. 检测方法 肿瘤标志物检测方法主要有：放射免疫分析、酶免疫检测、化学发光免疫测定等。各种检测方法的灵敏度、精密度、准确度和精确度之间均存在差异，检测的线性范围差别也较大。一般来说，手工方法重复性差，误差较大，要求操作者应认真、熟练；自动化仪器测定，重复性好，误差较小。

笔记

2. 标本采集　标本的正确采集和保存是肿瘤标志物检测结果准确的重要保证。如前列腺按摩、穿刺、导尿和直肠镜检查后，短时期内患者血清中 PSA 可升高，要求采血前 7～10 天不做上述检查和治疗；另外测定 PSA 要求标本应置 −20℃ 存放，避免反复冻融等；前列腺癌治疗药物抗雄性激素可抑制 PSA 产生，会导致 PSA 假阴性结果；胆道堵塞、胆汁淤滞可造成 CEA、ALP、GGT 升高。红细胞和血小板中含大量的 NSE，溶血标本对 NSE 测定结果影响加大，测定 NSE 应尽量避免标本溶血，等。

3. 检测的干扰因素

（1）携带污染对检测结果的影响　携带污染是指测定项目的试剂或样品的残留部分对后续项目测定结果的影响，尤其当测定高浓度标本时，由于分析仪共用部分清洗不彻底，其使用过程中会对下一个标本造成污染，后边的标本出现结果偏高现象。因此当遇到检测结果有连续偏高时，应对后边标本复检，以判断是否是携带污染所造成。

（2）"钩状效应"对检测结果的影响　在进行酶免和放免测定时，当样本浓度过高时，形成的免疫复合物的量随着样本浓度的增加反而减少，使反应信号弱化，出现后带现象，即"钩状效应"，此时信号－剂量（浓度）曲线呈钩状现象，出现假性低值，测出的结果必然不准确。因此，对浓度标本应该进行适当稀释后重新测定，要求仪器应有测量上限设置和自动稀释重做功能。

（3）嗜异性抗体对检测结果的影响　大多数肿瘤标志物的测定中常使用一对鼠单克隆抗体来与肿瘤抗原反应，如果病人血清中存在嗜异性抗体（特别是人抗鼠抗体），它可能在两种鼠单克隆抗体间起"桥梁"作用，导致在无抗原的情况下，出现肿瘤标志物浓度增高的假象。避免的办法是在样本中先加入提纯的鼠 IgG，经温育后，再用 PEG 沉淀鼠 IgG 和人抗鼠 IgG 复合物，然后再进行测定。嗜异性抗体可出现在曾被鼠或宠物咬过或使用过动物免疫剂（如单克隆抗体）治疗过的人血液中。

4. 联合检测　肿瘤标志物检测的目的是要达到肿瘤的早期诊断，早期治疗，因此，寻找特异性强、敏感性高的肿瘤标志物一直是研究者的目标。

一种肿瘤可分泌多种肿瘤标志物，而不同的肿瘤或同种肿瘤的不同组织类型可有相同的肿瘤标志物。因此，联合检测多种肿瘤标志物有便于提高肿瘤的检出率（表 22-5）。如诊断肝癌用 AFP、AFU 和 ALP、GGT 等联合测定，胰腺癌用 CA 19-9、CA 50 和 CEA 联合测定，生殖细胞系恶性肿瘤用 hCG 和 AFP 一起测定提高检出率。

表 22-5　常用肿瘤标志物联合检测的临床应用

肿瘤	首选标志物	补充标志物
肺癌	CEA、NSE、CYFRA21-1	TPA、SCC、ACTH、降钙素、TSA
肝癌	AFP	AFU、γ GT、CEA、ALP
乳腺癌	CA15-3、CEA	CA549、hCG、降钙素、铁蛋白
卵巢癌	CA125	CEA、hCG、CA19-9
睾丸肿瘤	AFP、hCG	LDH
宫颈癌	SCC	CA125、CEA、TPA
胃癌	CA72-4、CA19-9	CEA、CA19-9、CA242
前列腺癌	PSA、f-PSA	PAP
结肠直肠癌	CEA	CA19-9、CA50
胰腺癌	CA19-9	CA50、CEA、CA125
膀胱癌	无推荐 TM	TPA、CEA
骨髓瘤	本-周蛋白、β_2-M	IgG、IgM、K、l 链

三、检测肿瘤标志物的临床意义

1. 高危人群的筛查　肿瘤标志物检查是发现无症状病人的重要手段之一。如在某些肿瘤高发地区进行普查，或针对有家族史的高危人群、或针对某些肿瘤进行筛查，可及早发现无症状的肿瘤病人，随后再进一步确诊，以利早期诊断，如对慢性乙型肝炎、丙型肝炎患者中进行 AFP 检测，可及早发现原发性肝细胞癌。

2. 肿瘤的辅助诊断　肿瘤标志物可用于肿瘤的辅助诊断。如 PSA 对前列腺癌、AFP 对原发性肝细胞癌、HCH 对绒毛膜癌、CA125 对卵巢癌的诊断均具有重要参考价值。

3. 肿瘤治疗效果的评价　肿瘤标志物的水平监测是评价和判断手术、放疗或化疗是否有效的重要手段，治疗后肿瘤标志物水平下降到正常水平，提示肿瘤去除完全或病情缓解，若持续保持正常水平，提示预后良好；若其水平降低至正常水平，经过一段时间后又重新升高，提示肿瘤可能复发或转移；若其水平下降但仍保持在参考值以上，提示肿瘤有残留灶或肿瘤转移。

4. 肿瘤复发的监测和预后判断　肿瘤标志物的动态监测有助于解肿瘤的治疗效果及监测肿瘤是否复发。故患者的术后应每隔 2~3 个月测一次肿瘤标志物水平，每 6 个月复检一次，连续 2 年；第 3~5 年，应每年测定 1~2 次；第 6 年起，每年测定 1 次。一旦发现肿瘤标志物水平升高或疑似复发或转移时，应及时进行肿瘤标志物监测。血液中肿瘤标志物水平的变化常比肿瘤复发早数月，定期复查其浓度水平，便于及时了解肿瘤发展动态，若发现患者血液中肿瘤标志物水平不断升高，则提示病情恶化。

 本章小结

肿瘤抗原是在肿瘤发生、发展过程中过度表达的或新出现的抗原物质。肿瘤抗原的分类按肿瘤抗原的特异性可分为肿瘤特异性抗原和肿瘤相关性抗原。CD8$^+$ CTL、CD4$^+$ Th 细胞、NK 细胞和巨噬细胞是机体抗肿瘤免疫的主要免疫效应细胞，其次是免疫效应分子和其他免疫效应分子起辅助作用。肿瘤的发生是突变细胞生长过程中，部分免疫原性强的细胞被机体的免疫系统所识别和杀伤，而部分突变细胞通过多种机制逃避机体免疫系统的识别和清除，导致肿瘤的形成，或是由于理化因素诱发、病毒诱发、基因突变等因素所引发肿瘤的形成。

肿瘤可通过应用 RIA、ELISA、CLIA 等免疫学技术检测肿瘤的胚胎类抗原、糖蛋白类抗原、激素类抗原、酶及同工酶类等肿瘤标志物诊断肿瘤。肿瘤标志物检测应标准化，做好质量控制，不断推动肿瘤标志物检测的发展和应用，为人类健康发挥积极的作用。

（秦东春）

第二十三章　移植免疫学与免疫学检测

学习目标

1. 掌握：HLA 分型和群体反应性抗体（PRA）的免疫学检测方法。
2. 熟悉：移植排斥反应的类型和损伤机制、交叉配型的方法。
3. 了解：T 细胞对同种抗原的识别机制和移植排斥反应的监测方法。

移植（transplantation）是将正常的异体（或自体）细胞、组织、器官置换病变的或功能缺损的细胞、组织、器官，以重建和维持机体生理功能的治疗方法。被移植的细胞、组织或器官称为移植物（graft），提供移植物的个体称为供者（donor），接受移植物的个体称为受者或宿主（recipient or host）。根据移植物的不同，移植疗法分为细胞移植、组织移植和器官移植。移植已成为治疗多种终末期疾病的有效手段。

移植术后，受者免疫系统可识别移植物抗原并产生应答，移植物中免疫细胞也可识别受者组织抗原并产生应答，此为移植排斥反应（transplant rejection）。移植物能否在受者体内正常存活，取决于供受者之间的组织相容性程度。

第一节　移植排斥反应的发生机制

同种异体间移植一般均会发生排斥反应。排斥反应的本质就是免疫应答，具有特异性和记忆性。T 细胞在移植排斥反应中起关键作用（图 23 - 1）。

一、移植抗原

引起移植排斥反应的抗原称为移植抗原或组织相容性抗原。同一种属不同个体间，凡是由等位基因差异而形成的多态性产物，即为同种异型抗原（同种抗原），针对该抗原的免疫应答称为同种异体反应，即同种移植排斥反应。

（一）主要组织相容性抗原

在诱导移植排斥反应过程中发挥主要作用（能引起强烈排斥反应）的组织抗原称为主要组织相容性抗原（major histocompatibility antigen）。因其编码基因是主要组织相容性（基因）复合体（major histocompatibility complex，MHC），通常主要组织相容性抗原也被称为 MHC 抗原/分子。主要组织相容性抗原高表达于白细胞（主要是淋巴细胞和单核 - 巨噬细胞），因此又被称为白细胞抗原。人类白细胞抗原（human leukocyte antigen，HLA）型别差异是供、受者间发生急性移植排斥反应的主要原因。

临床移植的最大障碍是供、受者间组织不相容性引起的排斥反应，HLA 在其中起着关键的作用。因此，进行器官移植时，应选择 HLA 基因型相同或相近的个体作为供者。理论上由

笔记

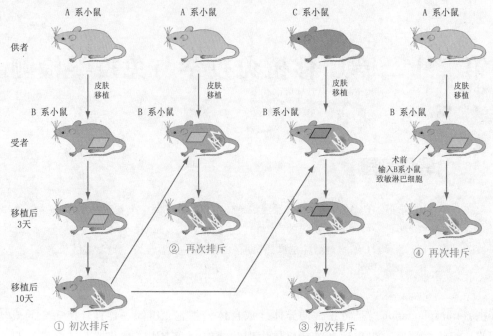

图 23-1　近交系小鼠皮肤移植实验

①A 系小鼠皮肤移植给 B 系小鼠，7~10 天后皮肤移植物被排斥（初次排斥）；

②A 系小鼠皮肤再次移植给同一已发生排斥的 B 系小鼠，3~4 天即被排斥（再次排斥）；

③对 A 系小鼠皮肤移植排斥的 B 系小鼠，接受 C 系小鼠皮肤移植仅发生初次排斥；

④取已移植过 A 系小鼠皮肤的 B 系小鼠淋巴细胞（致敏淋巴细胞）注入未接受过 A 系小鼠皮肤移植的 B 系小鼠，后者初次接受 A 系小鼠皮肤移植即发生再次排斥

HLA 多态性的随机组合造成个体之间 HLA 型别完全匹配的机率极低，但由于等位基因频率的偏态分布（如中国人 A2 频率可达 48%）以及连锁不平衡现象的存在，具有高频率等位基因的受者，获得 HLA 主要位点匹配供体的机会还是存在的。无亲缘关系骨髓库和脐血库的建立以及全国性的联合配型，对于提高移植成功率具有非常重要的意义。

（二）次要组织相容性抗原

在供者和受者主要组织相容性抗原完全相同的情况下，仍可发生较弱、较缓慢的移植排斥反应，提示还存在其他可诱导排斥反应的抗原，即次要组织相容性抗原（minor histocompatibility antigen，mH 抗原）。mH 抗原主要包括以下两类：①性别相关的 mH 抗原，即雄性动物所具有的 Y 染色体基因编码产物，其主要表达于精子、表皮细胞及脑细胞表面；②由常染色体编码的 mH 抗原，由具有多态性的基因编码，如人类 HA-1~HA-5 等，其中某些表达于机体所有组织细胞，某些仅表达于造血细胞和白血病细胞。在 HLA 完全匹配的供、受者间进行移植所发生的排斥反应，主要由 mH 抗原所致。因此，临床移植（尤其是造血干细胞移植）中应在 HLA 型别相配的基础上兼顾 mH 抗原。

（三）其他参与排斥反应发生的抗原

1. 人类 ABO 血型抗原　主要分布于红细胞表面，也表达于肝、肾等组织细胞和血管内皮细胞表面。因此，供、受者间 ABO 血型不合也可引起移植排斥反应，特别是受者血清中的血型抗体可与供者移植物血管内皮细胞表面 ABO 抗原结合，通过激活补体而引起血管内皮细胞损伤和血管内凝血，导致超急性排斥反应的发生。

2. 组织特异性抗原　指特异性表达于某一器官、组织或细胞表面的抗原。同种异体不同组织器官移植后发生排斥反应的强度各异，从强到弱依次为皮肤、肾、心、胰、肝，其机制之一可能是不同组织特异性抗原的免疫原性不同。目前对两类组织特异性抗原进行了较深入的研

究：①血管内皮细胞（vascular endothelial cell，VEC）特异性抗原，其编码基因与 MHC 紧密相连，可诱导受者产生强的细胞免疫应答，从而在急性和慢性排斥反应中起重要作用；②皮肤 SK 抗原，为皮肤蛋白多肽抗原，无同种差异性，以与 MHC 分子结合为复合物的形式存在，皮肤移植后供者 SK－MHC 复合物可通过直接提呈方式被受者 T 细胞识别，并导致排斥反应发生。

二、T 细胞识别同种抗原的机制

同种反应性 T 细胞（alloreactive T cell）是参与同种异体移植排斥反应的关键效应细胞，可通过直接和间接途径识别同种抗原（图 23 - 2）。

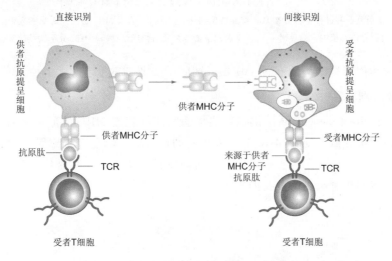

图 23 - 2　受者 T 细胞对同种抗原的直接识别和间接识别示意图

（一）直接识别

直接识别（direct recognition）指受者同种反应性 T 细胞直接识别供者抗原递呈细胞（APC）表面的抗原肽－同种异型（供者）MHC 分子复合物（pMHC），并产生免疫应答。当移植物血管与受者血管接通后，受者 T 细胞可进入移植物中，移植物中残留的过路细胞/过客白细胞（passenger leukocyte，主要为树突状细胞和巨噬细胞等 APC）也可进入受者血循环或局部引流淋巴组织。由此，供者 APC 可与受者 T 细胞接触，直接将抗原肽（外来抗原肽或供者自身肽）－供者 MHC 分子递呈给受者 T 细胞，引发移植排斥反应。直接识别机制在移植早期急性排斥反应中起重要作用。

直接识别的机制：T 细胞抗原受体（TCR）识别的是抗原肽－MHC 分子（pMHC）在结合界面的复合结构（图 23 - 3）。已发现，单一 T 细胞克隆的 TCR 具有交叉识别不同 pMHC 的潜能，其可能机制为：①TCR 识别具有简并性，可识别与受者 pMHC（抗原肽－受者 MHC 分子复合物）结构相似或相同的供者 pMHC（抗原肽－供者 MHC 分子复合物）；②TCR 的互补决定区（CDR）具有包容性，可通过构象改变而识别不同的 pMHC。此外，T 细胞在胸腺发育阶段通过阳性选择机制只保留以中等（适度）亲和力结合（识别）自身 MHC 分子的 T 细胞克隆，而以高亲和力结合自身 MHC 分子的 T 细胞克隆则被剔除。供、受者 T 细胞在胸腺发育阶段其 TCR 未曾与对方 MHC 分子相遇，不能剔除能与同种异型 MHC 分子高亲和力结合的 T 细胞克隆，当移植后某些同种反应性 T 细胞接触到同种异型 MHC 分子，并以高亲和力结合而被激活。这在混合淋巴细胞反应中可观察到 T 细胞直接识别同种异体淋巴细胞表面的 MHC 分子并被活化一生物学现象。

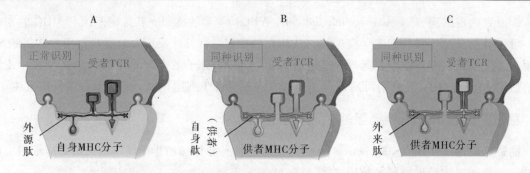

图 23-3 受者同种反应性 T 细胞交叉识别 pMHC 示意图

A. 正常免疫应答过程中，受者 TCR 特异性识别外来抗原肽－自身 MHC 分子所形成的复合结构；

B/C. 同种异体移植中，受者同一 TCR 可识别供者外来肽/自身肽－供者 MHC 分子构成的复合结构

具有相同或相似复合结构的不同 pMHC 可被同一受者 TCR 识别。

（二）间接识别

间接识别（indirect recognition）供者移植物的脱落细胞或 MHC 抗原经受者 APC 摄取、加工和处理，以供者抗原肽－受者 MHC 分子复合物的形式提呈给受者 T 细胞，使其识别并活化。间接识别在急性排斥反应早期与直接识别机制协同发挥作用；在急性排斥反应中晚期和慢性排斥反应中，间接识别机制起更为重要的作用。

第二节 移植排斥反应的类型和损伤机制

移植术后，宿主免疫系统识别移植物抗原并引发免疫应答，称为宿主抗移植物反应（host versus graft reaction，HVGR）；移植物中的淋巴细胞也可识别宿主的组织抗原并产生免疫应答，称为移植物抗宿主反应（graft versus host reaction，GVHR）。

一、宿主抗移植物反应

宿主抗移植物反应是宿主免疫系统对移植物发动攻击，导致移植物被排斥的反应。根据排斥反应发生的时间、机制和病理学表现，分为超急性、急性和慢性排斥反应三类。本节以肾移植为例进行介绍。

（一）超急性排斥反应

超急性排斥反应（hyperacute rejection，HAR）指移植器官与受者血管接通后数分钟至 24 小时内发生的排斥反应，可见于反复输血、多次妊娠、长期血液透析或再次移植的个体。该反应是由于受者体内预先存在抗供者组织抗原的抗体，包括抗供者 HLA 抗原、ABO 血型抗原、血小板抗原及血管内皮细胞（VEC）抗原的抗体。这些天然抗体（多为 IgM 类）可与供者移植物组织的同种异型抗原结合，通过激活补体而直接破坏靶细胞，或通过补体激活所产生的活性物质引起血管通透性增高和中性粒细胞浸润，导致小血管和毛细血管内皮细胞损伤、纤维蛋白沉积和大量血小板聚集，并形成血栓，从而使移植器官发生不可逆性缺血、变性和坏死。免疫抑制药物对此类排斥反应的治疗（抑制）效果不佳。

（二）急性排斥反应

急性排斥反应（acute rejection，AR）是同种异基因器官移植中最常见的一类排斥反应，一般在移植术后数天至两周左右出现，80%～90% 发生于术后一个月内。急性排斥反应的发生率极高，其临床表现取决于供、受者间组织相容性程度、移植后的免疫抑制方案以及诱发因素

（如感染等）。病理学检查可见，移植物组织出现大量单个核细胞浸润。肾移植受者临床表现为移植区胀痛、少尿或无尿，血清尿素氮升高、补体水平下降、血小板减少。及早给予适当的免疫抑制剂治疗，此型排斥反应大多可获缓解。

T 细胞对移植物的损伤机制主要包括：①Th1 细胞通过分泌 IL－2、IFN－γ 和 TNF－α 等多种炎性细胞因子募集单个核细胞为主的炎性细胞，导致迟发型超敏反应性炎症损伤；②同种反应性 CTL 可直接识别并杀伤移植物血管内皮细胞和实质细胞；③Th17 细胞可释放 IL－17A，继而招募中性粒细胞、单核细胞至炎症部位，促进局部组织产生趋化因子（如 IL－8、MCP－1 等）和其他细胞因子（如 IL－6、TNF 等），并表达基质金属蛋白酶，介导炎性细胞浸润和组织破坏。其他免疫效应细胞（如 NK 细胞等）和免疫效应分子（如抗体、补体等）在一定程度上也参与急性排斥反应的组织损伤。细胞免疫应答在急性排斥反应中发挥主要作用。

（三）慢性排斥反应

慢性排斥反应（chronic rejection，CR）发生于移植后数周、数月、甚至数年。慢性肾移植排斥反应其病理改变与慢性肾炎相似，肾脏正常组织结构消失，肾功能进行性减退，甚至完全丧失。受损的血管内皮被血小板和纤维蛋白所覆盖，血管平滑肌细胞增生，最后导致血管增生性损伤或纤维化，造成组织供血不足，导致结构破坏及功能丧失。因此，慢性排斥反应亦称慢性移植物失功（chronic allograft dysfunction，CAD）。

慢性排斥反应的机制尚未被阐明，免疫学和非免疫学机制共同导致移植器官功能进行性衰退。慢性排斥反应对免疫抑制疗法不敏感，从而成为移植物不能长期存活的主要原因。

1. 免疫学机制 免疫学因素是导致慢性排斥反应的主要机制。主要包括：①受者 CD4$^+$ T 细胞通过间接识别 VEC 表面 MHC 抗原而被持续活化，继而 Th1 细胞介导迟发型超敏反应炎症；Th2 细胞辅助 B 细胞产生抗体，通过激活补体和 ADCC 作用，损伤移植器官的血管内皮细胞。②受者产生抗供者同种异型抗原抗体，激活补体，导致内皮细胞损伤、基底膜改变，引起血管病变。③急性排斥反应反复发作引起移植物血管内皮细胞持续性轻微损伤，并持续分泌多种生长因子，继而导致血管平滑肌细胞增生、动脉硬化、血管壁炎性细胞（T 细胞、巨噬细胞）浸润等病理改变。

2. 非免疫学机制 与组织器官退行性变有关，其诱发因素为供者年龄过大或过小、移植术后早期出现缺血－再灌注损伤、移植器官的去神经支配和血管损伤、受者并发高血压、高脂血症、糖尿病、巨细胞病毒感染及术后给予免疫抑制药物使用不当等。

二、移植物抗宿主反应

移植物抗宿主反应（Graft versus host reaction，GVHR）是指存在于供者移植物中的淋巴细胞识别受者组织抗原而发生的排斥反应。GVHR 发生后一般均难以逆转，不仅导致移植失败，还可能威胁受者生命。GVHR 所致疾病，称为移植物抗宿主病（graft versus host disease，GVHD），主要见于骨髓移植后，某些富含淋巴细胞的器官（如胸腺、小肠、脾脏等）移植及新生儿接受大量输血时也可能发生。GVHR 的严重程度和发生率主要取决于供、受者间 HLA 型别配合程度，也与次要组织相容性抗原显著相关。

（一）GVHR 发生的条件

GVHR 发生主要与下列因素有关：①受者与供者间 HLA 型别不符；②移植物中含有足够数量的免疫细胞，尤其是成熟的 T 细胞；③移植受者免疫功能极度低下（被抑制或免疫缺陷）。

（二）GVHR 发生机制

GVHR 时，骨髓移植物中同种反应性 T 细胞被宿主的型别不同的主要和/或次要组织相容性抗原激活，增殖分化为效应 T 细胞，并随血循环游走至受者全身，对宿主组织或器官发动免疫攻击，损伤宿主组织和器官，引起移植物抗宿主病。细胞因子网络失衡可能也是导致 GVHD 组织损伤的重要机制。骨髓移植后，受者体内异常增多的细胞因子主要有两个来源：①对骨髓移植物进行预处理所致毒性作用、感染和受者原发疾病等原因引起细胞因子分泌失调；②供者骨髓中识别受者同种反应性 T 细胞被激活，分泌 IL－2、IFN－γ、TNF－α 等细胞因子并表达细胞因子受体，导致供者 T 细胞进一步被激活，形成正反馈调节环路，过量产生的细胞因子本身即具有细胞毒性，并可激活 CTL、Mφ、NK 细胞等，使之发挥对靶细胞的细胞毒作用。

（三）移植物抗白血病反应

移植物抗白血病反应（graft versus leukemia reaction，GVLR）即骨髓移植物中的供者淋巴细胞向受者残留的白血病细胞发动免疫攻击的现象。GVLR 也可被视为一种特殊类型的 GVHR，但二者并不必然平行发生。临床资料显示：同卵孪生同胞间进行骨髓移植，由于遗传背景几乎完全一致而不发生 GVHR，但白血病复发率高达 46%；自体造血干细胞移植患者白血病发病率也很高；而 HLA 配型相同的异基因骨髓移植后，白血病复发率明显较低。由此提示，刺激 GV-LR 产生的白血病抗原主要是：①广泛分布的次要组织相容性抗原，如 HA－3、HA－4、HA－6、H－Y 等；②相对特异性的血细胞抗原，如 HA－1、HA－2（淋巴细胞或髓细胞系表达）、CD19（B 淋巴细胞表达）等；③白血病特异性抗原，如突变的 Ras 蛋白（髓性白血病）等；④某些在白血病时表达增高的正常蛋白。如何实现 GVHD 和 GVLR 的真正分离，降低甚或不发生 GVHD 而保留 GVLR 效应，至今仍是造血干细胞移植界追求的目标。

（四）造血干细胞移植

造血干细胞（hematopoietic stem cell，HSC）具有自我更新能力和分化为不同谱系细胞的潜能。HSC 移植指将正常或经过基因修饰的造血干细胞输入患者体内，以达到治疗疾病的目的。目前，自体 HSC 主要用于治疗大剂量化疗所致造血系统破坏或作为基因治疗载体的宿主细胞；同种异体 HSC 可用于治疗造血系统肿瘤（如白血病、淋巴瘤）、遗传性性血液病和免疫缺陷病等。

根据来源不同，HSC 移植分为三类：①骨髓移植；②外周血干细胞移植：通过使用动员剂，使骨髓 HSC 进入外周血，进而从外周血采集、分离 HSC；③脐血干细胞移植：来源丰富、取材简单，不易受病毒或残留肿瘤细胞污染，HSC 增殖和自我更新能力强；对供、受者 HLA 相符的要求相对较低；脐血 T、B 细胞相对不成熟，GVHD 发生率低。

由于大部分需要骨髓移植的患者缺少 HLA 相合的亲属，从无关血缘关系人群中选择 HLA 全相同的供者是目前唯一的办法。目前，国际上多个国家和地区已建立造血干细胞捐献者资料库，我国也建立了中国造血干细胞捐献者资料库（简称中华骨髓库/骨髓供者库），在采样并分析大样本人群 HLA 型别的基础上，为筛选合适供者提供线索（图 23－4）。我国还陆续在多地建立了脐血库（中国脐带血造血干细胞库），国际上也称为"脐血银行"或"生命银行"，可为接受需要移植的患者提供组织配型数据查询和脐血 HSC 来源。

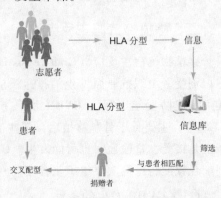

图 23－4　"骨髓库"构建原理示意图

HSC 的自身特性也使之成为导入外源基因的理想宿主（载体）细胞。基于 HSC 的基因治疗的优势有：①具有自我更新能力可在患者体内长期存活并表达外源基因产物；②具有多向分化能力，分化而成的转基因血细胞可分布全身发挥效应；③多种疾病与造血细胞异常有关，将缺陷基因导入 HSC 可缓解症状。

笔记

第三节　移植免疫学检测

临床移植成败在很大程度上取决于移植排斥反应的防治。为达到严格选择供者、抑制免疫应答、诱导移植耐受，有效防治移植排斥反应的目的，需要在移植前对供、受者组织相容性检测评估和移植后对排斥反应进行监测。

一、组织配型

供受者之间组织相容性程度越高，移植物存活的机率就越大，因此，做好移植前的组织配型至关重要。供者移植物能否在受者体内正常存活，很大程度取决于供受者间组织配型的正确性。

（一）红细胞血型检测

移植前首先要对供、受者进行 ABO、Rh 血型鉴定。人红细胞血型抗原属重要的同种异型抗原，广泛分布在多种组织细胞表面，故供、受者 ABO、Rh 血型应相同，或至少符合输血原则。

（二）HLA 分型

HLA 型别匹配程度是决定供、受者间组织相容性的关键因素。因此，必须通过组织配型选择合适的供者，以减少排斥反应的发生。HLA 复合体至少包括四个与移植有关的基因位点，即 HLA－A、HLA－B、HLA－C、HLA－D，其中 HLA－D 区又分为 HLA－DR、HLA－DP、HLA－DQ 等亚区。不同 HLA 基因座位产物对移植排斥的影响各异。一般而言，HLA－DR 对移植排斥最为重要，其次为 HLA－B 和 HLA－A。

1. 血清学方法　应用 HLA 抗血清或抗体来确定 HLA 抗原型别的方法均属于血清学分型法。其中补体依赖的微量细胞毒试验（简称微量细胞毒试验），因分型血清和淋巴细胞用量少，是应用最为广泛的传统血清学方法。

微量细胞毒试验（microcytotoxicity assay）血清学分型板（含有各种已知抗 HLA 标准血清的微孔板）或 HLA 单克隆抗体分型板（HLA 单抗代替标准抗血清）、兔血清或冻干补体、台盼蓝或曙红（伊红）染料是血清学分型的基本材料。待检淋巴细胞加入血清板，则与相应的 HLA 抗体结合，继而在补体作用下细胞被溶解，溶解的细胞即带有与此抗体相应的抗原，可被加入的曙红（台盼蓝或伊红）着染；活细胞则不着色。

目前常用的染料有曙红和荧光染料（CFDA－SE 和 EB）。在倒置相差显微镜下，活细胞不被曙红着色，细胞有很强的折光性，细胞体积不增大。死细胞能够被曙红着色，细胞体积略增大扁平，无折光能力。如果使用荧光染料染色，在荧光显微镜下活细胞呈绿色（CFDA 与细胞膜结合呈现绿色），死细胞呈现红色（EB 可通过破损细胞膜进入细胞内与 DNA 结合，呈现红色）。结果的判断是通过染料着色（死亡）细胞占全部检测细胞的百分比，给出相应的计分，目前常采用读数计分标准（表 23－1）。

在 T 和 B 淋巴细胞膜上都存在 HLA－A、B、C 抗原，所以 HLA－A、B、C 分型可以使用 T 淋巴细胞或总淋巴细胞（包括 T、B 淋巴细胞）。B 淋巴细胞膜上含有丰富的 HLA－DR、DQ 抗原，所以 HLA－DR、DQ 分型需要从总淋巴细胞中分离出 B 淋巴细胞进行鉴定。

笔记

表 23 - 1　读数计分标准

死亡细胞% *	计分	意义
	0	未试验或无法读数
0 ~ 10	1	阴性
11 ~ 20	2	阴性可疑
21 ~ 40	4	阳性可疑
41 ~ 80	6	阳性反应
>80	8	强阳性反应

注：* 指高于对照的死亡细胞百分数

　　血清学方法简便易行，自 1964 年美国 Terasaki 等引入 HLA 分型研究后，几经改良，于 1970 年被美国国立卫生研究院（NIH）指定为国际通用标准技术。近年来，基于荧光抗体染色的流式细胞仪分析技术在 HLA 分型中的应用，扩展了血清学分型的应用。

　　无法用血清学分型确定抗原特异性时，可用基因分型方法（如 PCR - SSP）再鉴定。造成血清学分型失败的原因主要有：①因交叉反应无法指定抗原特异性或亚型；②抗原反应弱，无法指定抗原特异性；③细胞活性低导致本底高而无法判断；④非特异性反应。

　　2. 细胞学方法　以混合淋巴细胞培养（mixed lymphocyte culture，MLC）或称混合淋巴细胞反应（mixed lymphocyte reaction，MLR）为基本技术的 HLA 分型法。常用^{3}H - TdR 掺入法测定细胞增殖强度。

　　（1）双向 MLC 分型法：供、受者双方淋巴细胞都有刺激作用和应答能力，其中一方的 HLA 型别是已知的，若 HLA 型别不匹配，则双方淋巴细胞均受到刺激、并活化增殖。

　　（2）单向 MLC 分型法：用丝裂菌素 C 或 X 线照射等方法处理一方细胞（已知 HLA 型别），使其失去应答能力，保持刺激能力，作为刺激细胞，根据反应细胞是否对刺激细胞发生应答而增殖，判断受检细胞的 HLA 型别。根据选用的刺激细胞（标准分型细胞）类型，可将单向 MLC 分型法分为两种：①阴性分型法：将带有 A/A 抗原的纯合子分型细胞（homozygous typing cell，HTC）作为刺激细胞，受检细胞与 HTC 反应为阴性时，才能被指定有与 HTC 相同的抗原。②阳性分型法：以 HLA - DP 分型为例，将反应细胞与已知仅某种 HLA - DP 不同（但 HLA - A、HLA - B、HLA - C、HLA - D、HLA - DR、HLA - DQ 相同）的刺激细胞共育作单向 MLC，以获得只对此种 HLA - DP 具有识别能力的致敏淋巴细胞，以此预先致敏的淋巴细胞为反应细胞，而用 X 线照射或丝裂霉素 C 处理的待测细胞作刺激细胞，进行二次 MLC。若待测细胞的 HLA 型别与致敏淋巴细胞预先所识别的型别相同，则呈现对此型 HLA 明显的再次应答，亦即阳性反应。

　　细胞分型法的分型细胞来源困难、制备繁琐，且试验耗时较长，不适于临床常规检验。

　　3. 分子生物学分型法　在常规 HLA 分型、血清学分型不理想、骨髓移植要求 HLA 精确分型等情况下可采用分子生物学方法对 HLA 进行基因分型。基因分型有多种方法，如聚合酶链反应限制性片段长度多态性（PCR - restriction fragment length Polymorphism，PCR - RFLP）分型法、序列特异性寡核苷酸探针（PCR - sequence specific oligonucleotide probes，PCR - SSO）分型法、序列特异性引物聚合酶链反应（PCR - sequence specific primers，PCR - SSP）、DNA 指纹图谱分析、DNA 或 PCR 产物测序分型法等。举例如下。

　　（1）PCR - RFLP 分型法　原理是将目的基因片段 PCR 扩增后，利用多种特异的限制性核酸内切酶对扩增产物进行酶切，不同的基因序列会产生不同的酶切产物，从而根据其凝胶电泳图谱鉴定分型。PCR - RFLP 方法简单，适合小样本量检测。缺点较难选择能够消化和区分所有等位基因的内切酶，检测时间较长，不适于尸体器官移植快速配型。

　　（2）PCR - SSO 分型法　原理是利用已知的用放射性核素或酶、地高辛等标记好的序列特异性寡核苷酸探针与 PCR 扩增的 HLA 等位基因片段杂交，从而分析鉴定目的基因序列。此方法具有灵敏度高、特异性强（可分辨只差 1 个核苷酸的序列）、需样本量少等优点，但探针是根据已知基因序列设计的，不能检测未知的 HLA 等位基因。

（3）PCR - SSP 分型法 原理是设计一套 HLA 等位基因的序列特异性引物，对待测 DNA 进行 PCR 扩增，直接通过凝胶电泳对 HLA 型别特异性的扩增产物进行分析鉴定。此技术的关键是特异性引物的设计。此法优点是简单易行，可在 2～4 小时作出分型鉴定，适于尸体器官移植快速配型，分辨率可从低到高，成本低，但不能检测未知的 HLA 等位基因。

（三）受者群体反应性抗体检测

群体反应性抗体（panel reactive antibody，PRA）代表受者血液循环中的抗 HLA 抗体，反映受者对 HLA 抗原致敏程度，是各种组织器官移植术前筛查致敏受者的重要指标，与移植排斥反应和存活率密切相关。如果受者曾经接受器官移植或者输血、多次妊娠而接触过不同型别 HLA 抗原，则易产生高水平的 PRA。检测受者术前的 PRA 水平，亦可帮助临床医生选择移植供者和决定移植的手术时机，有助于降低超急性排斥反应和急性排斥反应的发生，提高移植物的存活率。

检测 PRA 的方法主要有 ELISA 法、流式细胞术分析法和微量细胞毒试验法。

（1）ELISA（ELISA - PRA）法 为最常用的检测 PRA 的方法。酶标板预先用纯化的包括当地人种绝大部分的 HLA 特异性抗原（HLA I 类混合抗原和 HLA II 类混合抗原）包被，检测时将待检血清加入并孵育一定时间后，加入酶标记的抗人 IgG 或 IgM 的单克隆抗体，再加入酶作用的底物显色，根据颜色的深浅，可测定出 HLA 抗体的特异性（抗 HLA I 类抗原或 HLA II 类抗原）和含量水平。此方法的特点：简单易行，不需供者细胞，敏感性高，能检测抗 HLA I 类或抗 HLA II 类抗原 IgG 抗体，定性和定量同时完成。

（2）流式细胞术（Flow - PRA）分析法 可用于血清中预存抗供者淋巴细胞抗体（主要为抗 HLA 抗体，也包括非抗 HLA 抗体）的检测。根据检测过程中是否需要补体参与分为两种方法：①将受者血清与供者淋巴细胞反应，不需加入补体，直接加入荧光素标记的抗人 IgG 或 IgM 抗体共育，经流式细胞仪测定，阳性细胞表明受者血清中含抗供者淋巴细胞抗体（包括细胞毒性抗体和非细胞毒性抗体）并与供者的 T/B 细胞结合；②将受者血清针对供者淋巴细胞做补体依赖的细胞毒试验，加入荧光素标记的抗补体抗体共育，经流式细胞仪测定，阳性细胞即为被受者血清中抗供者淋巴细胞抗体激活补体破坏的供者淋巴细胞，可用于交叉配型。此方法的特点：敏感性高，能检测抗供者淋巴细胞 IgG 细胞毒抗体。

（3）补体依赖的细胞毒试验（CDC - PRA）法 将受者血清、供者淋巴细胞和补体共育，通过计数死亡淋巴细胞的百分比，以检测受者血清中预存抗供者淋巴细胞抗体水平。如果分别用供者 T 细胞和 B 细胞做 CDC - PRA，则可确定供者体内是否预存抗 HLA I 类和/或抗 HLA II 类抗原的抗体，此方法的特点：只检测补体结合的抗体，即细胞毒性抗体，不能确定阳性抗体的类别，可用于交叉配型。

在 Flow - PRA 和 CDC - PRA 法中如果分别用供者 T 细胞和 B 细胞做检测，则可确定供者体内是否预存抗 HLA I 类和/或抗 HLA II 类抗原的抗体，

（四）交叉配型

交叉配型是检测供受者间组织相容性的常规方法。鉴于：①HLA 分型技术尤其是分型抗体的限制，难以对 HLA 分子表型的亚型进行准确分型；②基因分型法的限制，虽可对 HLA 基因型精确分型，但基因转录、翻译、肽链折叠过程中多个环节参与编辑修饰和调节，任何环节发生错误都会导致与表位型别的差异，一些常规基因分型法不能检测未知的 HLA 等位基因；③供、受者 HLA 型别不完全匹配的移植；④不同个体同种反应性 T 细胞克隆 TCR 对同一型别

HLA 分子表型识别并激活 T 细胞应答的能力不同。因此，即使在检测供受者间 HLA 抗原型别完全一致的情况下，仍需做交叉配型。交叉配型主要检测：①供、受者间同种反应性 T 细胞的反应性；②受者或供者血清预存抗对方淋巴细胞细胞毒抗体，以评估供、受者间实际的组织相容性程度，这对预防 HVGR 和 GVHR 非常重要。

交叉配型的方法：①供、受者间同种反应性 T 细胞的反应性检测：采用混合淋巴细胞培养（MLC）法。将供者和受者淋巴细胞互为反应细胞，进行两组单向混合淋巴细胞培养，两组中任一组反应过强，均提示供者选择不当，对骨髓移植尤为重要；②受者或供者血清预存细胞毒抗体检测：方法为微量淋巴细胞毒试验（包括总淋巴细胞交叉配型、T 细胞交叉配型和 B 细胞交叉配型）和流式细胞交叉配型（补体依赖的 Flow - PRA 法）。取受者血清和供者淋巴细胞进行反应，通常检测受者体内是否预存抗供者淋巴细胞抗体（主要为抗供者 HLA 预存细胞毒抗体）；将供者血清与受者淋巴细胞进行反应，检测供者有无抗受者 HLA 抗体，反映供者同种反应性 B 细胞（包括同种反应性 T 细胞）对受者 HLA 抗原的应答程度，在骨髓移植时进行此项检测具有一定临床意义，通常只进行受者血清针对供者 HLA 预存抗体的检测。阳性反应预示供者移植物不适用于受者，可能发生超急性排斥反应。

交叉配型的意义：可直接判定供受者间实际的组织相容性程度。供、受者 HLA 配合差，但交叉配型为阴性，仍可实施移植。如果交叉配型阳性，即使供、受者 HLA 配合好，也不宜进行移植，否则将发生急性或超急性排斥反应。

二、移植排斥反应的监测

临床上，排斥反应发生时受者体内的免疫应答发生一系列变化，加强移植后的免疫监测能及时发现机体排斥反应的发生，便于进行早期诊断和鉴别诊断，对及时采取防治措施具有重要意义。目前已建立多种免疫监测的实验方法，但单项指标仍缺乏特异性，一般需结合多项指标及临床表现进行综合分析。

（一）PRA 检测

PRA 是监测移植排斥反应最常用和最可靠的检测指标，当 PRA 水平明显升高时，提示发生移植排斥反应。由于抗体的波动性，应定期检测，一般为每月检测一次。对于首次移植失功、术前有输血史和妊娠史的受者，更应密切监测。

（二）T 细胞和炎症相关因子检测

1. 外周血 T 淋巴细胞检测　临床上常用免疫荧光法或流式细胞术监测受者外周血 T 细胞及其亚群 CD4$^+$、CD8$^+$T 细胞数量及比值，反映受者移植术后的免疫状态。通常 CD4$^+$T 细胞数量总数和 CD4/CD8 比值升高，预示可能发生移植排斥反应，巨细胞病毒感染时此比值降低。此外，T 细胞表面某些 CD 分子也可作为免疫状态监测的指标，如选择 T 细胞早期活化标志 CD69 作为移植受者新的免疫状态监测指标，对早期预测排斥反应的发生具有一定临床意义。

2. 炎症相关因子检测　监测外周血细胞因子 IL - 2、IL - 6、IFN - γ、黏附分子（LFA - 1、ICAM - 1、VCIM - 1 等）、细胞毒效应分子（穿孔素、颗粒酶等）、C 反应蛋白（CRP）、尿 β$_2$ - 微球蛋白（β$_2$ - M）和尿微量白蛋白（mA）等，这些物质含量的变化为预测排斥反应发生及推测预后提供参考依据，但需排除感染（如巨细胞病毒感染）等因素的影响。在移植排斥反应中，这些细胞因子水平均可升高，但目前尚无公认的诊断标准。通过监测细胞因子来反映移植受者术后免疫状态，存在的问题主要是缺乏量化指标确定细胞因子浓度升高到何种水平时与排斥反应发生有关。

（三）免疫抑制剂血药浓度监测

移植术后的患者，需常规应用 CsA、FK506、麦考酚吗乙酯（MMF）等免疫抑制剂，这些药物的治疗窗窄、效用强度大，加上患者本身的个体差异、用药时间和次数、合并用药等因素的影响，致使不同受者甚至是同一受者不同时期的血药浓度有很大差异。因此，对移植受者需常规监测血药浓度，根据指标变化并结合患者的临床表现，随时进行适当的药物剂量调整，使药物充分发挥防治移植排斥反应的作用，并减少其毒副作用。

1. 免疫抑制剂血药浓度的监测方法　可应用酶免疫分析法包括其多种衍生方法（如微粒子化学发光免疫分析法）、放射免疫分析法（RIA）、荧光偏振免疫法（FPIA）、高效液相色谱分析法（HPLC）等多种方法进行检测。酶免疫分析法可在全自动分析仪上进行，应用较为广泛。

联合监测血药浓度和钙调磷酸酶（Calcineurin）活性（多种免疫抑制剂可抑制其活性），可以更好的了解移植受者的免疫抑制情况。

2. 免疫抑制剂药代动力学监测点　临床上常用谷值浓度（C_0）、峰值浓度（C_{max}）来进行CsA、FK506 等药物监测。监测血药浓度 – 时间曲线下面积（area under the concentration versus time curve，AUC）的变化更为可靠。然而，AUC 测定需要频繁采集血样，操作繁琐，限制了其临床应用。

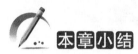
本章小结

移植已成为多种器官终末期功能衰竭的有效治疗方法。移植成败主要取决于移植排斥反应的防治。HLA 抗原是诱发移植排斥反应最重要的同种（异型）抗原。T 细胞通过直接识别和间接识别机制识别同种抗原。供、受者间 HLA 抗原型别不同，可导致宿主抗移植物反应（包括超急性、急性和慢性排斥反应）和移植物抗宿主反应，后者是造血干细胞移植的主要并发症。

组织配型是预防排斥反应的必要措施。用于 HLA 分型的方法包括三类：血清学方法是一项传统而应用广泛的方法，是利用抗 HLA 抗体从蛋白（表位）水平对 HLA 抗原型别分型；细胞分型法是利用 MLR 对 HLA 抗原型别分型，因其用于分型的细胞难以获得和操作繁琐正逐步被摒弃；基因分型法也称分子生物学分型法，是从基因水平对 HLA 基因型进行精确分型。交叉配型能够直接检测供受者间的组织相容性程度，交叉配型阳性，不能实施移植。PRA 检测对筛查致敏受者、排斥反应监测均非常重要。

移植后，通过 PRA 和多项免疫指标检测并结合受者临床表现对排斥反应进行监测，参考免疫抑制药物血药浓度，调整给药剂量，从而预防和抑制排斥反应，避免药物毒副作用的目的。

（孙　奕）

笔记

第二十四章　临床免疫检验的质量控制

学习目标

　　1. 掌握：临床免疫检验的室内质量控制和室间质量评价的内容、具体实施方法、室内质控图的应用规则。

　　2. 熟悉：室内质量控制和室间质量评价的意义和缺点；试剂盒性能验证的内容和方法。

　　3. 了解：如何实现试验方法的标准化，试剂标准化，操作标准化以及数据处理的规范化。分析前、分析中、分析后免疫检验的质量管理通用性和特殊性问题。

　　临床免疫检验的质量控制（quality control of immunoassay）是指为保证临床免疫检测项目数据客观可靠性的相关措施。它是控制是医学检验质量控制的重要组成部分，临床免疫检验的质量控制与生化、微生物、临床检验的质量控制一样，对于确保检验项目的质量有着十分重要的意义。临床免疫检验质量保证（quality assurance，QA）/质量控制（quality control，QC）的目的就是保证对疾病的诊断、治疗或研究的有效性。其内容涵盖了临床实验室免疫学技术所进行的所有操作程序，通过分析检测全过程中可能出现影响结果的各种因素或环节，以确保对临床疾病的诊疗或研究的质量要求。

第一节　质量控制的基础知识

　　临床免疫检验的基本概念与医学检验质量控制相同，基本措施同样包括室内质量控制和室间质量控制，同样分为分析前质量控制、分析中质量控制和分析后质量控制等三个重要环节。

一、基本概念

　　与质量控制的相关概念很多，为避免与实验室管理学科重复，这里只对一些重要概念做简单介绍。

　　1. 标准品　标准品（standard）指处于一定基质中已知含量或成分及特性明确的、性质较纯的物质，通常用于比较检测未知的物质或成分。

　　2. 质控品　质控品（quality testing materisls）是专门用于质量控制目的的特性明确的物质，其含量已知并处于与实际标本相同的基质中，故质控物必须按患者标本一样对待进行检测。

　　3. 准确度　准确度（accuracy）待测物的测定值与其真值的一致性程度。准确度不能直接以数值表示，它往往以不准确度来间接衡量。待测物的测定结果减去待测物的真值所得的差，称为测量误差，简称误差，即为测定的不准确度。

　　4. 精密度　精密度（precision）在一定条件下进行多次测定，所得结果之间的符合程度。

与准确度一样，精密度也无法直接衡量，而以不精密度表示。测定不精密度的主要来源是随机误差，以标准差（SD）和变异系数（CV）具体表示。

5. 误差 误差（error）指待测物的测定值与客观存在的真值之间的差异。误差包括系统误差和随机误差两类。

6. 偏差 偏差（deviation）指待测物的测定值与多次测量平均值之间的差异。

7. 标准差 标准差（standard deviation，SD 或 s）标准偏差，用于表示一组测定数据的分布情况，它是反映一组数据的精密度和离散程度的最主要指标。

8. 变异系数 变异系数（coefficient of variation，CV）标准差与平均值之比用百分数表示，即为变异系数。CV 是相对比，没有单位，更便于资料间的分析比较。

9. 正态分布正态分布（gaussian distribution） 一质控物用同一方法在不同的时间重复多次测定，当测定数据足够多时，如以横轴表示测定值，纵轴表示在大量测定中相应测定值的个数，则可得到一个两头低，中间高，中为所有测定值的均值，左右对称的"钟形"曲线，亦即正态分布，又称高斯分布。

二、室内质量控制

室内质量控制（internal quality control，IQC）由实验室技术人员采用一定的统计学方法，连续评价本实验室测定工作的可靠程度，判断检验报告是否可以发出的整个过程。室内质控是实验室质量控制保证体系中的基本要求之一，旨在监测和控制本实验室常规工作的精密度，提高批内、批间标本检验的一致性。

临床免疫检验的室内质量控制是一个重要的环节，它不仅是保证高质量操作的必要措施，而且也决定了免疫检验实验室及时测定结果的可靠性和有效性。所有向患者提供报告的全部临床免疫检验实验室的测定项目都必须开展室内质控。室内质量控制的优良程度与室内质控系统要求和免疫检验的统计学质量控制密切相关。临床免疫学检验的室内质控的工作流程如图 24 - 1 所示，所有人员必须严格遵循才能达到预期目的。

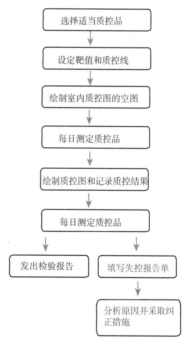

图 24 - 1 临床免疫检验室内质量控制流程图

（一）基本要求

1. 环境与设施 作为临床免疫检测的实验室，首先应有充分的空间、良好的照明、通风、空调和生物安全设备，这是保证检验人员做好工作的前提。实验室仪器设备应保养良好，例如，微量加样器必须定期进行校准，使其保持准确度和精密度。所使用的各种不同的仪器设备，必须根据其仪器制定严格的操作规程和维护保养措施，以便于仪器的正常运转。

2. 人员培训 在开展质控前，每位实验室工作人员都应对质控的重要性、基础知识、一般方法有较充分的了解，并在质控的实际过程中不断进行培训和提高，在实际工作中实验室应培养一些质控工作的技术骨干。

3. 标准化操作规程 实施质控需要的有一套完整的标准操作规程文件做保障，如仪器的使用、维护操作规程，试剂、标准品、质控品等的操作规程。在临床免疫测定中，标本的收集和保存、试剂准备、加样、温育、洗板、显色（或测定信号激发）、测定和结果判读等每一步骤均对测定结果有较大的影响，测定的精密度是组成测定各步骤的变异和的平方根。改善测定精密度的措施必须首先着重在最不精密的步骤上，应对试剂制备、测定方法和仪器操作等写出标准操作程序（standard operating procedure，SOP），但最重要的是在测定中必须严格按 SOP 进行操作，而且按照相关程序定期对 SOP 文件进行审核和更新。SOP 文件的内容应包括：实验原理、临床意义、标本类型、检测试剂、定标试剂、质控、操作步骤、计算方法、参考范围以及检测结果的解释，并注明分析前、中、后的注意事项。

4. 仪器的鉴定与校准 对测定临床标本的各类仪器要按一定的要求进行校对，即选择合适的标准品进行校准。标准品应力求能溯源到参考方法和（或）参考物质。通过对测定临床标本的仪器、试剂盒和检测系统所进行的测试和调整，校准检测程序和靶物质之间的相关关系，对不同的分析项目要根据其特性确立各自的校准频度，并有文件记录。

5. 试剂质量 需使用质量达标试剂，不同检测项目的试剂应严格按要求选择使用国家药监局正式批准生产文号及卫生部"批批检"合格产品或同意进口文号的试剂盒。并对所使用的实际品牌、规格、批号、有效期作记录，以备质量评价。新批号或货次的试剂使用前，应通过直接分析参考物质、新旧批号平行实验或常规质控等方法进行性能验证，并记录。定性试验试剂应至少检测一个已知阳性和一个已知阴性标本。

（二）标准品

标准品的分类：标准品有 WHO 国际标准品和国家标准品。WHO 国际标准品是在有组织的国际研究基础上取得成员国完全同意，并且确定了国际单位（IU）的生物制品，可用来测定和比较其他同类的未知标本的效价。标准品又可分为第一、第二和第三等三个等级。一级标准品为冻干品，内含载体蛋白，数量有限，可使用 10 ~ 20 年。二级标准品可用来维持校准。三级标准品则通常为商品校准品，是通过二级标准品的比对而来。一般国际标准品为一级标准品，国家标准品为二级标准品，可溯源至一级标准品。

（三）质控品

1. 质控品的分类 质控品按其用途可分为室内质控品、室间质评标本和质控血清盘等三类。室内质控品主要用于控制临床标本分析中的误差，以检测和控制实验室常规操作的精密度，其定值应可溯源至二级标准品。室间质评标本则服务于室间质量评价，其目的是评价实验室常规测定的准确度，使各实验室的测定结果具有可比性。除了定性测定需要明确其阴、阳性，通常室间质评标本不需要准确的定值。质控血清盘为经筛选得到的明确阴阳性的原血清标本，阴性标本则可能含有干扰物质，阳性标本的阳性程度强弱不一，阴阳性血清总数之比多为 1∶1，主要用于定性免疫试剂盒的质量评价和对抗非特异性干扰物。按其物理性状可分为冻干质控品、液体质控品；根据测定方法的不同又分为定性质控品和定量质控品。

2. 质控品的选择 通常理想的质控品应具备：①质控品的基质应尽可能与待测标本同质，如临床标本为血清，则质控品基质也应为血清，以避免"基质效应"。②室内质控品则要接近试验或临床决定水平，更能反映该指标的测定有效性。对于免疫检验定性测定来说，试验的决定性水平是指特定试验的测定下限，即特定试剂的阳性"判断值"（cut - off 值），以接近试剂盒 cut - off 值的室内质控品，能反映常规测定中的批间变异。③性质保持稳定：由于免疫测定的校准和室内质控为连续性工作，故质控品必须在一定时间内，于 2℃ ~ 8℃或冰冻保存条件下保持稳定；无已知的感染危险性；靶值或预期结果已确定。

3. 注意事项 在使用和保存质控品时应注意以下几个方面：严格按质控品说明书操作；冻干质控品的复溶要确保所用溶剂的质量；冻干质控品复溶时所加溶剂的量要准确，并尽量保持每次加入量的一致性；冻干质控品复溶时应轻轻摇匀，使内容物完全溶解，切忌剧烈振摇；质控品应严格按使用说明书规定的方法保存，不使用超过保质期的质控品；质控品要在与患者标本同样测定条件下进行测定。

（二）统计方法

1. 定量测定的室内质控方法 定量免疫检验方法通常需要使用全自动免疫分析仪，由于其对测定结果要求有准确的量值，因此在测定时须用校准品对仪器进行校准。室内质控则应选择特定试剂盒或方法的测定范围内的高、中和低三种浓度的质控品，以监测不同浓度标本的测定变化。

（1）基线测定及靶值的设定 基线测定就是使用质控物确定实验在最佳条件和常规条件下的变异。最佳条件下的变异（optimal conditions variance，OCV）是指在仪器、试剂和实验操作者等可能影响实验结果的因素均处于最佳时，连续测定同一浓度同一批号质控物20批次以上，即可得到一组质控数据，经计算可得到其均值（$\bar{x}$）、s 和 CV。此 CV 即为 OCV，为批间变异。需注意的是，所有测定数据不管其是否超出 3s，均应用于上述统计计算。常规条件下的变异（routine conditions variance，RCV）则是指在仪器、试剂和实验操作者等可能影响实验结果的因素均处于通常的实验条件下时，连续测定同一浓度同一批号质控物20批次以上，即可得到一组质控数据，经计算可得到其均值（$\bar{x}$）、s 和 CV，此 CV 即为 RCV。同样，所有测定数据不管其是否超出 3 秒，均应用于上述统计计算。当 RCV 与 OCV 接近，或小于 2 OCV 时，则 RCV 是可以接受的，否则，就需要对常规条件下的操作水平采取措施予以改进。通常在免疫检测中 ELISA 测定的 OCV 应小于 15%，使用自动化免疫分析仪测定的 OCV 则应小于 10%。

（2）靶值的设定 开始室内质控时，首先要设定质控品的靶值。各实验室应对新批号质控品的各个测定项目自行确定靶值。靶值必须在实验室内使用各自现行的测定方法进行确定。①暂定靶值设定：先连续测定同一批的质控品20天，根据获得的20次质控测定结果，计算出平均数，作为暂定靶值。以此暂定靶值作为下一个月之内质控图的靶值进行室内质控。1个月结束后，将该月的在控结果与前20个质控结果汇集在一起，计算累计平均数（第1个月），以此累积的平均数作为下1个月质控图的靶值。连续3~5个月重复上述操作过程。②常用靶值的设定：以最初20个数据和3~5个月在控的数据汇集的所有数据计算的累积平均数作为质控品有效期内的常用靶值，并以此作为以后室内质控图的平均数、标准差。

（3）即刻法靶值设定 临床免疫检验的室内质控靶值设定的另一种方法可采取即刻发室内质控设定靶值。

（4）控制限的设定 在求出均值及标准差后，在确定质控上限（UCL）及质控下线（LCL）。质控上限值为（$\bar{x}$+3秒）；质控下限值为（$\bar{x}$-3秒），为行动界限，若超出此线，极可能为误差，应采取积极的行动，以求改善。另将（$\bar{x}$±2秒）定为上下警告线，若超出此线，则有误差可能。虽不必采取行动，但需要密切注意今后的趋势与变化。

在室内质控的结果判断中，必须依赖于质控规则，它是判断测定在控或失控的一个标准。通常质控规则以符号 AL 来表示，其中 A 为质控测定中超出质量控制限的测定值的个数，L 为质控限，通常用均值或均值 ±1~3s 来表示。当质控测定值超出质控限 L 时，即可将该批测定判为失控。例如常用的 1_{3s} 质控规则，其中 1 为原式中的 A，3s 为原式中的 L，表示均值 ±3s，其确切的含义为：在质控测定值中，如果有一个测定值超出均值 ±3s 范围，即可将该批测定判为失控。一般采用 Levey - Jennings 质控图方法或 Levey - Jennings 质控图结合 Westgard 多规则质控方法。

2. 定性测定的室内质控方法 临床免疫学检验中定性的测定方法有很多，常以"有"或"无"也即"阳性"或"阴性"来表达测定结果，定性测定的室内质控简单采用 Levey - Jinnings 质控图法往往得不到满意的结果，这是因为定性测定其精密度很难用 CV 值表示，因而难以绘制相应的 Levey - Jinnings 质控图来进行质控，必须针对定性测定的特点来进行质控。定性测定的室内质控以低值的质控品最为重要，设置临界于 cut - off（CO 值）的低值弱阳性质控物是定性室内质控的关键。

（1）定性测定质控的特点 定性测定判断阴、阳性时有一个"判断值"（cut off 值），其质控的目的是考察检测结果是否准确和稳定；定性测定不仅检测项目多，而且方法类型也多，因此决定采取何种质控方法必须要考虑检测方法的特点，例如 HBsAg 检测可应用胶体金免疫层析法，也可应用 ELISA 法，它们的质控方法则有所区别；许多定性测定往往是"单份"测定，如用试纸条检测，检测时无法在同一试条上作质控；"单份"测定另一含义是这些检测往往是一个一个标本"单独"进行检测，因此质控时就必须考虑这些情况。

（2）定性测定质控的一些具体方法和要求 ①采用免疫层析、免疫渗滤及干化学试纸条进行定性检测而且使用肉眼判断阴、阳性结果时，除需要阴、阳性对照外，最好选择浓度在"判断值"附近的质控品，因为仅有阴性、阳性对照往往还发现不了因试剂盒（或试纸条）质量的变化而导致的假阴性或假阳性检测结果，而用浓度接近"判断值"的质控品则可发现；②采用某一检测讯号值来判断阴、阳性结果时，需要选择好适当的判定指标，如 ELISA 法检测 HBsAg，可用光密度值（OD 值）、标本吸光度/阴性对照吸光度（S/N 值）、吸光度值/临界值（S/CO 值）等，由于 OD 值波动太大，故选用 S/N 值或 S/CO 值作质控比用 OD 值好，若 S/N 值或 S/CO 值呈正态分布或变换后呈正态分布，还可采用"即刻性"质控（Grobs 异常值取舍法）及 Levey - Jinnings 质控图进行质控，但质控图的下限必须保证不漏检、不出现假阴性结果；血清学测抗体用滴度报告结果时，其质控判断标准是上、下不超过一个滴度。

综上所述，定性测定的室内质控因不同情况而有所不同，判断"在控"与"失控"的标准也不完全一样，上面已提及最好采用浓度接近"判断值"的质控品进行质控，为防止假阳性，可同时采用阴性质控品；另外"失控"时的处理与定量测定时亦有所不同，如当质控出现阴性时（用浓度接近"判断值"的质控品），阳性结果仍可报告，反之若阴性质控品出现假阳性，则阴性结果仍可报告。

（三）失控处理

操作者在测定质控时，如发现质控数据违背了质控规则，应填写失控报告单，上交专业室主管，由专业室主管做出是否发出与测定质控品相关的那批患者标本检验报告的决定。

失控信号的出现受多种因素的影响，这些因素包括操作上的失误、试剂、校准物、质控品的失效，仪器维护不良以及采用的质控规则、质控限范围、一次测定的质控标本数等等。失控信号一旦出现就意味着与测定质控品相关的那批病人标本报告可能作废。此时，首先要尽量查明导致失控的原因，然后再随机挑选出一定比例（例如 5% 或 10%）的患者标本进行重新测定，最后根据既定标准判断先前测定结果是否可接受，对失控做出恰当的判断。对判断为真失控的情况，应该在重做质控结果在控以后，对相应的所有失控患者标本进行重新测定。如失控信号被判断为假失控时，常规测定报告可以按原先测定结果发出，不必重做。当出现失控信号时，可以采用如下步骤去寻找原因：①立即重新测定同一质控品此步骤主要用以查明人为误差，每一步都认真仔细的操作，以查明失控的原因；另外，这一步还可以查出偶然误差，如是偶然误差，则重新测定的结果应在允许范围内（在控），如果重新测定结果仍不在允许范围，则可以进行下一步操作；②新开一瓶质控品重新测定失控项目如果新开的质控血清结果正常，那么原来那瓶质控血清可能过期或在室温放置时间过长而变质，或者被污染。如果结果仍不在允许范围，则进行下一步；③新开另一批质控品重新测定失控项目：如果结果在控，说明前一批血清可能都有问题，检查它们的有效期和贮存环境，以查明问题所在，如果结果仍不在允许范围，则进行下一步；④进行仪器维护重新测定失控项目：检查仪器状态，查明光源是否需要更换、比色杯是否需要清洗或更换，对仪器进行清洗等维护。另外还要检查试剂，此时可更换试剂以查明原因。如果结果仍不在允许范围，则进行下一步。⑤重新校准重新测定失控项目：用新的校准液校准仪器，排除校准液的原因；⑥请专家帮助：如果前五步都未能得到在控结果，那可能是仪器或试剂的原因，只有和仪器或试剂厂家联系请求他们的技术支援。

（四）室内质量控制的局限性

室内质量控制可确保每次测定与确定的质量标准一致，但不能保证在单个的测定标本中不出现误差。比如标本的鉴定错误、吸取标本错误、结果记录错误等。此类误差的发生率在不同的实验室有所不同，应均匀地分布于测定前、测定中和测定后的不同阶段。

三、室间质量控制

室间质量评价（external quality assessment，EQA）采取一定的方式、方法，连续、客观地评价某实验室的检测结果与靶值的差异，发现误差并校正结果，使各实验室之间的结果具有可比性。这是一种回顾性的评价，用于改进实验质量，而不是用来决定实时测定结果的可接受性。当利用EQA结果来评价实验室的检验能力时，常被称为实验室能力验证（proficiency testing，PT）。

（一）实施途径

室间质量控制可通过能力验证实验来实现，是只多家实验室分析同一标本并由外部独立机构收集、反馈实验室上报结果并评价实验室检测能力的活动。目前。世界各地区均有国家级的能力验证实验计划。临床免疫检验的室间质量评价的工作流程与其他检验一样，包括室间质评组织者内部的工作流程（图24-2）和参加实验室的工作流程（图24-3）两部分。

室间质量控制的具体实施方式包括两种：①发放质控物方式，质控物调查是国内外室间质评的最常用形式。国家临床检验中心及各省（市、自治区）临床检验中心定期发放质控物至各专业实验室，并要求在规定的日期进行检验，并将检验结果报至部、省临床检验中心，以监控各实验室了解本室工作质量。②现场调查方式，携带质控样本亲临抽查实验室，随机对实验室进行监控，指定采用常规方法，检验规定的一组标本，进行评价，以发现该实验室存在的实际问题，进行现场指导，提高检验质量。

（二）质控样品的要求

用于质评的标本应符合以下几个条件：①标本基质与临床患者标本要尽量一致；②标本浓度与试验的临床应用相适应；③发放的标本稳定性好；④无感染危险性。

在室间质量评价的程序设计中，质评标本靶值的确定是一个关键部分，在一定程度上决定了参评实验室质评成绩的好坏。临床免疫检验室间质评标本的靶值，在定性测定中应为明确的阴性或阳性，并采用质量优秀的筛检试剂盒检测，最后用确认试剂确认。而定量测定，则以参考方法值或参加质评实验室的修正均值（剔除超出均值±3s以外的值后计算得到的均值）或参考实验室均值±2s或±3s为准。

笔记

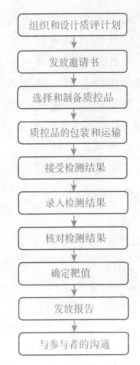

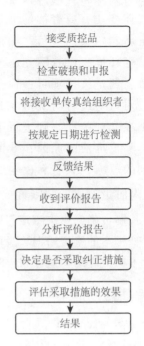

图 24 - 2　室间质评组织者内部的工作流程　　　　图 24 - 3　室间质评参加实验室的工作流程

（三）参评实验室标准操作程序

参评实验室标准操作程序具体程序包括：①质控标本的接收和验收收到质控血清后由相关人员登记、签字，根据质控标本的有关说明对血清的数量、批号、包装进行验收并将质控标本按要求置于 -20℃保存；②质控标本的检测按常规临床标本对待，如有需要，检测前先根据说明书对质控品进行复溶；③室间质评标本必须按实验室常规工作进行，由进行常规工作的人员测试，工作人员必须使用实验室的常规检测方法和试剂，不得特殊对待；④实验室检测室间质评标本的次数必须与常规检测病人标本的次数一样（即 1 次）；⑤室间质评标本的检测在部或省临检中心规定的时间内进行，检测结果的上报也必须在截止日期前，通过 E - mail 或挂号信寄出；⑥室间质评的检测结果和反馈结果均记录于室间质评记录表，根据反馈结果分析室间质评的状态，如有失控应查找原因，并采取相应的措施；⑦严禁与其他实验室交流室间质评的检测结果。

（四）评分方法

对特定参评实验室的评分根据其与其他实验室得分之间的关系，可分为绝对评分和相对评分两种模式。所谓绝对评分就是根据已定的靶值对参评实验室测定的每份质评标本计分，然后再计算该次质评的总分，以得分的高低评价参评实验室的水平。相对评分则是将参评实验室质评得分与所有参评实验室的平均分进行比较，观察其得分在全部参评实验室中所处的位置。

（五）局限性

EQA 并不是万能的，在某些情况下，其对参评实验室的测定水平的反映存在局限性：①参评实验室没有同等的对待 EQA 标本和患者标本。实验室常常由于采用特选的试剂多次重复检测质评标本，因此，这种质评的结果不能反映实验室的真实测定情况。②当使用单一靶值时，难于评价单个实验室和测定方法。这是由于不同的方法或不同的试剂盒间的测定值有时存在较大差异所致，临床免疫检验的标准化仍有待改进。③可能会妨碍给出不同结果的改良方法的发展。由于质评标本的靶值是建立在现有、最常用的方法试剂的基础上的，如靶值为所有参评实验室的修正均值，或参考实验室的均值等，这样对于可能测定性能更优的改良方法，如用此靶值来评价，质评结果又可能较差，这样就可能会妨碍这种新的方法在实验室的应用。④在不同的 EQA 程序中，对实验室的评价标准存在差异。由于不同的外部机构，其所发标本的类型、浓度、数量或评价方法可能会有所差异。因此，同一个实验室参加不同外部机构组织的室间质量评价，评价的结果很有可能出现较大的差异。

总之，尽管存在一些缺陷，但是 EQA 仍是评价实验室实验水平的主要工具，它在发现实验中存在的问题、确保现行实验方法的有效性，对评价实验室的工作人员能力方面都具有积极的意义。

第二节　临床免疫检验质量控制的特殊问题

从全面质量管理的角度，医学检验的质量控制分为分析前、分析中和分析后三个重要环节。本节主要是针对临床免疫检验的特殊性，分别阐述三个环节中需要注意的问题，而医学检验质量控制的共性问题可参阅实验室管理学的相关内容，此处不再赘述。

一、分析前的特殊问题

分析前的质量控制是指从临床医生开出医嘱起，按时间顺序的步骤，包括提出检验要求、患者准备、原始标本采集、运送到实验室并在实验室内传送，至分析检验程序启动前的过程。分析前的质量管理是否到位关乎检验结果正确性、可靠性，涉及到检验人员、临床医师、护士、护工及受检者本人等众多因素。

（一）患者方面

1. 避免剧烈运动　门诊患者清晨空腹采血，住院病人可在起床前取血。

2. 情绪影响　避免紧张、情绪激动，否则可以影响神经－内分泌功能检验项目。

3. 药物影响　很多药物进入人体后可使某些化验项目的结果增高或降低，应了解药代动力学常识；如叶酸性贫血患者在治疗过程中，维生素 B_{12} 浓度会增高；行视网膜荧光血管造影术的患者，术后 36~48 小时荧光素仍持续存在，肾衰竭的患者中荧光素的存在时间更长，会引起测定结果的升高或降低。

4. 手术或严重疾病　如心室导管插入术、重型颅脑损伤、中风或蛛网膜下隙出血患者，检测神经元烯醇化酶（NSE）结果会升高。

5. 药物浓度监测　治疗药物监测（therapeutic drug monitoring，TDM）是通过监测体液中药物或其代谢产物浓度，来评价药物治疗效果，以指导临床合理用药，采血时间（时机）很重要。TDM 测定的是稳态药物浓度，即一般连续给药 4~5 个半衰期（不同的药物半衰期不同）后，血药浓度达到稳定状态（不同的药物达稳态浓度的时间不同）时测定的数值，但这时的药物浓度在每次服药前后有一定的变化，清晨服药前取血测定的血药浓度相对较低称为谷浓度，可以了解所用药物剂量是否达到疗效浓度；服药后数小时取血测定的血药浓度称为峰浓度（不同的药物或同一种药物给药途径不同，达峰浓度的时间不同），可以了解所用药物是否过量中毒。对大多数药物来说，峰值与谷值都应保持在有效治疗浓度范围内，峰值不能进入毒性范围，谷值不能低于有效浓度。医生可根据需要选择测定谷浓度、峰浓度，但测定前应了解药物的半衰期、达稳态浓度时间、达峰浓度时间，这样才能正确确定采血时间。如果需要调整用药剂量，则应在达到新的稳态后再测定。

（二）血液标本的要求

1. 防止标本溶血 溶血标本会对某些免疫试验（如 ELISA）结果产生影响。

2. 正确选择采血管 标本应采集在密闭容器中，以方便后续的转送，临床免疫检验可采用血清标本（干燥试管，不抗凝），也可采用抗凝真空管采血，目前最常用的为肝素锂抗凝血。注意采用枸橼酸钠抗凝的血浆标本的检测结果在某些厂家生产的分析仪上检测时结果会偏低10% 左右。

3. 标本的存放 标本采集后应尽快送检，不能立即检验的标本应进行妥善保存，保存温度及时间应按照检测项目试剂盒说明书要求。临床免疫检测的血浆（血清）标本应避免反复冻融，需要多次检测的尽可能分装冻存。如：PSA 检测项目所用血清标本在2℃－8℃可保存5天，－20℃可保存6个月，且仅可一次冻融。用于抗体检测的标本同样会因反复冻融影响检测结果。

5. 标本的传送 标本传送过程应保证标本的密闭、防震、防漏、防污染、适当温度下运输，尤其是通过物流形式长途转运的标本更应该按照要求传送。运送过程尽量做到快捷，特殊标本如胰岛素、C 肽检测时，需要低温冷藏，应尽量置冰盒内送检。随诊医院辅助技术的进步，为保证标本传送的及时、可靠，有些实验室选择安装了气动（真空）或履带式标本智能化传送系统，可方便地实现标本在病区、门诊、急诊与实验室间的传送。

（三）试剂盒性能验证

根据《医疗机构临床实验室管理办法》的要求，临床实验室所有的检测方法、仪器等应保证检验结果的准确可靠，临床实验室应对所购的商品试剂盒，尤其是对定量试剂盒进行检查，以保证所选用的试剂盒达到临床实验室要求的临床性能、分析性能、经济性能等各方面的要求。其中试剂盒的分析性能是最重要的一个方面。临床实验室对试剂盒的验证和评价不同于临床实验室对自行开发的检验方法或仪器以及对国家食品药品监督管理总局（CFDA）批准的检验方法或仪器进行重大修改时所做的全面确认，只需要对管理结构如 CFDA 或美国 FDA 批准的主要性能进行证明，即称为验证（verification）或者证实（demonstration）。2013 年中华人民共和国国家卫生和计划生育委员会发布了《临床实验室对商品定量试剂盒分析性能的验证》的行业标准（WS/T420－2013）。试剂盒主要性能验证包括稳定性、检出限、符合率、准确度、精密度、线性范围、干扰试验等等，详细内容可参阅第十六章（临床免疫技术的方法学评价）。

（四）标准曲线校准

标准曲线的校准或定标是指将标定了分析物浓度的定标品在检测系统上检测并获得分析物浓度高低与检测设备信号强弱之间关系的步骤。定标的目的是为了实现待检物质的定量检测。因此，定标是针对定量检测设备而言，定性或半定量检测不存在定标的概念。定标方法主要有 2 点定标和 6 点定标。

在下列情况下，需要对标准曲线重新标定或校正：①标准曲线过期；②在新批号试剂实验前；③仪器相关部位经过大修、配件更换或缓冲液等试剂更换批号等。需要注意的是室内质控结果超出范围时，并不需要在第一时间进行重新定标，只是在排除其他可能，并确认可能是由于标准曲线漂移而导致的失控时才需要重新定标。

标准品或校准品是定标的重要试剂。标准品的特性应该清楚明确，理想的标准品应该是纯品。但真正具有国际参考物质的免疫测定项目并不多，国家临床实验室标准化委员会（National of Clinical Laboratory Standardisation，NCCLS）以及美国临床化学学会（American Societies for Clinical Chemistry，AACC）等正在致力于免疫测定的标准化工作，这些组织也制备一些标准品。

理想标准品应具备的特征：①标准品的基质通常为含蛋白质的缓冲液，对测定结果无明显的影响；②对标准品的浓度一般无特殊要求，在方法的测定范围内即可；③保持稳定，在一定时间内，在规定的保存条件下应有良好的稳定性；④无已知的传染危险性，对已知的经血传播的病原体如 HIV、HBV、HCV 等必须作灭活处理；⑤靶值或预期结果已定。

为保证临床免疫检测结果的可比性，针对已建立国际标准的检测项目，应要求所选的检测系统制造商提供溯源性文件，即证明通过该检测系统的检测结果，通过校准品可逐步溯源到国际参考物质（international reference material）。通常国际参考物质为一级标准品，国家标准品为二级标准，可溯源至一级标准，二级标准可用来维持校准。三级标准品则通过与二级标准的比对而来，为通常使用的商品校准品。

二、分析中的特殊问题

分析中的质量控制是全程质量控制的最重要环节，临床免疫检验分析仪器复杂，自动化水平较高，确保分析仪器处于最佳状态和严格执行标准操作规程是分析中质量控制的重要措施。

（一）分析仪器

临床免疫检验中使用的检测仪器的好坏，将直接影响检测结果的质量。在分析设备应用到临床检验室检测前，需要通过评估或性能验证来判断检测设备的性能是否符合厂家申明，是否符合临床要求。临床免疫分析设备性能评估内容包括精密度（批内、批间）、准确度、分析测量范围、临床可报告范围、参考区间验证等内容。必要时，针对某些特殊项目，如甲状腺功能（TSH）、肌钙蛋白 I（TnI）等，还需要确定检测设备的分析灵敏度。

临床免疫检测设备应该保持良好的运转，日常工作中做好保养（日保养、周保养和月保养），对于设计的关键设备，包括离心机、加样器、温度计、孵育箱、酶标仪、化学发光分析仪、其他各种自动化检测设备等，应该定期由计量检验单位、仪器供应商技术人员进行定期校准和维护，以保证设备使用的有效性。

（二）标准化操作

临床免疫检测中，试剂的准备、加样、温育、洗板、显色（或测定信号激发如荧光、化学发光等）和测定等每一步骤均可能对测定结果产生较大影响。为了确保检测结果的可靠性，首先应该考虑的是改善测定的精密度，着重强化最不精密的环节和步骤，需要将每个操作步骤标准化形成"标准操作程序"（standard operation procedure，SOP）。所有实验室技术人员在进行相关操作时，必须严格按照 SOP 文件进行。根据卫生部行业标准，SOP 内容应该包括实验原理或检验目的、标本种类及收集要求、操作步骤（试剂准备、加样、孵育时间、孵育方法、显色时间、检测要求等）、计算方法、参考范围、临床意义、操作注意事项、参考资料等内容。此外，对于仪器操作的标准化也应该编写 SOP 文件。

三、分析后的特殊问题

分析后质量控制是全程质量管理的最后一道关口，是质量保证进一步完善和检验服务于临床的延伸，包括：结果分析和确认、规范报告、授权发布、临床解释、传送报告以及保存检验样品。分析后的质量控制主要包括：①检验结果的审核和发出；②检验标本的保存和标本的处理；③咨询服务（即检验结果准确的解释及其在临床诊治的合理应用过程）。

（一）结果分析与确认

在分析和确认检验结果可否发出时，首先要注意以下几方面问题：

1. 注意标本质量　检查标本采集、保存、送检情况，例如标本有无溶血、严重黄疸、乳糜血，一般若遇上述情况需要重新采血，无法重新采血时，应在报告单备注栏注明标本情况，以供临床医生参考；还应考虑药物影响，必要时应暂停药或排除这些原因后再进行复查。

2. 注意实验结果与临床资料的吻后性　对比申请单医生填写的临床资料与检验结果分析是否符合患者的既往史和医师的初步诊断。

3. 注意检验结果与临床参数的分析　实验检测结果有无临床资料不能解释的现象 如乙肝两对半检查出现表面抗原（HBsAg）阴性而 e 抗原（HBeAg）阳性结果，很可能是 HBsAg 与抗体的"前带"反应造成的，应对标本稀释后重新检验，即可得到真实的结果。

4. 注意筛查结果的报告方式和确诊流程　如 HIV 筛查试验阳性按照请求报告"待复检"并用不同原理或不同厂家的试剂进行复检，复检要求两种试剂同时进行检测，遇到一阴一阳或两个阳性结果，建议患者重新采血进行 HIV 确证试验，最后检验报告以确证试验为准。对于梅毒螺旋体抗体筛查（用 ELISA 或化学发光方法）阳性的结果，应该按照流程对患者重新采血做梅毒螺旋体抗体确证试验和快速血浆反应素试验（RPR）。

5. 注意分析仪器运转　分析仪器运转是否正常，质控是否在可接受范围内，是否存在比色池本底过高，阴性对照结果偏高现象等（尤其对于 HIV 等抗体检测，发现临界值附近的结果偏多时，应进行系统检查），如发现系统误差或漂移，应及时修正、仪器校准或更换配件并进行验证。检测系统恢复正常后，再行检测，发出报告。

（二）结果的审核与发出

检验结果是临床医师开展诊疗活动的重要信息，而检验报告就是这些信息的传递载体，必须重视这一环节的质量保证。通常以打印报告单或通过信息系统发送检验结果给临床医生。无论何种形式，发出的检验报告必须保证"完整、准确、及时"。要求建立健全制度包括：报告单签发、审核制度；异常结果、危重疑难患者的复查制度；危急值报告制度；特殊项目及重大影响检验报告的上报制度；检验报告单发送的签收制度；检验数据管理。

（三）检验后标本的储存

标本的储存是指对检测后的标本进行必要的一定时间的备查性保留，有些特殊项目（如HIV）需按要求保存较长时间。当临床对检测结果提出疑问时，只有对原始标本进行复检，才能说明初次检测是否有误。免疫实验室血液及脑脊液标本的保存一般实验室规定时间为 7 天，特殊标本如抗 HIV 抗体确证试验阳性标本需要长期超低温保存（-70℃）并存档。

（四）咨询服务与抱怨处理

传统的"医学检验"与现代"检验医学"突出的观念变化就是从过去的"以标本为中心，以检验结果为目的，只看标本不管患者的工作模式"转变为"以患者为中心，以检测结果更好地服务于临床为目的理念"。实验数据只是标本检测全过程中实验室阶段的终结，还要将有限的数据转化为高效的诊治信息尽可能满足临床需要。因此，结果解释、咨询服务、抱怨处理是检验科实验室外工作的延伸。

咨询服务的内容主要是检验结果的解释及临床处理意见或建议。对于临床免疫检验而言，血清学标志物为感染性基本提供证据时，需注意传染性疾病"窗口期"（window phase）的判断。在病毒性感染的疾病中比较明显，即使感染了某种病毒，其标志物的检测在一定时间内可能还是阴性，遇此情况，要注意患者的病程，并可采取间隔一定时间后再进行复查予以核实。酶联免疫吸附测定（ELISA）定性试验以"阳性"和"阴性"来报告结果，两者间有一条分界线被称为"阳性判断值"（cut off 值），这是定性免疫测定结果报告的依据。但是 ELISA 的 cut off 值的设置不能区分所有正常和异常的人群，尤其是位于 cut off 值附近的人群。ELISA 检测还有几个特点：检测变异大（18%～65%）；不同试剂盒 cut off 值存在差异；病毒感染存在窗口期；病毒变异后表达产物含量低以及个体差异等。因此在 cut off 值附近存在一个临床意义可疑的区域，被称之为"灰区"。国产的传染性病病原体抗原和抗体检测的 ELISA 试剂盒中均未涉及"灰区"的设置，仅仅依靠 cut off 值来决定感染的有无，尤其是对献血员的筛查具有较大的风险。因此对于检测结果位于"灰区"的患者可采用确认试验或追踪检测（随访）的办法加以确诊，在 HIV 抗体确认试验对于"不确定"结果的患者常采取随访的方式做最后的确认。

检验结果正常与否的判断，常用参考范围加以判断。然而这种判断方法在现实工作中难免会出现偏差，尤其是在未充分考虑到该参考范围所蕴藏的更深层次的问题时，这种偏差出现几率就大大增多，如生物因素对检测结果的影响，检测过程中的分析误差，参考范围的可信区间设置合理性等问题，只有在充分了解这些问题的实质后，才能对检测结果作出正确判断或合理解释。一个检测方法或检测系统是否精密，常以不精密度来表示，即使最好的检验方法也会有一定的不精密度，在结果解释时应给予考虑。检测结果与真值（或可接受的参考值）之间存在差异，更确切地称为"不准确度"。这类误差有一定的方向和大小，主要由系统误差引起。临床实验室通过各种办法力求最大限度地减少系统误差，但它是客观存在的。检验结果的不准确度一般不在检验报告中加以表述，只作为判断结果的参考，因此在临床咨询和检验结果解释时必须阐明误差存在的必然性和适当范围，以让临床医生正确理解。

另一个常见的问题是这次检验结果与上次结果有差异时如何判断；在除外标本采集错误或不合格的情况下，主要考虑有两种情况：其一患者病情确实有了变化；其二确实是实验误差引起。室内质控的 delta 检查在区分这两种情况会有所帮助，但有时仅凭 2 次检查很难区别，可以多次检查后，从检验结果变化趋势作出判断。

此外，临床检验的抱怨通常是指临床医师、患者或其他方面对实验室的服务不满意时所作出的各种形式表述，包括投诉或质询等。在实际工作中，最常见的抱怨是来自患者和送检医生的投诉。在医学检验的质量保证体系中，抱怨的处理应是一个重要的组成部分，对于免疫分析体系尚有许多需要不断完善环节或因素。因为抱怨在所难免，通过正确的抱怨处理可以帮助检验人员查找导致质量问题的原因或影响因素，在整改的过程中不断积累经验，从而改进和提高临床免疫检验质量。

（五）实验室与临床的沟通

实验室与临床科室的信息沟通在分析后的质量保证中具有重要作用。从严格意义上讲，检验报告所提供的结果绝大多数属于数据资料，而非信息，信息是经过解释的数据，即数据经过分类、整理、分析才成为信息。临床医生需要结合患者病史、临床症状和其他信息综合做出临床诊断。临床免疫学检验基于免疫化学分析原理，所测得是生物标志物的物质含量，而非活性分析，免疫反应受血清基质干扰，抗原抗体的比例性引起的钩状效应等问题需要与临床医生进行沟通和解释。

1. 含量分析和活性分析 含量分析指测定物质质量或浓度，活性分析指测定物质的生物活性或功能。在有些情况下活性与含量并不一致，此种情况下采用免疫分析方法所得到的检测结果只能说明物质含量，而非生物学活性。而在人体内此物质是以生物活性参与机体生理或病理过程，可能会导致实验结果并不能与临床表现相吻合，如激素测定、细胞因子测定、自身抗体测定等。

2. 血清基质的干扰 在许多免疫分析方法中，鼠源性的单克隆抗体作为重要试剂，同时也广泛应用兔抗鼠或羊抗鼠等抗体作为标记抗体。如患者有接触鼠源性单克隆抗体治疗病史，此类患者体内会产生人抗鼠抗体，此种抗体必然干扰免疫分析结果的准确性。同时，体内多种自身抗体存在也会干扰相应物质的检测，如抗肌钙蛋白抗体必将影响血清肌钙蛋白测定结果，胰岛素抗体必将影响胰岛素的测定结果。重要的是在进行检测前并不知道标本是否存在上述干扰。因此，如遇到与临床症状不一致的临床免疫检验的实验结果，需要与临床进行沟通分析原因并作出正确判断。

分析后质量管理工作是一个系统工程，必须得到医政部门领导、临床医护人员、实验室工作者共同努力和配合才能完成。实验室也要有一套完整的制度和程序，不断宣传分析后质控的意义，强化工作人员执行规则的自觉性。同时还要培养实验人员多学些临床知识，丰富自己的知识结构，鼓励他们深入临床，多学习、多交流、多实践，共同做好检验与临床的交流工作，促进分析后质量管理水平不断提高。

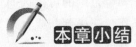

本章小结

临床免疫检验的质量控制是临床实验室为证明提供给患者进行临床诊断和治疗的实验数据的有效性而采取的一系列的措施。临床免疫检验的技术方法多样、步骤繁多，为了保证检验结果的有效性需要开展有效的室内质量控制（IQC）和参加第三方开展的室间质量评价活动（EQA）。质量控制根据标本的检测流程，可分为分析前、分析中和分析后质量管理，各阶段中质量控制的内容不同。

IQC 的概念已覆盖了分析测定前的实验室工作人员的培训、实验室环境和设备状态、SOP的制定、试剂盒的验证和选择和分析后结果的分析评价、报告等与质量有关的内容。采用统计学方法评价临床免疫检验的结果可靠性，是临床免疫检验 IQC 的最重要的环节之一，其贯穿于每一次常规检测的始终，决定了当批测定的有效性，应根据各个实验室的特点和检测方法选择适当的统计学质量控制方法。EQA 作为 IQC 的补充，在临床免疫检验的质量管理中是一个必不可少的部分，起到实验室检测能力验证的作用，应该尽可能多的参加。但免疫学检验发展较快，在临床指标的测定中的应用越来越多，有很多缺乏参考方法和参考物质，难以校准，再加上检验技术的种类繁多，不同方法和试剂之间的偏差仍然是不同实验室测定结果间缺乏一致性的直接原因。

2015 年 4 月 13 日国家卫生和计划生育委员会发布了关于临床检验专业质量控制指标，与临床免疫室实验室有关的内容有：①标本类型错误率；②标本容器错误率；③标本采集量错误率；④抗凝标本凝集率；⑤检验前周转时间中位数；⑥室内质控开展率；⑦室内质控变异系数不合格率；⑧室间质评项目参加率；⑨室间质评项目不合格率；⑩实验室间比对率；⑪实验室内周转时间中位数；⑫检验报告不正确率；⑬危急值报告率；⑭危急值通报及时率，等。从结构指标、过程指标、结果指标三个方面衡量实验室质量管理情况，具有代表性、实用性、可操作性，十分必要。

（秦东春）

英 文 索 引
（按英文字母顺序排序）

笔记

笔记

immunodeficiency disease, IDD　10

immunoelectrophoresis, IEP　52

immunofixation electrophoresis, IFE　53

immunoglobulin　64

immunoglobulinopathy　226

immunogold　147, 149

immunomagnetic beads, IMB　185

immunomagnetic microspheres, IMMS　185

immunomicrosphere technique　61

immunoproliferative disease, IPD　9, 226

immunoradiaometric assay, IRMA　83

immunoradiometric assay, IRMA　3

immunoreactivity　86

immunoserum　30

immunosuppressive acidic protein　249

indirect agglutination test　44

indirect antiglobulin test, IAT　47

indirect immunofluoresence assay, IIF　217

indirect recognition　262

internal quality control, IQC　271

isotype control　164

itomogeneous immunoassay　91

K

keyhole limpet hemocyanin, KLH　27

kinin　198

kininogenase　198

L

labelled avidin – biotin technique, LAB or BA　140

late phase reaction　200

lateral flow　151

leukotrienes, LTs　197

light chain disease, LCD　231

light Initiated Chemiluminesence Assay, LICA　133

limit of detection, LOD　175

limiting dilution　35

linear range　175

list mode, LSD　161

long pass filter, LP　159

long-activating thyroid – stimulating antibody,
　LATSA　217

luminescence beads　132

luminescence enzyme immunoasssay, LEIA　123

luminescence immunoassay techniques　3

luminescence　117

Luminescent oxygen channeling immunoassay,
　LOCI　117, 132

lupus erythematosus cells, LE cells　224

lymphocyte transformation test, LTT　187

M

major basic protein, MBP　197

major histocompatibility antigen　259

mast cell　197

matrix effect　180

median　163

membrane cofactor protein, MCP　67

microcytotoxicity assay　265

micromanipulation　35

minor histocompatibility antigen, mH　260

mitogen – activated protein kinase, MAP kinase　199

mixed connective tissue disease, MCTD　219

mixed lymphocyte culture, MLC　266

mixed lymphocyte reaction, MLR　266

monoclonal antibody, McAb　30

monoclonal immunoglobulinopathy　227

monoclonal protein, MP　229

multiple myeloma, MM　229

myasthenia gravis, MG　215

myeloperoxidase, MPO　222

N

National of Clinical Laboratory Standardisation,
　NCCLS　278

nature killer, NK　165

negative control　164

negative predictive value　173

neuron specific enolase, NSE　255

neutrophil chemotactic factor, NCF　198

neutrophil granulocyte, NPG　192

NK cytotoxicity factor, NKCF　250

non-organ specific autoimmune disease　215

O

optical density, OD　243

optimal conditions variance, OCV　273

organ specific autoimmune disease　215

orthophenylenediamine, OPD　97

笔记

P

panel reactive antibody, PRA   168

PAP   113

paroxysmal nocturnal hemoglobinuria, PNH   167

passenger leukocyte   261

passive agglutination test   44

PCR – restriction fragment length Polymorphism, PCR – RFLP   266

PCR – sequence specific oligonucleotide probes, PCR – SSO   266

PCR – sequence specific primers, PCR – SSP   266

peak channel   163

perinuclear ANCA, pANCA   222

peripheral blood mononuclear cell, PBMC   183

peripheral blood   165

phosphatidylcholine, PC   199

phosphatidylinositol 4, 5 – bisphosphate, PIP_2 199

phospholipase A_2, PLA_2 198

phospholipase Cγ, PLCγ   199

phycobiliprotein   74

phycoerythrin, PE   74

plasmocytoma   229

platelet activating factor, PAF   197

point of care test, POCT   147

polyclonal antibody, PcAb   30

polyclonal immunoglobulinopathy   227

polyethyleneglycol, PEG   25

positive control   164

postive predictive value   173

postzone phenomenon   20

precision   169

prezone phenomenon   20

primary immunodeficiency disease, PIDD   235

primary macroglobulinemia   230

programmed cell death, PCD   250

prostaglandin D_2, PGD_2 198

prostate specific antigen, PSA   255

prostatic acid phosphatase, PAP   255

protein kinase C, PKC   199

protein microarray   5

protein tyrosine kinase, PTK   199

proteinase 3, PR3   222

pseudo 3D plot   163

purpurogallin   96

pyrogallol   96

p-nitrophenyl phosphate, p-NPP   98

Q

quality assurance, QA   270

quality control, QC   270

quantum dots, QDs   166

R

radio immuno precipitation assay, RIPA   244

radioallegosorbent test, RAST   207

radiochemical purity   85

radioimmunoassay technique   2

radioimmunoassay, RIA   83

radioimmunosorbent test, RIST   207

rapid plasma reagin card test, RPR   46

receiver operating characteristic curve, ROC   174

recipient or host   259

red algate   74

reference material   172

reference method   172

relative standard deviation, *RSD*   170

reshaped antibody, RAb   39

rheumatic arthritis, RA   217

rheumatoid factor, RF   221

rhodamine, RB200   74

rhodamine   74

ribosome, Rib   219

routine conditions variance, RCV   273

routine method   172

S

secondary immunodeficiency disease, SIDD   236

sensitivity   173

sensitized particle   44

sephadex   32

sepharose   33

sequestered antigen   211

severe combined immunodeficiency disease, SCID   237

sheep red cell, SRBC   33

short pass filter, SP   159

sialic acid, SA   249

side scatter, SSC/SS   160

single immunodiffusion   49

single parameter histogram   163

笔记

中文索引
（按汉语拼音顺序排序）

笔记

参考文献

［1］龚非力. 医学免疫学. 第 4 版. 北京：科学出版社，2014.

［2］金伯泉. 医学免疫学. 第 6 版. 北京：人民卫生出版社，2013.

［3］吕世静. 临床免疫学检验. 第 2 版. 北京：中国医药科技出版社，2010.

［4］何维. 医学免疫学. 第 2 版. 北京：人民卫生出版社，2010.

［5］王治国. 临床检验质量控制技术，第 2 版. 北京：人民卫生出版社，2008.

［6］朱平，林文棠. 实用临床免疫学. 北京：高等教育出版社，2008.

［7］Kenneth Murphy，Chartes A Janeway CA，et al. Janeway's Immunobiology. 8th ed. Lodon：Garland Science，2012.

［8］David Male，Jonathan Brostoff，et al. Immunology. 8th ed. Mosby：Harcourt Publishers Limited，2012.

［9］Abbas AK，Lichtman AH. Pillai. S. Cellar and Molecular Immunology. 8th ed. Philadelphia：Saunders，2014.

全国高等医药院校医学检验技术（医学检验）专业规划教材

第三轮修订教材目录

序号	书名	主编	单位
1	临床生物化学检验（第3版）	郑铁生	江苏大学医学院
		鄢盛恺	北京大学中日友好临床医学院
	临床生物化学检验实验指导（第3版）	涂建成	武汉大学中南医院
		李 艳	吉林医药学院
2	临床检验基础（第3版）	刘成玉	青岛大学医学院
		林发全	广西医科大学
	临床检验基础实验指导（第2版）	姜忠信	青岛大学医学院
		王元松	青岛大学医学院
3	临床微生物学检验（第3版）	洪秀华	上海交通大学医学院
		刘文恩	中南大学湘雅医学院
	临床微生物学检验实验指导（第2版）	彭奕冰	上海交通大学医学院
4	临床免疫学检验（第3版）	吕世静	广东医学院
		李会强	天津医科大学
	临床免疫学检验实验指导（第3版）	曾常茜	大连大学医学院
5	临床血液学检验（第3版）	胡翊群	上海交通大学医学院
		童向民	浙江省人民医院
	临床血液学检验实验指导（第2版）	丁 磊	上海交通大学医学院
		王小中	南昌大学医学院
6	临床寄生虫学检验（第3版）	吴忠道	中山大学中山医学院
		汪世平	中南大学湘雅医学院
	临床寄生虫学检验实验指导（第2版）	夏超明	苏州大学基础医学与生物科学学院
7	临床输血学检验（第3版）	胡丽华	华中科技大学同济医学院附属协和医院
	临床输血学检验实验指导（第2版）	胡丽华	华中科技大学同济医学院附属协和医院
8	分子诊断学（第3版）	李 伟	温州医科大学
		黄 彬	中山大学中山医学院
	分子诊断学实验指导（第2版）	金 晶	温州医科大学
		陈 茶	广州中医药大学第二附属医院
9	临床实验室管理（第3版）	王 前	南方医科大学
		邓新立	中国人民解放军总医院
10	临床检验仪器（第2版）	邹 雄	山东大学齐鲁医院
		李 莉	上海交通大学附属第一人民医院